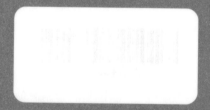

血管超声扫查诊断基础

主动脉弓上血管篇

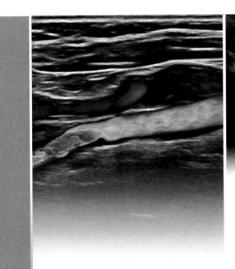
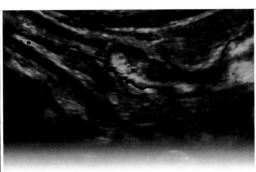
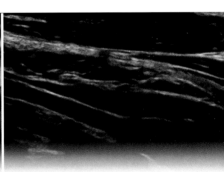

主审　张华斌　陈　剑

主编　邹品飞　谭庆亭

科学技术文献出版社

SCIENTIFIC AND TECHNICAL DOCUMENTATION PRESS

·北京·

图书在版编目（CIP）数据

血管超声扫查诊断基础：主动脉弓上血管篇／邹品飞，谭庆亭主编. —北京：科学技术文献出版社，2024.4

ISBN 978-7-5235-1197-8

Ⅰ.①血… Ⅱ.①邹… ②谭… Ⅲ.①心脏血管疾病—超声波诊断 Ⅳ.① R540.4

中国国家版本馆 CIP 数据核字（2024）第 039338 号

血管超声扫查诊断基础：主动脉弓上血管篇

策划编辑：郑 鹏　责任编辑：崔凌蕊 郑 鹏　责任校对：王瑞瑞　责任出版：张志平

出 版 者	科学技术文献出版社
地　　址	北京市复兴路15号　邮编 100038
编 务 部	（010）58882938，58882087（传真）
发 行 部	（010）58882868，58882870（传真）
邮 购 部	（010）58882873
官 方 网 址	www.stdp.com.cn
发 行 者	科学技术文献出版社发行　全国各地新华书店经销
印 刷 者	北京地大彩印有限公司
版　　次	2024年4月第1版　2024年4月第1次印刷
开　　本	889×1194　1/16
字　　数	718千
印　　张	24.75
书　　号	ISBN 978-7-5235-1197-8
定　　价	228.00元

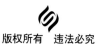

主审简介

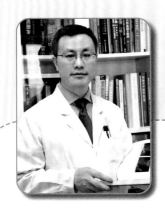

张华斌

清华大学附属北京清华长庚医院超声科主任。

【工作经历】

　　毕业于北京医科大学。1993 年 8 月至 2014 年 5 月于北京大学第三医院（2000 年北京大学与北京医科大学合并前称为北京医科大学第三医院）超声诊断科工作，历任住院医师、住院总医师、主治医师、副主任医师和主任医师。2014 年 6 月调任清华大学附属北京清华长庚医院工作至今，任主任医师，超声科主任。

主审简介

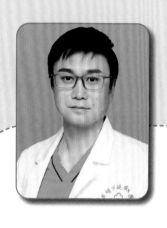

陈 剑

昆明市第一人民医院超声科主任，主任医师，硕士研究生导师。

【社会任职】

现任中国超声医学工程学会肌肉骨骼超声专业委员会委员，中国超声医学工程学会互联网医疗超声专业委员会委员，中国医师协会介入医师分会超声介入专业委员会肌骨介入学组常务委员等。

【专业特长】

擅长心血管、肌骨超声诊断，疼痛介入超声诊断和治疗。

【学术成果】

近年来主持省、厅级科研课题 9 项；参与国家自然科学基金、省市级课题 10 余项；主持课题获昆明市科技进步奖三等奖 2 项、云南省卫生科技成果奖三等奖 1 项；参与课题获云南省科技进步奖一等奖 1 项，云南省技术发明奖二等奖 1 项、三等奖 1 项，昆明市科技进步奖三等奖 2 项；发表论文 10 余篇。

作者简介

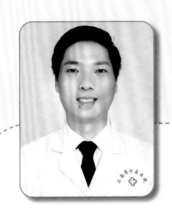

邹品飞

云南省中医医院，主治医师。

【社会任职】

第一届云南省超声医学工程学会血管及浅表器官超声专业委员会委员，云南省中西医结合学会眩晕病专业委员会委员。

【专业特长】

血管疾病超声诊断，肌骨疾病超声诊断及超声引导下疼痛介入治疗。

【工作经历】

2007年7月从大理大学临床医学专业毕业至今，工作于云南省中医医院。

【学术成果】

主持各级课题3项，参与课题4项，发表论文10篇，参编专著2部。

作者简介

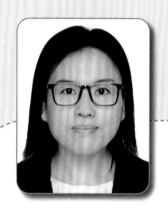

谭庆亭

清华大学附属北京清华长庚医院超声科，主治医师。

【社会任职】

中国医药教育协会疼痛医学专业委员会委员。

【专业特长】

主要从事腹部、浅表器官、血管系统的超声诊断，尤其擅长胃超声、超声造影。

【工作经历】

2011 年 8 月至 2019 年 3 月在民航总医院超声科工作，历任住院医师、主治医师；2019 年 3 月至 2021 年 5 月在中国人民解放军总医院第四医学中心超声科工作；2021 年 6 月至今在清华大学附属北京清华长庚医院工作。

【学术成果】

发表论文数篇，参与各级课题 2 项，参译专著 1 部。

编委会名单

主　审　张华斌　清华大学附属北京清华长庚医院
　　　　陈　剑　昆明市第一人民医院

主　编　邹品飞　云南省中医医院
　　　　谭庆亭　清华大学附属北京清华长庚医院

副主编　阮　燕　云南省中医医院
　　　　孟　颖　清华大学附属北京清华长庚医院

编　者　（按姓氏拼音顺序）
　　　　陈小珊　保山市人民医院
　　　　邓跃朋　富源县人民医院
　　　　方红艳　云南省中医医院
　　　　李春娴　昭通市第一人民医院
　　　　李梅玲　云南省中医医院
　　　　李晓晶　云南省中医医院
　　　　梁婷婷　云南省中医医院
　　　　马晓芳　云南省中医医院
　　　　孟　云　云南省中医医院
　　　　阎晋南　云南省中医医院
　　　　杨华丽　云南省中医医院
　　　　杨小坤　富源县中医医院
　　　　尹红娟　云南省中医医院

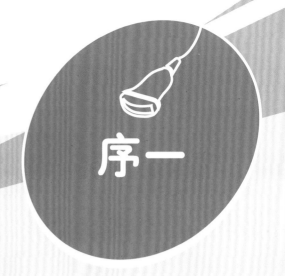

序一

　　三十年前，我大学毕业后开始担任住院医师，在我入科的第一天张武教授就对我讲："从今天起，在科里不要称呼上级医师为老师，称某某大夫即可，一来说明你已不再是学生，而是一名医师，二来在患者面前称呼老师会使患者对你产生不信任感，你和上级医师之间要形成相互学习的氛围，你同样也应该是上级医师的老师。"直到今天，我依然称呼以前手把手教我技术的前辈为黄大夫、苗大夫……

　　虽然不称呼老师，但当年上级医师都有很强的教学意识，这像是刻在基因里的东西，他们遇上任何一个稍有意思的病例就会把年轻医师叫过来分享学习。这种教学相长的"基因"直到今天依然对我有颇深的影响。

　　邹品飞医师平时称我为老师，要我为他的书写一篇序言。因为血管超声本不是我的专业方向，所以我阅读书稿的时候其实更多的是学习，从这个角度来讲，邹品飞医师也是我的老师。不过，就像张武教授所讲，称呼并不重要，重要的是相互学习。

　　医学专业的书籍从来都不是空中楼阁，它既是医师医学实践的总结，也是对医学文献的分析和总结，一本好的医学专著必然有编撰者个人医疗实践的深深烙印。本书就是这样一本以超声诊断技术为经线，以血管疾病为纬线，结合编撰者多年经验和丰富的病例积累，苦心孤诣、精心梳理而成的超声医学专业书。尤为难得的是，这样一本专业性很强的医学专著，编写者并没有将其写得晦涩难懂，不仅适合超声专业的医师阅读，而且对非超声专业的医师也非常友好。

　　邹品飞医师作为本书的主编，付出了大量的心血。在编写的过程中，他不止一次向我求证某些专业术语的用法和含义。为了回答他的问题，我不得不反复阅读文献、查证字典，在这个过程中收获颇丰，所以，这本书的完成同样给了我一个提升的机会。

　　在医学专著良莠不齐的当下，邹品飞、谭庆亭医师能够静下心来，以自己的经验和大量病例为基础，完成这部质量上乘的《血管超声扫查诊断基础：主动脉弓上血管篇》，是一件值得鼓励的事情，为此，作序记之。

清华大学附属北京清华长庚医院超声科主任

中国医师协会超声医师分会肌肉骨骼超声专业委员会副主任委员

（签名）

2023年8月

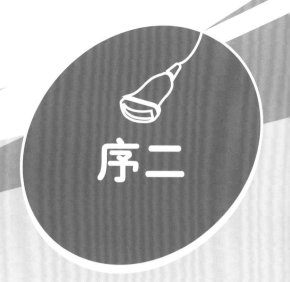

序二

由邹品飞、谭庆亭主编的《血管超声扫查诊断基础：主动脉弓上血管篇》即将出版，本书以病例分析为导向，可以让读者，尤其是血管超声初学者，在阅读过程中进行影像分析、诊断病例，实战感较强。

本书精选了450余例主动脉弓上血管常见病例的超声影像资料，以病例的形式，分享血管超声的扫查技巧（尤其在脑、颈动脉一体化扫查方面），展示常见血管疾病的超声诊断分析思维及其临床意义。本书还对脑、颈部动脉侧支循环进行了详细的介绍，有助于读者对血流动力学的分析和理解。

在讲述锁骨下动脉窃血部分时，通过大量病例展示了锁骨下动脉窃血与非锁骨下动脉窃血时的血流动力学变化，有助于鉴别诊断。编者对上肢透析通路的详细介绍、丰富的病例展示及示意图的加入，可直观地显示透析通路并发症在实际评估中的注意事项。

邹品飞医师从事超声医学工作16年，可以说本人见证了他的成长，记得十几年前他参加云南省青年超声演讲比赛，其表现就让人眼前一亮，仿佛一颗闪亮的新星正在冉冉升起。随后他凭借自己的努力和对超声医学（尤其是血管超声）的浓厚兴趣及踏实、谦逊的品质，逐渐成长为一名优秀的临床超声医师，假以时日，定能成为我们云南省超声领域的杰出专家。

目前，人群心脑血管疾病的发病率呈明显上升的趋势，人口老龄化更加重了这一趋势的发展，国家"临床五大中心"，尤其是"卒中中心"和"胸痛中心"的建设，促使我们要更加注重相应的血管超声检查，超声医师通过阅读本书，将会在掌握血管超声扫查技巧和拓宽临床超声诊断思路等方面得到极大的提升和帮助。

昆明市延安医院超声医学科主任
云南省超声医学工程学会会长
云南省医学会超声医学分会主任委员
中国超声医学工程学会第七届超声心动图专业委员会副主任委员

2023年8月

前　言

　　血管疾病的影像学检查方法主要有彩色多普勒超声、数字减影血管造影、计算机体层扫描血管造影、磁共振血管成像等，各有其优点。彩色多普勒超声在血管方面的应用，具有方便、无创、无辐射等优势，并且不需要使用含碘造影剂，可以直观地显示血管管壁、血流及血流动力学信息，在临床上应用极为广泛。

　　但是彩色多普勒超声对血管疾病的诊断与操作者的关系很大。同一种疾病，不同的操作者可能会有不同的理解，不同的操作者对疾病的检出、诊断也可能会存在差异，而这些差异主要在于操作者的扫查技巧、对血管疾病超声表现的不同理解、诊断思维的完整及对血流动力学的准确分析。

　　我在刚开始接触血管超声不久，遇到一例左侧颈总动脉近段闭塞的病例，由于当时对血管超声扫查技巧的欠缺和对血流动力学分析的生涩而对其束手无策。此后，我拜读了很多血管超声方面的书籍，同时积累了多年的临床实践经验，萌生了编写一本主要面向血管超声初学者的书籍的想法。通过近10年的病例收集，同时在临床实践中积累了一定的扫查技巧和诊断经验，最终撰写了《血管超声扫查诊断基础：主动脉弓上血管篇》。

　　希望本书的出版，可以为血管超声初学者及对血管超声感兴趣的读者带来精神食粮，并期待读者能够在血管超声扫查技巧和血流动力学分析方面有所收获。本书的编写模式主要以病例的形式展示实际的扫查、分析、诊断过程，有助于初学者更容易理解血管疾病的超声表现，希望可以帮助有需要的读者拓宽诊断思路和解决部分临床实际问题。

　　本书的超声图片部分独具匠心，通过呈现大量的超声拼图，生动地展现血管的序贯性和整体感。这些超声拼图不仅能让读者更直观地理解血管的结构和功能，而且突显了超声技术在医学领域中的重要应用。超声拼图的使用，使得原本抽象的医学知识变得形象化，有助于读者更好地理解和掌握，增加了本书的可读性。

　　本书分享了大量的常见血管病例，超声图片丰富，便于读者阅读的同时，加强血管疾病超声扫查诊断的实战感。本书分为两册，上册主要为主动脉弓上血管部分，下册主要为主动脉弓下血管部分。在上册即将出版之时，激动之余也感慨万千。

　　本书的编写得到了张华斌主任、丁云川教授、陈剑主任热诚的支持和鼓励。在编写

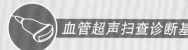

过程中遇到困惑和疑虑时，曾多次请教张华斌主任，并得到张华斌主任的及时解答和诚恳鼓励，这也让我感受到了特别温暖的师生之情，在此特别感谢他们。

本书的出版还要感谢首都医科大学宣武医院血管超声科华扬教授及其团队，2015年我曾到该院血管超声科进行6个月的短暂学习，在那里我见到了大量的血管疾病病例，学习到各位老师对血管疾病的扫查技巧和清晰的诊断思维，这使我在血管超声方面进益颇多。

当然关于本书的出版，也非常感谢云南省中医医院超声科杨如芬主任，在我大学毕业后将我带入超声领域。我也时刻带着感恩的心态，在自己的岗位上兢兢业业、不断学习、刻苦钻研，以期不辜负杨如芬主任当年对我的欣识。同时很感谢我自己一直保持着对血管超声的浓厚兴趣和为之付出的努力。

感谢本书的另一位主编谭庆亭老师一开始就对本书的出版给予的帮助和支持，也感谢本书的各位参编者给予的支持和付出，感谢科学技术文献出版社对本书的出版给予的支持。

最后要特别感谢我的家人给予我一路的陪伴和支持，感谢我的儿子和女儿，他们对我缺少陪伴给予的理解，在这两年多的撰写过程中，是他们的肯定和鼓励让我在编写时一直充满信心和动力。

由于血管超声涉及的专业知识较多，且限于编者的知识水平，书中不免有错误和疏忽之处，诚请前辈、同行和读者批评指正，并请将建议或意见反馈给我（邮箱：zpftyyx@163.com），诚表感谢！

2023年8月

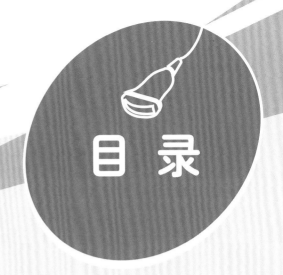

目 录

313 第八章 上肢静脉超声扫查

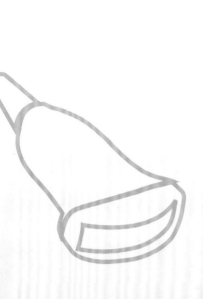

血管超声基础

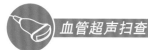
一、血管超声基础概述

1.超声探头

超声探头是一种可实现能量转换的设备。探头的末端有压电陶瓷制成的以一定顺序陈列的晶体，在其上施加电压后，会产生机械振动，从而产生超声波，反过来，超声波的回声信号也会返回探头，激励晶片振动产生电信号。

超声波是一种频率超过20 000 Hz的高频声波，超过了人耳所能听到的范围（20 ~ 20000 Hz）。常用医用超声诊断频率的范围在2 ~ 20 MHz。

2.超声图像的产生

超声探头发射超声波后，超声波在组织内传播，遇到组织界面会发生反射、折射或散射，部分声波返回，被探头接收。通过仪器处理后，得到人体组织的实时解剖图像，在显示屏上显示。

3.超声频率与图像

频率越高，其对组织的分辨率越好，对组织及病变的细微结构变化显示越好。高频探头对血管管壁及斑块的显示较低频探头要清晰得多，但缺点是其穿透力差，对深部血管的显示能力较低频探头差，血流显示也是如此。

频率越低，其穿透力较好，可以显示较深部位的血管，血流显示能力也较好，但缺点是低频探头分辨率较差，对血管细微结构的观察不如高频探头清晰。

4.探头的选择

对于彩色多普勒超声在血管方面的应用，常用的探头主要有3种，即高频线阵探头、低频凸阵探头和相控阵探头（图1-1A）。经颅多普勒超声使用的探头相对单一（图1-1B）。

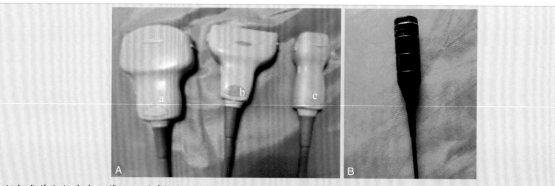

A.彩色多普勒超声在血管方面的常用探头（a：低频凸阵探头；b：高频线阵探头；c：相控阵探头）；B.经颅多普勒超声使用的探头。

图1-1 血管超声扫查常用探头

（1）高频线阵探头：频率较高，分辨率较好，穿透力差。常选择扫查浅表部位的血管，如颈部血管、四肢血管、眼部血管等。

（2）低频凸阵探头：频率较低，穿透力好，分辨率差。常选择扫查较深部位的血管，如腹腔内血管、部分颈动脉血管及下肢血管等。

（3）相控阵探头：相控阵探头和凸阵探头类似，由于其体积较小，因此比较适合扫查空间有限的部位，如对颅内血管、锁骨下动脉、主动脉弓部的扫查等。

在血管超声扫查和诊断的工作中，探头的选择原则不拘泥于形式，可根据实际情况合理选择合适的探头。

二、血管超声图像调节

血管超声扫查主要分"三步曲"进行，即二维灰阶、彩色多普勒、脉冲（频谱）多普勒（图1-2），通过这三步仔细扫查，可以解决大部分的临床常见血管问题。因此，结合本书的特点，主要针对以上三步的图像调节及注意事项简要探讨，以便初学者能够更好地进行血管超声扫查和诊断工作。

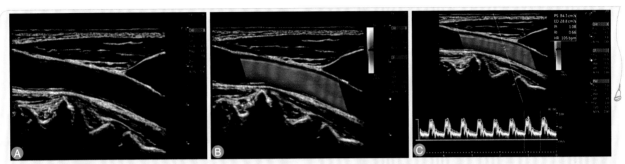

A.二维灰阶图像；B.彩色多普勒血流显像；C.脉冲（频谱）多普勒。

图1-2 血管超声扫查

（一）二维灰阶图像

对于一幅二维超声图像，想要从中获取信息，需要使观察的目标血管能够清晰显示，管腔内的回声情况能够清晰分辨，比如，斑块或血栓要能够清晰显示；其次是图像在画面中的比例适中。如果符合上述条件，那么这幅二维灰阶图像就能够满足大部分血管超声诊断的需求，因此二维灰阶图像要进行适当调节。

1. 深度

针对观察目标血管而言，深度过浅，位于深部的血管就不能显示，有时候可能会丢失一些有用的信息。因此，二维图像以目标血管位于图像的中央区域是比较合适的（图1-3A）。

深度较深（图1-3B），目标血管显示较细，不利于观察管腔内结构，同时，深度的增加，显示的组织增多，需要处理的信息增加，图像的实时性会变差，有时图像就像被"卡"住一样，尤其是性能欠佳的仪器，表现更加明显。

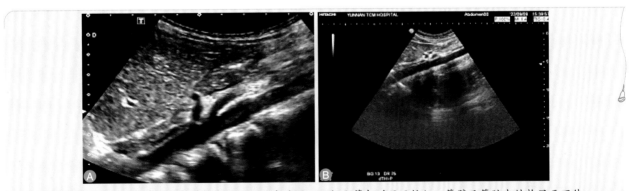

A.深度合适，目标血管显示相对较合适；B.深度过深，目标血管相对显示较细，管壁及管腔内结构显示不佳。

图1-3 深度对目标血管显示的影响

图像的灰度调节，可以通过二维增益、时间增益控制、输出功率等进行调节。

2. 增益

二维灰阶图像的亮度要适中，调节增益时，以不丢失或增加管腔及管壁信息为原则。增益过低，图像过暗，可能会丢失管腔内信息，如低回声的斑块或血栓，可能无法清晰地显示（图1-4），从而不能准确估测大小，甚至遗漏病变。增益过大，图像过亮，会增加管腔内回声信号伪像的显示，导致血管管壁或管腔内出现"有回声"的伪像（图1-5）。

二维增益：主要针对回波信号的幅度进行调节，可以改变图像的亮度（图1-4、图1-5）。

时间增益控制：主要是补偿深度造成的声衰减，通过调节可使整幅图像的亮度显示比较均匀，当然有时候也可以调节不同的按钮使图像不同区域的亮度不一致，如近场抑制、远场抑制或增强，从而实现图像不同区域的亮度控制。

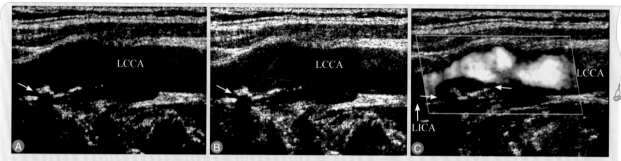

A.增益过低，仅显示颈内动脉球部强回声斑块（箭头）；B.增大增益，显示强回声斑块的表面中等偏低回声斑块（红箭头）；C.血流显示斑块处血流充盈缺损，斑块轮廓显示清晰（箭头）。LCCA：左侧颈总动脉；LICA：左侧颈内动脉。

图1-4　增益调节对目标结构显示的影响

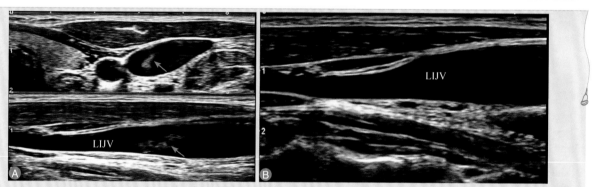

A.增益过大，图像亮度增加，显示颈内静脉内出现有回声的伪像（箭头）；B.适当降低增益后，管腔内显示较干净，伪像消失。LIJV：左侧颈内静脉。

图1-5　增益调节与伪像

3. 输出功率

输出功率是探头发射超声波的总能量，严格按照可合理达到的尽可能低（as low as reasonably achievable，ALARA）原则设置声输出。通过改变探头发射超声波的总能量，从而实现亮度的增加，同时能在一定程度上增加穿透力。该参数一般都是默认设置，不建议随意调节。

4. 动态范围

动态范围（dynamic range，DR）表示回声强度转化为灰阶梯度频谱图的信息量，单位用分贝（dB）表示，反映设备接收强弱信号的能力。动态范围小，则灰阶信息减少，图像颗粒增粗，对比增强，噪声也会减少；动态范围大，则灰阶信息增多，图像越细腻，但噪声也会相应增加。

5. 聚焦

超声探头发射的声束，随着距离的增加会出现扩散（图1-6A），使超声能量减少而出现明显的声衰减现象，这在图像的远场表现得更加明显。因此，聚焦技术的目的是在聚焦深度上减小声束的扩散，以提高图像的侧向分辨力，有利于观察血管内结构（图1-6）。

　　焦点的数量不是越多越好，一般采用1～2个焦点比较合适。焦点数量较多时，仪器处理图像的时间增加，会降低图像的帧频，从而出现图像不连续的感觉。单个焦点置于目标血管附近，两个焦点间覆盖目标血管比较合适。

　　在实际操作中，使用血流显示，可以弥补部分二维信息的丢失（图1-4、图1-28）。

　　目前很多的超声仪器都有一键优化的功能，从而使仪器的调节变得简单、方便。日常操作中，针对图像的实际情况进行合适的调节，清晰地显示目标区域的图像，以便获取更多有用的信息。

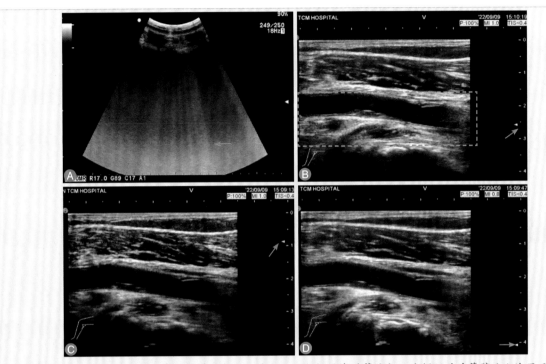

A.随着距离增加，声束出现扩散表现（箭头）；B.焦点位于目标区域（箭头），右侧腘动脉管壁及斑块显示较为清晰（虚线）；C、D.焦点位置过浅和过深，目标血管区域图像显示不佳（箭头为焦点位置）。

图1-6　焦点位置对目标结构显示的影响

6.图像局部放大

　　图像局部放大功能是通过仪器上Zoom按键控制的，通过该功能，可实现局部感兴趣区域在一定范围内放大（图1-7A），便于重点关注区域的显示及观察。尤其是较深、较小的组织，在正常二维模式下可能不易清晰显示，通过图像放大后，目标结构显示较大，有助于观察。在实际操作过程中，应视具体情况合理使用，可能对病变的细节观察有一定的帮助。

7.梯形扩展及宽景成像

　　梯形扩展及宽景成像是很多仪器的成像功能之一，启动功能键即可进行操作，可以增加扫查区域的显示范围，尤其是宽景成像，可以较大范围地显示目标血管（图1-7B），但是图像的显示效果与扫查部位和操作手法密切相关。稳定而连续的扫查是获得较好宽景图像的关键。

（二）彩色多普勒血流成像

　　彩色多普勒超声（color-Doppler ultrasound，CDU）是在二维灰阶超声的基础上，将运动目标的多普勒效应导致的回声信号的频率变化（频移）以彩色的模式叠加在二维灰阶图像上而实现的。通过将血液流动产生的多普勒频移计算分析后得出血流速度和方向等信息，以红色和蓝色等颜色显示血流，从而得到血流显示图像。

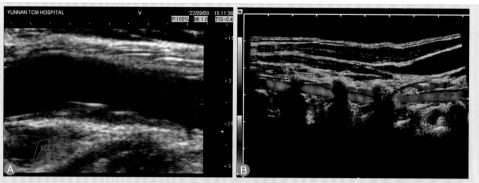

A.图像局部放大，目标血管结构放大，有利于目标结构的观察和斑块大小的测量；B.全景成像（宽景成像）可以显示较大范围的组织结构。

图1-7 图像局部放大、宽景成像

在彩色多普勒图像上，通过血流的显示，可以判断实质脏器内有无血供（图1-8A、图1-8B），有无异常血流通道存在（图1-8C），血管内血流的有无、充盈是否正常等（图1-9A、图1-9C）。

通过血流颜色的显示、充盈情况及亮度变化，大致判断血流的方向、血流通畅情况及大概的流速变化等。血流速度越快，血流色彩越明亮；血流速度越慢，血流色彩越暗淡（图1-9A、图1-9C）。

彩色血流的显示是因为血液存在流动性。在组织中，只要存在液体的流动和局部组织的移动幅度增大，都有可能被以"血流"的形式显示（图1-9B），从而导致部分血流伪像出现。

一幅满意的彩色多普勒血流图像，以血流充盈较好、血流色彩亮度适中、无明显血流混叠、无明显血流外溢为佳。需要针对血流显示的控制功能进行适当调节，以达到最好的血流显示效果。

彩色血流的显示，主要是针对脉冲重复频率（pulse repetition frequency，PRF）、彩色标尺（scale）、彩色多普勒增益（CD gain）、取样框的角度（steer）、取样框大小及位置（sample box size and position），以及彩色翻转（invert）、焦点位置、滤波（wave filter）、彩色多普勒频率（CD frequency）等功能进行适当调节，以达到最佳显示血流的状态。

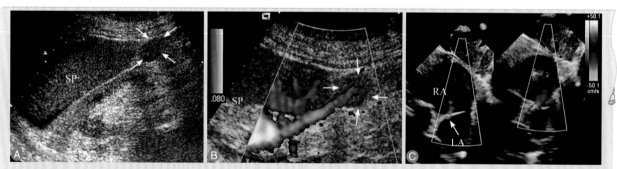

A.脾脏下极下方可见副脾（箭头）；B.能量血流清晰显示副脾的血流情况；C.血流清晰显示房间隔卵圆孔未闭（箭头）的双向血流，明确异常通道的存在及血流方向。SP：脾脏；RA：右心房；LA：左心房。

图1-8 彩色多普勒血流显示的意义（1）

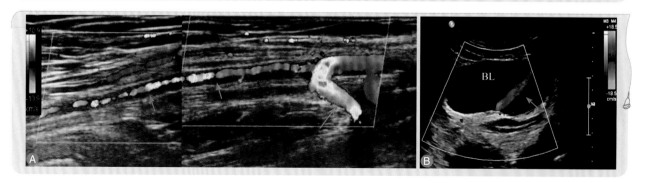

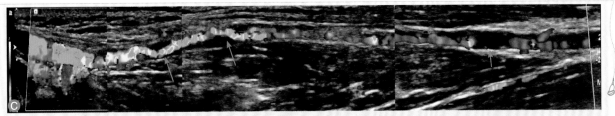

A.大动脉炎致左侧腋-肱动脉部分节段长段狭窄（短箭头），远段侧支血流逆向（长箭头）；B.输尿管排尿时，膀胱内流动的尿液被以"血流"的形式显示（箭头）；C.右侧桡动脉介入术后，血栓形成后再通，局部管腔狭窄、闭塞，狭窄处血流色彩明亮（长箭头），闭塞段无血流显示（短箭头）。BL：膀胱。

图1-9　彩色多普勒血流显示的意义（2）

1.速度范围

速度范围也称为脉冲重复频率、彩色标尺，过高的彩色标尺会使管腔周边的低速血流被抑制，管腔内或管腔边缘区域血流信号充盈不佳或无血流充盈。过低的彩色标尺会使管腔内血流信号出现混叠（aliasing），血流色彩会出现倒错而显示为异常的颜色，影响血流方向的判断（图1-10）。同时，血流亮度的增加，会掩盖局部真实血流紊乱区域的花色血流显示，血流出现外溢，影响观察。因此，检测低速血流应适当降低彩色标尺，检测高速血流应适当调高彩色标尺。当血管狭窄时，狭窄处的高速血流往往呈明亮五彩花色血流，这是因为狭窄处的流速较高，而彩色标尺相对较低，这时可以适当调高彩色标尺，使血流外溢及混叠减少，便于观察相对明亮的高速血流区域。

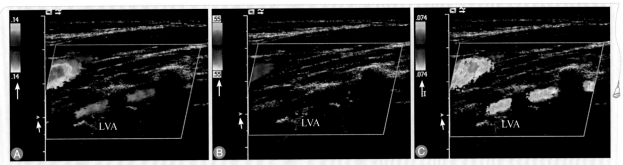

A.调节彩色标尺（长箭头）对血流显示的影响：在焦点（短箭头）及其他条件不变的情况下，彩色标尺合适，左侧椎动脉（LVA）血流显示较好；B.彩色标尺过高，椎动脉血流显示不佳；C.彩色标尺过低，椎动脉血流色彩出现混叠。

图1-10　彩色标尺对血流显示的影响

2.彩色多普勒增益

彩色多普勒增益是通过改变彩色多普勒信号输出的幅度，以改变血流显示的敏感性。增加彩色多普勒增益可以使血流显示更加敏感，但是会出现血流外溢或血管周围血流伪像增加；过低的彩色多普勒增益会使血流充盈不佳，管腔周边的低速血流被抑制；合适的彩色多普勒增益可以更好地显示血流（图1-11）。

3.取样框的角度

取样框的角度偏转，能改变声束的入射方向，通过steer控制键实现。取样框的角度偏转大多有3个方向，即左偏、居中、右偏（图1-12）。合适的角度有利于血流更好地显示，通常使声束与血管的夹角较小为宜，即取样框长对角线与血管走行一致或与管壁平行（图1-12A）。取样框调节不当，会出现血流显示不佳（图1-12C）。

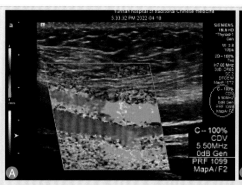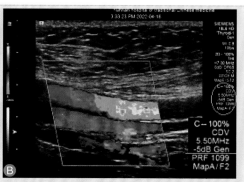

A.在其他条件不变的情况下，彩色多普勒增益过高，股动静脉血流外溢及血管周围血流伪像增加；B.合适的彩色多普勒增益，血流显示较好。

图1-11 彩色多普勒增益（橙色线段）对血流显示的影响

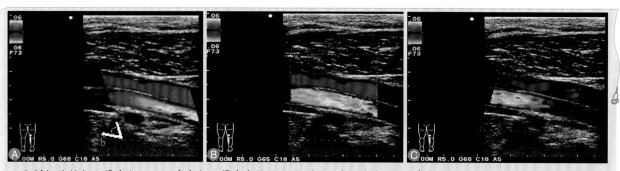

A.取样框偏转与血管走行一致，声束与血管夹角较小时（a线与b线间夹角，a为声束方向，b为血管走行方向），血流显示较好；B.未调节角度，有时血流显示也较好，但流速测量时，角度矫正不容易实现最佳调节；C.取样框偏转与血管走行不一致，血流显示欠佳。

图1-12 取样框角度偏转对血流显示的影响

4.取样框大小

过小的取样框显示的血流范围有限，不利于观察目标血管的整体血流情况（图1-13A）。

彩色取样框过大，需要处理的信息量大，图像的帧频减低，使观察范围内血流显示的实时性变差，而且过大的取样框使血流显示的范围增加，同时增加血流伪像的出现，如闪烁伪像，尤其在观察腹部血管血流时，这种现象更明显。取样框的大小，以覆盖目标血管区域且不过大为宜（图1-13B），视具体情况及个人喜好合理调节即可。

5.彩色翻转

彩色多普勒对血流主要以红色、蓝色显示，一般默认以迎向探头的血流显示为红色，背离探头的血流显示为蓝色。使用翻转后，血流彩色标尺及血流显示翻转（图1-13C、图1-13D），因此在实际操作中，应注意翻转功能对血流显示的影响，以免出现对血流方向的误判。

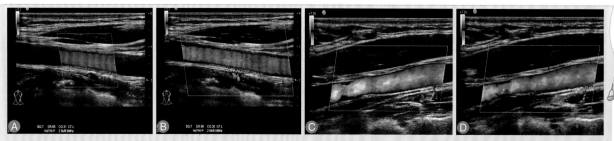

A.取样框相对过小；B.取样框相对较合适；C、D.使用翻转前、后，血流色彩显示及彩色标尺发生改变。

图1-13 取样框大小和彩色翻转

注意：有些仪器在血流显示时，使用翻转，血流彩色标尺及血流方向的显示同时翻转，彩色标尺与血流方向显示保持一致；而也有些仪器使用翻转后，彩色标尺显示不发生改变，改变的仅是血流色彩的显示，应注意二者的区别，熟悉自己使用的仪器的功能，避免错误判断。

6.焦点位置

彩色多普勒图像上焦点的位置对血流的显示也有影响，焦点置于目标血管区域，以便血流更好地显示，焦点位置过深或过浅，都会使血流显示不佳（图1-14）。

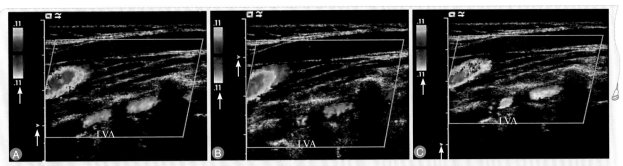

A.焦点位于目标血管附近，左侧椎动脉血流显示较好；B.焦点过浅，血流显示不佳；C.焦点过深，血流显示部分混叠。

图1-14　彩色标尺不变，不同焦点位置（箭头）对血流显示的影响

7.滤波

滤波的作用是消除血管壁等非血流组织运动引起低频信号的干扰，使血流信号更清楚地显示。在血管检查中，低速血流用低通滤波，高速血流用高通滤波。如果滤波过大，会滤掉大量的低速血流，从而丢失血流信息。如果滤波过小，则在显示血管内血流的同时会伴有一些不必要的血流伪像。所以在检查时，检查者应适当调节该功能以使血流显示最佳。

8.彩色多普勒频率

降低频率，可以增加血流检测的敏感性。前面探讨的彩色多普勒调节，都是针对彩色多普勒可以显示血流的情况进行合理调节，从而改善血流显示的效果，但在临床上有时预设条件不能够很好地显示目标血管内血流，导致无法判断目标血管内血流的有无，这时降低频率，可以在一定程度上改善血流显示的效果（图1-15）。

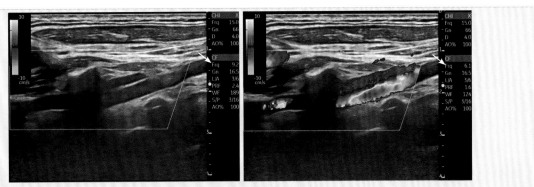

在预设条件下扫查椎动脉，二维管腔显示清晰，管腔内透声较好，血流未显示；将扫查频率数值从9.2 MHz降到6.1 MHz后（箭头），椎动脉内血流显示较好。

图1-15　彩色多普勒频率调节对血流显示的影响

9.能量及其他血流成像方式

能量多普勒血流成像实际上应该被称为功率多普勒成像，是血流显示的另一种方式，也被称为血流能量图，是通过获取红细胞的散射功率积分，将红细胞多普勒功率信息配以色彩显示。相比彩色多普勒血流成像（color Doppler flow imaging，CDFI），彩色多普勒能量图（color Doppler energy，CDE）对血流显示较敏感、没有角度依赖、无混叠现象等，对于弯曲血管内血流及横向血流的显示较CDFI好（图1-16A、图1-16B）。但对常规CDE显示的血流，无法辨别血流方向（对具有方向显示的能量血流则可辨别血流方向），无法直观评估血流流速。因为对血流显示较为敏感，能显示较低流速的血流，并且对低频率的组织运动信号也较为敏感，易受到心脏搏动、呼吸运动等的影响，目标血管周边容易出现血流伪像（图1-16C），需要适时调节。

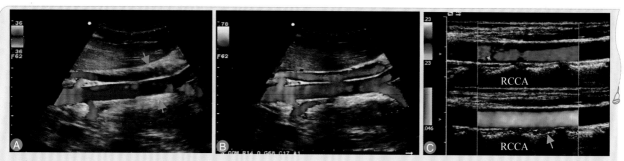

A.常规血流显示，下腔静脉及部分腹主动脉血流显示不佳（箭头）；B.能量血流模式改善血流显示情况；C.在能量血流模式下，血管壁周围出现血流伪像（箭头）。

图1-16　能量血流成像

除了能量多普勒血流成像，还有增强型血流成像（enhanced-flow，E-flow）、灰度模式血流成像（B mode blood flow imaging，B-flow）、超微血管成像（superb micro-vascular imaging，SMI）等血流显示方式（图1-17），可以增加低速血流的显示敏感性，对判断管腔内血流的有无有一定的帮助。

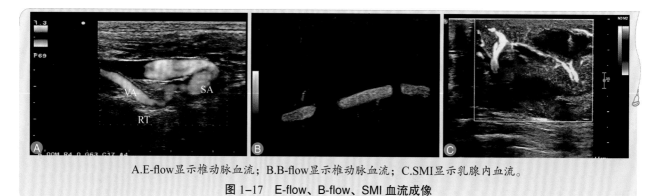

A.E-flow显示椎动脉血流；B.B-flow显示椎动脉血流；C.SMI显示乳腺内血流。

图1-17　E-flow、B-flow、SMI血流成像

（三）频谱多普勒

频谱多普勒包括脉冲多普勒（pulse wave Doppler，PW）和连续多普勒（continuous wave Doppler，CW）。连续多普勒主要在心脏方面应用比较多，脉冲多普勒在血管超声方面应用比较广泛，在此主要针对脉冲多普勒的部分调节进行简单讨论。

在血管超声扫查中，频谱多普勒至关重要，通过血流频谱，可以相对准确地得到血流的方向及血流动力学信息，有助于对病变的诊断及扫查部位近端和远端血管可能存在病变进行提示性分析等。在频谱多普勒图像上，主要关注的是频谱部分。对频谱做出适当的调节，才能准确反映血流动力学信息。

频谱多普勒主要针对频谱增益、基线、频谱流速标尺、频谱的方向，以及取样线（声束方向）、角度校正线、取样容积大小等的调节（图1-18）。

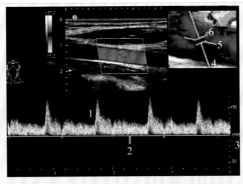

1：血流频谱及方向显示；2：基线；3：频谱流速标尺；4：频谱取样线；5：角度校正线；6：取样容积。

图1-18 频谱多普勒的主要调节部分

1. 频谱增益

通过频谱增益（PW键）进行调节，改变频谱的亮度。以频谱亮度适中、背景信号基本不显示为宜，太暗或太亮会导致流速小幅度降低或增高（图1-19）。

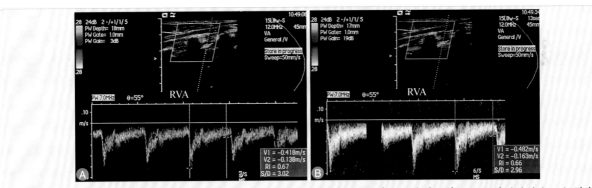

A. 频谱增益合适，右侧椎动脉（right vertebral artery，RVA）频谱显示较清晰，背景干净；B. 频谱增益过大，频谱亮度增加，流速值稍增大（41.8 cm/s增至48.2 cm/s），背景信号显示增多。

图1-19 频谱增益调节

2. 基线

在正常情况下，仪器设置频谱基线位于中间（图1-20A），其上下方显示相同流速值，基线上方显示迎着探头的血流，下方显示背离探头的血流。

调节基线可以改变频谱的显示，增加单侧血流流速的显示能力，最大可以增大至原流速值的2倍，但是仅显示基线一侧血流频谱，会牺牲另一侧的频谱显示。基线调节不佳，会出现频谱混叠显示（图1-20B），不利于血流动力学信息的获取。

3. 翻转

使用翻转功能（invert控制键），可以改变频谱显示的方向（图1-20C、图1-20E）。在实际扫查过程中，一定要熟悉使用翻转后血流频谱的改变，以免造成血流方向的误判。

需要注意的是，有些仪器在频谱模式下翻转，会出现彩色标尺、血流色彩显示及频谱的显示方向均出现翻转，图像上没有显示翻转（inverted）标识（图1-20A、图1-20C），而部分仪器在频谱模式下翻转，较原图（图1-20D），仅翻转频谱的显示方向，图像上会出现翻转标识，而彩色标尺及血流色彩显示不变（图1-20D、图1-20E）。

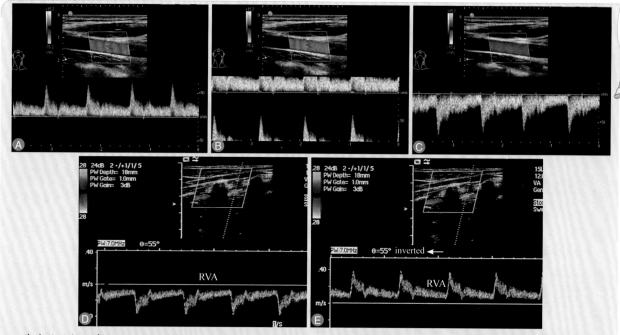

A.基线位于标尺中间，血流迎向探头，频谱显示在基线的上方；B.基线位置调节不当，频谱出现混叠现象；C.使用翻转功能后，血流彩色标尺、血流色彩显示和血流频谱显示的方向较原图发生改变；D、E.使用翻转功能后，血流彩色标尺、血流色彩显示不变，血流频谱显示的方向较原图发生改变，频谱上显示inverted标识（箭头）。

图1-20　频谱基线和翻转调节

4. 流速标尺

频谱流速标尺的大小代表显示流速大小的范围，基线上下方流速值相同，调节流速标尺，可以增大或减小流速的显示能力。流速标尺显示的最大流速数值是可以设置的。

低流速标尺会导致频谱混叠，不能完整显示频谱（图1-21），不利于血流动力学信息的准确获取。高流速标尺可以更好地显示高流速频谱，但会导致相对低速血流频谱幅度显示较小，丢失部分血流动力学信息，甚至会导致真实血流频谱的错误判断（图1-22、图1-23）。

在实际操作中，需要根据流速高低合理调整频谱流速标尺大小，以完整显示血流频谱并使频谱显示较为合适为宜。一般可以先调节基线，增加单侧血流流速的显示，再调节流速标尺，增加流速显示的范围，这样会让频谱的显示状态更加合适（图1-23）。

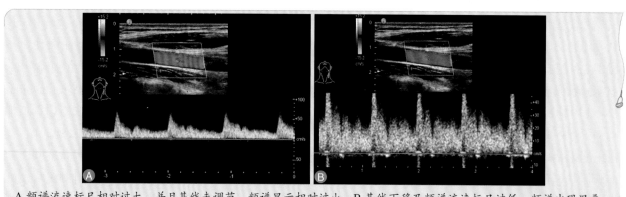

A.频谱流速标尺相对过大，并且基线未调节，频谱显示相对过小；B.基线下移及频谱流速标尺过低，频谱出现混叠，未能完整显示频谱形态。

图1-21　频谱流速标尺调节

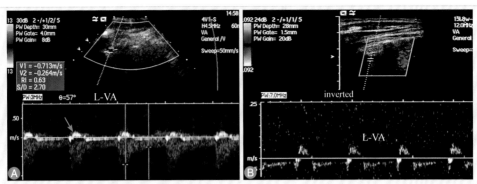

A.频谱流速标尺似乎合适，但是椎动脉真实频谱（箭头）形态因为显示较小而被忽略，颈总动脉搏动导致的频谱伪像被误认为"真实"血流频谱（基线下方测量标识），并获取流速信息；B.降低频谱流速标尺，清晰显示椎动脉血流频谱为部分型窃血频谱。L-VA：左侧椎动脉。

图1-22 流速标尺调节对频谱的影响（1）

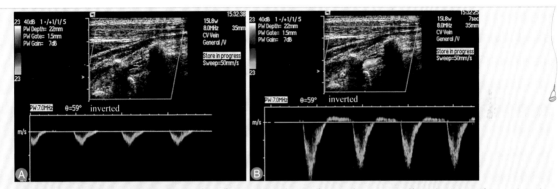

A.过高频谱流速标尺下，椎动脉血流频谱显示为单向单期低速频谱；B.降低流速标尺后，椎动脉血流频谱显示为双向双期部分型窃血频谱。

图1-23 流速标尺调节对频谱的影响（2）

5.取样线

取样线与取样框角度保持一致，可以清晰显示频谱形态，不一致时会使血流频谱显示不真实，影响频谱形态的观察及流速的测量（图1-24）。部分仪器取样线与取样框可以同时偏转，还有部分仪器取样线和取样框可以分开偏转，需要注意正确调节使用。

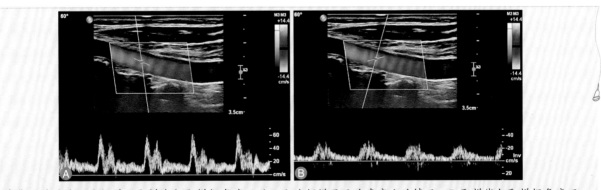

A.采集颈总动脉血流频谱，取样线与取样框角度一致，血流频谱显示为真实血流情况；B.取样线与取样框角度不一致，得到的频谱形态异常。

图1-24 取样线方向调节对频谱的影响

6.角度校正线

测量血流流速时，必须校正角度，为避免角度校正误差造成流速测量上的误差，角度尽可能

≤60°。通过旋转角度校正按钮，可以实时显示角度值。

流速即多普勒频移值，通过多普勒频移计算公式：

$$f_D = f_r - f_O = \pm \frac{2V\cos\theta}{c} f_O$$

其中，f_D为频移（Hz），f_O为发射频率，f_r为反射频率，V为血流速度，θ为入射角，c为声波在组织内的传播速度（m/s）。

从上式换算得到血流速度：

$$V = \frac{c\,(\pm f_D)}{2 f_O \cos\theta}$$

其中，c为声波在组织中的传播速度，较为恒定，为1540 m/s，θ为探头入射声束与血流运动方向之间的夹角。

上面公式显示，若保持V及f_O不变，根据多普勒方程，频移在很大程度上依赖于声束与血流方向的夹角。θ夹角为0°，$\cos\theta$值为1，声束与血流方向平行，沿声束方向的血流运动速度分量越大，测得的流速值与真实流速值之间的误差越小；θ夹角为90°，$\cos\theta$值为0，声束与血流方向垂直，沿声束方向的血流运动速度分量越小，测得的流速值与真实流速值之间的误差越大。由于流速测值与角度变化密切相关（图1-25），为了尽量减小测量误差，多普勒夹角应越小越好，一般在60°以内。

在实际操作中，由于血管走行较平直，有时很难将角度控制在60°以内，这时可以通过探头不平衡加压法（对探头一侧适当加压，使探头呈一定角度倾斜）改变血流显示的角度，以便矫正角度及测量流速。

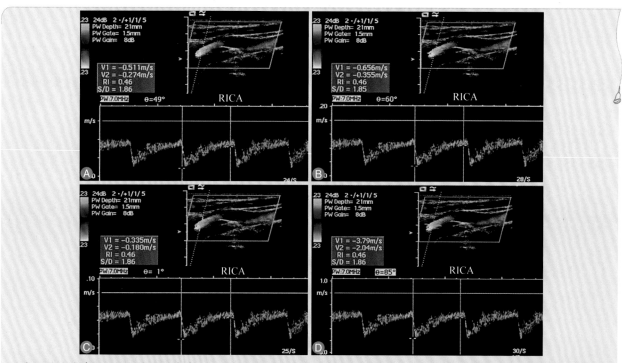

A.与血流方向走行一致且合适的角度下，右侧颈内动脉流速测值较为真实；B~D.角度校正不佳时，右侧颈内动脉流速测值出现明显变化，尤其角度>60°后，流速改变更加明显，流速值相差较大，阻力指数却没有影响。RICA：右侧颈内动脉。

图1-25　流速测量时，角度改变对血流流速的影响

注意：流速测量中，在角度校正时，校正线尽量与血流方向一致，而不是与血管走行方向一致，尤其狭窄处血流束走行弯曲时，需要注意角度校正线的调节（图1-26），以免影响流速的测量。不同扫查切面或探头得到的血流走行方向并不一致，需要以实际血流走行方向来进行角度校正。

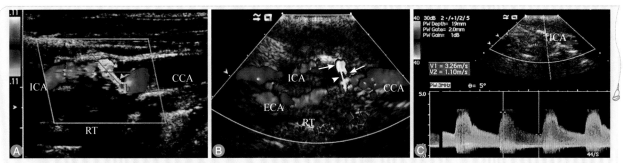

A.右侧（right，RT）颈内动脉球部狭窄，狭窄处的血流方向（b线）与血管走行方向（a线）不一致，角度校正线取b线为正确；B、C.低频探头显示狭窄处血流方向后（箭头），准确的角度校正线（白色线段）及完整血流频谱显示，得到的血流流速相对更加准确。ICA：颈内动脉；CCA：颈总动脉；ECA：颈外动脉。

图1-26　角度校正线的调节

7. 取样容积

取样容积较小，得到的血流频谱频带较窄，频窗清晰，取样容积较大，血流频谱频带较宽，频窗显示不清，原因是较大的取样容积包含的血流速度范围较大，管腔周边的低速血流更多地被显示，因此血流流速范围增大而表现为血流频谱频带增宽，频窗不清（图1-27），故取样容积不宜过大，并且置于管腔中央采集血流频谱比较合适。

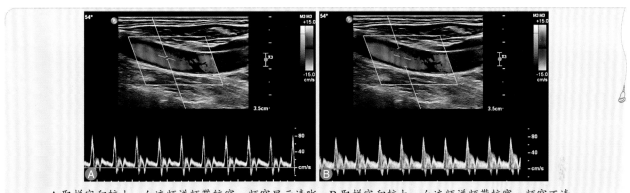

A.取样容积较小，血流频谱频带较窄，频窗显示清晰；B.取样容积较大，血流频谱频带较宽，频窗不清。

图1-27　取样容积大小对血流频谱的影响

取样容积的大小需要根据实际情况合理调节。如果血管及血流显示较为清楚，血流束较粗，血流区域移动幅度较小，采用较小的取样容积更合适。如果血流束较细，血流区域活动度较大，可以适当增大取样容积，覆盖血流区域，这样容易采集到血流频谱。如肾内动脉血流频谱的采集，有时会因为患者呼吸急促且深，并且不能配合屏气，使肾脏图像显示移动范围较大，不易采集肾内动脉血流频谱，可以适当增大取样容积，有助于血流频谱的获取。

三、血管超声血流成像中常见伪像与调节处理

血流显像是血管超声检查中不可缺少的部分，是判定血管是否正常的初步印象，也是区分血管是否通畅的依据，但是，不必要的伪像可能导致错误的判断或漏诊。

1. 混响伪像

因为声束是在探头与强反射界面之间或在两条平行的强反射界面之间沿着相同路径多次反射产生的。血管壁本身或肌肉的边界作为强反射界面，可形成血管腔内的混响伪像，出现管壁斑块或内膜撕脱

的夹层伪像，在实际扫查过程中，二维增益过高或仪器性能较差时，更易出现。使用彩色血流显示，可以很容易鉴别伪像而非真实病变（图1-28）。

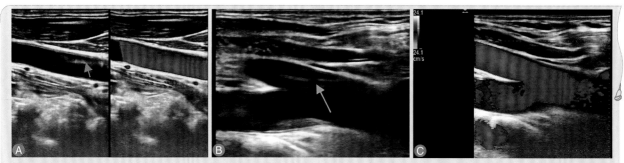

A.图像上颈总动脉前壁局部混响伪像导致的"斑块"假象（箭头），血流显示"斑块"处血流充盈较好，无明显异常；B.图像上右侧颈总动脉近段前壁混响伪像导致管腔内细线样"内膜撕脱"假象（箭头）；C.血流显示未见明显异常。

图1-28　混响伪像

2.棱镜（复制）伪像

棱镜伪像（复制伪像）是因声束（探头）与目标血管之间存在充当棱镜的界面而发生折射。经过腹直肌扫查腹腔血管时，容易出现棱镜伪像而表现为动脉呈"双腔"改变，侧动探头扫查可以消除此伪像（图1-29）。

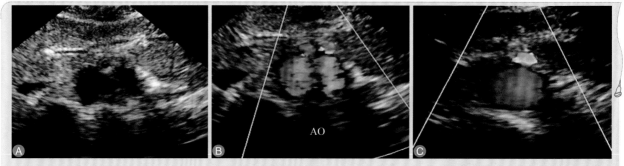

A.二维显示腹主动脉（abdominal aorta，AO）局部内径增宽，呈"双腔"改变；B.彩色血流显示管腔内血流呈"双腔"改变；C.侧动探头扫查，"双腔"血流伪像消失，腹主动脉内血流显示正常。

图1-29　棱镜（复制）伪像

3.彩色外溢

彩色多普勒增益过大或脉冲重复频率、彩色标尺过低，会使血流信号溢出血管腔外，从而影响操作者对血管管腔及管壁的观察。若此时以彩色血流测量管径，会导致测量误差。应该适当调节增益或脉冲重复频率、彩色标尺，使血流刚好充盈血管腔为佳（图1-30）。

4.闪烁伪像

闪烁伪像即在血管周围显示的非正常血流信号，尤其在检查腹部血管时，闪烁伪像比较常见。这是因为心脏搏动、呼吸幅度大、大血管搏动等引起人体组织与探头间出现相对运动，产生多普勒效应，从而出现大片杂乱的闪烁彩色伪像。闪烁伪像的存在，可能将无血流信号区域误认为有血流信号，影响血流真实性的判断。可以适当降低彩色增益或增大PRF或嘱患者屏住呼吸，以减少或消除闪烁伪像（图1-30）。取样框适当缩小，仅显示感兴趣区域，对减少伪像也有帮助。

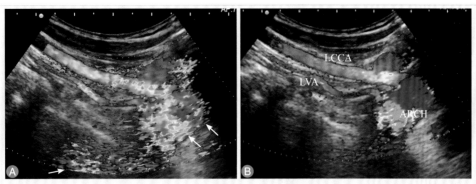

A.主动脉弓及左侧颈总动脉、椎动脉血流显示，在较高彩色多普勒增益下，血流外溢（白箭头）和闪烁伪像增多（黄箭头）；B.降低彩色多普勒增益后，血流伪像改善。LCCA：左侧颈总动脉；LVA：左侧椎动脉；ARCH：主动脉弓。

图1-30　彩色外溢与闪烁伪像

5. 镜面伪像

超声投射到强反射的大界面时，如骨质、胸膜等。产生与镜子反射相似的反射现象，这会影响血管真实性的判断。此时通过增大脉冲重复频率和彩色标尺及降低彩色多普勒增益等，可部分消除此伪像（图1-31）。

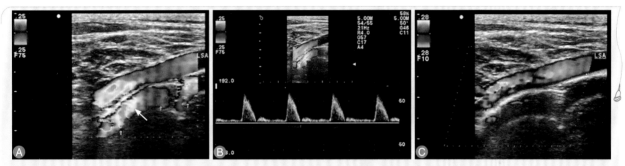

A.左侧锁骨下动脉近段血流镜面伪像（箭头）；B.伪像血流可以引出与真实血流类似的血流频谱；C.适当增大脉冲重复频率、彩色标尺和降低彩色多普勒增益，镜面伪像基本消失。

图1-31　镜面伪像

6. 声影伪像

血管壁局部强回声斑块形成或管壁钙化，导致声束反射或声影遮挡，不能显示远场结构或出现血流中断假象（图1-32），尤其长段的斑块，可导致误认为血管闭塞或遗漏病变。通过改变声束入射角度（改变扫查角度），避开斑块处，可以显示血管内血流情况。

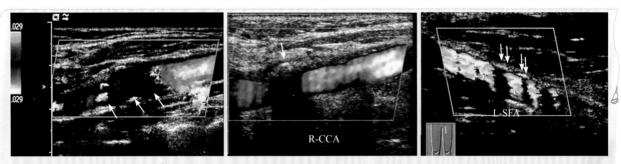

强回声斑块和管壁钙化后方声影遮挡，导致血流中断假象（箭头）。L-SFA：左侧股浅动脉；R-CCA：右侧颈总动脉。

图1-32　声影伪像

在实际操作中，二维横切观察斑块位于管壁位置，纵、横切面选择可以避开斑块的切面进行扫查，或者通过采集斑块近端、远端血流频谱，对比观察频谱形态及流速变化，进一步判断斑块是否引起明显管腔狭窄或闭塞。

7. 快闪伪像

快闪伪像多见于血管壁存在强回声斑块处后方，这种伪像在泌尿系结石的诊断中，可帮助寻找、定位结石。对于血管超声扫查，强回声斑块后方的快闪伪像，可导致误认为闭塞血管内有血流显示或掩盖管腔内病变（图1-33），容易低估病变程度；狭窄血管血流束增宽，不利于准确判断狭窄情况。改变声束入射角度（移动探头），避开斑块处，可以显示血管内真实血流情况。

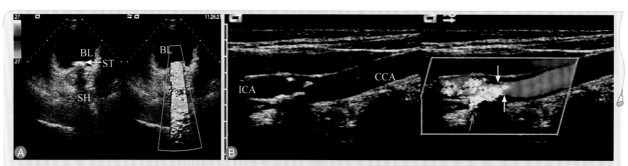

A.膀胱（BL）内结石（ST）后方声影区域（SH）快闪伪像；B.颈内动脉球部强回声斑块后方快闪伪像（橙箭头），影响病变处血流观察，白箭头为斑块导致颈内动脉狭窄处。ICA：颈内动脉；CCA：颈总动脉。

图1-33　血流快闪伪像

8. 彩色混叠伪像

在超声扫查过程中，仪器彩色血流条件调节不当，与血流流速不匹配时，彩色多普勒图像上常可见彩色混叠伪像（图1-34）。血流速度相对较高，最大流速（频移）超过频谱多普勒脉冲重复频率的1/2，即奈奎斯特频率极限（Nyquist frequency limit）；或血流标尺较低，均可导致彩色混叠伪像。提高脉冲重复频率，增大血流标尺，可改善此伪像。

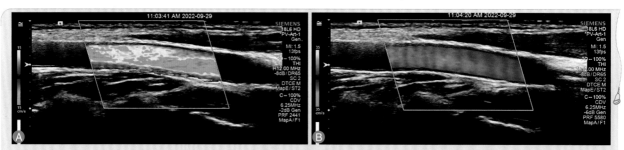

A.在过低的脉冲重复频率条件下（PRF：2441 Hz），颈总动脉血流出现彩色混叠伪像，原本迎向探头的红色血流显示为明亮花色，以蓝色为主血流；B.其他条件不变，通过增大脉冲重复频率（PRF：5580 Hz），伪像消失，血流显示改善。

图1-34　彩色混叠伪像

四、血管超声扫查手法

超声扫查的优势是可以采取不同的切面进行扫查。相对于血管走行而言，可采取横、纵切面进行扫查。在部分情况下，采用斜冠状切面扫查对血管的显示更好，如迂曲血管的显示。

不平衡加压扫查：从多普勒频移公式 $f_D = f_r - f_O = \pm \dfrac{2V\cos\theta}{c}f_O$ 可知频移与多普勒角度相关。当声束与血流方向垂直时，$\theta = 90°$，$\cos 90°$ 值为0，此时频移值为0，血流信号可不显示或显示不佳（图1-35A），影响血流观察。这时可以采取探头一端加压，使探头倾斜，改变声束的入射角度来改变声束与目标血管之间的角度，从而改善血流显示的效果，同时有利于测量流速时角度的校正。

注意：在实际扫查过程中，常规扫查不易使血管倾斜显示时，可以在探头与皮肤之间使用较多的耦合剂，这样可能比较容易实现血管的倾斜显示（图1-35B、图1-35C）。

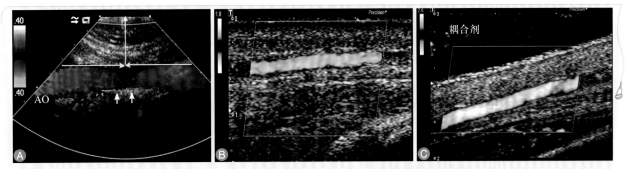

A.血流方向与声束方向垂直部位血流显示不佳（白短箭头）；B.图像上血管显示较为平直，测量流速时，可能会因为角度矫正误差而测值不准确；C.在探头与皮肤之间放置较多耦合剂，通过不平衡加压法，很容易实现血管走行倾斜显示，有助于血流的显示及角度的矫正。

图1-35 声束与血流方向间角度不同对血流显示的影响

五、血管疾病的影像学检查方法

临床上对血管的影像学检查，可以选择CDU、数字减影血管造影（digital substraction angiography，DSA）、计算机体层扫描血管造影（computed tomography angiography，CTA）、磁共振血管成像（magnetic resonance angiography，MRA）等。不同的检查方法，都有其自身的优势和不足，临床上不同的检查方法是互相弥补不足，最终目的是准确诊断血管疾病。

CDU具有方便、无创、实时、无辐射等优点，通过彩色多普勒显示血管内血流充盈情况，频谱多普勒获取血流频谱，通过血流频谱获取血流动力学信息，是CDU特有的血管检查方式。通过纵、横切面直接显示血管管壁、管腔及血流显示情况，以此评估血管是否正常，并且在扫查过程中，可以实时加压观察静脉管腔的压闭情况，判断静脉管腔是否通畅等（图1-36A～图1-36C）。然而，CDU对扫查技巧及仪器功能的依赖性较大，并且受骨质的影响，部分血管节段超声无法直接显示，但是，可以通过血管近段、远段的血流动力学改变及侧支循环开放情况，间接判断未显示部分血管是否存在程度较重的病变。

DSA、CTA、MRA通过图像后处理，可以较大范围且直观地显示血管（图1-36D、图1-36E、图1-37），并且不受骨质及深度的影响，可以比较清晰且准确地获取血管影像，在临床上广泛应用于血管疾病的诊断。但是由于设备不易获取，因此其在基层单位的应用受到一定的限制。

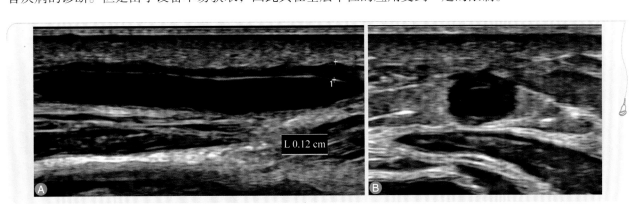

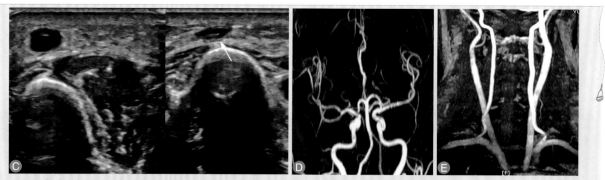

A、B.头静脉血栓性静脉炎，纵、横切面显示头静脉部分节段管壁增厚；C.探头加压可见管腔压瘪，增厚管壁仍然可见（箭头），通过动态扫查及探头加压观察，可以确定静脉管壁增厚而非血栓；D、E.MRA检查可以清晰而直观地显示颅内动脉、颈部动脉血管影像。

图1-36　CDU与MRA对血管的显示

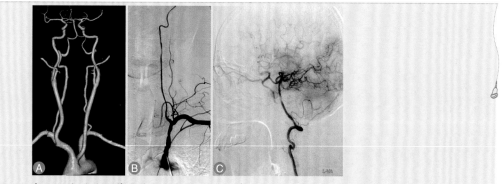

A.CTA直观、清晰地显示颈部、颅内动脉血管影像；B.DSA直观、清晰地显示左侧锁骨下动脉及其分支动脉影像；C.DSA准确、清楚地显示颅内后交通支开放情况。

图1-37　CTA与DSA对血管的显示

第二章

血流动力学分析

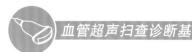

一、动脉系统血流动力学基础

1. 人体血液循环路径

在循环系统内，任何两点之间血液流动的前提是存在压力梯度。循环系统由高压力、高能量的动脉系统和低压力、低能量的静脉系统组成，两系统间由毛细血管床连接（图2-1A）。

血液循环的路径：左心室收缩将血液泵入主动脉，然后到中动脉（也称肌性动脉）进行血流分配，再到小动脉进行血流量的调节，控制脏器血流的出入，最后经毛细血管网流入小静脉，然后到中静脉，再到腔静脉（大静脉），回流入右心房。右心房内血液流经右心室后，经肺动脉至肺循环，再至肺静脉回流入左心房，然后再至左心室完成一次完整的循环过程（图2-1B）。机体正是因这个过程的不停重复，从而得以保证生命不断延续。

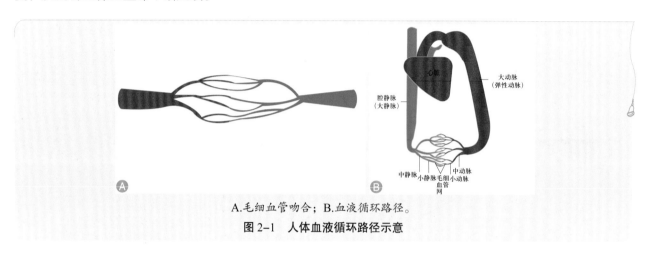

A.毛细血管吻合；B.血液循环路径。

图2-1　人体血液循环路径示意

2. 血流的能量形式

血流的总流体能量由3个部分组成，维持血液流动的能量主要由动能、压力能、重力势能组成，压力能和重力势能属于势能。血液的流动过程是各种能的转化过程。

动能（E_k）是血液流动做功的能量，主要由心脏收缩产生。它与血液的密度（ρ）、血流速度（v）的平方成正比：

$$E_k = \frac{1}{2}\rho v^2$$

压力能（P），是指液体的压力，在血流中，其随心脏的收缩和主动脉的扩张而有所不同。

重力势能，是指一定体积的血液由于其与参照点（通常为心脏）之间有一定的高度差，在重力作用下具有的做功能力。

3. 能量的转化

当动脉管径增大时，动能转化为势能，血流速度减小；相反，当动脉管径减小时，势能转化为动能，使血流速度在一定范围内增快。

4. 身体不同部位血流的能量差异

能量差异与身体所处的不同体位及不同状态有关，如站立位时，身体下垂部位（如小腿）流体静水压力增大，血管跨壁压增大而使血管扩张，然而，下垂部位的重力势能减小，可与增大的静水压力相抵消，使总能量保持相对稳定，从而保证血流的顺畅流动。

5. 能量的消耗

流动血液的能量损失来源于摩擦引起的黏性损失及流速或流向变化引起的惯性损失，摩擦力的大小和能量丢失的程度主要取决于血管的管径大小。

泊肃叶定律描述的是理想流体模型中发生的黏性能量损失，其方程式表达为：

$$Q = \frac{\pi (P1 - P2) r^4}{8L\eta}$$

其中，Q代表流量；$P1$和$P2$分别是管道近端和远端的压力；r是管道的半径；L是管道的长度；η是液体的黏度。因为在人体循环系统中，血管的长度和血液黏度几乎不变，所以流量的改变主要取决于血管半径和压力变化。因此泊肃叶定律方程可改写为：

$$\frac{8L\eta}{\pi r^4} = \frac{P1 - P2}{Q} \qquad R = \frac{8L\eta}{\pi r^4} \qquad R = \frac{P1 - P2}{Q}$$

流量与管道半径的4次方成正比，所以很小的半径改变就会引起很大的流量变化；阻力（R）与管道半径的4次方成反比，所以管径越细，阻力越大。人体循环中大约90%的血管阻力来源于动脉和毛细血管，剩下的10%来源于静脉。源自小动脉和毛细血管的阻力占总阻力的60%以上。

二、血流的产生

1. 血液流动的动力

血液要具有流动性，必备的条件是在血管内具有一定的压力差。主要取决于两个因素：①用于驱动血液流动的动力；②血管系统产生的血流阻力。推动血液流动的动力主要与心脏收缩有关，阻力主要与外周小动脉收缩舒张有关。动脉血流频谱的表现正是动力与阻力互相作用的结果。

2. 心动周期分期

一个完整的心动周期包括收缩期和舒张期。

（1）心室收缩期分为：等容收缩期和射血期（快速射血期、减慢射血期）。

·等容收缩期：心室肌开始收缩，心室容积不变，室内压急剧升高。当室内压超过房内压时，房室瓣关闭，此时室内压尚低于主动脉压，主动脉瓣仍关闭。

·射血期：室内压超过主动脉压，主动脉瓣开放。

·快速射血期：大量血液射入主动脉，心室肌继续收缩，室内压继续升高。

·减慢射血期：动脉压升高，室内压下降，射血速度减慢。

（2）心室舒张期分为：等容舒张期、快速充盈期、减慢充盈期、心房收缩期。

·等容舒张期：心室肌开始舒张后，室内压迅速下降，当室内压低于主动脉压时，主动脉瓣关闭，室内压高于房内压，房室瓣仍关闭。

·充盈期：室内压低于房内压，房室瓣开放。

·快速充盈期：心房血液快速流入心室，心室容积迅速扩大。

·减慢充盈期：心室与心房压力差逐渐减小，血液流动速度减慢。

·心房收缩期：在心室舒张末期，心房收缩，使房内压升高，进一步将心房内血液挤入心室，使心室进一步充盈。

3. 心动周期与动脉血流频谱

以心动周期的分期大概分析动脉血流频谱变化特点。

以心电图T波终点定义心室收缩末期，QRS波R波峰尖定义心室舒张末期，确认血流频谱收缩期和舒张期（图2-2A）。

根据公式（距离=时间×速度）可知，血液从心室流入动脉内不同部位，需要一定的时间，随着动脉与心脏的距离增大，所需的时间增加，故在不同部位的动脉内，血流频谱所示的心动周期与心电曲线所示心动周期存在非同步现象（图2-2B、图2-2C）。

颈部动脉距离心脏较近，血流频谱与心电曲线的延迟现象并不十分明显，可以相对比较可靠地分析。故下面以颈动脉血流频谱简要分析其随心动周期的变化，以便更好地理解动脉血流频谱的变化特点。

4. 动脉血流频谱表现

（1）收缩期血流频谱变化如下。

等容收缩期，由于室内压小于主动脉压，主动脉瓣还没有开放，故不会导致血液流动，动脉血流频谱收缩早期，快速射血期开始前应该有一小段时间无明显血流波动表现（图2-2A）。

快速射血期，主动脉瓣开放后，血液很快从左心室被射入动脉内，形成收缩期S1峰。此时动脉处于舒张末期回缩塌陷状态，大动脉可能还有回缩后自主扩张的倾向，故动脉内阻力相对较小，血液很容易充盈扩张动脉，心室收缩的动力做功相对较大。因此，在正常情况下，S_1峰血液流速应该为收缩期最大流速（图2-2D）。

大量血液在快速射血期流入动脉内，动脉在一定程度扩张后，血液容量增加导致阻力增大。且随着心室内压力降低，血液流速从最高点下降，形成收缩期切迹（systolic notch，SN）（图2-2D）。

减慢射血期开始，左心室进一步收缩，将心室内血液推挤射出，形成收缩期S_2峰（图2-2D），但此时动脉内血容量增加到一定程度，想要进一步增加血容量，可能需要克服更多阻力才能实现，故此时期心室收缩后的动能部分被消耗，推动血流做功的能量减少，从而导致此时期的流速较快速射血期低。

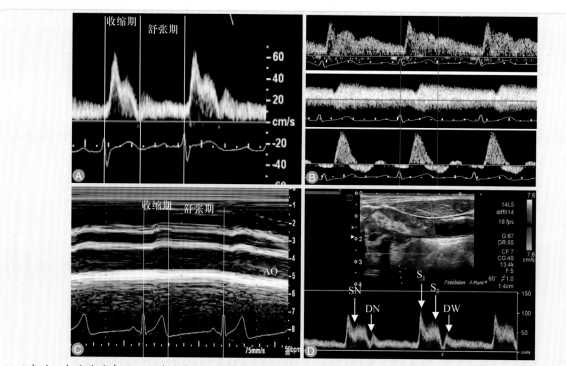

A.以实时心电曲线为参照，颈总动脉血流频谱收缩期和舒张期表现。B.同一被检查者的椎动脉、上肢桡动脉（透析患者，上肢桡动脉-头静脉内瘘术后）、下肢股浅动脉血流频谱分期与心电描记曲线间出现延迟表现。C.腹主动脉（肠系膜上动脉下方）管壁运动曲线收缩期和舒张期管径变化。D.颈总动脉血流频谱（三峰两切迹）：心室收缩早期，快速射血期形成快速射血峰（S_1峰）；心室收缩晚期，减慢射血期形成缓冲射血峰（S_2峰）；舒张早期动脉弹性回缩形成大动脉重搏波（DW峰）；收缩期内快速射血期与减慢射血期间形成收缩期切迹（SN）；收缩末期与舒张早期间形成重搏波切迹（DN）。

图 2-2 动脉血流频谱及动脉血管随心动周期变化和动脉血流频谱波形识别

血流阻力增大导致压差减少，S_2峰减低或变圆钝或表现不明显，可导致SN表现不明显（图2-3）。下肢动脉阻力较大，故收缩期S_2峰表现不明显（图2-3A），上肢握拳前、后的血流频谱改变也能说明该现象（图2-3B）。

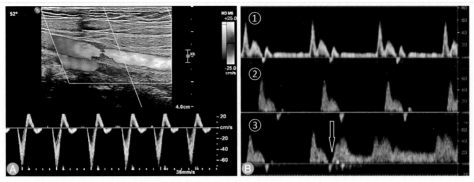

A.与图2-2A为同一患者，颈总动脉收缩期S₂峰和SN较下肢动脉明显，舒张早期DN或反向流速，下肢动脉较颈总动脉明显。B.①在上肢桡动脉正常情况下，血流频谱S₁峰、S₂峰、DW峰及SN、DN较明显；②握拳后，随着远端阻力增大，S₂峰变圆钝且流速相对减小，SN表现不明显，舒张期血流明显减少；③放松后（箭头），远端阻力减小，S₂峰明显增加，舒张期血流增快。

图2-3　下肢动脉频谱与上肢动脉频谱变化

正常情况下S₁峰流速较S₂峰高，但是近段管道狭窄时（如动脉狭窄、主动脉瓣狭窄等，中度以上狭窄病变，表现较明显），狭窄后段会出现峰时后延表现，即S₁峰流速低于S₂峰（图2-4、图2-5）。近段管腔狭窄后，管腔横截面积减小，阻力增大，快速射血期产生的动能被部分消耗，导致做功减少，流向病变远端的血流量减少，出现流速降低。直到减慢射血期，动能叠加后，做功增加，流向远端的血流增多，形成较高的S₂峰，为收缩期的最大峰值流速，故形成了收缩期峰时后延现象。在测量收缩期加速时间时，需要注意避免测量的错误导致结果误判（图2-4C）。

四肢动脉血流阻力较颈动脉大，S₂峰原本表现不明显，近段管道狭窄后，S₂峰流速相对增加，表现为收缩期血流频谱下降的趋势缓慢而平坦，故收缩期频谱会有局部变宽的表现（图2-6）。

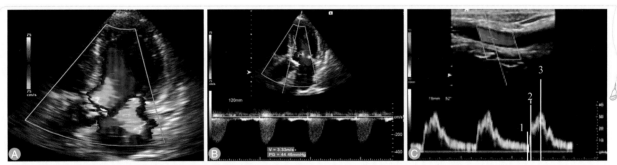

A.主动脉瓣中度狭窄患者，主动脉瓣上血流束变细，局部血流呈明亮花色改变；B.流速升高，收缩期峰值流速（peak systolic velocity，PSV）为3.33 m/s；C.颈总动脉血流频谱显示，收缩期S₁峰流速较S₂峰相对降低，收缩期加速时间测量从1到2为正确，1到3为错误测量。

图2-4　主动脉瓣狭窄与颈总动脉频谱改变

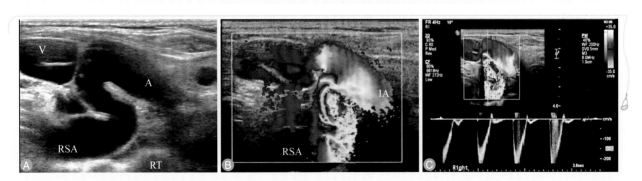

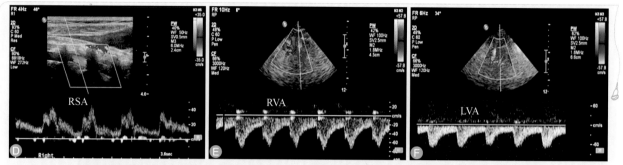

A.右侧锁骨下动脉近段走行迂曲；B.局部血流呈明亮花色改变；C.流速升高，PSV接近250 cm/s；D、E.右侧椎动脉颅外段、颅内段血流频谱显示S_1峰流速较S_2峰低；F.左侧椎动脉颅内段血流频谱正常。RSA：右侧锁骨下动脉；RVA/LVA：右侧/左侧椎动脉。

图2-5 右侧锁骨下动脉近段迂曲折叠导致管腔中度狭窄与远段频谱改变

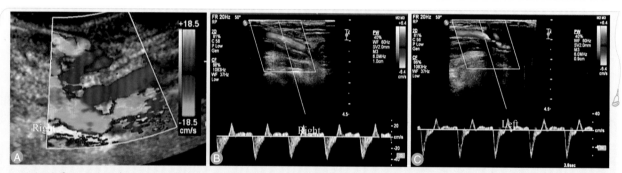

A.右侧锁骨下动脉狭窄（50%～69%）；B、C.双侧上肢肱动脉血流频谱对比，病变侧（图B）肱动脉血液流速较健侧（图C）减慢，血流频谱收缩期上升支及下降支相对平缓，频窗充填，波峰圆钝。

图2-6 锁骨下动脉近段狭窄与上肢动脉频谱改变

收缩期结束，主动脉瓣关闭，因为没有心脏收缩的动力，前向血流短暂停止，血流存在短暂回流的趋势，形成舒张早期逆向DN（图2-2D）。如果远段阻力增大，则该切迹加深，甚至形成反向血流。如果主动脉瓣存在明显关闭不全，舒张早期，心室内压力降低，血液回流的趋势更明显，切迹会更深，靠近主动脉瓣的动脉表现会较为明显，如颈总动脉、颈外动脉（图2-7）。

这就好比一个在逆风中前行的人，如果奔跑着前行，可以克服风的阻力，加速前行，如果放慢奔跑速度，前行速度就会减慢；如果直接停下，会被风吹着后退，风越大且伴有后退趋势或处于上坡路段，后退的速度和距离也增大。如果把血液中的红细胞比作一个人，动脉端阻力比作风，就可以很好理解舒张早期的切迹改变，这也可以理解为什么肢体动脉血流频谱舒张早期反向血流较颈动脉明显；颈外动脉舒张早期切迹较颈内动脉明显；主动脉瓣反流者较主动脉瓣正常者，颈总动脉舒张早期切迹较明显等情况。

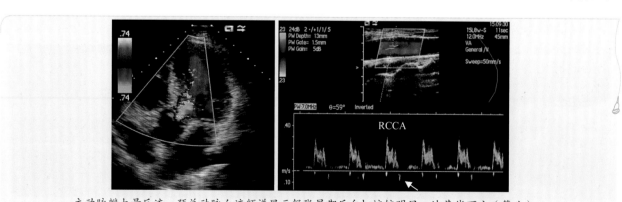

主动脉瓣大量反流，颈总动脉血流频谱显示舒张早期反向切迹较明显，达基线下方（箭头）。

图2-7 主动脉瓣关闭不全与颈总动脉频谱改变

（2）舒张期血流频谱变化。

收缩末期，主动脉瓣关闭后，没有心脏来源的持续动力推动血液向前，但是收缩期射入动脉内的血液充盈大动脉管腔，导致动脉管腔扩张，舒张期扩张的大动脉弹性回缩，挤压动脉管腔内血流继续向前，形成舒张期前向血流。并且动脉弹性回缩的能力也是逐渐降低，因此舒张期的血流由舒张早期DW峰开始后，逐渐缓慢降低，持续至下一个收缩期开始（图2-2D）。

舒张期血液流动除了动脉的弹性回缩产生的动力，动静脉之间存在高压力差，形成低阻力状态，对动脉血流有一定的"抽吸"作用，促使舒张期血液流动，低阻力毛细血管床部位表现更加明显，如颈内动脉与颈外动脉之间的差别，动静脉瘘口处的低阻血流频谱表现等。

血流频谱的形成，除了心室收缩和大动脉弹性回缩产生的动力，还有动脉，尤其是小动脉产生的阻力，共同维持正常情况下的动脉血流稳定。当动脉硬化等导致动脉血管顺应性减低后，阻力增大，无论是收缩期还是舒张期的能量部分被增大的阻力消耗，导致压差减小，从而导致收缩期和舒张期流速相对降低，舒张期流速降低会表现更加明显，因为舒张期动脉回缩产生的能量，相比收缩期的能量而言，相对较低，故做功的能量明显减少，导致舒张期做功减少或基本不做功。形成舒张期流速降低或持续时间缩短或不能产生前向血流而出现反向血流，形成高阻血流频谱改变（图2-8）。

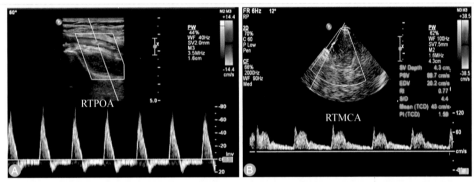

A.65岁男性患者，右侧下肢腘动脉（RTPOA）血流频谱显示，舒张期血流完全反向，提示远段动脉血管阻力增大，该患者为下肢胫前、胫后动脉节段性狭窄、闭塞；B.71岁男性患者，临床诊断颅内小动脉硬化，颅内右侧大脑中动脉（RTMCA）血流频谱表现为高阻波形改变。

图2-8 高阻血流频谱改变

心室收缩产生的动力，是收缩期动脉血流频谱形成的基础，流速的快慢，与心室的收缩功能正常与否有密切关系。

左心室功能代偿性增加，动脉血流流速整体升高，如甲状腺功能亢进（简称"甲亢"）、贫血时的血流流速代偿性增快（图2-9）；左心室功能减退时，动脉血流流速会整体相对减低（图2-10）。因此，当发现多部位血流整体变化时，需要结合心功能及代谢状态考虑，寻找引起血流动力学改变的原因。

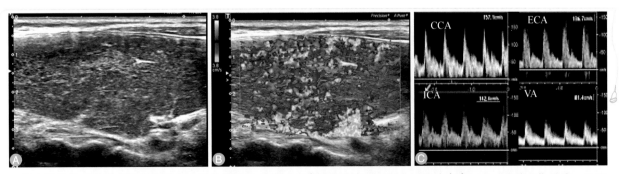

A.桥本甲状腺炎患者（甲亢状态），甲状腺形态饱满，回声弥漫性减低；B.血流信号丰富，呈"火海征"改变；C.颈部动脉血流流速代偿性增快，PSV：CCA为157.1 cm/s；ICA为142.4 cm/s；ECA为136.7 cm/s；VA为81.4 cm/s。

图2-9 甲亢患者颈动脉频谱改变

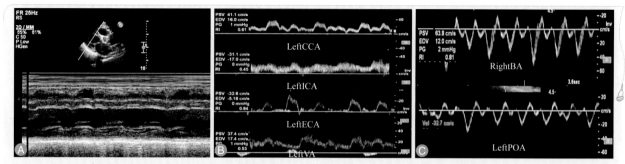

A、B.左心功能减退患者，左心室室壁运动弥漫性减低，导致患者整体动脉血流流速明显降低，左侧颈总动脉（CCA）、颈内动脉（ICA）、颈外动脉（ECA）、椎动脉（VA）血流流速明显降低；C.右侧上肢肱动脉（BA）和左侧下肢腘动脉（POA）流速明显降低。

图 2-10　左心功能减低与心律失常患者动脉血流频谱改变

心室收缩和大动脉弹性回缩产生的动力和阻力血管产生的阻力是维持动脉血流频谱波形正常的主要原因。动静脉之间的吻合开放情况、静脉压的大小、体位变化（图2-11、图2-12）等也与动脉血流动力学表现密切相关。

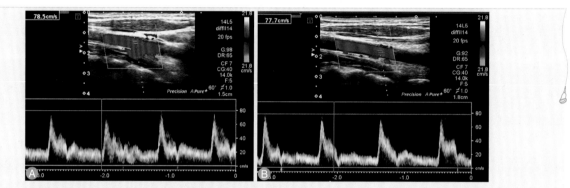

A.平卧位颈总动脉血流频谱；B.坐位颈总动脉血流频谱。两者收缩期流速变化不大，但坐位时S_2峰较圆钝，舒张期流速稍低，导致频谱阻力稍增大表现。

图 2-11　体位变化与颈动脉频谱改变

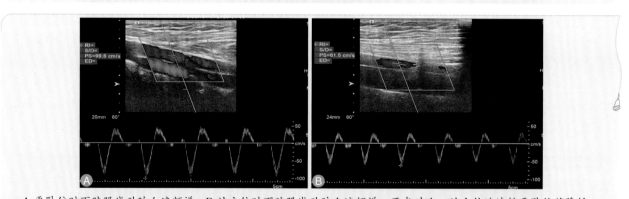

A.平卧位时下肢股浅动脉血流频谱；B.站立位时下肢股浅动脉血流频谱。两者对比，站立位流速较平卧位稍降低。

图 2-12　体位变化与下肢动脉频谱改变

另外，温度、局部毛细血管床的开放情况、情绪等因素也会对局部血流产生影响，例如，温度过低导致血管收缩，形成阻力增大，可致远段动脉灌注减少，指端雷诺现象即是最直观的体现；肢体局部感染，导致毛细血管床开放形成血流代偿性增多，可引起近段动脉舒张期血流明显增多而出现低阻血流频谱表现。

若心脏的心率和节律异常，动脉血流频谱也会表现出相应异常，如期前收缩、心房颤动（简称"房颤"）等，动脉血流频谱会有相应的异常表现（图2-13）。

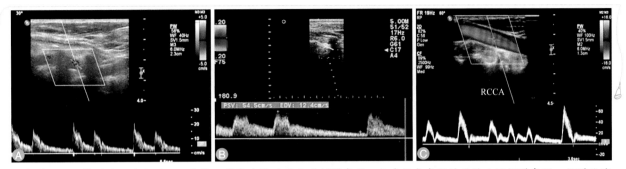

A.期前收缩时椎动脉血流频谱；B.传导阻滞患者椎动脉血流频谱表现；C.房颤患者颈总动脉血流频谱表现，频谱流速高低不一、心动周期间隔长短不一。

图2-13　心律失常状态下动脉血流频谱改变

正常动脉血流频谱在低阻力部位血管内多为三峰两切迹表现，但是在正常人群中，血流频谱的采集过程中也会出现频谱表现不稳定的情况。因此，正常动脉血流频谱显示的血流动力学表现，在小范围内波动变化是十分常见的，影响因素是多样的，实际情况需要视具体情况分析。在超声扫查过程中，需要注意明显的血流动力学改变的血流频谱，它可以给我们提供很多有用的信息，帮助准确诊断血管病变。

超声对血管疾病的诊断除了直接观察血管形态、结构变化，血流动力学是超声观察的主要内容，而血流动力学变化信息主要依据血流频谱获得。利用超声诊断动脉血管病变时，常需要观察动脉血管内的血流频谱，以便了解观察段血管及其近段、远段的血流通畅情况。通过血流频谱本身变化可直接获取血流流速、阻力及血流形式等信息，以便分析诊断。

三、动脉血流流动模式及其特点

动脉内有3种血流形式：①层流；②涡流；③湍流。

1. 层流

当血液在较为均匀平直的管道内流动时，血流流速表现为以血管为中心，逐层向管腔边缘减低的同心分层趋势。中心部位流速快，越靠近管腔边缘流速越慢，流速剖面图呈抛物线状（图2-14），这种状态下的血流，称为层流。每层血流间及血流与管壁间存在的黏性摩擦力导致能量不断损失，从而使血流流速逐渐减低，越靠近管壁，流速越低。在小血管内，即使是管腔中央层面也与管壁很近，导致血管阻力很大，流速被很大程度地减缓。

层流的超声特点：管腔中心流速较高，血流色彩较明亮，管腔边缘区域血流流速较低，色彩较暗淡（图2-15A）。因此，采集血流频谱时，如果取样容积较小，置于管腔中央，频谱显示较规整，包络线光滑，频带较窄，频谱与基线之间可见明显无血流显示区域。如果取样容积较大，更多覆盖管腔边缘区域，频谱频带较宽，频谱与基线之间频窗充填、消失。因为较大的取样容积，更多的低速血流被显示，血流流速范围增大而表现为频带增宽（图1-27）。

2. 涡流

涡流是指与血管内的中心流线分离的局部涡流或停滞血流。经常出现在血管分叉处和狭窄区域的远端。与湍流区域不同，涡流区域由缓慢移动的水流和流线组成，它们不是随机的，但通常与主流线方向逆向（图2-16~图2-18）。

层流通常为一种理想流体状态，对平直的血管内血流可近似认为是层流表现，但在人体血管内，血管局部弯曲、分叉、扩张等可引起的血流紊乱（非层流状态），以及心脏收缩期与舒张期引起的血流流速变化，均可能导致血流局部出现紊乱；病理状态下，如狭窄后段血流紊乱也属于非层流状态。

在相对较直的正常血管内，如颈总动脉，其内血流表现为层流状态，每一层流线以一定的速度，以直线趋势流动，但血流处于分叉、弯曲、扩张段血管、管壁不规整等使管腔发生几何形变时，流线的直线趋势发生改变，部分管壁区域可出现边界层停止或反向运动，这部分血流紊乱区域即流体分离区，被称为边界层分离现象（图2-15B～图2-18）。

颈动脉分叉处、颈内动脉球部的血流边界层分离现象最为典型（图2-17）。

弯曲血管内，血流在流入端，因为向心力的作用，内侧流速较外侧高；经过弯曲处、弯曲血管流出端，因为离心力的作用，血流的主流线主要冲向管壁外侧，外侧流速较内侧高。经过一段距离后，血流再次恢复稳定状态（图2-15B、图2-18）。

非层流状态下血流紊乱通常只局限在一定的区域或范围内，血流在经过一定距离后，再次恢复为相对稳定的层流状态。认识非层流状态紊乱血流，可以帮助准确采集血流频谱及发现病理性血流紊乱区域。

切应力：切应力代表每单位面积管壁所受的力，单位：达因/平方厘米。流体分离区的切应力较低，也是动脉粥样硬化发生的基础。动脉内皮细胞的损伤导致其功能受损是动脉粥样硬化发生的关键一步，而低切应力区的血流紊乱，管壁受力不均，对内皮细胞的损伤较高切应力区更易发生，故而动脉粥样硬化及斑块在低切应力区域更容易发生。

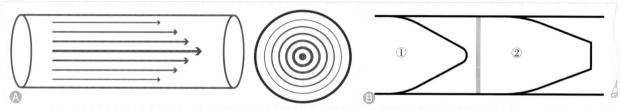

A.层流血流。B.①层流剖面图呈抛物线改变；②中心流速相对均匀，血流剖面图呈活塞型改变，常见于动脉分支近段或湍流。

图2-14　层流血流示意及剖面图

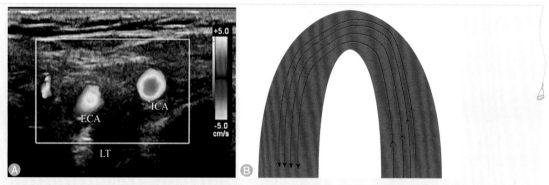

A.左侧（LT）颈内动脉（ICA）和颈外动脉（ECA）内彩色血流显示明显的层流表现，管腔中央血流色彩较明亮，管腔边缘区域血流色彩较暗淡；B.弯曲血管内血流。

图2-15　层流的超声表现与弯曲血管内血流示意

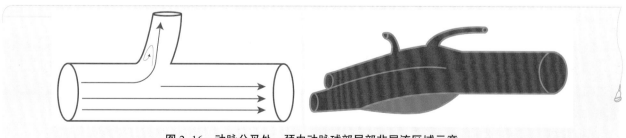

图2-16　动脉分叉处、颈内动脉球部局部非层流区域示意

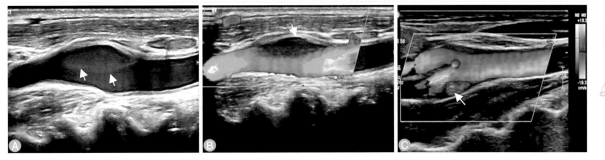

A、B.颈内动脉球部血流边界层分离区域与主流线区域间界面显示较为明显（箭头）；C.边界层分离区域血流缓慢，血流紊乱（箭头）。

图2-17　血流边界层分离现象

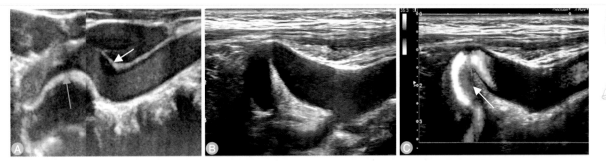

A.弯曲血管段，血流进入弯曲段，血流冲击到内侧管壁，外侧管壁局部出现边界层分离区域（白箭头），经过弯曲处，血流主要冲击至管壁外侧，管壁内侧出现边界层分离区域（橙箭头）；B、C.颈内动脉弯曲段血管，经过弯曲后，管壁外侧流速相对较高，血流色彩明亮，管壁内侧边界层分离区域血流暗淡（箭头）。

图2-18　弯曲血管内血流的超声表现

3.湍流

湍流（turbulent flow）是一种不规则的血液流动状态，其速度随时间和空间的变化而随机变化。当血流速度超过阈值或血管形态产生破坏层流状态的条件时，就会发生湍流，层流剖面图也随之发生改变（图2-14B②）。在人体循环系统中，血流流经血管分叉处或粗糙面时，容易产生湍流。

在理想流体中，可以根据雷诺数（Re）的计算值来预测湍流。

$$Re = \rho dv/\eta$$

其中，ρ 和 η 是流体的密度和黏度，d 是容器的直径，v是流速。Re值＜2000时预测流动血流将是层流，而Re值＞2000时，表明流动血流将是湍流。

湍流彩色多普勒表现为局部血流呈明亮花色改变，频谱表现为频带增宽、频窗消失，频谱包络线不规则、呈毛刺状，声音粗糙，可存在反向血流（图2-19）。

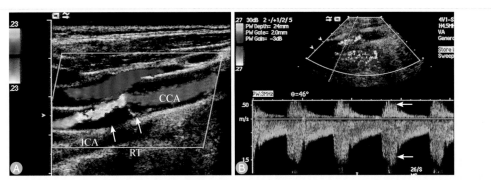

A.右侧颈内动脉球部斑块（箭头）导致管腔局部狭窄，狭窄后段血流呈明亮花色改变；B.血流频谱表现为频带增宽、频窗消失，频谱包络线不规则、呈毛刺状改变，存在反向血流（箭头）。

图2-19　湍流的彩色及频谱多普勒表现

四、动脉血流频谱分析

正常情况下血流频谱是取样容积内红细胞以不同的速度在血管内流动，形成具有一定宽度（也称为频带）的血流运动曲线（图2-20），由收缩期和舒张期波形组成。频带下方与基线之间较暗区域，是因为血流流速较低或无血流流动，形成低流速区，称为频谱频窗。

通过血流频谱获取的血流动力学参数主要如下。

（1）PSV：指动脉血流收缩期最高流速测量点所测得的流速，以cm/s或m/s表示。

（2）舒张末期流速（end-diastolic velocity，EDV）：指舒张期最末点所测得的流速，即将进入下一收缩期前的动脉血流流速，以cm/s或m/s表示。

（3）时间峰值平均流速：是指一个心动周期中（收缩期和舒张期）最大流速的平均值，以cm/s或m/s表示。数值通常通过仪器自动测量得到。

（4）阻力指数（resistance index，RI）：RI =（PSV-EDV）/PSV。

（5）搏动指数（pulsatility index，PI）：PI =（PSV-EDV）/Vm，Vm为平均流速。

（6）加速时间（acceleration time，AT）：指从收缩期的快速射血期开始至第一峰（S_1）峰顶所需要的时间，以ms或s表示。

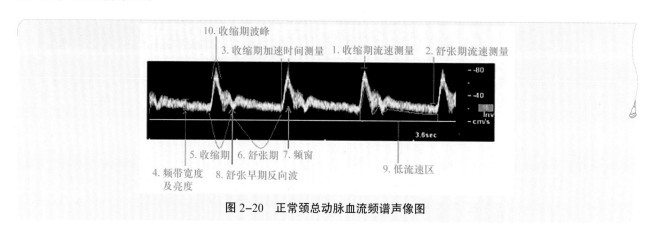

图2-20　正常颈总动脉血流频谱声像图

以上参数均可通过频谱测量直接或间接获得，比较常用的参数有PSV、EDV、阻力指数、加速时间。下面我们将详细分析其各自的诊断价值（对PSV主要关注其是否升高或降低）。

1.PSV 升高的情况

（1）动脉狭窄：动脉狭窄是流速升高最常见的原因，一般狭窄处流速升高与狭窄程度成正比，这也是动脉狭窄程度判定的基础。

需要注意，临床上，严重的狭窄，尤其是接近闭塞状态的狭窄，流速升高并不明显，反而会降低；多段狭窄所致能量损失较局部单一狭窄明显，狭窄段流速升高可能并不能反映真实的血管狭窄程度；长段尚规则的狭窄，狭窄段血流相当于一段较细管腔，流速升高部位多位于狭窄出口处。

（2）高代谢疾病：如甲亢、贫血等，随着病变加重，流速升高会趋向明显，流速升高通常是全身普遍性升高，这有别于动脉狭窄所致局部流速升高情况，并且甲亢时，甲状腺会有相应的病变表现。

（3）动静脉瘘：无论是先天性或后天性，还是人工动静脉内瘘，瘘口两侧较大的压力差及瘘口狭窄，会引起流速明显升高，通常收缩期及舒张期均升高，并且舒张期升高幅度较收缩期更明显，导致血流频谱阻力指数明显减低。

（4）动脉痉挛：动脉痉挛时，动脉管壁可增厚致管径变细，流速升高，颅内动脉多见。但通常有一定的诱因，如动脉介入操作术后、颅内动脉瘤术后，以及颅脑外伤等。流速升高可能是一条或多条血管，一般随病情好转，流速可逐渐恢复正常。

（5）代偿性流速升高：当血管狭窄或闭塞时，侧支代偿血流流速会相对升高，但血管本身没有明显病变，比如，锁骨下动脉狭窄、闭塞引起锁骨下动脉窃血，健侧椎动脉流速代偿升高。

（6）血管吻合口狭窄或痉挛、水肿：血管吻合后可能因为血管痉挛或水肿，导致狭窄表现，引起流速升高，但这种流速升高会随着吻合口逐渐恢复而逐渐恢复正常。若吻合口狭窄则流速升高持续存在。

（7）血管弯曲：血管弯曲比较常见，尤其弯曲角度较大，弯曲处管径变细，流速相对升高。

（8）动脉受压：动脉在外力及周围组织压迫下，可引起流速升高，如果长期压迫损伤，可引起管腔的狭窄、闭塞，如胸廓出口综合征、腘动脉压迫现象。另外，部分患者在检查过程中精神极度紧张，体位限制也会引起动脉受压而出现流速升高，临床上需要注意。

（9）动脉狭窄、闭塞后侧支流入口处：动脉狭窄、闭塞后，大都会有侧支血流形成。病变远段侧支流入口处，因为压差较大或是侧支流入部位本身有狭窄，可致流速升高，这是需要引起注意的地方，尤其是初学者，不要因为没有检测到闭塞段，见到侧支流入口处流速升高就判断为狭窄，而忽略病变段血管已闭塞的情况，尤其是慢性闭塞，管腔模糊不易辨认，需要仔细扫查确认。

（10）临床上还有较多引起流速升高的情况，如假性动脉瘤较小瘤口处、夹层真假腔间较小破口处等都会引起流速升高等。

2. PSV 降低的可能情况

（1）狭窄、闭塞远心端：动脉近段存在明显狭窄或闭塞后，血流通过狭窄处受阻，病变远段（下游）血流量减小，表现为流速降低并伴有频谱形态改变，这是间接诊断狭窄、闭塞病变比较可靠的一个证据，甚至在没有明确病变部位时，下游明显的流速降低及频谱形态改变，可提示诊断近段血管存在狭窄、闭塞。

（2）狭窄、闭塞病变近段：因阻力增高，病变段血管分配的血流减少，可引起流速降低。但病变近段与远段流速降低伴随频谱形态改变并不一致，病变近段收缩期加速时间正常，频谱为高阻波形；病变远段收缩期加速时间延长，频谱为小慢波改变。

（3）心脏的收缩功能严重减退时，也会引起流速降低，且流速降低是全身性的。

（4）动脉瘤扩张血管段内，流速也较管腔正常段降低。

（5）血管本身发育不良也会不同程度地引起流速降低，如椎动脉发育不良。脏器静脉血栓，导致动脉阻力增加，血流灌注减少，流速也会相对下降，如肾静脉血栓或肾功能严重受损时，肾动脉流速相对降低等。

3. 舒张期峰值流速变化

舒张期流速主要反映的是外周血管阻力大小。阻力减小，压差增大，舒张期流速明显升高，如动静脉瘘口处。阻力增大，压差减小，舒张期流速明显降低，如动脉闭塞近段舒张期流速明显降低，甚至不能显示明显的舒张期流速，或者舒张期血流反向。血压压差大小也会引起舒张期流速变化，如压差减小，舒张期流速可相对升高，使血流频谱阻力指数减小；相反，压差增大，血流频谱阻力指数增大。

4. 阻力指数

阻力指数反映的是血管的阻力大小。阻力指数减小，提示血管远端阻力小；反之，阻力指数升高，提示血管远端阻力高。需要注意的是，此处舒张末期为正向血流，当舒张末期血流反向时，不建议使用阻力指数来评估血流特征。

5. 加速时间

加速时间在肾动脉狭窄的判定上应用较多。加速时间的延长，常常表示扫查处近段血管存在明显狭窄或闭塞，这也是临床扫查过程中比较容易发现的异常，提示需要注意近段血管的扫查，以明确原因。

6. 频谱形态

动脉血流频谱由收缩期和舒张期波形组成，不同部位的血管，其血流频谱形态各有特点。相同名称的血管内血流频谱大致相似，但管径的大小、血流通畅性、采集点的差异、患者体位等会对频谱形态有影响。只有熟悉正常情况下不同部位血管的血流频谱形态特点，才能更容易发现异常之处。

频谱的阻力与搏动性描述，低阻频谱即低搏动性频谱，高阻频谱即高搏动性频谱。有些频谱以阻力和搏动性描述，并不能够表达频谱的实际意义，如小慢波改变，在血管明显狭窄或闭塞的下游，血流频谱收缩期波峰变圆钝、峰值流速降低、加速时间延长，这种波形称为"小慢波"（Parvus tardus）改变，Parvus是指总体流速降低，tardus是指收缩峰延迟。由于小慢波舒张期流速的有无及方向变化，不能依据阻力指数和搏动指数来准确反映。

临床上，对比双侧相同部位血管的血流频谱变化，更容易发现频谱异常。采集频谱时，最好是在保持扫查条件一致的状态下采集频谱，这样容易对比结果（图2-21）。

在实际操作中，对频谱形态主要关注流速是否升高或降低、收缩期加速时间是否延长、阻力是否升高或降低等。

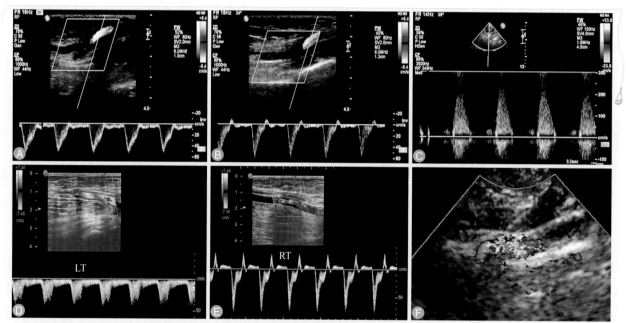

A～C.病变侧上肢肱动脉血流频谱与正常侧对比，频谱形态基本正常，但流速相对降低，频谱收缩期上升支及下降支峰时后延，向近段扫查显示左侧锁骨下动脉中度狭窄，狭窄处流速明显升高；D～F.病变侧上肢肱动脉血流频谱与正常侧对比，频谱形态明显改变，流速降低，提示近段血管存在狭窄，扫查确认左侧锁骨下动脉近段重度狭窄。

图2-21 双侧上肢动脉血流频谱对比

五、动脉狭窄、闭塞的超声表现

1.观察内容

当一段血管有明显狭窄时，狭窄处的血流动力学改变是直接表现，可以直接明确诊断。其近端和远端的血流动力学也会发生改变，尤其重度狭窄，这种间接改变，通过频谱分析可以轻易获得，对于帮助诊断十分重要，因此熟悉大概的频谱变化，可以在实际扫查过程中快速发现病变。

前面已经对血流频谱的具体分析内容做了简单概括，现在介绍如何利用多普勒频谱分析来诊断动脉狭窄、闭塞病例。

观察内容主要有：①狭窄段流速升高；②狭窄近心端低速、高阻频谱改变；③狭窄即后段血流紊乱；④狭窄远心端低速、低搏动频谱改变（图2-22、图2-23）；⑤狭窄后段间接表现——侧支循环开放情况。

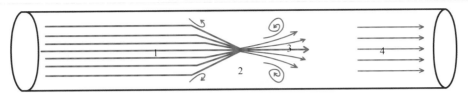

1：狭窄近心端；2：狭窄段；3：狭窄即后段；4：狭窄远段。

图 2-22　动脉狭窄示意

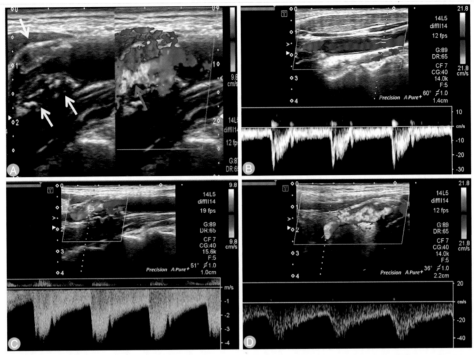

A.右侧颈内动脉球部斑块（黄箭头）导致管腔狭窄，狭窄处血流束变细，血流色彩呈明亮花色改变（红箭头）；B.狭窄近段（颈总动脉）血流频谱显示血流流速降低，频谱呈低速、高阻波形改变，收缩期加速时间正常；C.狭窄处流速升高，PSV接近400 cm/s；D.狭窄远段（颈内动脉）血流流速降低，收缩期加速时间延长，波峰圆钝。

图 2-23　颈内动脉球部重度狭窄超声表现

2. 狭窄处血流流速升高

通过流量计算公式（$Q = v\pi r^2$，Q为流量，v为流速，r为管腔的内径），对狭窄处流速升高的理解较容易。试想通过狭窄段的血流量与狭窄近心端的血流量相等，而血管狭窄段横截面积较狭窄近心端减小，即内径r减小，那么要通过同等量的血流量，只有速度v增大才能实现，因此狭窄处血流流速必须升高。

一般情况下，随狭窄程度的增加，流速升高越明显，以收缩期流速升高为主。狭窄处血流频谱表现多样，与狭窄两端的压差大小有关。

当狭窄处残余管径变细形成的阻力，无论是收缩期还是舒张期的动能都能克服时，收缩期和舒张期流速均明显升高（图2-24A）；当狭窄处管径足够小，形成的阻力进一步增大，可能只有收缩期的动能可以克服阻力，实现流速升高，而舒张期的动能已经不能很好地克服阻力，甚至较阻力小，舒张期通过的血流减少或无明显血流通过或血流反向（图2-24B、图2-24C）。因此，利用流速比判断狭窄程度时，主要采用PSV比值。

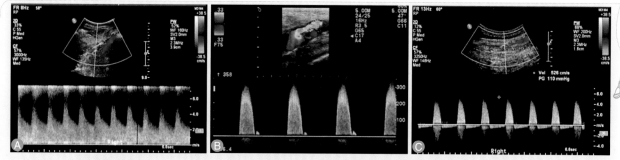

A.右侧髂外动脉局部重度狭窄，狭窄处收缩期和舒张期流速均明显升高；B.股总动脉局部重度狭窄，狭窄处收缩期流速明显升高，舒张期无明显前向血流；C.右侧股浅动脉局部重度狭窄，狭窄处收缩期流速明显升高，舒张期血流完全反向。

图 2-24　动脉狭窄处血流频谱表现

注意事项：流速的测量受多普勒角度的影响，故测量时尽量使多普勒角度保持在60°以内，测值较为可靠。另外，狭窄即使为局部病变，而流速升高出现的范围可能较大，以及狭窄处管壁不光滑，狭窄出口不规则导致血流束不规则，流速较高处偏离中心位置，因此需要在流速最高处采集频谱测量流速。通过缓慢移动多普勒取样容积，仔细寻找流速最高处，或适当调高血流标尺或降低彩色多普勒增益，彩色血流显示高流速区明亮花色血流，可以帮助寻找高流速区域（图2-25）。

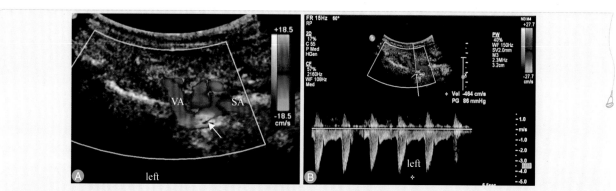

A.左侧（left）椎动脉（VA）起始段重度狭窄，适当调高血流标尺或降低彩色多普勒增益，狭窄处花色血流（箭头）显示较清晰；B.通过血流显示指导采集点的位置，获取相对准确的高流速（PSV为464 cm/s）。

图 2-25　狭窄处高速血流区与血流频谱采集

动脉狭窄较明显（接近闭塞）或多节段或长段的动脉狭窄时，因通过的血流量有限，故血流流速升高并不明显（图2-26）。明白这些血流动力学改变，我们才能不拘泥于单一模式分析诊断病变。

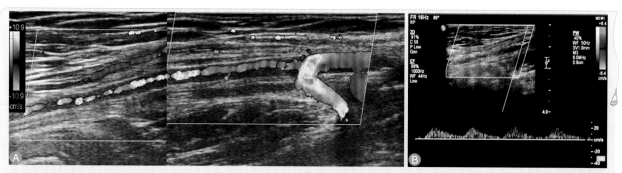

A.左侧腋动脉长段狭窄（大动脉炎累及），狭窄段血流束变细，局部血流呈明亮花色改变；B.局部狭窄处血流流速升高不明显。

图 2-26　动脉长段狭窄表现

3. 狭窄即后段血流动力学改变

在狭窄后很短的一段管腔内，有明显的血流紊乱，血流紊乱持续的距离并不固定，一般在1~3 cm，在这段管腔内，血流流速相对升高，血流频谱呈毛刺样改变，可见正向和负向血流成分，即狭窄后段湍流改变（图2-27）。

为什么会出现这样的湍流改变呢？因为血管狭窄后，狭窄处的横截面积突然减小，导致通过狭窄处的血流汇集，汇集后的血流通过狭窄处后，进入较宽的管腔内，管腔周边的血流分散，运动方向杂乱，正常的层流模式改变，出现湍流改变。

这种湍流的存在对于诊断血管狭窄有重要的帮助，尤其是狭窄段斑块钙化，声影影响显示狭窄段时，狭窄即后段的湍流是识别近端管腔是否存在狭窄的重要信号。

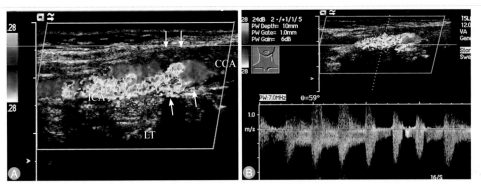

A.左侧颈内动脉近段重度狭窄（箭头），狭窄即后段血流呈明亮花色改变；B.血流流速相对升高，频谱频带增宽、频窗充填，可见前向和反向血流。

图 2-27　狭窄后段湍流改变

4. 狭窄近心端血流动力学改变

在动脉重度狭窄时，血流通过受阻，狭窄近心端血流流速明显降低、阻力增大（图2-23B），阻力增高的主要原因是流速的降低，收缩期和舒张期血流流速均有降低，但舒张期流速降低较收缩期明显，导致血流频谱的阻力指数明显增高。

5. 狭窄远段血流动力学改变

血管明显狭窄的远段，血流频谱收缩期波峰变圆钝、加速时间延长、峰值流速降低，这种波形称为"小慢波"（图2-28）改变。形成小慢波的原因是动脉重度狭窄后，血流慢慢被挤过狭窄处，加速时间延长，通过的血流量减少，流速降低。

小慢波主要描述的是收缩期血流频谱加速时间延长和流速降低，而舒张期血流频谱改变可呈多种表现。

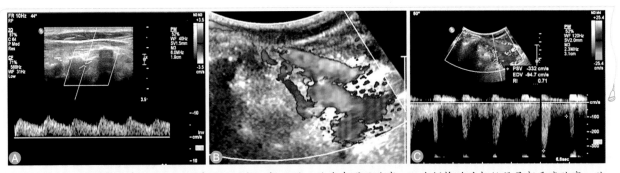

A.流速降低、收缩期波峰变圆钝、加速时间延长，提示近心端存在明显狭窄；B.左侧椎动脉起始段局部重度狭窄，狭窄处血流呈明亮花色改变（箭头）；C.狭窄处流速明显升高，PSV为332 cm/s。

图 2-28　左侧椎动脉 V2 段血流频谱呈小慢波改变

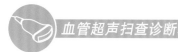
血管狭窄后，远心端组织缺血，毛细血管床开放，外周阻力降低，狭窄近心端和远心端之间形成较大的顺向压力梯度，对舒张期血流有一定的"抽吸"作用，从而出现舒张期持续正向血流灌注；如果外周阻力增大，导致狭窄近心端和远心端压力梯度减小，舒张期血流通过受阻，流速明显降低或持续时间缩短或无明显血流；如果狭窄远心端阻力大于狭窄近心端的动力，形成反向压力梯度，舒张期血流可从狭窄远心端流向狭窄近心端，就如同狭窄近心端存在回抽的能量，使舒张期出现持续的反向血流（图2-29）。

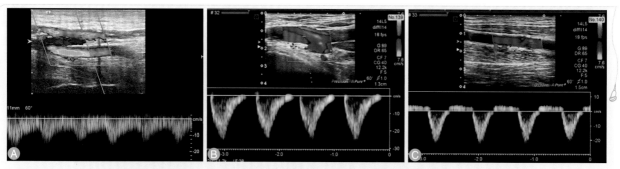

A.舒张期持续正向血流；B.舒张期血流持续时间缩短；C.舒张期血流完全反向。

图2-29　舒张期血流表现不同导致小慢波表现不一致

6. 间接表现——侧支循环开放

侧支循环开放也是动脉重度狭窄的一个间接诊断指标。近段血管因为流出道受阻，压力增高而形成高压力状态，远段因为血流量减少，部分毛细血管床开放，压力下降，病变的近段和远段间压差增大，形成一定的压力梯度，为侧支循环的建立创造条件。侧支循环的存在对判断动脉重度狭窄有重要价值，同时是提示信号。在扫查过程中，对四肢动脉很多时候是先发现侧支血流表现，向近段追查，从而明确病变的具体情况（图2-30）。

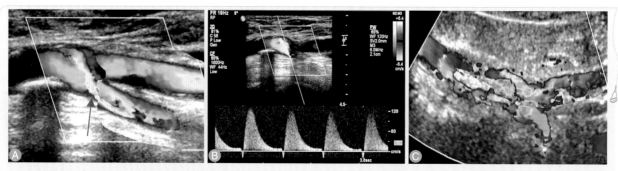

A.下肢动脉扫查时，股浅动脉、股深动脉分叉处血流显示，股深动脉内出现部分侧支逆向血流（箭头），提示近段管腔存在明显狭窄病变；B.侧支血流频谱逆向，舒张期血流流速明显降低，舒张末期出现短暂反向血流，提示侧支血流阻力增大或侧支血流不充分表现；C.向近段扫查显示，髂外动脉、髂内动脉近段明显狭窄，这就明确了诊断，也能解释侧支血流频谱的表现（病变侧髂内动脉作为侧支主要血流来源，存在明显狭窄，导致侧支血流量减少，压力减小，舒张末期侧支血流与接收血流血管间存在相对阻力增大表现，故而出现舒张期血流减少和频谱上反向血流表现）。

图2-30　髂外动脉重度狭窄，股深动脉出现侧支血流

人体复杂的血管网在许多部位具备建立侧支循环的潜在条件，比较熟悉的就是锁骨下动脉窃血。但侧支循环的建立与血管病变的时间长短有关，若病变时间较长，并且为慢性进展，则建立侧支循环有足够的时间；而急性血管病变，侧支循环没有足够时间建立，病变远端缺血就会表现较为明显。临床上最典型的就是急性动脉栓塞和急性阻塞性静脉血栓，由于侧支循环的不充分，往往肢体缺血和肿胀表现较明显。另外，侧支循环的建立还取决于循环路径的通畅，如果循环路径中流入道或流出道存在明显的狭窄或闭塞，会影响侧支循环的建立。

人体的血液循环是一个整体，在诊断分析时，不要只关注局部而忽略了整体，比如，在颈部血管中，如果一侧的锁骨下动脉出现明显狭窄伴有其他颈部血管严重病变时，那么锁骨下动脉窃血程度可能与狭窄程度不符或是不出现窃血。总之，侧支循环是诊断动脉狭窄或闭塞的一个重要信号，但也要具体情况具体分析，才能得到准确的诊断结果。

7.动脉闭塞

闭塞段无血流显示，闭塞近段和远段血流动力学改变及侧支循环表现，与动脉重度狭窄时相似或较狭窄时更明显。

动脉闭塞后，通路阻断，血流不能顺畅通过，闭塞近段如果存在明显的侧支或分支血管流出道，血流动力学改变可能与动脉狭窄时相似；如果闭塞近段没有明显的血流流出道，则闭塞近段血流阻力明显增大，血流频谱表现有所不同。

闭塞近心端（上游）有部分流出道（分支血管），则主干血管内的血流都从分支血管流出，但分支血管的管径较细，分流的血流量相比原主干血管明显减少。此时的主干血管与分支血管可以近似看成一条血管，血流量基本相等，故较大横截面积的主干血管内血流流速必然降低。而主干血管远段闭塞及较细的分支血管，导致血流流出不畅，阻力明显增大，故舒张期血流流速降低更明显，形成阻力升高表现。分支血管虽然较细，但也能引流部分血流，因此舒张期存在持续前向血流，尤其是低阻力血管床，舒张期仍然存在低速前向血流。由于病变位于远心端，观察闭塞近心端血流频谱，收缩期加速时间正常（图2-31）。

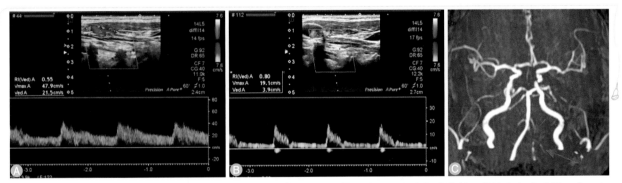

A.双侧椎动脉血流频谱对比，右侧椎动脉血流频谱正常；B.左侧椎动脉血流流速相对降低，收缩期加速时间正常，阻力升高，舒张期存在持续前向血流波形，提示左侧椎动脉远段闭塞可能；C.MRA显示左侧椎动脉颅内段闭塞伴有分支流出道，小脑后下动脉后段闭塞（短箭头：椎动脉闭塞段；长箭头：闭塞近段分支作为流出道血管）。

图2-31 椎动脉远心端闭塞（有流出道）

闭塞近心端无明显分支血管作为引流通道，那么闭塞近心端主干血管相当于一段盲端管腔，阻力明显增大，舒张期的能量不足以对抗增大的阻力而形成前向血流，故舒张期无明显血流显示。然而收缩期流入盲管内的血流仍然可以一定程度地扩张闭塞近段盲端血管，形成收缩期顺向血流频谱。当收缩期结束，扩张的盲端血管回缩，挤压盲端内血流向近心端方向逆向流动（或收缩期流向盲端血管内的血流扩张盲端血管，使血管内压力增加，阻力增大，收缩期结束时，动力突然撤除，相对增大的阻力占据优势，压差增大，高压力的血流具有回流的趋势。这有点类似推车上坡，突然撤除推力后，车会发生后溜），形成舒张期逆向血流。此时，伴随近心端大动脉的弹性回缩形成的顺向血流压力增加，盲管内血流可能有短暂前向流动的趋势，但是近段管腔回缩形成的顺向血流趋势的能量与盲端血管回缩形成的逆向血流趋势的能量很快形成压力平衡的状态，故无推动血液流动的能量，无血液流动，因此舒张早期的反向血流和前向血流是很短暂的（图2-32）。

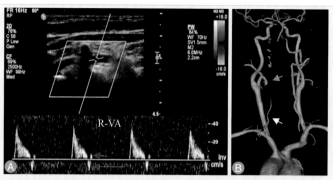

A.右侧椎动脉（RVA）近段管腔内血流频谱显示，血流流速相对降低，加速时间正常，舒张早期可见短暂反向血流（长箭头）和正向血流波形（短箭头），提示远心端阻力明显增大（管腔闭塞且没有明显流出道）；B.CTA显示，左侧椎动脉近段管腔尚通（白箭头），远段闭塞无明显流出道（橙箭头）。

图 2-32　椎动脉远心端闭塞（无明显流出道）

闭塞远段动脉血流表现与动脉狭窄时相似，血流频谱主要为小慢波表现（图2-29）。大范围动脉闭塞，侧支血流严重不充足时，血流频谱可表现为连续、低速、低平，类似静脉样频谱（图2-33）。

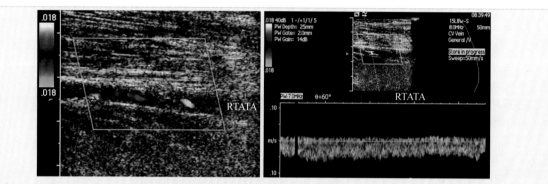

右侧髂外动脉至腘动脉闭塞患者，来源于侧支供血的右侧胫前动脉（RTATA）内血流暗淡，充盈不佳，血流频谱表现类似静脉血流频谱。

图 2-33　动脉长段闭塞，远段血流动力学变化

总结：动脉血管无论是狭窄还是闭塞，病变段的直接显示观察，是明确诊断最有力的证据，因此，能够显示病变段情况是定性、定量诊断的基础。低速高阻波形提示扫查处下游存在病变；血流流速降低，频谱收缩期加速时间延长，峰时后延，小慢波波形提示扫查处上游存在病变；侧支逆向血流是重度狭窄、闭塞下游间接表现，只要出现，近段血管肯定存在病变，即使远段血流频谱形态尚正常，也应该仔细扫查近段血管，确认病变的存在。

六、血管疾病超声扫查、诊断整体观念的建立

对血管超声而言，熟悉血管的解剖是必要的。全身血管是一个复杂而庞大的网络，当某一条血管出现问题，除了病变血管节段局部的超声改变，病变的下游或上游都会有相应的一些血流动力学改变，尤其是重度狭窄和闭塞时，表现更加明显。

在超声诊断过程中，部分血管节段超声不能直接显示，或者因为扫查技巧的欠缺，对部分血管的显示是不满意的，甚至出现血流动力学变化的部位不一定是病变所在的部位，而是其他部位的血管病变后，侧支血流导致的。因此，需要熟悉所有的血管解剖及可能存在的一些侧支循环通路。

只有清晰了解血管解剖走行及可能存在的侧支循环途径，在超声扫查、诊断过程中才能更加准确地分析血流动力学的改变，这也是超声诊断血管疾病的基础。下面以两个病例来展示建立整体观念的重要

性（图2-34～图2-37）。

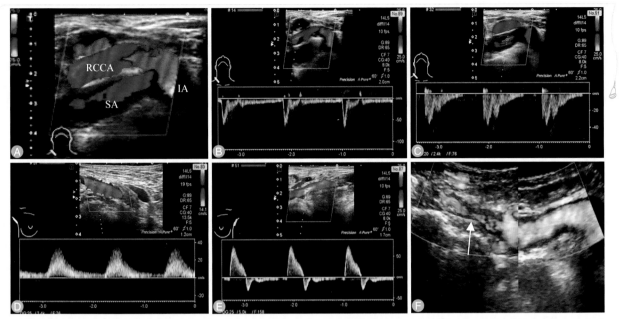

A.右侧颈总动脉（RCCA）和锁骨下动脉（SA）分叉处显示，近段管壁并无明显异常，SA血流充盈不佳，血流色彩较暗淡；B、C.RCCA血流频谱正常，SA血流频谱异常：流速降低、频谱形态改变——高阻波形，右侧椎动脉并无窃血，频谱表现基本正常（此处未显示），提示SA远段（椎动脉发出远段）可能存在病变；D、E.双侧腋动脉血流频谱对比，右侧频谱形态明显异常（小慢波改变），左侧正常，进一步缩小病变范围在腋动脉与椎动脉发出后之间的SA；F.进一步扫查，确认SA椎动脉发出后段长段狭窄（箭头）。明确诊断：右侧锁骨下动脉（椎动脉发出后）狭窄（70%～99%）。IA：无名动脉。

图 2-34 超声扫查颈部血管

在这个病例中，声像图显示锁骨下动脉狭窄，诊断并不困难，但是病变部位不在锁骨下动脉起始段，而是位于锁骨下动脉远段。通过近段锁骨下动脉的血流及频谱异常，提示远段存在病变。通过腋动脉典型的频谱异常表现，并结合同侧椎动脉血流无明显异常，可以缩小病变的部位，重点扫查，明确诊断就比较轻松了。

下面看另一病例的超声扫查及诊断过程（图2-35、图2-36）。

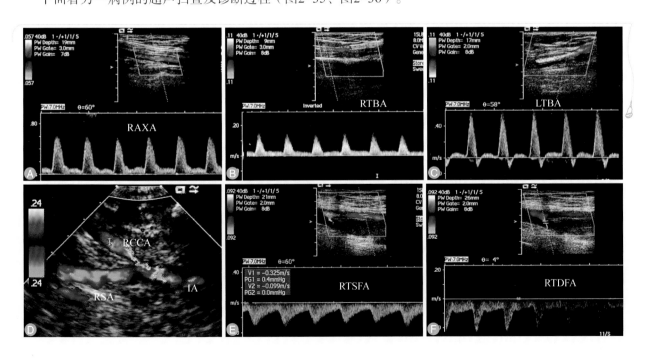

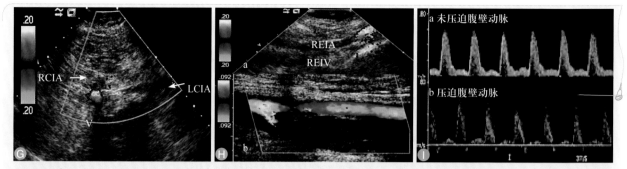

A、B.超声扫查时，双侧上肢动脉血流频谱对比，右侧腋动脉（RAXA）、右侧肱动脉（RTBA）血流频谱异常：收缩期波峰相对圆钝，舒张期反向血流消失，舒张期血流均为正向。C.左侧肱动脉（LTBA）血流频谱为正常上肢动脉血流表现，提示右侧上肢动脉近段可能存在狭窄？D.扫查显示右侧锁骨下动脉（RSA）近段并无明显狭窄，不能解释右侧上肢动脉血流频谱变化的原因？E、F.进一步扫查下肢动脉，右侧股总动脉、股浅动脉（图E）、股深动脉（图F）血流频谱均为小慢波表现，股深动脉并无侧支血流形成，提示右侧下肢动脉近段存在明显病变。G、H.向近段扫查明确右侧髂总动脉（RCIA）、髂外动脉（REIA）、髂内动脉闭塞，闭塞段无血流显示（a显示髂外动脉闭塞，b显示股深动脉无侧支逆流血流）；股总动脉可见侧支血流汇入，追查侧支明确右侧腹壁下动脉与胸廓内动脉间形成侧支吻合（图2-36）。I.压迫腹壁下动脉前（a）、后（b），右侧上肢肱动脉血流频谱出现明显改变，明确右侧下肢动脉近段闭塞后，远段血流主要由右侧上肢动脉通过胸廓内动脉与腹壁下动脉间侧支供血。

图2-35 下肢动脉近段闭塞导致上肢动脉血流频谱异常超声声像图表现

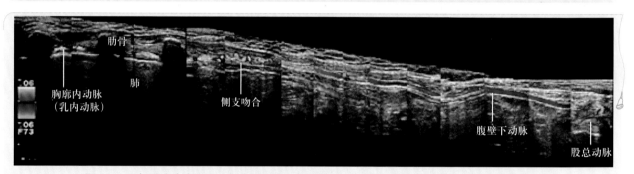

图2-36 右侧髂动脉闭塞，超声拼图显示右侧胸廓内动脉与腹壁下动脉之间形成侧支吻合

　　完整扫查上、下肢动脉，明确了右侧髂动脉闭塞后，右下肢远端的血流供应并不来源于盆腔，而是主要通过腹壁下动脉与胸廓内动脉（锁骨下动脉分支）之间的侧支，来源于右侧上肢动脉。上肢动脉因为近段侧支血流的分流，远段血流量减少，远段因为"缺血"而出现流速降低，从而出现频谱异常，表现出类似近段狭窄的假象。超声扫查确认右侧腹壁下动脉与胸廓内动脉之间形成侧支血流后（图2-36），压迫局部腹壁侧支血流，暂时阻断侧支血流后，右侧腋动脉血流频谱立即恢复为正常上肢动脉血流频谱（图2-35I），进一步证实，上肢动脉血流频谱异常是因为下肢动脉闭塞后侧支血流的影响。

　　通过整体分析血流动力学变化，最终明确了右侧上肢动脉血流频谱改变的原因。这个病例很好地展示了血管超声扫查、诊断中整体思维的重要性。

　　注意：本例患者通过超声诊断后，并没有其他影像学检查资料，具体的侧支路径参阅颈部狭窄、闭塞后侧支循环表现。为了更好地理解该病例，参阅图2-37显示腹壁下动脉与胸廓内动脉间侧支吻合，并非本例患者。

　　总结：在实际的血管超声扫查、诊断过程中，并不是所有的血管病变都会导致明显血流动力学改变，如轻度或者部分中度狭窄，需要直接显示病变的节段，才能得到准确的诊断结果。但是幸运的是，对于临床上出现临床表现及需要干预处理的血管病变，大多数是属于重度狭窄或闭塞病变。而重度狭窄和闭塞时，都会出现相应血流动力学异常的改变。对于典型的血管狭窄和闭塞前面已经有所阐述，虽然有部分病例，血管节段性闭塞后，粗大的侧支血流可能会导致病变的远段血流频谱形态表现基本正常，但流速可能会出现降低改变。因此，对比双侧相同部位的血流动力学变化，有时会很有意义。

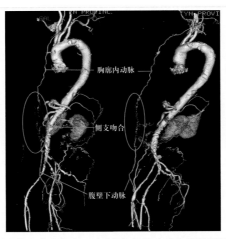

图 2-37　CTA 显示左侧髂总动脉闭塞，左侧胸廓内动脉与腹壁下动脉之间形成侧支吻合

准确观察血流频谱，是我们获得血流动力学改变信息的重要途径。在实际的血管超声扫查过程中，很多时候并不采用唯一的血流参数来进行病变有无及病变程度的判断，有时我们所关注的是血流流速的变化，有时是频谱形态的改变，有时是阻力的改变等。这就需要我们对正常和异常的血流频谱有一定的认识并熟悉掌握，才有可能快速发现异常的情况，而不至于忽略了本来已经出现改变的血流动力学变化。

七、静脉血液回流及解剖特点

1. 静脉血液回流

动脉内血流经过毛细血管床流入小静脉，然后到中静脉，再到腔静脉（大静脉），回流入右心房（图2-1）。

2. 静脉解剖特点

静脉管壁结构和动脉管壁相似，也由内膜、中膜、外膜组成，但较动脉管壁薄。

易扩张性：静脉管壁较动脉薄，管腔容易扩张（图2-38A）。

易压迫性：静脉内血流压力远较动脉低，因此管腔比较容易被压瘪（图2-38B）。

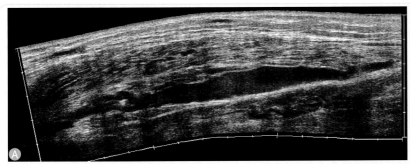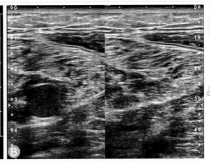

A.下肢深、浅静脉瓣膜功能不全患者，平卧位，小腿比目鱼肌内静脉明显扩张，内径为13 mm；B.探头加压，扩张的静脉可完全压闭。

图 2-38　肌间静脉扩张

静脉内存在瓣膜结构，下肢静脉内瓣膜数量较上肢静脉、头颈部静脉多。瓣膜的功能是防止血液倒流，保证血液最大限度地回流入心。瓣膜处管腔稍增宽，称为静脉窦，静脉窦处血流紊乱且缓慢，是血栓的好发部位（图2-39、图2-40）。

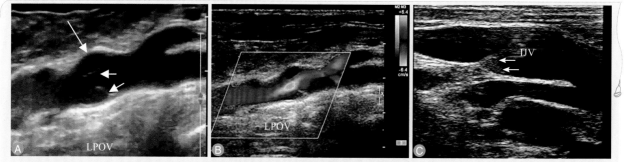

A.左侧腘静脉（LPOV）内瓣膜（短箭头）处内径增宽形成静脉窦（长箭头）；B.静脉窦处血流缓慢且血流显示不佳；C.颈内静脉（IJV）瓣膜下静脉窦处血流停滞而自发显影（箭头）。

图2-39　静脉窦超声表现

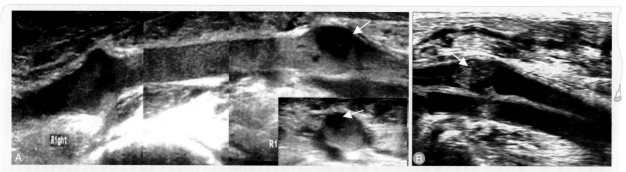

A.下肢腘静脉瓣膜处血栓可隐藏于缓慢的血流中，纵横切面显示血栓回声较低（箭头）；B.药物治疗2天后复查，血栓可清晰显示（箭头），扫查时探头加压，使血流加速运动后，也可清晰显示隐藏的血栓。

图2-40　血栓与缓慢血流超声表现

　　肢体静脉有浅静脉和深静脉之分，下肢静脉血流主要通过深静脉回流，上肢静脉则经深静脉与浅静脉系统的回流量基本相当，深、浅静脉间存在穿静脉连接，浅静脉内血液可经穿静脉流入深静脉（图2-41）。穿静脉内也有静脉瓣膜结构，阻止血流从深静脉反流入浅静脉。深静脉与深静脉、浅静脉与浅静脉之间存在较多的交通静脉连接，使静脉系统形成完整的循环网络。

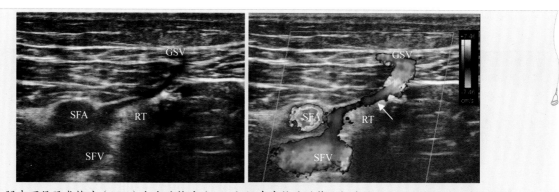

右侧大腿中下段股浅静脉（SFV）与大隐静脉（GSV）间有穿静脉（箭头）连接，血流由浅静脉流向深静脉。

图2-41　深浅静脉间穿静脉

八、静脉血流频谱表现

　　因为静脉管壁的解剖特点及与心脏连接的不同，静脉血流频谱与动脉血流频谱完全不一样。靠近心脏的静脉（如上腔静脉、下腔静脉近段、肝静脉、颈部静脉近心端等），其内血流流动与心脏的收缩、舒张功能关系较密切，而外周静脉（如四肢静脉）血流流动与呼吸活动关系密切。

靠近心脏部位的腔静脉、大静脉内多有自发性血流；远离心脏部位的肢体远心端静脉血流自发性显示变弱，以下肢小腿部位静脉较明显。

1. 心动周期分期（舒张期）

（1）等容舒张期：心室肌开始舒张后，室内压迅速下降，室内压低于主动脉压，主动脉瓣关闭，室内压仍高于房内压，房室瓣仍关闭。

（2）充盈期：室内压低于房内压，房室瓣开放。

·快速充盈期：心房血液快速流入心室，心室容积迅速扩大。

·减慢充盈期：心室与心房压力差逐渐减小，血液流动速度减慢。

（3）心房收缩期：在心室舒张末期，心房收缩，使房内压升高，进一步将心房内血液挤入心室，使心室进一步充盈。

2. 心动周期与静脉血流频谱表现

（1）靠近心脏部位的静脉血流频谱表现如下（图2-42A）。

等容舒张期，房室瓣仍关闭，无明显血液流动。随着室内压的下降，房室瓣会向心室方向小幅度偏移但不开放，会小幅度增加心房血容量，静脉血流小部分流向心房而出现小幅度的静脉血流波动（图2-42A中橙色箭头）。

快速充盈期，室内压下降，房室瓣开放后，心房内大量血液"涌"入心室，静脉内血液大量流向心房，形成S峰。随着心房的充盈，心房压增大，静脉血液流入心房的速度减慢，血流流速逐渐下降形成波谷V。

减慢充盈期，心房内血液继续流入心室后，静脉血流也再次充盈心房，形成D峰。但是，随着快速充盈期大量血液流入心室，心室与心房之间压差变小，心房与静脉间压差变小，减慢充盈期流入心房的血液减少，导致D峰较S峰降低。

S峰与D峰间的波谷反映心房的充盈情况，如果心房在快速充盈期过度充盈，心房压短暂增大，静脉内血流减慢或停止或短暂反流，可出现深波谷（切迹）V，甚至达基线下方。

心房收缩期，心房内压力增大，心房在将血液挤入心室的同时，也会阻止静脉血液回流，甚至将部分心房内血液回挤入静脉内，出现反向A峰。

心房收缩后，心房会存在小幅度扩张，增加心房容积，使静脉血流持续流入心房，形成A波后前向血流波（图2-42A中白箭头）。

由于静脉血流的影响因素较多，静脉血流频谱的稳定性表现较动脉血流频谱差，实际情况可能不会完全如上述表现，S峰、D峰、波谷V、反向A峰表现较常见。

（2）外周静脉（远离心脏部位的静脉）血流频谱表现如下。

靠近心脏的静脉内血流距心房比较近，静脉内血流频谱受心脏的心动周期活动影响比较大，而外周静脉的血流可能更多暂时储存在上下腔静脉内。由于静脉的易扩张和易压迫性，呼吸活动在改变胸腔、腹腔内压力的时候，腔静脉容易受压发生内径改变而出现血容量改变，腔静脉内的压力随之改变，从而影响外周静脉血液的回流，导致正常情况下外周静脉血流频谱表现随呼吸节律改变而变化。

吸气时，胸腔扩张，胸腔内压力下降，胸腔内静脉扩张，容量增大，静脉压减小，上腔静脉引流的静脉（主要为上肢静脉）血液回流增加，流速增快；呼气时，胸腔回缩致容量减小，胸腔内压力增大，胸腔内静脉受压，静脉压增大，流入胸腔内静脉的血流量减少，流速降低。加深呼吸活动，胸腔压力变化增大，可使流速增快和降低的幅度增大（图2-43A、图2-43B）。

腹腔则存在相反的情况，吸气时横膈下降，腹内压升高，下腔静脉受挤压而使静脉容量减小，静脉压增大，下腔静脉引流的静脉（主要为下肢静脉）血液回流受阻，流速降低；呼气时，横膈上移，腹内压下降，静脉扩张而使静脉压减小，静脉回流增加，流速增快（图2-42B）。加深呼吸活动，腹腔压力变化增大，流速增快和降低的幅度增大（图2-43C）。

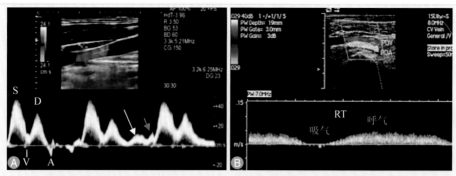

A.正常人颈内静脉血流频谱（快速充盈期形成S峰，减慢充盈期形成D峰，快速充盈期与减慢充盈期间形成波谷V，心房收缩形成反向A峰；白箭头显示：心房收缩后扩张形成少量前向血流；橙箭头显示：等容舒张期，室内压下降，房室瓣向心室方向小幅度偏移但不开放，小幅度增加心房血容量，出现少许前向血流）。B.右侧（RT）下肢腘静脉（POV）血流频谱随呼吸出现期相性改变。

图 2-42　正常静脉血流频谱

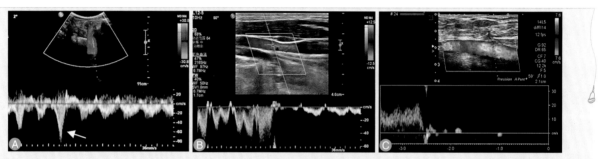

A.深吸气时，上腔静脉血流流速增快（箭头）；B.呼气末用力屏气时，颈内静脉流速降低；C.在吸气末屏气时，下肢股浅静脉流速降低至无明显前向血流。

图 2-43　静脉血流频谱随呼吸活动变化而改变

九、影响静脉回流的因素

由于静脉本身的解剖及生理特点，相比动脉血流而言，静脉血流动力学表现非常不稳定，静脉血流的影响因素较多。

1. 呼吸对静脉血流的影响

正常的呼吸节律维持着外周静脉血流频谱的正常表现（图2-42B），呼吸频率的快慢，呼吸的深浅及屏气等改变胸、腹腔压力的呼吸活动，都可能对静脉血流的回流产生影响（图2-43）。

静脉管腔阻塞时，管腔通畅性受阻，阻塞远端血液回流受阻，静脉血流随呼吸活动出现的期相性改变消失，频谱呈低平、连续波形改变（图2-44）。

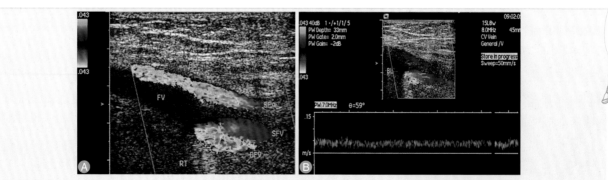

A.右侧（RT）下肢股总静脉（FV）血栓形成致管腔闭塞，股浅静脉（SFV）血流经过股深静脉（DFV）侧支回流；B.股浅静脉内血流频谱随呼吸活动而出现的期相性改变消失，频谱呈低速、低平、连续波形改变。

图 2-44　静脉近段阻塞后，远段血流及频谱改变

2.体位对静脉血流的影响

体位变化，静水压随之改变，从而导致静脉系统血流动力学发生改变。平卧位时，静水压减小，有助于静脉血液回流。直立时，心脏水平以上静脉（头颈部静脉）因为静水压减小，回心血流较平卧位时增加，血流频谱期相性也发生改变（图2-45）；心脏水平以下静脉（下肢静脉）静水压增大，静脉管腔扩张，血流瘀滞，回心血流相对减少，有效回心血流持续时间缩短，血流流速降低（图2-46）。

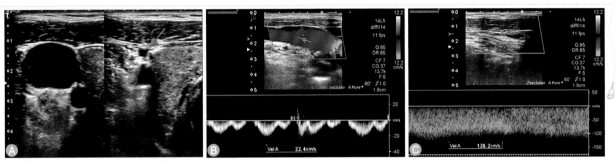

A.平卧位时右侧颈内静脉内径增宽，站立位时内径变细（箭头）；B.平卧位时，血流频谱表现为与心动周期相关的期相性改变；C.站立位时，血流频谱期相性消失，表现为连续的低平波形改变，流速明显增快。

图2-45 颈部静脉血流随体位改变而变化

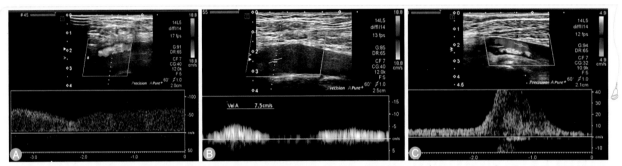

A.平卧位时，下肢股总静脉血流流速较快，频谱表现为随呼吸活动变化的期相性改变；B.站立位时，静脉血流流速降低，相比平卧位，静脉管腔明显扩张，吸气时血流停滞时间延长；C.挤压下肢小腿，腘静脉血流流速明显增快。

图2-46 下肢静脉血流随体位改变而变化

3.压迫对静脉血流的影响

静脉血流在管腔通畅时，因为静脉瓣膜的存在，静脉血流无反流，因此在压迫时，压迫的近心端血流被挤压回心，流速明显增快（图2-46C），压迫的远心端血流则减慢或停止。静脉阻塞时，血流通道被阻断，阻塞远心端加压时，血流不能顺畅通过阻塞部位而使闭塞近心端流速不会相应增快。如果闭塞处有明显的侧支血流连接闭塞近心端和远心端，则挤压闭塞远心端，流速会相对增快。

远心端压迫试验对静脉通畅性的判断有重要帮助。因为正常情况下，部分静脉（如小腿部位的静脉）血流自发显示的趋势减弱，在扫查过程中除了加压观察管腔是否能压瘪来判断管腔的通畅性，挤压远心端肢体，观察血流的显示帮助判断管腔是否通畅也很有用。

4.肌肉泵的作用

肌肉的收缩，对静脉有一定的挤压作用，有助于静脉血液回流。小腿深部肌肉规律、小幅收缩导致静脉受压，将血液泵出，静脉内压力降低。在进行更激烈的活动情况下，如散步或奔跑时，小腿肌肉收缩机制能够在深部和表浅的血管系统中造成显著的压力下降，有助于静脉血液回流。一旦肌肉收缩减弱或停止，下肢静脉血流缓慢而充盈静脉，静脉压升高，静脉血流瘀滞，这也是为什么长期卧床的患者下肢小腿部静脉容易形成血栓的原因之一。

5. 静脉压的变化

从血液循环的路径上看，动脉端血流通过毛细血管流入静脉，虽然静脉回流的能量很少来源于动脉端，但静脉血液回流后，塌陷的静脉内压力降低，动静脉之间压差增大，也有助于静脉血液回流。如果动脉端存在明显阻塞，静脉内血流量相对减少，血流流速相对降低。

心室舒张期，随着心房内血液不断流入心室内，心房压降低，心房与静脉间的压力梯度增大，对静脉血流有一定的"抽吸"作用，有助于静脉血液回流。

心室舒张功能减退或三尖瓣明显反流或右心功能减退等，导致右心房内无效血流量增加，心房内压力增大，心房与静脉间压力梯度减小，静脉压增大，静脉内血液回流受限，血管内液体渗出到血管外组织间隙，出现肢体水肿等临床表现，以下肢远端部位较明显。

心房内压力增大，使静脉内的血液回流受阻，大量的血液潴留在腔静脉内，导致腔静脉内压力增大，腔静脉塌陷率降低，腔静脉作为暂时容量储器的缓冲作用减弱。此时静脉压普遍增大，心房及静脉内血流相当于一段刚性管道内液体，只有在心室舒张期的充盈期和心房收缩期，心房内血液才能流入心室，静脉内血流表现为心室舒张期流向心房，心房收缩期，心房压增大，血流出现逆流，静息状态下可见静脉内血流反流表现。外周静脉血流频谱随呼吸活动变化的特点减弱或消失，转而表现为与心动周期一致的搏动样血流（图2-47）。

由于心房压的增大，静脉压增大，静脉被动扩张，张力增大，表现为静脉管腔变圆；静脉血液回流受限，血流缓慢，血流色彩暗淡；静脉管腔增宽，使静脉瓣膜间距被拉大而出现瓣膜关闭不全表现。

综上所述，心房压增大及血流量增多后，静脉内血流动力学表现与正常情况下不一致，主要表现有：腔静脉塌陷率降低；静脉内径增宽、张力增大、管腔变圆、易压迫性减弱，如颈静脉怒张；远心端静脉内血流缓慢，很多时候可以见到静脉血流自发显影表现；静脉内血流，静息状态下出现反流；腔静脉与外周静脉间的频谱差异表现减弱或消失，外周静脉血流频谱随呼吸活动变化而出现的期相性改变减弱或消失，表现为搏动样静脉血流频谱改变。

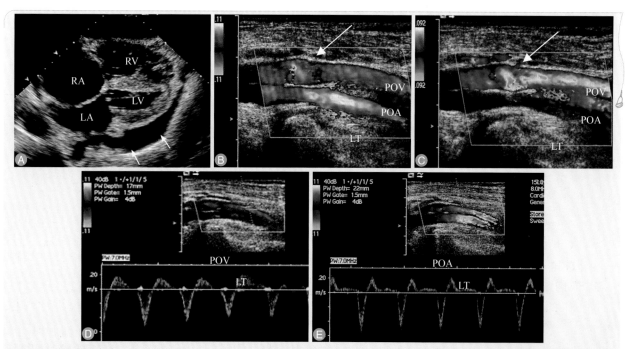

A. 右心功能减低患者，右心扩大，右心压力增大导致室间隔被挤压向左心室偏移而出现运动异常，血液回流受阻而出现心包积液（箭头）；B、C. 下肢腘静脉（POV）血流静息状态下出现反流（箭头）；D、E. 腘静脉血流频谱呈搏动样改变，与腘动脉（POA）血流频谱非常相似。右心房：RA；右心室：RV。

图2-47 右心功能减低患者下肢静脉血流及频谱改变

6.静脉瓣膜关闭不全

在静脉瓣膜功能正常的情况下，静脉血液只能向心脏方向流动，加压、站立体位、Valsalva动作等使静脉压增大时，静脉瓣膜处血流不会出现反流（图2-43C）。静脉瓣膜关闭不全时，瓣膜下可出现反流（图2-48）。

静脉瓣膜关闭不全时，静脉内除了正常顺向血流，反向血流的增加，使静脉内血流量增加，静脉压增大；静脉扩张，进一步加重静脉瓣膜关闭不全，使静脉回流受限，出现浅静脉曲张，静脉内液体可渗出到血管外组织间隙，导致肢体水肿等临床表现。

瓣膜关闭不全的超声检测，通过彩色血流显示更容易发现，频谱采集点不当时，可出现假阴性表现（图2-48D）。

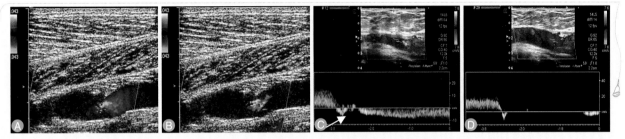

A、B.小腿比目鱼肌内静脉增宽，瓣膜关闭不全，可见反流；C.腘静脉瓣膜关闭不全，通过彩色血流显示指导频谱采集，可见明显的瓣膜下反流（箭头）；D.频谱采集点不当，未显示反向血流，出现假阴性。

图2-48　静脉瓣膜关闭不全超声表现

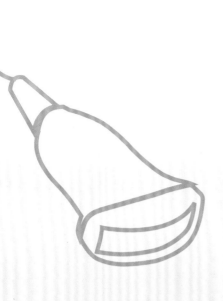

颈、脑动脉
超声扫查

第三章

一、颈、脑部动脉解剖

颈、脑部动脉解剖见图3-1、图3-2。

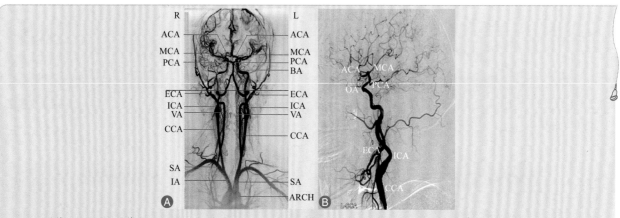

A.CTA图像；B.DSA图像。ARCH：主动脉弓；L：左侧；R：右侧；IA：无名动脉（头臂干）；SA：锁骨下动脉；CCA：颈总动脉；ICA：颈内动脉；ECA：颈外动脉；VA：椎动脉；BA：基底动脉；PCA：大脑后动脉；MCA：大脑中动脉；ACA：大脑前动脉；OA：眼动脉。图A中红色线段为颅内、外动脉大概分界。

图 3-1　颈、脑部动脉血管解剖

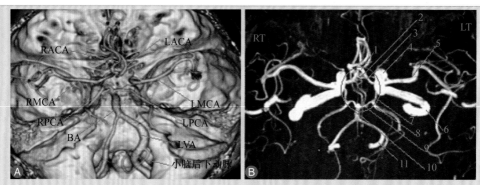

A.CTA图像；B.MRA图像。RT：右侧；LT：左侧；1：大脑前动脉（A2段）；2：前交通动脉（ACoA）；3：大脑前动脉（A1段）；4：颈内动脉终末段（TICA）；5：大脑中动脉（MCA）；6：颈内动脉（ICA）；7：后交通动脉（PCoA）；8：大脑后动脉（P2段）；9：大脑后动脉（P1段）；10：基底动脉（BA）；11：左侧椎动脉（LVA）；Willis环（橙色圆圈部分）。

图 3-2　脑血管解剖

颈、脑动脉中英文对照见表3-1。

表 3-1　颈、脑动脉中英文词汇对照

中文	英文全称	英文简称
主动脉弓	aortic arch	ARCH
无名动脉 / 头臂干	innominate artery	INA/IA
锁骨下动脉	subclavian artery	SA/SubA/SCA
颈总动脉	common carotid artery	CCA
颈动脉分叉	carotid bifurcation	Bif
颈动脉球部	carotid bulb	Bulb
颈内动脉	internal carotid artery	ICA

中文	英文全称	英文简称
颈内动脉颅外段	extracranial internal carotid artery	ICAex
颈外动脉	external carotid artery	ECA
椎动脉	vertebral artery	VA
眼动脉	ophthalmic artery	OA
甲状颈干	thyrocervical trunk	TCT
肋颈干	costocervical trunk	CCT
内乳动脉	internal mammary artery	IMA
胸廓内动脉	internalthoracic artery	ITA
颈内动脉终末端	terminal internal carotid artery	TICA
大脑中动脉	middle cerebral artery	MCA
大脑前动脉	anterior cerebral artery	ACA
大脑后动脉	posterior cerebral artery	PCA
前交通动脉	anterior communicating artery	ACoA
后交通动脉	posterior communicating artery	PCoA
基底动脉	basilar artery	BA
小脑后下动脉	posterior inferior cerebellar artery	PICA

二、颈动脉超声扫查

颈动脉超声扫查顺序及步骤：一般先右后左，先横切后纵切，先使用高频探头后使用低频探头。先扫查完一侧再扫查另外一侧，对存在疑问或需要重点观察的部位最后仔细扫查。重点是不要遗漏扫查部位，并完整评估颈部血管。

1. 锁骨下动脉扫查

高频探头颈部中段先横切显示颈总动脉，继续向颈根部移动，适当调整探头，可以显示右侧锁骨下动脉起始段（图3-3）。锁骨上下扫查可以显示锁骨下动脉稍远段。

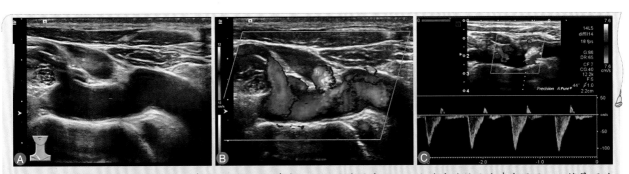

A.高频探头显示右侧锁骨下动脉，管壁结构显示较清晰，但显示范围受限，无名动脉近段无法清晰显示；B.锁骨下动脉起始段的血流显示，高频探头很多时候显示效果不佳；C.正常锁骨下动脉血流频谱频带较窄，频窗清晰可见，收缩期上升支较陡直，舒张早期可见短暂反向血流，舒张中晚期血流可以是正向或反向或没有明显的血流显示。锁骨下动脉的血流流速多＜150 cm/s。

图3-3　右侧锁骨下动脉高频探头扫查

高频探头显示不佳者，使用低频凸阵或相控阵探头于颈根部扫查，多可以清晰显示右侧锁骨下动脉和无名动脉起始段及左侧颈总动脉、锁骨下动脉近段（图3-4）。

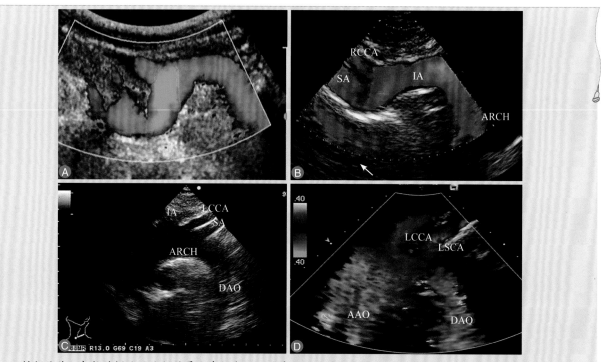

A、B.低频凸阵、相控阵探头于右侧锁骨上窝扫查显示锁骨下动脉（SA）及无名动脉（IA），可以较大范围显示目标血管，更好地显示管腔内血流充盈情况；C、D.低频相控阵探头于左侧锁骨上窝扫查可清晰显示主动脉弓（ARCH）及左侧锁骨下动脉（LSCA）、颈总动脉（CCA）起始段，并且可以显示部分升主动脉（AAO）和降主动脉（DAO）。

图3-4 锁骨下动脉及主动脉弓低频探头扫查

2. 颈总动脉扫查

探头横切从颈根部逐渐向上连续扫查，显示颈总动脉全程及最大限度地显示颈内、颈外动脉近段（图3-5A、图3-5B）。

在横切面上主要观察颈总动脉病变有无及病变分布特点。可以二维或直接启用彩色多普勒血流显像模式进行扫查。

横切后，纵切进一步针对病变区域重点观察（图3-5C），并采集血流频谱获取血流动力学信息。

3. 颈内、颈外动脉扫查

颈内、颈外动脉的解剖走行位置（图3-6）。

于颈前正中稍偏外，从前向后扫查颈内、颈外动脉（图3-6A中6；图3-6B中c、d、e）。多数情况下，外侧切面偏后侧显示颈内动脉、偏前侧显示颈外动脉。位置变异时，表现有所不同（图3-7A）。

由于颈内动脉多由外侧向内侧靠近，故在实际扫查过程中，有时可见颈内动脉近段走行弯曲表现。

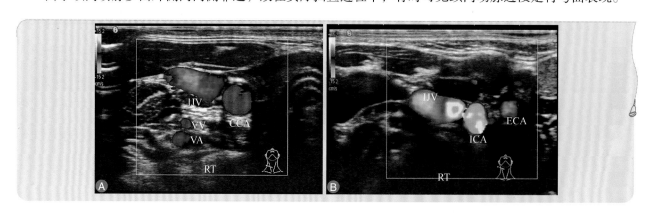

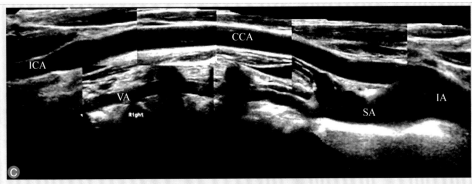

A、B.横切面显示颈总动脉（CCA）、颈内静脉（IJV）、椎动脉（VA）、椎静脉（VV）后，向远端扫查至颈内动脉（ICA）、颈外动脉（ECA）近段；C.纵切面显示观察颈总动脉全程（IA：无名动脉；SA：锁骨下动脉）。

图3-5　颈总动脉扫查

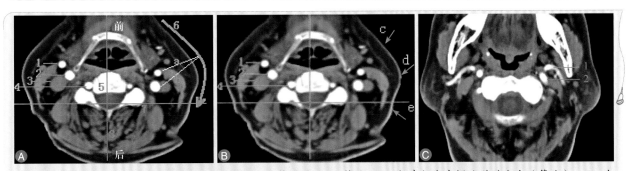

A.1：颈外动脉；2：颈内动脉；3：颈内静脉；4：椎动脉；5：椎体；6：超声扫查中探头移动方向（箭头）；7：左右线；8：前后线；a：探头位于该点扫查时，探头向前偏显示颈外动脉；b：探头向后偏显示颈内动脉。B.探头可置于c、d、e点扫查颈内、颈外动脉。从解剖图上可以看到，颈内动脉可以位于颈外动脉的后内侧（多见）、后侧、后外侧，部分也可以位于前内侧（图3-7A）等。C.逐渐向上走行，颈内动脉逐渐靠近中线，并位于颈外动脉的后内侧，颈内动脉与颈内静脉伴行。

图3-6　颈内、颈外动脉起始段的走行CTA解剖图

4.扫查切面与颈内、颈外动脉的超声显示

从前向后扫查，偏前侧扫查切面（图3-6B中c扫查切面）可能会因为下颌骨的阻挡，颈内动脉显示的长度受限，外侧、后侧切面（图3-6B中d、e扫查切面）可以在一定程度上避开下颌骨的阻挡，有助于显示较长范围的颈内、颈外动脉近段（图3-7B、图3-7C），也有助于在同一切面同时显示颈内、颈外动脉。

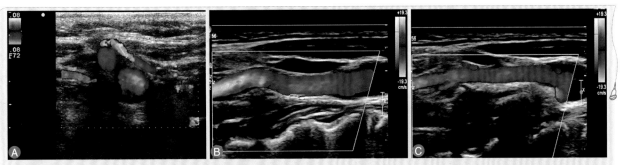

A.右侧颈内动脉近段位于颈外动脉的前内侧（解剖），图像上颈内动脉位于颈外动脉后内侧，颈内静脉位于颈外动脉后外侧（参考图3-6中颈内、颈外动脉解剖位置及图3-5B，更好理解）；B、C.颈内动脉、颈外动脉近段显示较长范围。

图3-7　颈内、颈外动脉近段扫查

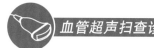

　　部分动脉管壁斑块钙化或骨质遮挡（茎突过长、甲状软骨过长等），会影响局部管腔的显示及观察。可以在横切面上确定斑块位置，改变扫查切面，有助于避开斑块或骨质的遮挡，更好地显示颈内、颈外动脉（图3-8、图3-9）。对怀疑茎突过长综合征患者，需要在患者不同体位下观察过长的茎突是否会对动脉血管造成压迫。

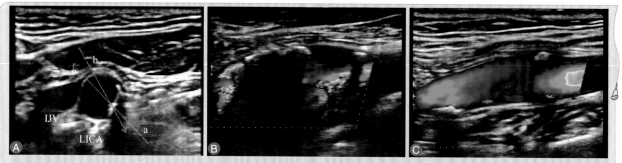

A.左侧颈内动脉（LICA）后外侧壁较小的强回声斑块；B.经后外侧扫查切面（图A中a切面），由于斑块位于图像上管壁的前侧，斑块声影遮挡，管腔内血流显示不佳；C.改变扫查角度（图A中b切面），图像上斑块位于颈内动脉管壁的后侧，避开斑块的遮挡，管腔内血流显示较好。

图3-8　不同扫查切面对血管及血流显示的影响

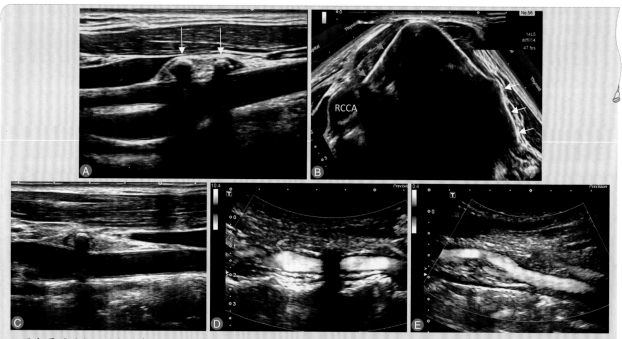

A.局部骨质过长，遮挡局部颈动脉（箭头）；B.横切面显示甲状软骨左支过长（白箭头），遮挡后方颈总动脉不能显示，右支正常（橙箭头），右侧颈总动脉可正常显示；C.纵切面显示局部骨质遮挡，使动脉管腔局部不能显示；D.低频探头扫查，动脉局部仍然被遮挡，血流不能完整显示；E.改变扫查角度，可以避开骨质遮挡，清晰显示目标血管，图B~E为同一病例。

图3-9　骨质结构对血管显示的影响

　　颈内、颈外动脉分叉位置较高或颈部粗短者，高频探头显示效果不佳或显示目标血管长度范围较短，使用低频探头扫查，效果更好（图3-10）。

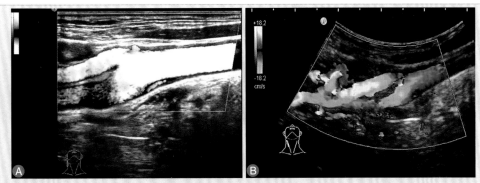

A.高频探头显示颈内、颈外动脉近段的长度较短；B.低频探头扫查，可以显示较长范围的颈内、颈外动脉近段。

图3-10　高频探头与低频探头显示颈内、外动脉的差别

5. 颈内、颈外动脉鉴别

颈内、颈外动脉的鉴别可以通过以下几点进行区分（表3-2）。

（1）管径：颈内动脉起始段内径常较颈外动脉粗（图3-11）。

（2）分支：颈内动脉颅外段无分支，颈外动脉有多条分支（图3-11），如甲状腺上动脉等。

（3）位置：横切面超声图像（非解剖）上，颈内动脉一般多位于颈外动脉的后外侧（图3-5B），超声扫查切面，声束是自前外侧向后内侧偏斜，因此超声图像上的前后侧、内外侧与实际解剖的前后侧、内外侧略有不同，需要头脑中有所认识并转换定位图像上的方位（结合图3-6中扫查切面与血管解剖会有助于理解）。

（4）多普勒频谱特点：颈内动脉血流频谱为低阻力波形，颈外动脉血流频谱为高阻力波形（图3-12、图3-13）。

表 3-2　颈内动脉与颈外动脉的鉴别

项目	颈内动脉	颈外动脉
内径	较粗	较细
颅外分支	无	有
位置（超声图像上）	后外侧	前内侧
频谱特点	低阻力型	高阻力型

（5）血流显示情况如下。

观察横切面，颈内动脉血流多呈单一色彩连续性显示，颈外动脉血流色彩变化较大，可表现为明亮-暗淡或血流色彩显示-不显示的间歇闪烁现象（图3-11C、图3-11D、图3-12A、图3-12B）。

因为颈外动脉舒张期流速较颈内动脉低，在相同血流标尺下，相比颈内动脉而言，血流色彩的明亮-暗淡变化更加明显。部分舒张早期血流反向者，可见红-蓝血流显示，部分舒张中晚期会出现无明显血流显示而表现为闪烁现象。

（6）颞浅动脉敲击试验。

颞浅动脉为颈外动脉的分支之一，敲击同侧颞浅动脉时，颈外动脉频谱会出现特征性锯齿波形改变，即颞浅动脉敲击试验阳性。以往很多超声书籍上推荐用来鉴别颈内、颈外动脉，但是在敲击颞浅动脉时，不仅颈外动脉频谱会出现改变，颈总动脉和颈内动脉也可能会出现相似的改变。而且在做这项操作时，一个人有时不易实现，尤其是左侧扫查，不易实现操作，并且在实际的操作过程中，也很少用这项操作来鉴别颈内、颈外动脉。因此，笔者并不主张将该操作作为颈内、颈外动脉的鉴别方法之一。

笔者的经验是，通过表3-2中的几项鉴别点，足以实现颈内、颈外动脉的鉴别，基本上用不到颞浅动脉敲击试验。当然，颞浅动脉敲击试验也不是完全没有用，颈总动脉缺如时，颈内、颈外动脉较长，颞浅动脉敲击试验对颈内动脉的影响可能较小，对鉴别也有一定帮助。

另外，颈内、颈外动脉的血流显示情况，变化较大，并且稳定性差，只能作为参考。故颈内、颈外动脉主要鉴别点见表3-2。

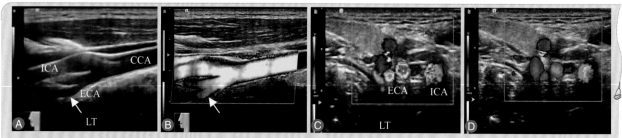

A、B.左侧（LT）颈总动脉（CCA）、颈内动脉（ICA）、颈外动脉（ECA）显示，颈内动脉管径较颈外动脉粗、无分支，颈外动脉近段有分支（箭头）；C.横切面显示颈外动脉分支，图像上，颈内动脉位于后外侧，颈外动脉位于前内侧，收缩期颈内、颈外动脉血流中心血流色彩较明亮；D.舒张期颈外动脉血流较暗淡。

图3-11　颈内、颈外动脉近段超声表现

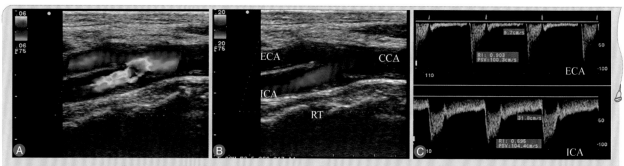

A、B.右侧颈内、颈外动脉近段管腔相近，分支血管显示不明显，收缩期颈内、颈外动脉均可显示血流充盈，舒张期颈外动脉无血流显示，因为颈外动脉舒张期血流流速较低，相对于较高的血流标尺，血流无法显示；C.颈外动脉（ECA）血流频谱为高阻波形，颈内动脉（ICA）血流频谱为低阻波形。

图3-12　颈内、颈外动脉近段血流及频谱表现

6.颈动脉血流频谱的采集

颈总动脉的血流频谱可在近段、中段、远段采集，以远段为主。在距分叉处2 cm以下为佳（图3-13A）。

颈内动脉血流频谱的采集，尽量在颈内动脉球部后，颈内动脉近段较佳（图3-13B）。

颈内动脉起始段（球部），由于内径扩张，管壁局部血流紊乱，管腔中心及近管壁血流频谱均可能失真，不能完全代表真正的颈内动脉血流动力学表现。球部的紊乱血流经过一段距离后，血流恢复稳定，颈内动脉近段血流频谱相对更真实（图3-14）。

颈外动脉的血流频谱采集，在其近段均可（图3-13C）。

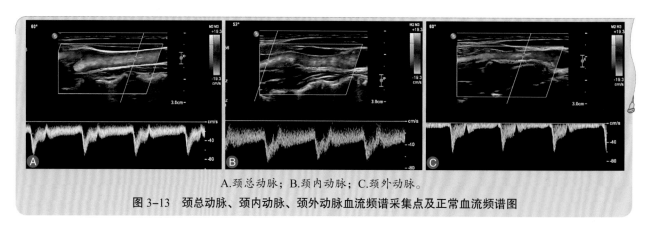

A.颈总动脉；B.颈内动脉；C.颈外动脉。

图3-13　颈总动脉、颈内动脉、颈外动脉血流频谱采集点及正常血流频谱图

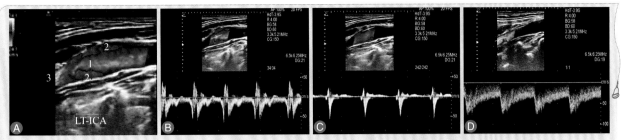

A.左侧颈内动脉球部，近管壁处血流边界层分离现象明显（2），颈内动脉球部主血流区（1）及血流紊乱区（2）；
B、C.颈内动脉球部主血流区和血流紊乱区血流频谱失真；D.颈内动脉近段血流频谱才是血流动力学的真实反映。

图3-14　颈内动脉球部血流及频谱表现

三、椎动脉扫查

1. 扫查技巧

椎动脉全程分为4段（图4-12）。V1段：横突孔前段，椎动脉起始至第六颈椎横突处；V2段：椎间孔段，第六颈椎横突至第二颈椎（枢椎）横突孔前段；V3段：椎动脉入枢椎横突孔至穿硬脑膜入颅前，经过第一颈椎（寰椎）横突孔，走行于寰椎椎动脉沟内；V4段：颅内段，经过枕骨大孔，在脑桥及延髓交界处汇合成基底动脉。以上为椎动脉现代四段法，与传统四段法不同的是，传统四段法把寰枢椎水平段归为V2段。

椎动脉横断面解剖显示，椎动脉部分走行于颈椎横突孔内，位于颈总动脉的后内侧（图3-15A）。

以长轴切面扫查为主，颈部中段显示颈总动脉后（图3-15A中a切面），探头原地逐渐向后外侧偏斜（图3-15A中b切面），可以显示颈椎横突的骨性结构，在骨性结构之间可以节段性显示椎动脉及椎静脉，部分切面可同时显示颈总动脉、椎动脉（图3-15B）。采集血流频谱获取血流动力学信息（图3-15C、图3-15D）。上下移动扫查，尽量显示椎动脉起始段及较远段。

为什么扫查椎动脉时，先显示颈总动脉，声束向后外侧偏斜可以显示椎动脉呢？

颈部血管CTA显示（图3-15A，椎动脉位于颈总动脉的后内侧，前外侧切面扫查，以颈总动脉作为参照，声束向后外侧偏，可以更快找到椎动脉。扫查时探头尽量位于颈部靠前内侧，显示颈总动脉后，声束向后外侧偏斜，可以同时显示颈总动脉及椎动脉。

高频探头显示椎动脉V2段远端及起始段（图3-16A），很多时候效果不理想，低频探头扫查，可以提高显示率（图3-16B）。

横切面观察椎动脉也有必要，椎动脉管壁增厚或内膜撕脱或局部走行弯曲等，在横切面上可以获取更多有用的信息）。

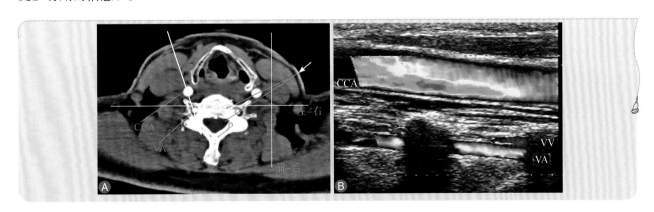

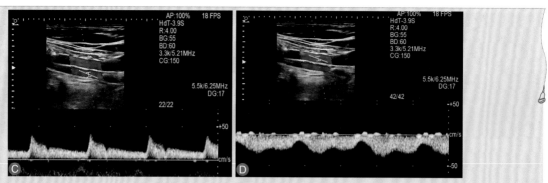

A.CTA横断面显示，椎动脉（VA）位于颈总动脉（CCA）后内侧。探头位于图中相应位置（白短箭头），显示颈总动脉后（a切面），探头向后外侧偏转，可显示椎动脉（b切面）。B.调整扫查角度（图A中白长箭头），可同时显示颈总动脉和椎动脉。C、D.正常椎动脉（图C）和椎静脉（图D）血流频谱表现。

图3-15　椎动脉超声扫查

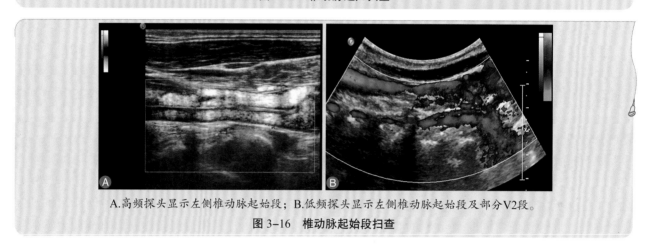

A.高频探头显示左侧椎动脉起始段；B.低频探头显示左侧椎动脉起始段及部分V2段。

图3-16　椎动脉起始段扫查

2.椎动脉扫查注意事项

扫查椎动脉时，若头偏向扫查对侧则更容易扫查，但是过于偏向对侧可能导致椎动脉远段受压狭窄（最常见于第二颈椎横突孔出口处受压），引起近段椎动脉频谱异常（图3-17），导致误判。

被检查者头转向对侧时，直接扫查椎动脉V2段远段，可以发现椎动脉局部受压表现。嘱被检查者头位于正中位扫查，通过恢复的血流及频谱，可确定体位变化导致的频谱异常。

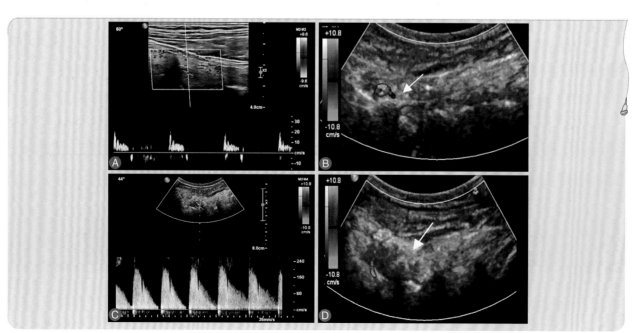

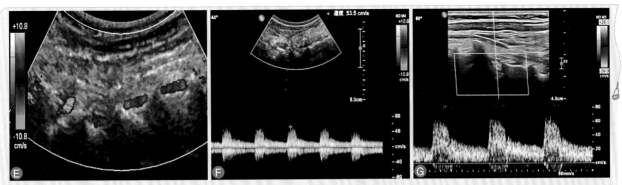

A.扫查左侧椎动脉，头过于偏向右侧时，左侧椎动脉V2段血流频谱表现为低速高阻波形，舒张期无明显血流显示，提示远段椎动脉闭塞；B.嘱患者头稍回偏向左侧，可见左侧椎动脉出第二颈椎横突孔处受压狭窄（箭头）；C.狭窄处血流束变细，局部血流呈花色改变，流速增快，PSV接近200 cm/s，频谱形态失常；D.再次嘱患者头过度偏向右侧，可见椎动脉区域无血流显示，提示椎动脉受压闭塞（箭头）；E.嘱患者头回偏，位于正中位，可见椎动脉血流显示正常；F.受压解除，血流流速恢复正常；G.V2段血流恢复正常。图A中血流频谱即为头过偏致椎动脉远段受压闭塞时所致。

图3-17 头过偏对椎动脉血流的影响

3. 椎动脉管径不对称

临床上，双侧椎动脉内径不对称的情况十分常见，一侧内径较细，另一侧内径较粗，呈一侧优势型椎动脉表现。椎动脉发育不良目前尚无统一诊断标准，超声多采用2.0～2.5 mm的内径标准。椎动脉内径≤2.5 mm时，可以提示椎动脉内径细。

内径细的椎动脉，管腔内血流充盈欠佳，血流色彩暗淡，流速相对降低，循环阻力升高（图3-18）。如果内径正常的椎动脉血流频谱出现低速高阻波形，可能提示椎动脉远段存在重度狭窄、闭塞病变。

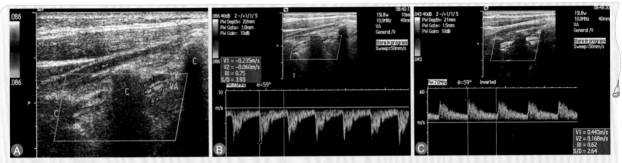

A.左侧椎动脉内径为2.0 mm，管腔内血流充盈尚可；B.血流流速较右侧降低，阻力升高；C.右侧椎动脉内径为3.8 mm，血流频谱显示正常。

图3-18 管径不对称椎动脉超声表现

椎动脉发育不良，正常情况下，没有明显临床症状。但是椎动脉发育不良人群常常合并胚胎型大脑后动脉变异（图3-19），双侧内径细者发生率更高，并且与后循环缺血事件有关。因为较细的椎动脉更容易发生狭窄或闭塞，并且部分较细的椎动脉颅内段可能与对侧椎动脉没有汇合形成基底动脉，而是延续为较细的动脉供应局部组织血流，这些因椎动脉内径细而存在的情况（图3-20），都可能导致后循环血流减少而出现缺血症状。

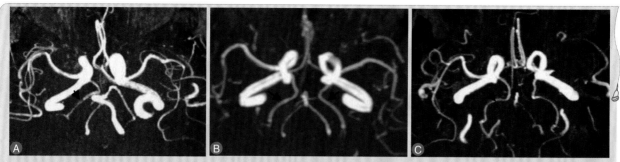

A.MRA显示右侧椎动脉内径较左侧细，右侧大脑后动脉起源于颈内动脉（箭头）；B、C.双侧椎动脉内径细，双侧胚胎型大脑后动脉变异（箭头）。

图3-19　椎动脉发育不良合并胚胎型大脑后动脉变异

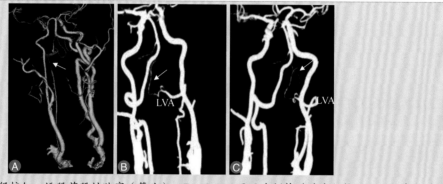

A.CTA显示右侧椎动脉内径较细，远段节段性狭窄（箭头）；B、C.CTA显示左侧椎动脉内径较细，远段未与对侧椎动脉汇合为基底动脉，而是延续为细小动脉分支（箭头）。LVA：左侧椎动脉。

图3-20　椎动脉发育不良伴随远段异常

四、颈部动脉正常超声表现

1. 二维灰阶

正常颈动脉管径无明显增宽或变细，管腔相对均匀一致，管腔内透声较好，内膜光滑且连续性完整，层次结构清晰可辨，内中膜无明显增厚（图3-21）。

内中膜厚度（intima-media thickness，IMT）< 1.0 mm。

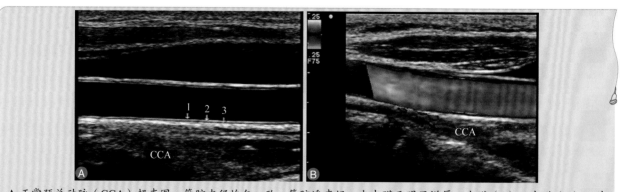

A.正常颈总动脉（CCA）超声图，管腔内径均匀一致，管腔透声好，内中膜无明显增厚，内膜（1）、中膜（2）、外膜（3）清晰可见；B.管腔内血流充盈较好。

图3-21　正常颈动脉超声表现

2. 彩色多普勒血流显像

动脉管腔内血流充盈良好，血流方向为入颅方向，血流色彩相对均匀一致，无明显的花色血流改变（图3-21B、图3-7、图3-16）。颈动脉球部由于血管内径的扩张，局部血流会出现色彩反转，血流紊乱区域色彩暗淡（图3-14），颈内动脉近段以后血流色彩相对均匀一致。

动脉走行弯曲时，管腔内血流充盈不均匀，血流色彩亮度不均匀（图2-18）。

3. 频谱多普勒（图3-22）

正常情况下，颈总动脉、颈内动脉、颈外动脉血流流速多<150 cm/s，椎动脉血流流速多<100 cm/s。

颈总动脉、颈内动脉、颈外动脉血流频谱形态表现略有差异。

颈总动脉血流频谱形态与颈外动脉相似，阻力指数在颈内动脉和颈外动脉之间。

颈内动脉为低阻血流，舒张期流速较高，阻力指数较低。

颈外动脉为高阻血流，舒张期血流流速较颈内动脉低，舒张早期可见明显的切迹或短暂反向血流，阻力指数相对较高。

三者阻力指数一般为颈外动脉＞颈总动脉＞颈内动脉。

正常情况下，椎动脉经C6横突孔上行，走行自然，与椎静脉伴行，内径多在2.0～5.0 mm。椎动脉血流频谱形态与颈内动脉相似，为低阻血流波形。

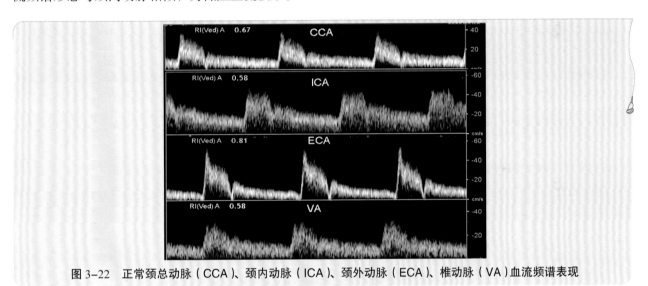

图3-22　正常颈总动脉（CCA）、颈内动脉（ICA）、颈外动脉（ECA）、椎动脉（VA）血流频谱表现

五、颅内动脉超声扫查

颅内、颅外动脉大致的分界见图3-1。

体位：平卧位，经眼窗（眼动脉扫查），经颞窗（脑动脉扫查）；坐位或俯卧位，经枕窗（椎动脉颅内段扫查）。

探头：高频线阵探头、低频相控阵探头、专用经颅多普勒超声（transcranial Doppler ultrasound，TCD）扫查探头（图1-1）。

1. 眼动脉扫查

高频探头呈"八字形"置于眼眶前方，适当调整探头，可以显示眼动脉位于视神经后内侧，沿眼球后侧中间位置逐渐向内侧走行，血流频谱为相对高阻波形改变（图3-23）。眼动脉部分节段可以出现走行弯曲表现，不同节段血流方向会有所不同（图3-24A、图3-24B）。眼动脉作为侧支血流时，血流方向逆向（图3-24C）。

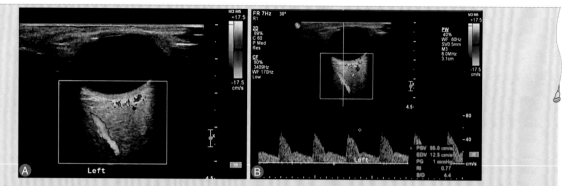

A.眼动脉作为颈内动脉的分支，位于视神经的后方，沿眼球后侧偏中间位置逐渐向内侧走行；B.正常眼动脉血流方向为迎向探头走行，血流频谱为相对高阻波形。

图3-23　眼动脉超声扫查

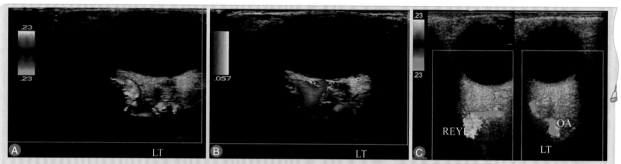

A、B.眼动脉部分节段走行弯曲，常规血流及能量血流显示较长范围眼动脉走行情况；C.眼动脉作为侧支血流时，血流方向逆向。

图3-24　眼动脉走行弯曲和侧支血流表现

2. 颅内–颅外动脉侧支开放——眼动脉血流逆向

眼动脉作为颅内–颅外动脉侧支血流开放时，血流方向逆向。双侧相同部位血流频谱对比，更容易判断血流方向及流速异常（图3-25A）。

眼动脉作为侧支开放的条件：①眼动脉发出前段颈动脉（主要为颈内动脉）重度狭窄或闭塞；②颈外动脉血流充足；③眼动脉与颈外动脉分支间存在吻合；④眼动脉发出后段颈内及颅内动脉通畅。

当侧支通路的通畅性较好时，眼动脉逆向血流频谱为相对的高速低阻波形（图3-25B）；侧支通路不畅时，逆向的眼动脉血流频谱流速相对降低，频谱出现阻力增大的表现，可能表现为收缩期明显的峰时后延、舒张期血流减少或无明显血流或舒张末期短暂血流反向（反向血流可能为舒张末期，通畅不佳的侧支远端阻力增大，或者侧支供血动脉血流量不足，导致近段动脉压力小于远段阻力，血流短暂倒流形成）等（图3-25C）。

压迫颈外动脉，如果眼动脉血流流速下降，可以判断侧支为颈外动脉来源（图3-26）。

3. 眼动脉侧支检测的意义及注意事项

眼动脉血流逆向，提示眼动脉发出前动脉段（主要为颈内动脉，极少数为颈总动脉）管腔存在明显狭窄或闭塞。

但并不是所有严重病变都会导致眼动脉血流逆向，如部分颈总动脉病变，颈外动脉血流量不足（图3-27），或眼动脉发出后段颈内动脉伴随病变等，导致侧支通路不畅，侧支无法建立（图3-25D）。

近段动脉存在明显病变未形成侧支时，眼动脉血流方向正常，血流来源可能会有近段狭窄段血流，也可能为远段颈内动脉血流逆向供血，部分可为颈外动脉供血。血流频谱可表现多样，如有必要，可以通过颈外动脉压迫试验判断眼动脉是否来源于颈外动脉。

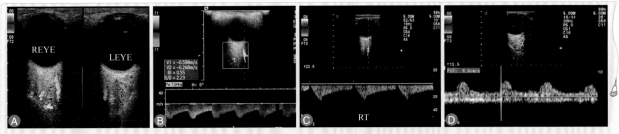

A.双侧眼动脉对比，可以快速发现病变侧血流方向逆向；B.侧支通路通畅较好时，眼动脉逆向血流频谱为低阻波形；C.侧支通路不畅时，眼动脉逆向血流频谱收缩期明显峰时后延，舒张末期出现短暂反向血流；D.侧支未形成时，眼动脉血流频谱为正向低速小慢波表现。

图3-25 眼动脉侧支表现

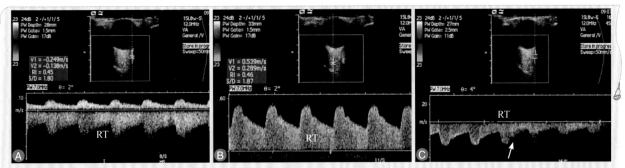

A、B.眼动脉血流逆向，由于眼动脉走行弯曲，不同节段血流方向不一致；C.压迫颈外动脉，眼动脉血流流速下降（箭头），提示眼动脉血流主要来源于颈外动脉分支。

图3-26 眼动脉不同节段血流方向变化及供血来源判断

　　在实际颈动脉扫查过程中，发现颈内动脉近段及颈总动脉明显病变，检测眼动脉，如果侧支开放，至少可以判断眼动脉发出后颈内动脉是通畅的。尤其近段血管闭塞，不能判断闭塞累及的范围，通过检测眼动脉，如果侧支开放，可以判断近段闭塞位于眼动脉发出前；如果侧支未开放，则闭塞范围可能累及眼动脉发出后颈内动脉。如果出现近段颈内动脉狭窄或闭塞病变无法清晰显示，而血流动力学提示可能存在明显病变的情况，通过检测眼动脉血流动力学变化，可以提示性诊断近段动脉存在明显狭窄或闭塞病变。

　　对于弯曲的眼动脉，不同动脉节段采集的血流频谱方向可不一致（图3-26A、图3-26B），需要引起注意，避免错误判断，彩色血流显示可直观判断血流方向（图3-24）。

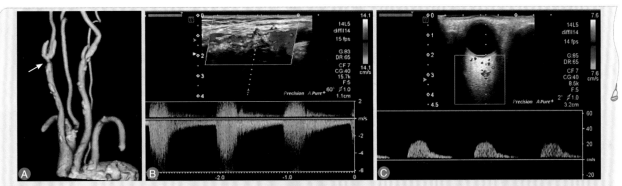

A.CTA显示右侧颈总动脉远段重度狭窄（箭头）；B.右侧颈总动脉远段狭窄处流速＞500 cm/s；C.右侧眼动脉血流方向正常，频谱显示收缩期峰时后延。颈总动脉重度狭窄，颈外动脉血流量不足，导致颅内-颅外动脉侧支不能开放。

图3-27 右侧颈总动脉远段重度狭窄，颅内－颅外动脉侧支未开放

4. 颅内动脉 CDU 扫查

经颅彩色多普勒超声（transcranial color-coded Duplex sonography，TCCD或transcranial color-coded sonography，TCCS）是一种无创、简便、实时的颅内血管扫查方法，可以实时显示颅内血管血流走行及方向，定点采集血流频谱，对血管狭窄、闭塞部位及侧支循环的评估更加准确。但对声窗的条件要求较高，扫查方法见图3-28。

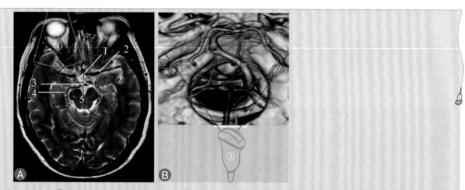

A.经眼窗扫查（①），经颞窗扫查（②）；B.经枕窗扫查（③）。1：大脑前动脉（ACA）；2：大脑中动脉（MCA）；3：基底动脉（BA）；4：大脑后动脉（PCA）；5：中脑。

图3-28 颅内脑动脉超声扫查切面示意

低频探头置于颞窗，调整探头，先显示中脑结构，启用彩色血流显示，可以观察到颅内动脉的血流显示（图3-29A、图3-29B）。

同一切面可以显示一条或多条颅内动脉血流或某一条动脉的局部血流。顺着血流调整探头可以显示较大范围的动脉血流。

扫查一侧MCA和PCA血流朝向探头，ACA背离探头；对侧MCA和PCA背离探头，ACA朝向探头（图3-29B）。后交通动脉连接前后循环，内径较细，正常情况下，多为前循环向后循环供血；胚胎型大脑后动脉一般内径较粗，直接起源于颈内动脉终末段，无P1段结构（图3-30），部分人群P1段较细，后交通支较粗者，不易区分，MRA可清晰显示血管的具体解剖结构。在多数情况下，CDU不能直接观察到前交通动脉。年龄越小者，颅骨骨缝未闭合，颅内动脉血流显示较清晰（图3-29C）。

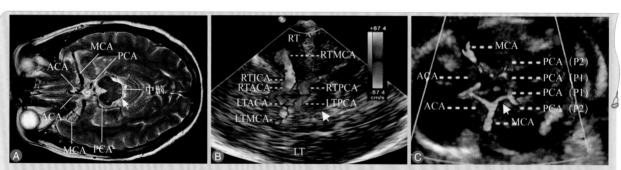

A.CT横断面显示颅内血管解剖，中脑结构（箭头）呈"马鞍样"容易识别，大脑后动脉近段沿着中脑两侧走行，前循环位于其前侧；B.TCCS扫查时，探头置于颞窗（耳郭前上方，图3-28A中②），先显示中脑结构后（箭头），血流显示PCA沿中脑前外侧走行，适当调整探头，可以显示颈内动脉终末段、大脑中动脉、大脑前动脉位于中脑结构的前侧，正常者，同侧（扫查一侧）MCA、PCA近段、对侧ACA血流朝向探头，同侧ACA、对侧MCA、PCA近段血流背离探头显示；C.胎儿颅内动脉血管显示更清楚，Willis环结构可清晰显示（箭头为后交通支）。TICA：颈内动脉终末段；MCA：大脑中动脉；ACA：大脑前动脉；PCA：大脑后动脉；RT：右侧；LT：左侧；P1：大脑后动脉P1段；P2段：大脑后动脉P2段。

图3-29 颅内动脉解剖及超声扫查

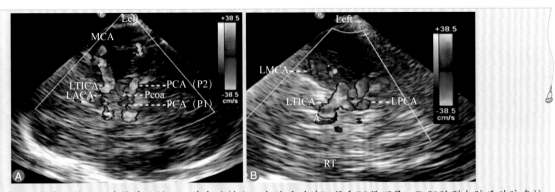

A.后交通支（Pcoa）内径较细，连接前后循环，前向后供血，大脑后动脉P1段和P2段可见；B.胚胎型大脑后动脉直接起源于颈内动脉，内径较粗，未见P1段。TICA：颈内动脉终末段；MCA：大脑中动脉；ACA：大脑前动脉；PCA：大脑后动脉。

图3-30　后交通支及胚胎型大脑后动脉超声表现

5. 正常颅内动脉超声表现

（1）二维灰阶

颅内动脉较细，位置较深，扫查使用低频超声探头，分辨率较差，基本不能清晰显示颅内动脉管腔结构，部分条件较好者，可以显示模糊管壁双线征结构。

（2）彩色多普勒血流显示

颅内动脉血管经常走行迂曲（图3-31A），很不容易显示较长范围的血流，需要通过节段性观察。动脉管腔内血流充盈好，无明显血流增宽、变细及花色改变。由于血管的走行不平直，并且不同节段的血管走行方向不一致，血流色彩显示多变。

（3）频谱多普勒

颅内动脉为低阻血流，血流频谱类似颅外段颈内动脉和椎动脉（图3-31B、图3-31C），流速多<150 cm/s。部分老年人群，血流频谱表现为相对高阻波形改变，部分高血压患者（以舒张压升高为主），舒张期流速相对升高，导致血流频谱表现为低阻波形，阻力指数相对减小。在实际扫查过程中，双侧对比，更容易发现流速及频谱形态变化。

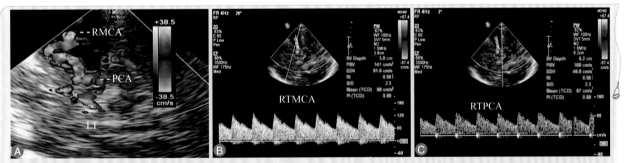

A.右侧MCA局部走行弯曲；B、C.正常大脑中动脉、后动脉血流频谱显示为低阻波形改变，收缩期加速时间无明显延长。MCA：大脑中动脉；PCA：大脑后动脉。

图3-31　正常颅内动脉超声表现

6. 扫查注意事项

颞窗扫查，对于TCCS扫查，部分老年人群，尤其是部分老年女性，声窗不佳，显示受限，TCD扫查可能更有优势。通过眼窗显示部分颈内动脉颅内段及颅内动脉，有时也可以获得一些血流信息帮助明确诊断。对于超声显示不满意者，其他影像学检查（CTA、MRA、DSA）是更好的选择。

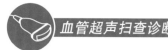

超声声学造影可在一定程度上增加血流显示的敏感性（图3-32）。

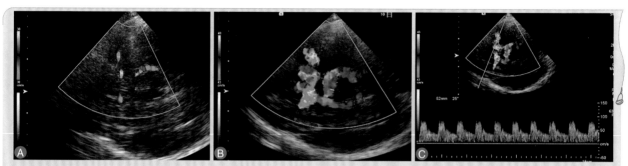

A.常规超声显示颅内动脉血流充盈不佳；B.注射六氟化硫后（超声造影），颅内动脉血流显示明显增粗、增多；C.血流流速与注射之前基本无明显变化。

图 3-32　颅内动脉超声造影表现

7. 椎动脉颅内段扫查

颅内段椎动脉解剖：从CTA图像上可以看出双侧椎动脉颅内段走行于枕骨大孔内（图3-33A、图3-33B）。

探头置于枕后正中稍偏外侧（偏左或偏右都是可以的，见图3-28B），显示枕骨大孔稍高回声结构（图3-33C），启用彩色多普勒血流成像，适当调整探头，可以显示一侧或双侧椎动脉及部分基底动脉近段血流走行于枕骨大孔内（图3-33D）。

观察双侧椎动脉及显示段基底动脉血流色彩有无明显花色区域，血流是否存在节段性不连续，采集血流频谱观察血流动力学表现（图3-33E）。

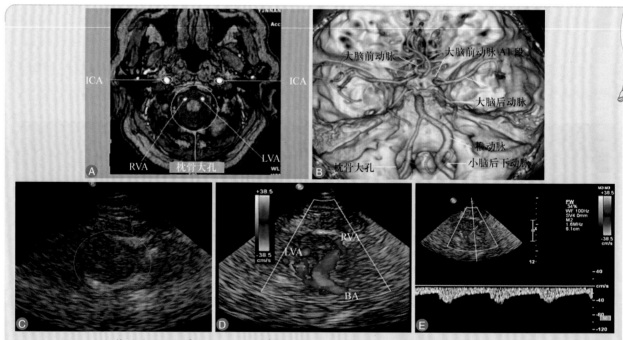

A、B.CTA显示双侧椎动脉位于枕骨大孔内；C.超声扫查时，于枕窗先显示枕骨大孔骨性稍高回声（橙色圆圈区域）；D.血流显示双侧椎动脉及部分基底动脉位于枕骨大孔内；E.血流频谱类似颅外段椎动脉。ICA：颈内动脉；RVA/LVA：右侧/左侧椎动脉；BA：基底动脉。

图 3-33　椎动脉颅内段超声扫查

8. 颅内侧支存在及开放情况的判断

主要讨论前、后交通支是否存在及开放情况的判断。

颅内双侧前循环之间通过前交通支连接，前、后循环之间通过后交通支连接。前、后循环和双侧前循环通过前、后交通支的连接，形成完整的Willis环结构（图3-34A）。

由于Willis环的局部发育不良或缺如比较常见（Willis环不完整），因此，对于正常个体，可以通过判断潜在侧支通路的存在与否，来评估Willis环的完整性。

对于颅外段动脉存在明显狭窄或闭塞的病例，需要评估颅内侧支循环是否建立，给临床医师提供详细而准确的信息，帮助临床医师选择合适的干预手段，为患者提供较佳的治疗方式。

超声扫查对于颅内侧支的判断，既可以通过直接显示侧支血流来判断（图3-34B、图3-29C、图3-30A），也可以通过压颈试验进行判断。

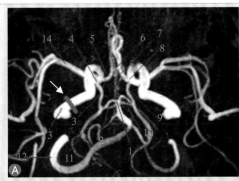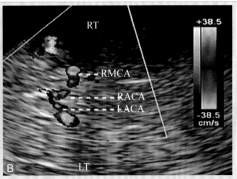

A.MRA显示颅内Willis环解剖组成（Willis环由10个血管部分组成近似六边形结构：1：基底动脉末段；2：右侧大脑后动脉P1段；3：右侧后交通支；4：右侧颈内动脉终末段；5：右侧大脑前动脉A1段；6：前交通支；7：左侧大脑前动脉A1段；8：左侧颈内动脉终末段；9：左侧后交通支；10：左侧大脑后动脉P1段）。11：右侧大脑后动脉P2段；12：右侧椎动脉；13：右侧颈内动脉；14：右侧大脑中动脉。B.TCCS通过血流显示直接判断侧支开放，右侧（RT）颈内动脉近段重度狭窄患者，右侧大脑半球前循环部分血流通过前交通支来源于左侧（前交通支开放），右侧大脑前动脉（RACA）血流方向逆向，对比正常颅内动脉血流显示比较容易理解（图3-29B）。

图3-34 颅内Willis环解剖和前交通支开放的血流表现

9. 压颈试验

颈总动脉压迫试验（简称"压颈试验"）：是指压迫颈总动脉近段，短暂阻断血流，观察颅内动脉的流速及方向变化判断前、后交通支是否存在或开放。

压迫位置：锁骨上方、甲状软骨水平下、气管外侧与胸锁乳突肌内缘之间颈总动脉近段。

操作方法：食指和中指的指腹置于胸锁乳突肌内侧，触及CCA搏动后，适当用力将CCA向颈椎横突方向压迫，可以部分或完全暂时阻断颈总动脉血流。

目的：对于正常人群，识别动脉及判断Willis环是否完整；颅外段动脉病变时，判断侧支的开放情况。

以压迫右侧颈总动脉为例讨论正常人群压颈试验后颅内动脉血流的大致变化（图3-35、图3-36）。

右侧颈内动脉近段血流被阻断（图3-34A中箭头所示）。

右侧眼动脉流速下降或逆转（颅内-颅外侧支开放）。

右侧颈内动脉终末段（Willis环前），血流流速部分或完全下降，部分可见短暂反向血流。

右侧MCA流速部分下降（侧支存在，可存在假阳性，与血流阻断不完全有关）或血流完全消失（无侧支存在）。

ACA：右侧方向逆转（前交通支存在），血流方向正常，流速下降或消失（前交通支不存在）；左侧流速增快（前交通支存在）或无变化（前交通支不存在）。

同侧PCA的P1段流速增加（后交通支存在）或流速无变化（后交通支不存在），胚胎型PCA的血流流速只有下降（图3-37）。

超声检测压迫的对侧血管（图3-38）。

压迫右侧，检测左侧，左侧ACA血流流速增快，右侧ACA血流方向逆转（前交通支存在）。

前、后交通支如果可以直接显示者，血流方向逆转，血流方向为流向压迫一侧。胚胎型PCA血流方向无变化，血流色彩变淡或无血流显示。

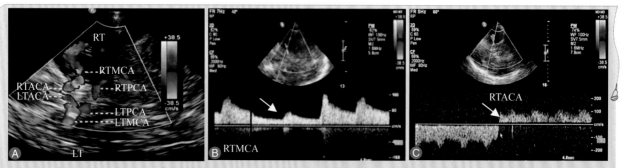

A.右侧颞窗扫查，显示颅内正常动脉血流；B.压迫右侧颈总动脉近段后，RTMCA流速部分下降（箭头）；C.RTACA血流逆转（箭头），提示前交通支存在并开放。

图3-35　血管正常者，前交通支存在的判断

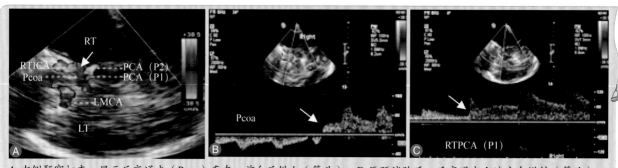

A.右侧颞窗扫查，显示后交通支（Pcoa）存在，前向后供血（箭头）；B.压颈试验后，后交通支血流方向逆转（箭头）；C.RTPCA（P1段）血流流速代偿性增快（箭头），提示后交通支存在并开放。

图3-36　血管正常者，后交通支存在的判断

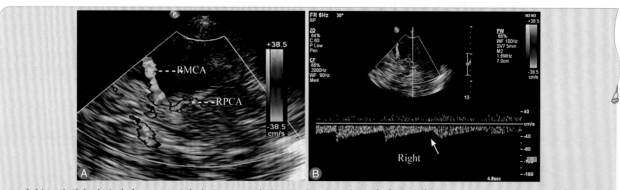

A.右侧胚胎型大脑后动脉；B.压颈试验后，PCA的稍远段（P2段处）流速降低（箭头）。如果是后交通支存在，P2段血流流速应该无明显变化。

图3-37　胚胎型大脑后动脉及压颈试验表现

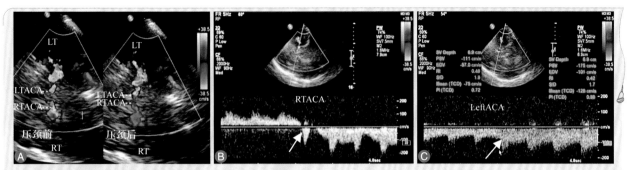

A.左侧颞窗扫查，右侧压颈后，RTACA血流方向逆转（与压颈前对比观察）；B.RTACA血流频谱显示血流方向逆转（箭头）；C.左侧ACA流速代偿性增快（箭头），提示前交通支存在并开放。

图3-38 前交通支的判断

图3-35～图3-37显示的是正常人群前、后交通支存在时的血流及压颈试验后的血流动力学变化，结合图3-34A阅读可能更好理解。

如果颅外段一侧颈总动脉、颈内动脉重度狭窄或闭塞时，病变一侧颞窗扫查，病变侧MCA流速下降，频谱呈小慢波改变。

前交通支存在并开放，病变侧ACA血流方向逆向，健侧ACA流速代偿性增快。后交通支存在并开放，血流方向为后向前供血，PCA的P1段血流流速代偿性增快。侧支不存在或未开放，则无上述改变。

压颈试验：一侧病变时，多压迫健侧颈总动脉，扫查病变侧；双侧病变时，多压迫病变较轻一侧，扫查病变较重一侧。

压颈试验后，病变侧MCA流速进一步降低，本身已经存在的侧支逆向血流方向无明显变化或再次表现为正常血流方向；健侧ACA血流流速降低，病变侧PCA流速进一步增快（假设左侧颈内动脉近段狭窄或闭塞，前交通支和左侧后交通支均开放，向左侧大脑半球供血，右侧压颈试验，减少了右侧前循环的侧支血流来源，则左侧后交通支侧支血流需要进一步代偿增加，以填补右侧前循环血流量的减少，故左侧PCA的P1段及后交通支血流流速增快，请结合图3-34阅读）。

如果后循环病变，如一侧或双侧椎动脉或基底动脉重度狭窄或闭塞，后交通支开放，Pcoa血流方向前向后供血，压颈试验多取扫查一侧进行，压颈试验后，扫查一侧Pcoa及PCA的P2段血流流速降低，提示后交通支开放；如果怀疑扫查一侧后循环由对侧前循环供血，则可进行对侧压颈试验来观察判断。

10. 颅内动脉 TCD 扫查

TCD也是一种无创、简便、实时的颅内血管扫查方法。扫查的声窗及血流动力学的分析与TCCS相似，颅内血管通过颞窗、枕窗、眼窗，沿着血管的走行，获取动脉不同深度上的血流频谱（图3-39、图3-40），通过血流频谱获取血流动力学信息进行血管病变的诊断、评估（图3-41）；颅外段颈部动脉扫查，沿着血管走行，获取血流频谱及血流动力学信息进行血管病变的诊断。

血流频谱的分析主要关注血流频谱形态的改变、流速的变化、血流方向的改变等。具体内容结合前面动脉血流频谱分析，动脉狭窄、闭塞后的超声表现，颅内侧支存在及开放情况判断阅读。

由于TCD使用的探头较小、频率较低，方便在狭小空间处操作，因此更容易获取血流频谱而得到血流动力学信息，对颅内血管的检测成功率较TCCS高。并且TCD设备体积更小，可移动性更强，用起来更方便，故在临床上的应用较TCCS更广泛。

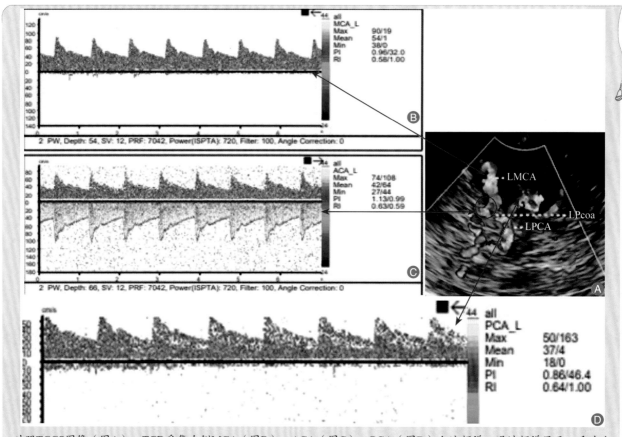

对照TCCS图像（图A），TCD采集左侧MCA（图B）、ACA（图C）、PCA（图D）血流频谱，通过频谱显示，反映血管在不同深度上的血流动力学信息，可以获取收缩期最高流速（Max）、搏动指数、阻力指数和频谱形态改变等。

图3-39　正常颅内动脉 TCD 表现

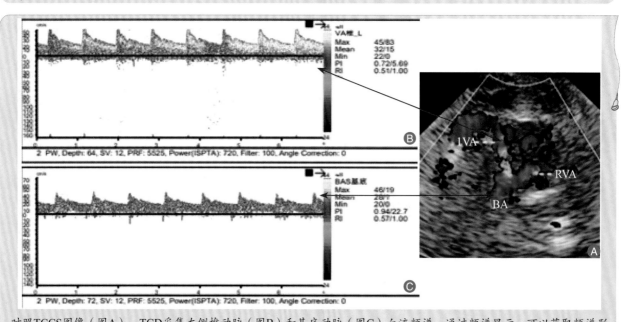

对照TCCS图像（图A），TCD采集左侧椎动脉（图B）和基底动脉（图C）血流频谱，通过频谱显示，可以获取频谱形态、血流流速及血流方向变化等信息。

图3-40　正常颅内段椎动脉、基底动脉 TCD 表现

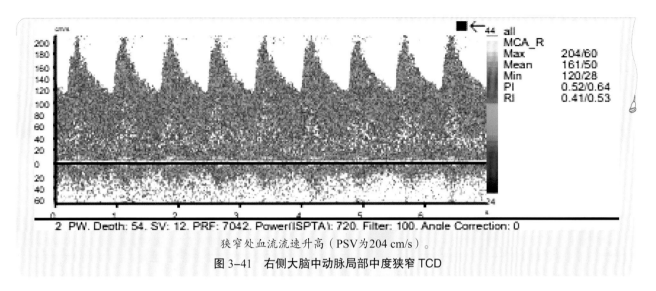

狭窄处血流流速升高（PSV为204 cm/s）。

图3-41　右侧大脑中动脉局部中度狭窄 TCD

　　但是TCD是一种盲探扫查方法，不能实时、可视化显示血管的血流走行，需要操作者具有熟练的扫查技巧及丰富的诊断经验，并对血管的解剖走行及血流动力学的准确分析更加细化掌握，才能发挥出TCD准确诊断的优势。由于本书的重点在于介绍TCCS，关于TCD的详细扫查、诊断方面的内容，敬请读者参阅TCD方面的专著。

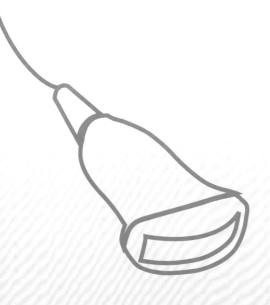

颈部动脉解剖变异及常见疾病的超声扫查

第四章

一、颈动脉解剖变异

动脉解剖变异是相对于正常动脉的解剖而言，出现走行位置、起源和起点的异常，还有一部分分叉位置异常、缺如、镜像转位变异等。

1. 起源异常

起源异常是指血管相对于正常解剖，起源的原血管发生变化。比如说右侧颈总动脉起源于无名动脉，如果其起源于主动脉弓，那么它起源的部位异常，所以称它为起源异常。

2. 起点异常

起点异常是指相对多数个体的正常解剖，起源的原血管没有变化，起点有偏移异常。以右侧椎动脉的起点变异为例，正常情况下右侧椎动脉起点位于锁骨下动脉开口稍远部位（图3-5），在变异情况下，椎动脉发出部位靠近锁骨下动脉开口处，起点存在异常，但仍然起于锁骨下动脉（图4-15）。

按上述描述，起源异常也伴随起点异常，为了区别两者变异情况，便于描述、诊断，本书还是以起源异常和起点异常描述颈动脉变异。

3. 颈动脉低位分叉变异

颈动脉低位分叉变异（颈总动脉变短，图4-1）。

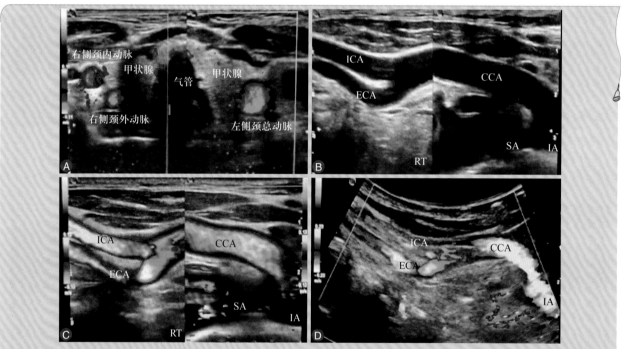

A. 横切面显示右侧（RT）甲状腺水平可见颈内动脉（ICA）、颈外动脉（ECA）管腔结构，左侧仅可见颈总动脉（CCA）管腔，右侧颈内、颈外动脉分叉点下移至颈总动脉中段；B、C.纵切面二维及血流显示颈内、颈外动脉分叉点下移，颈总动脉变短；D.低频探头同一切面可同时显示右侧无名动脉（IA）、颈总、颈内、颈外动脉。SA：锁骨下动脉。

图4-1　右侧颈内、颈外动脉低位分叉变异声像图

4. 右侧颈总动脉缺如（图4-2）

正常情况下，颈内、颈外动脉分叉位于甲状软骨水平。颈内、颈外动脉分叉位置高低变异并不少见，但低位分叉变异较少见。

患者一般无明显不适症状，部分患者自述发现下颌角处颈动脉搏动减弱，可能是由于分叉位置下移，在下颌角部位颈内、颈外动脉较颈总动脉细，位置相对深，故而搏动减弱。

双侧颈总动脉都可能出现缺如变异，右侧颈内、颈外动脉直接与锁骨下动脉起源于无名动脉，左侧则直接起源于主动脉弓。

颈总动脉缺如：横切扫查颈总动脉影像不能显示，只能观察到颈内、颈外动脉两个动脉横断面。对于起始点的显示，高频探头显示不佳时，低频探头可提高显示率。

颈内、颈外动脉分叉点下移：颈内、颈外动脉走行较长，在近段无分支的情况下，起始段可能不容易直接区分颈内、颈外动脉，需要从起始段进一步向上扫查，观察两者的走行、是否有分支及血流频谱形态确定。

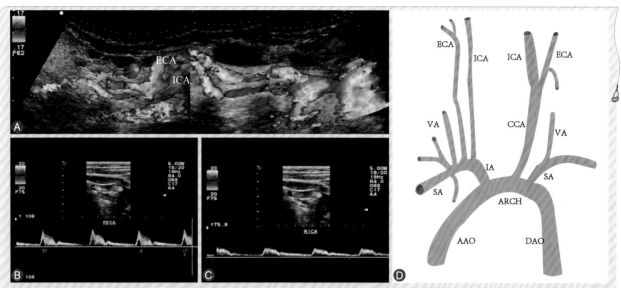

A. 右侧颈总动脉未显示，右侧颈内、颈外动脉和锁骨下动脉分别直接起源于无名动脉；B、C. 颈内、颈外动脉血流频谱正常；D. 示意图显示右侧颈总动脉缺如。ECA：颈外动脉；ICA：颈内动脉。

图 4-2　颈总动脉缺如声像图

5. 颈动脉起源、起点异常

正常情况下，右侧颈总动脉和锁骨下动脉起于无名动脉，左侧颈总动脉、锁骨下动脉起于主动脉弓。双侧椎动脉从锁骨下动脉发出（图 3-1）。

颈总动脉起源、起点异常病例如下。

多见于右侧颈总动脉直接起源于主动脉弓，伴有右侧锁骨下动脉也直接起源于主动脉弓，相当于无名动脉（头臂干）缺如。右侧椎动脉可正常起源于锁骨下动脉，也可起源于右侧颈总动脉（图 4-3、图 4-4）。部分病例可伴有双侧颈总动脉起点相邻或共干变异（图 4-5、图 4-6A）。

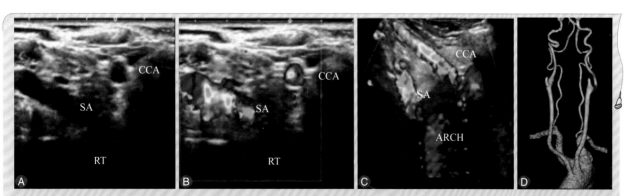

A、B. 右侧（RT）颈根部横切扫查，二维和彩色血流只能显示颈总动脉（CCA）横断面和部分锁骨下动脉（SA），两者没有汇合为无名动脉；C. 使用低频探头进行扫查，可见右侧颈总动脉和锁骨下动脉分别起源于主动脉弓；D. CTA 显示无名动脉缺如，右侧颈总动脉和锁骨下动脉分别起源于主动脉弓，右侧椎动脉起于锁骨下动脉。

图 4-3　右侧无名动脉缺如声像图（1）

左侧颈总动脉可以起源于无名动脉或左侧锁骨下动脉，也可与无名动脉或左侧锁骨下动脉起点相邻或共干变异等（图4-6B、图4-6C、图4-7）。部分左侧锁骨下动脉可从升主动脉部位发出，也称为迷走锁骨下动脉。

注意事项：对于颈动脉变异，起始段的清晰显示是明确诊断的基础，高频探头往往显示不佳，配合低频探头扫查，可以提高显示率。

6. 其他异常

偶尔也可见甲状腺上动脉或一些其他小分支从颈总动脉发出，发出部位多位于颈总动脉中、远段（图4-8A、图4-8B）。部分甲状腺下动脉或其他分支动脉可以从椎动脉发出（图4-8C）。

脏器镜像反位者，颈部动脉解剖也可一并反位，表现为左侧锁骨上窝扫查见头臂干向左上走行，右侧颈总动脉和锁骨下动脉直接起源于主动脉弓（图4-9）。

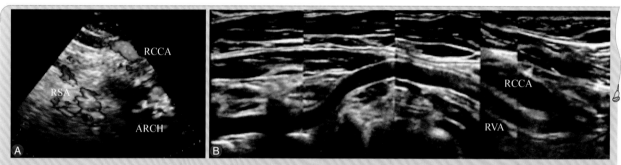

A. 低频探头扫查显示右侧颈总动脉（RCCA）和锁骨下动脉（RSA）分别起源于主动脉弓（ARCH）；B. 右侧椎动脉（RVA）起源于右侧颈总动脉。

图4-4　右侧无名动脉缺如声像图（2）

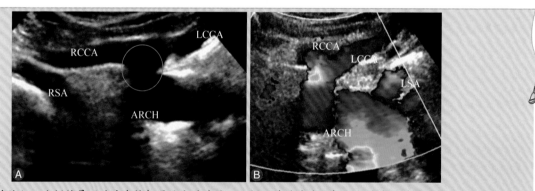

A、B. 无名动脉缺如，右侧锁骨下动脉直接起源于主动脉弓，双侧颈总动脉共干起于主动脉弓（圆圈）。ARCH：主动脉弓；LCCA/RCCA：左、右侧颈总动脉；LSA/RSA：左、右侧锁骨下动脉。

图4-5　右侧无名动脉缺如伴颈总动脉变异

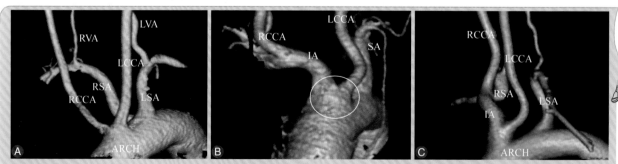

A. 双侧颈总动脉起点相邻；B、C.CTA显示左侧颈总动脉与无名动脉相邻和共干变异。ARCH：主动脉弓；LSA/RSA：左、右侧锁骨下动脉；LCCA/RCCA：左、右侧颈总动脉；LVA/RVA：左、右侧椎动脉；IA：无名动脉。

图4-6　左侧颈总动脉变异

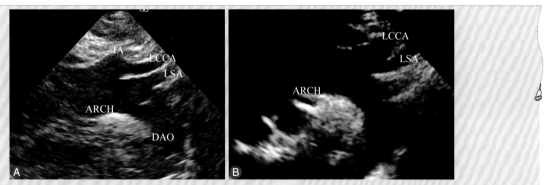

A. 左侧颈总动脉与无名动脉共干；B. 左侧锁骨下动脉和左侧颈总动脉共干变异。ARCH：主动脉弓；DAO：降主动脉；IA：无名动脉；LCCA：左侧颈总动脉；LSA：左侧锁骨下动脉。

图 4-7　左侧颈总动脉与无名动脉或左侧锁骨下动脉起点相邻或共干变异声像图

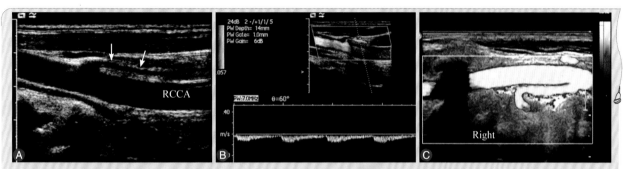

A、B. 颈总动脉中段有分支动脉（箭头）发出；C. 右侧椎动脉近段有分支动脉发出。RCCA：右侧颈总动脉。

图 4-8　异常动脉分支变异

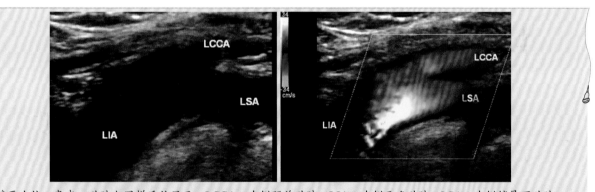

镜面右位心患者，动脉也同样反位显示。LCCA：左侧颈总动脉；LIA：左侧无名动脉；LSA：左侧锁骨下动脉。

图 4-9　左侧锁骨上窝扫查显示无名动脉及左侧颈总动脉和锁骨下动脉影像

7. 颈内动脉发育不良

颈内动脉发育不良相对罕见，主要表现为内径较对侧细（图 4-10、图 4-11），声像图表现类似椎动脉发育不良。颈内动脉走行自然，内径较对侧细，管腔无明显狭窄，血流动力学可无明显异常表现或阻力稍增高。

注意：对颈内动脉发育不良的诊断要谨慎，部分颈内动脉球部扩张表现不明显，相对于对侧球部扩张而言，可能就显得内径细，需要尽量显示较长范围血管，有助于确认。双侧颈内动脉对比，更容易发现异常。另外，颈总动脉、颈内动脉近段或远段重度狭窄和闭塞时，由血流量减少导致的血管负性重构，也可引起颈内动脉管径明显变细，需要注意鉴别。近段或远段血管病变导致颈内动脉管径变细的同时，都可能有血流动力学的变化，可据此与颈内动脉发育不良进行鉴别。

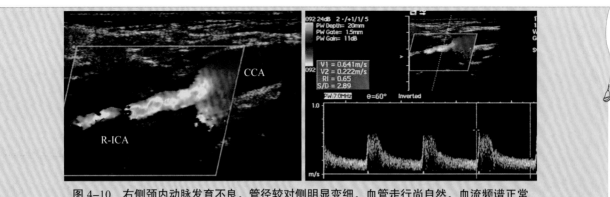

图 4-10　右侧颈内动脉发育不良，管径较对侧明显变细，血管走行尚自然，血流频谱正常

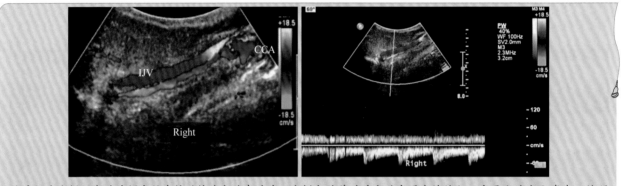

该病例为右侧颈内动脉颅内段直接延续为大脑中动脉，右侧大脑前动脉和后交通支均缺如，由于血流分配减少，故颈内动脉管径较细，血流频谱基本正常。

图 4-11　右侧颈内动脉发育不良

二、椎动脉变异

1. 椎动脉走行变异

正常椎动脉从第六颈椎横突孔上行，大部分椎动静脉伴行走行（图 4-12）。

临床上经常见到椎动脉从高位横突孔上行的病例，$C_1 \sim C_5$ 都有可能发生，V1 段椎动脉走行路径异常，此种情况称为椎动脉走行变异，自 $C_5 \sim C_6$、$C_4 \sim C_5$ 椎间隙经过第五颈椎、第四颈椎横突孔上行者较为多见（图 4-13A）。

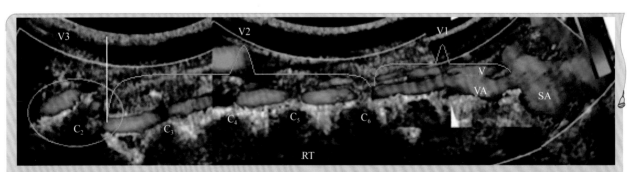

拼图显示椎动脉V1段、V2段及部分V3段，椎动脉从锁骨下动脉发出后，经第六颈椎横突孔（C_6）上行，第二颈椎与第一颈椎横突间椎动脉有一定程度爬升或台阶表现（圆圈部分），因为第一颈椎横突较宽，椎动脉于第一颈椎与第二颈椎横突间向外侧偏移，故形成台阶（图4-13A中橙色圆圈）。

图 4-12　正常椎动脉路径

临床表现：椎动脉走行变异患者绝大部分无明显临床症状，极少数病例可出现症状，主要为转头动作使椎动脉受压导致管腔狭窄、闭塞致远段缺血而出现症状，即猎人弓综合征，又称旋转性椎动脉狭窄（闭塞）综合征（图 3-17、图 4-24）。

超声表现：正常椎动脉 V1 段走行过程是相对平直进入第六颈椎横突孔，因为无第七颈椎前结节的推挤（图 4-12、图 4-13A）。走行变异时，由于椎动脉在下位颈椎横突孔外走行，受到颈椎横突的推挤，在进入颈椎横突时，常有一定的倾斜角度，并且 V1 段常与颈总动脉伴行，距离较近。因此，相对于颈总动脉而言，走行变异的椎动脉在入横突孔前，纵切面从近段向远段扫查，可表现为"伴行 - 分离"现象，从远段向近段扫查，表现为"爬升 - 伴行"现象（图 4-13B、图 4-13C）。

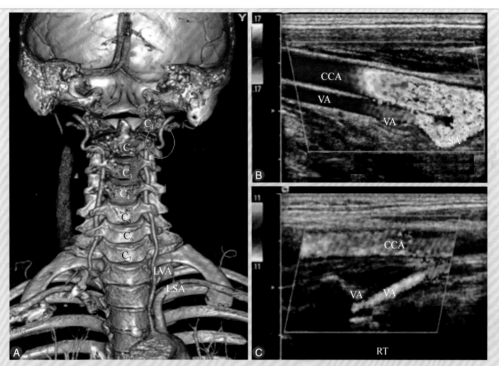

A. 左侧椎动脉走行变异 CTA 图：右侧椎动脉走行正常，经过 C₆ 横突孔上行；左侧椎动脉走行变异，经过 C₆ 横突前方进入 C₅ 横突孔上行，起源于主动脉弓；$C_1 \sim C_7$：第一颈椎至第七颈椎椎体；LVA：左侧椎动脉；LSA：左侧锁骨下动脉，注意图中橙色圆圈为第一颈椎和第二颈椎横突位置及椎动脉走行特点（与图 4-12 对照容易理解 $C_1 \sim C_2$ 节段椎动脉形成台阶的原因）。B. 右侧椎动脉走行变异超声声像图：右侧椎动脉近段与颈总动脉伴行，椎动脉起点位于锁骨下动脉近段靠近颈总动脉处。C. 进入横突孔前与颈总动脉存在伴行 - 分离或爬升 - 伴行现象。CCA：颈总动脉；VA：椎动脉。

图 4-13 椎动脉起源、起点变异

2. 重视这一现象（"爬升 - 伴行"现象）

由于椎动脉扫查时，多从 V2 段开始，逐渐向近段扫查，显示走行变异的椎动脉有一段爬升并靠近颈总动脉的现象，椎动脉 V1 段紧贴颈总动脉伴行，为了便于描述，笔者称之为"爬升 - 伴行"现象（图 4-13C）。

走行变异的椎动脉 V1 段常常与颈总动脉伴行，横切面显示椎动脉与颈总动脉间距较小，紧贴颈总动脉走行，而正常椎动脉与颈总动脉间距较宽（图 4-14）。

3. 椎动脉起点、起源异常

正常情况下，双侧椎动脉起于锁骨下动脉，右侧椎动脉起始段开口距锁骨下动脉与颈总动脉分叉处有一段距离（图 3-5）。

起点异常主要是指右侧椎动脉起点靠近锁骨下动脉起始部，有时起点靠近颈总动脉开口，容易被误认为椎动脉起源于颈总动脉（图 4-13B、图 4-15A），在极少情况下右侧颈总动脉、椎动脉、锁骨下动脉可分别起于无名动脉（图4-15B），左侧椎动脉起点可下移靠近锁骨下动脉起始部（图4-16）。

椎动脉起源变异是指椎动脉从非正常解剖部位发出，以左侧椎动脉起源于主动脉弓多见（图4-15C），偶见椎动脉起源于颈总动脉（图4-17）。

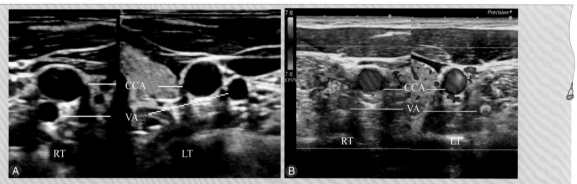

A.椎动脉走行变异时，横切面显示椎动脉与颈总动脉紧贴走行，间距较小；B.正常椎动脉与颈总动脉间距较大。CCA：颈总动脉；VA：椎动脉；RT：右侧；LT：左侧。

图4-14 走行变异椎动脉与正常走行椎动脉近段与颈总动脉间距对比

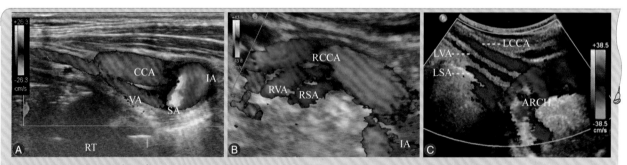

A.右侧椎动脉起点异常，靠近锁骨下动脉起始部；B.右侧颈总动脉、椎动脉和锁骨下动脉分别起源于无名动脉；C.左侧椎动脉起源于主动脉弓。CCA：颈总动脉；IA：无名动脉；SA：锁骨下动脉；VA：椎动脉；ARCH：主动脉弓。

图4-15 椎动脉起点、起源变异

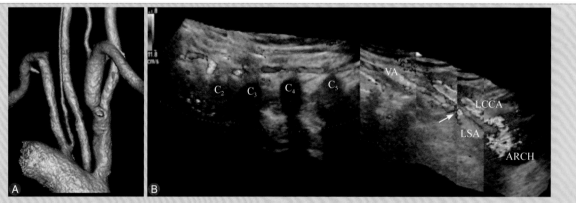

A.CTA显示左侧椎动脉起点下移，靠近锁骨下动脉根部；B.拼图显示左侧椎动脉走行变异，从C₅横突孔上行，从锁骨下动脉发出，但起点下移，靠近锁骨下动脉起始部（箭头）。LCCA：左侧颈总动脉；LSA：左侧锁骨下动脉；VA：椎动脉；ARCH：主动脉弓。

图4-16 左侧椎动脉起点变异

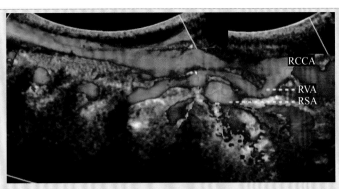

拼图显示：右侧椎动脉起源于右侧颈总动脉，右侧锁骨下动脉和颈总动脉分别起源于主动脉弓。

图4-17 右侧椎动脉起源异常

4. 临床意义

椎动脉走行变异在临床上比较常见，通过"爬升－伴行"现象可以快速发现变异的存在，然后确认椎动脉具体进入横突孔的位置，明确诊断并不困难。

椎动脉走行变异多不会引起明显的临床症状，临床和超声医师往往不重视，所以经常漏诊。然而，实际情况是，椎动脉的走行变异有重要的临床意义，因为走行变异的椎动脉常伴随起源或起点的异常，如右侧多伴随起点异常（图4-18、图4-19），左侧多伴有起源异常（图4-20、图4-21）。椎动脉走行变异而起源或起点尚正常的病例却很少见。

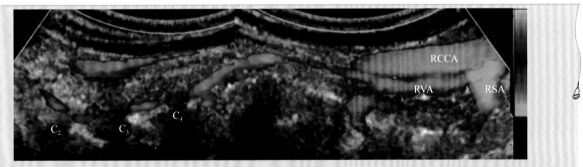

右侧椎动脉近段与右侧颈总动脉伴行，起点紧靠锁骨下动脉起始部，经C₄（第四颈椎）横突孔上行。C₂：第二颈椎横突；C₃：第三颈椎横突；C₄：第四颈椎横突；RCCA：右侧颈总动脉；RVA：右侧椎动脉；RSA：右侧锁骨下动脉。

图4-18 右侧椎动脉走行变异伴起点异常（1）

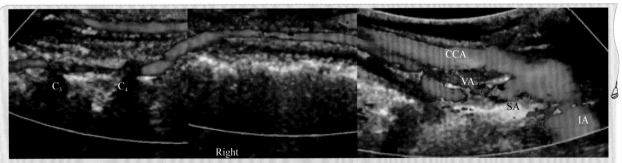

右侧椎动脉近段与颈总动脉伴行，起点靠近锁骨下动脉起始部（由于锁骨下动脉远段未清晰显示，某一切面看似椎动脉起于颈总动脉），经C₄（第四颈椎）横突孔上行。CCA：颈总动脉；VA：椎动脉；IA：无名动脉。

图4-19 右侧椎动脉走行变异伴起点异常（2）

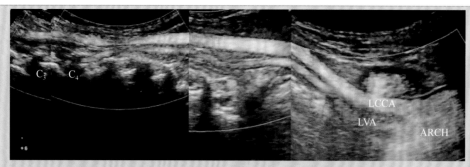

左侧椎动脉近段与颈总动脉伴行，起源于主动脉弓，经C₄（第四颈椎）横突孔上行。LCCA：左侧颈总动脉；ARCH：主动脉弓；LVA：左侧椎动脉。

图4-20　左侧椎动脉走行变异伴起源异常（1）

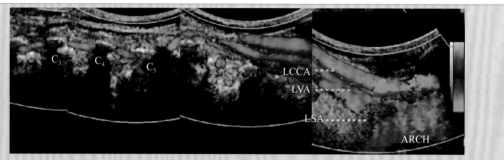

左侧椎动脉近段与颈总动脉伴行，起源于主动脉弓，经C₅（第五颈椎）横突孔上行。LCCA：左侧颈总动脉；LSA：左侧锁骨下动脉；ARCH：主动脉弓；LVA：左侧椎动脉。

图4-21　左侧椎动脉走行变异伴起源异常（2）

5. 双支变异

部分椎动脉近段呈双支变异（图4-22～图4-24），即椎动脉近段分为两支血管，并于高位椎间隙汇合，多表现为右侧椎动脉近段一支动脉起点及走行正常，另外一支起点异常伴走行变异，偶见两支起点均异常者；左侧椎动脉近段一支起点、起源及走行正常，另外一支走行变异伴起源异常。

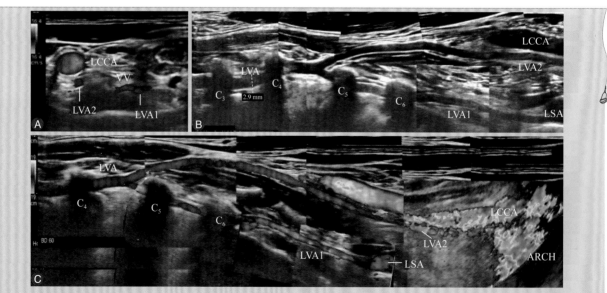

A. 横切面显示正常一支（LVA1）与椎静脉伴行，与颈总动脉间距较大，变异一支（LVA2）紧贴颈总动脉；B、C. 纵切面拼图显示一支起源及走行正常（LVA1），另外一支起源于主动脉弓伴走行变异（LVA2），两支于C₄～C₅椎间隙汇合。LCCA：左侧颈总动脉；ARCH：主动脉弓；LVA：左侧椎动脉。

图4-22　左侧椎动脉近段双支变异超声声像图

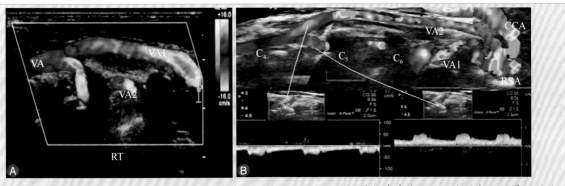

A. 两支于 $C_4 \sim C_5$ 椎间隙汇合；B. 拼图显示另一患者右侧椎动脉近段双支变异超声声像图：两支均起于锁骨下动脉，起点均靠近锁骨下动脉近段，一支（VA1）走行正常，一支（VA2）走行变异，两支于 $C_4 \sim C_5$ 椎间隙汇合，血流频谱显示正常。VA：椎动脉；CCA：颈总动脉；RSA：右侧锁骨下动脉。

图 4-23　右侧椎动脉近段双支变异超声声像图

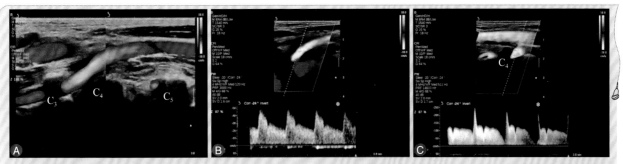

A. 右侧椎动脉经 C_3 横突孔上行；B. 正常体位下，椎动脉血流频谱及流速正常；C. 向右转头后，可见 C_4 横突挤压变异的椎动脉，导致椎动脉局部狭窄，狭窄处血流呈明亮花色改变，流速升高，PSV 接近 250 cm/s。

图 4-24　椎动脉走行变异伴猎人弓综合征表现

（图片来自微信公众号：华斌的超声世界，经张华斌教授同意后引用）

6. 横突的确认

通过椎动脉进入横突孔部位的"爬升 - 伴行"现象，多数情况下可以确认椎动脉走行变异，使用低频探头扫查显示起始段，可以明确变异的椎动脉起点及起源情况。难点是如何确定椎动脉入横突孔的位置。下面介绍几种比较实用的方法。

（1）近段颈椎横突的确认

解剖上第七颈椎的横突没有前结节，第六颈椎横突较大，形成颈动脉结节（图 4-25），根据这些特征，先确认第六颈椎、第七颈椎，往上横切或是纵切就比较容易确认上位颈椎数了。在纵切面显示椎动脉及横突切面，可以明确走行变异的椎动脉具体是从哪个颈椎横突孔进入的。

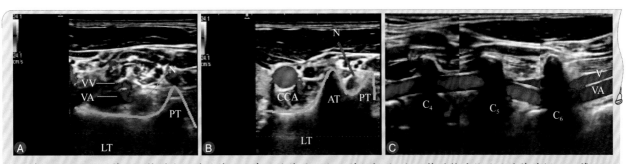

A. 横切面显示左侧第七颈椎横突无前结节，只有后结节（PT），神经根（N）及椎动静脉位于后结节前侧；B. 第六颈椎横突前结节（AT）与后结节（PT）显示清晰，前、后结节间可显示神经根（N）声像；C. 纵切面显示椎动脉、椎静脉一起伴行入第六颈椎横突孔上行，第六颈椎横突（C_6）较大。

图 4-25　近段颈椎横突的确认

（2）上位颈椎横突的确认

无论是CTA、DSA检查，还是MRA检查，如果仅显示椎动脉影像，无法明确椎动脉进入横突孔的位置。带骨CTA图像上，可以观察到$C_1 \sim C_2$椎间隙段的椎动脉走行有一个跳跃或爬升的台阶，这是由于第一颈椎横突孔的左右间距较第二颈椎横突孔的间距要宽一些，两者的横突孔位置并不在一条直线上（上下方向）（图4-13A中圆圈部分），因此椎动脉通过第二颈椎横突孔进入第一颈椎横突孔时，有一个向外走行的角度，或者有一个弯曲，因此出现"台阶"的现象（见图4-12、图4-13A中圆圈部位）。这个特征有助于确认第二颈椎横突的位置，确认第二颈椎横突后，再向下扫查辨认其他横突数就非常容易了。扫查时，使用低频探头更能清楚地显示椎动脉血流，以便更好地确认横突数。

（3）椎静脉对确认横突的意义

上述两种确认颈椎横突数的方法是相对比较可靠且准确的。当然，在实际工作中，还有其他一些确认横突数的方法，比如，椎静脉大部分时候是同椎动脉一起经过第六颈椎横突孔上行的（图4-26A），如果椎静脉经过第六颈椎横突孔，利用这个特征也可以帮助确认颈椎横突。但是这个方法并不经常可靠，因为实际情况是很多个体的椎静脉或分支静脉是通过上位椎间隙或横突孔走行的（图4-26B、图4-26C），这个方法只能偶尔使用，没有前两种方法准确。

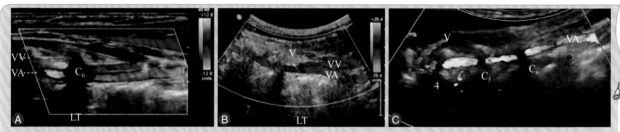

A.左侧椎动脉、椎静脉伴行经过第六颈椎横突孔；B.左侧椎静脉为多支，其中一支经过$C_5 \sim C_6$椎间隙向近心端走行；C.椎静脉经过$C_3 \sim C_4$椎间隙向近心端走行。

图4-26　椎静脉走行正常与变异超声声像图

7. 扫查注意事项

椎动脉变异时，在不发生病变的情况下，临床意义并不大，但对于要进行颈部手术操作时，术前明确椎动脉存在变异，可以提醒临床操作中注意并保护可能会损伤的血管。如果锁骨下动脉及无名动脉起始段有明显狭窄，但椎动脉未出现窃血征象时，需要注意椎动脉可能存在起源变异情况，尤其是未能直接显示病变部位，更不能仅依靠椎动脉血流及频谱改变而认为锁骨下动脉及无名动脉无病变存在。完整扫查显示椎动脉和锁骨下动脉才能明确实际情况。

椎动脉走行变异多伴随起点和起源异常，仔细扫查起始段，可以明确真实的解剖情况。另外，部分走行变异的椎动脉，进入横突孔的位置较高，而且有时变异的椎动脉内径较细，可能在低位横突间找不到椎动脉影像，不要轻易认为椎动脉缺如，可以在横切面上颈总动脉周围寻找变异的椎动脉，使用彩色血流可能更容易发现目标血管（图4-27）。

超声扫查对椎动脉近段变异的检出有一定的优势，但对椎动脉颅内段的变异却不能很好地显示，如远段椎动脉发育不良、未与对侧汇合或开窗变异等，以及Willis环发育不良导致显示不完整，MRA、CTA、DSA检查更有优势（图4-28、图3-19、图3-20）。

颈动脉和椎动脉变异，除了上面提及的变异，肯定还有其他的变异存在。正常情况下，多没有重要的临床意义，但是清晰地显示、明确变异的存在，会让操作者和被诊断者及临床医师都更加放心。

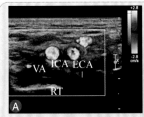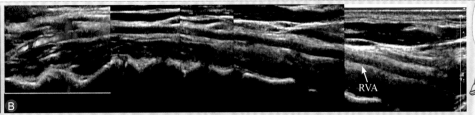

A.右侧椎动脉低位横突间未见椎动脉影像，横切显示椎动脉靠近颈总动脉，持续向上扫查，于颈内、颈外动脉分叉水平以上仍然可以见到未入横突孔的椎动脉；B.长轴切面显示高位走行变异的椎动脉，内径较细。本例椎动脉经过$C_1 \sim C_2$椎间隙入C_1横突上行。ICA：颈内动脉；ECA：颈外动脉；VA：椎动脉；RT：右侧。

图4-27 椎动脉高位走行变异

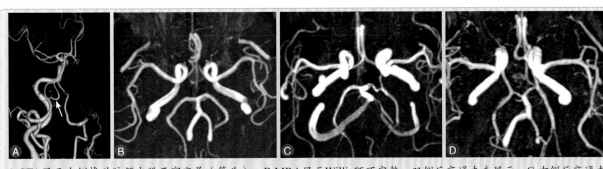

A.CTA显示左侧椎动脉颅内段开窗变异（箭头）；B.MRA显示Willis环不完整，双侧后交通支未显示；C.右侧后交通支未显示；D.右侧大脑前动脉A1段缺如。

图4-28 颅内段动脉血管变异

三、颈动脉粥样硬化斑块超声评估

动脉粥样硬化（atherosclerosis，AS）是多因素共同作用的一种慢性、渐进性血管疾病。从内皮细胞的损伤开始，逐渐出现内中膜脂质沉积，致内中膜不均匀增厚及斑块形成。

1.超声表现

内中膜局部不光滑，出现连续性中断，层次结构不清，内中膜不均匀增厚，1.0 mm≤IMT<1.5 mm提示内中膜增厚（图4-29A）。

2.斑块的界定

局部IMT≥1.5 mm，或局限性IMT增厚超过周边IMT的50%，定义为动脉粥样硬化斑块形成（图4-29B、图4-29C）。

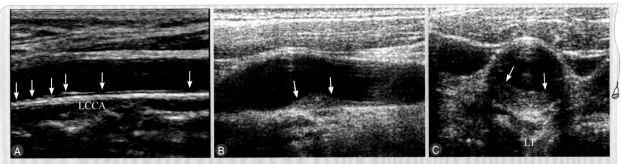

A.动脉粥样硬化早期，内中膜局部不光滑、连续性中断（箭头）；B、C.粥样硬化斑块形成，斑块处局部内中膜层次结构模糊，可见增厚的斑块附着管壁（箭头）。

图4-29 动脉粥样硬化声像图

3. 斑块的声学特征评估

均质性回声：斑块内部回声均匀一致（图4-30）。

斑块回声与血管壁及周边组织回声对比分为以下几类。①低回声斑块：斑块内回声低于周边组织回声；②等回声斑块：斑块内回声与周边组织回声基本一致；③强回声斑块：斑块内回声明显高于周边组织回声，部分后方伴声影。

不均质回声斑块（混合斑块）：斑块内有20%以上的回声不一致即可确定为不均质回声斑块（图4-30）。

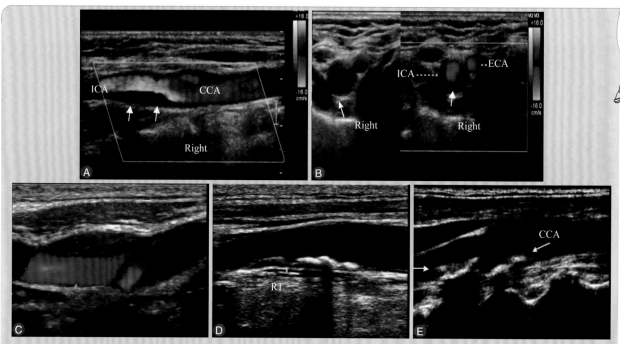

A、B.低回声斑块，二维图像不易清晰显示斑块结构，彩色多普勒血流模式下有助于斑块（箭头）的确认；C.等回声斑块；D.强回声斑块，斑块局部后方伴声影；E.不均质回声斑块，斑块内回声不均匀（箭头）。CCA：颈总动脉；ICA：颈内动脉；ECA：颈外动脉。

图 4-30 不同回声斑块声像图

4. 斑块的形态学特征评估

规则斑块：斑块为扁平形，形态规则，表面纤维帽完整，如扁平斑块（图4-31A）。

不规则斑块：斑块表面不光滑，形态不规则，纤维帽不完整，有溃疡斑块和非溃疡斑块（图4-31B）。

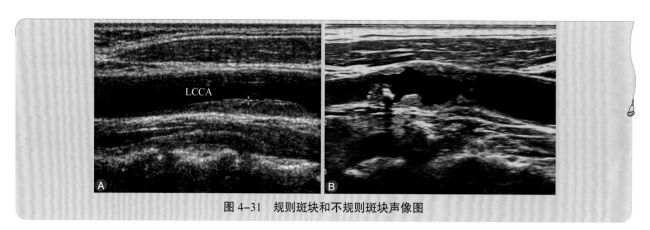

图 4-31 规则斑块和不规则斑块声像图

溃疡斑块：斑块表面纤维帽破裂、不连续，形成"火山口"征，CDFI显示血流向斑块溃疡内灌注（图4-32、图4-33）。

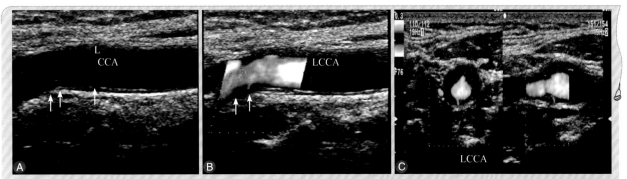

A.左侧颈内动脉近段低回声斑块，斑块较小（箭头），二维图像无法准确评估斑块表面情况；B、C.彩色血流纵横切面显示，斑块局部纤维帽破裂，可见血流流入。CCA：颈总动脉。

图4-32 较小的溃疡斑块声像图

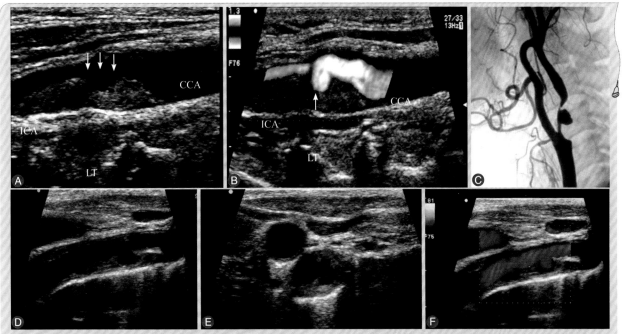

A.左侧颈动脉分叉处延伸至颈内动脉球部等回声斑块，斑块表面纤维帽不完整，形成溃疡（箭头）；B.溃疡内可见血流流入（箭头）；C.DSA显示溃疡斑块，溃疡内造影剂填充；D.颈内动脉近段等回声斑块，斑块局部纤维帽不完整，形成典型的口小底大溃疡；D、E.纵、横切面均可见斑块溃疡；F.血流显示溃疡内血流流入。CCA：颈总动脉；ICA：颈内动脉。

图4-33 较大的溃疡斑块声像图

扫查注意事项：对溃疡斑块的超声诊断，应当谨慎，多切面扫查并结合血流显示帮助判断。尤其一些小的溃疡斑块，超声并不能完全显示，而且斑块的偏心性分布，超声多数是以二维平面显示，这样一些小的溃疡会被遗漏。部分斑块表面不规则与溃疡有时无法鉴别，或相邻斑块与溃疡斑块混淆等，都给溃疡斑块的诊断带来挑战。

溃疡斑块是斑块纤维帽局部缺损，多表现为口小底大的缺损，如果将缺损的纤维帽用线条补上，斑块表现为一完整纤维帽，而相邻斑块是两个斑块靠近，各自斑块表面纤维帽相对完整，斑块间凹陷为口大底小表现（图4-34）。

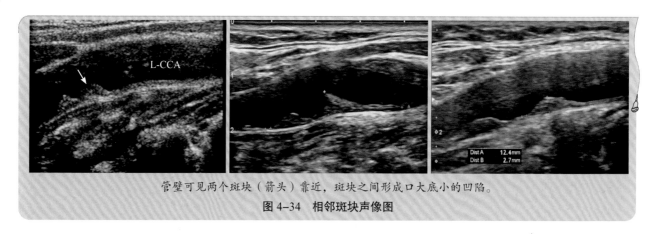

管壁可见两个斑块（箭头）靠近，斑块之间形成口大底小的凹陷。

图4-34　相邻斑块声像图

5. 斑块的易损性评估

易损性评估可通过斑块的形态学、内部回声、表面纤维帽的完整性及内部是否有溃疡、出血、新生血管等信息进行综合分析判断。

易损性斑块：斑块纤维帽薄且不完整，脂质核心大且回声低（图4-35），斑块局部纤维帽破裂伴血栓形成（图4-36、图4-37），斑块内有溃疡、出血、新生血管（图4-33、图4-39）等。

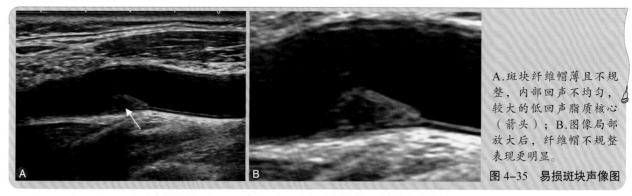

A.斑块纤维帽薄且不规整，内部回声不均匀，较大的低回声脂质核心（箭头）；B.图像局部放大后，纤维帽不规整表现更明显。

图4-35　易损斑块声像图

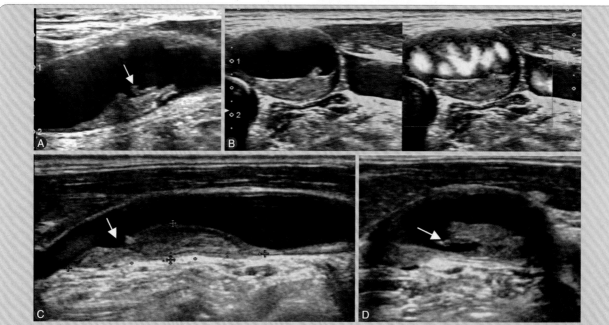

A、B.纵、横切面显示斑块局部纤维帽不规则、不连续，表面可见较小附壁血栓随血流飘动（箭头）；C.纵切面显示斑块上肩部局部纤维帽不连续（箭头）；D.横切面显示斑块局部破裂（箭头）。

图4-36　易损斑块声像图表现

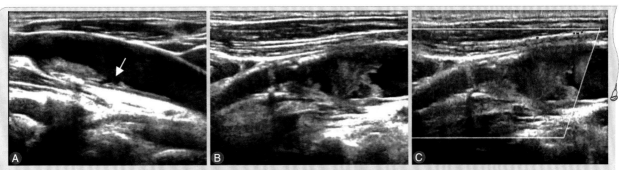

A.可见颈总动脉远段斑块下肩部局部破裂，纤维帽不完整（箭头）；B、C.颈内动脉血栓形成致管腔闭塞，可能是斑块破裂引起的，闭塞段颈内动脉无血流。

图4-37 脑卒中2周患者，复查颈动脉超声（斑块破裂）

6.超声造影对斑块内新生血管的评估

常规超声偶尔可见斑块内血流显示（图4-38），大部分时候不能显示斑块内血流信息。虽然SMI对斑块内新生血管显示有帮助，但没有超声造影结果准确。

超声造影可以比较可靠地显示斑块内新生血管的有无及分布情况（图4-39）。

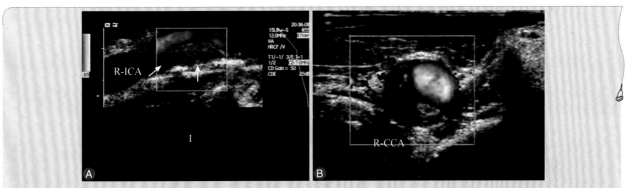

A.能量血流显示右侧颈内动脉球部斑块基底部可见点状血流（箭头）；B.能量血流显示颈总动脉内斑块局部可见少许点状血流。R-ICA：右侧颈内动脉；R-CCA：右侧颈总动脉。

图4-38 常规超声显示斑块内血流信息

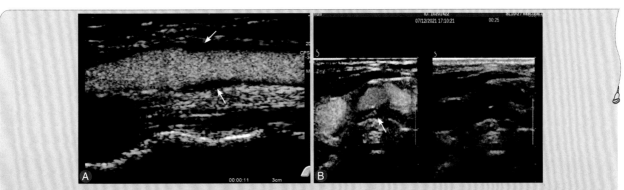

A.超声造影显示颈总动脉远段后内侧、前外侧壁扁平斑块内无明显造影剂显示（箭头）；B.颈内动脉球部斑块内可见造影剂显示（箭头），确定斑块内存在新生血管。

图4-39 超声造影评估斑块内新生血管

7.斑块的测量

绝大部分斑块是偏心性，位于管壁一侧，因此对于斑块的测量，长轴切面显示斑块最长切面，测量斑块最大长径，横切面显示斑块最厚处，测量斑块最大厚径。

8. 斑块定位

以动脉血管解剖为基础，将动脉管腔横切显示分为前、后、内、外、前内、前外、后内、后外侧壁进行斑块定位。超声图像上斑块位置与实际解剖有一定的差别（图4-40）。

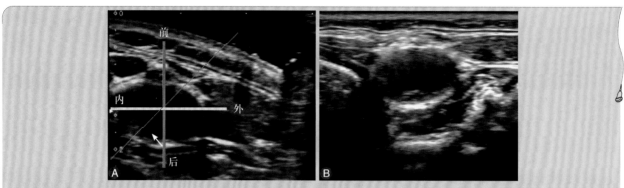

A.左侧颈动脉分叉处扫查，前外侧涂大量耦合剂，横切面显示颈动脉前后、内外侧管壁，斑块（箭头）位于管壁后内侧壁，实际扫查时声束是从前外向后内侧扫查（细线段所示）；B.得到的超声图像上"前、后壁"是实际解剖的前外、后内侧壁。因此，在实际扫查过程中，定位斑块需要熟悉超声图像与实际解剖的差别，以便准确描述斑块位置。

图4-40 颈动脉超声图像与实际动脉解剖

在《头颈部血管超声若干问题的专家共识》中，以甲状腺的上下极为界，颈总动脉分为近段、中段、远段（图4-41A）。对颈动脉分叉及球部解剖也做了相应解释（图4-41B）。

在超声扫查中，对颈动脉斑块的描述应该确定部位、斑块大小、回声、形态等。例如，颈动脉分叉处后内侧壁可见13.3 mm×2.6 mm等回声扁平斑块或不均质回声不规则斑块。通过以上描述，可以明确斑块的部位及大小、回声、形态学改变，有助于临床针对不同的斑块采取合适而细化的干预措施。

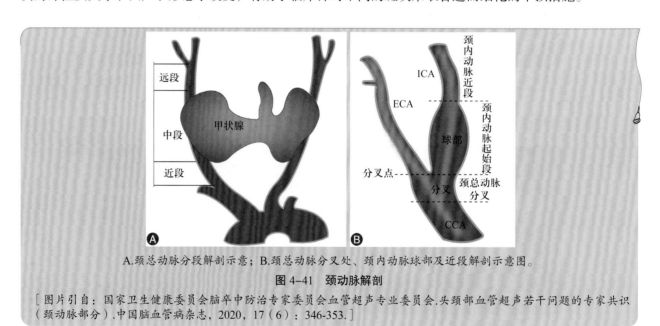

A.颈总动脉分段解剖示意；B.颈总动脉分叉处、颈内动脉球部及近段解剖示意图。

图4-41 颈动脉解剖

[图片引自：国家卫生健康委员会脑卒中防治专家委员会血管超声专业委员会.头颈部血管超声若干问题的专家共识（颈动脉部分）.中国脑血管病杂志，2020，17（6）：346-353.]

四、颈部动脉狭窄、闭塞后侧支循环表现

颈部动脉狭窄、闭塞在临床上非常常见，超声通过病变处的直接征象及病变近段、远段血流动力学改变的间接征象综合分析，进行病变的诊断。侧支循环作为重度狭窄及闭塞病变后的间接征象，除了提示病变的存在，还有助于分析理解血流动力学。

1.头颈部可能存在的侧支吻合

Willis环将双侧前循环及前、后循环联系起来，双侧颈外动脉之间，颈内、颈外动脉间，颈外动脉与椎动脉、锁骨下动脉之间，椎动脉与锁骨下动脉分支间存在很多潜在的侧支吻合（图4-42、图4-43A），将颅内、颅外，以及中线两侧联系为一整体，保证缺血后的部分血流代偿。

2. 颈总动脉重度狭窄、闭塞后的主要侧支表现（图4-43B、图4-44～图4-46）

①病变侧颈外动脉逆向→颈内动脉；②病变侧颈外动脉分支→眼动脉→颈内动脉远段（颅内-颅外侧支开放，不一定发生）；③颅内病变侧大脑后动脉→后交通支→病变侧大脑中动脉（后交通支开放）；④颅内健侧大脑前动脉→前交通支→病变侧大脑中动脉（前交通支开放）。

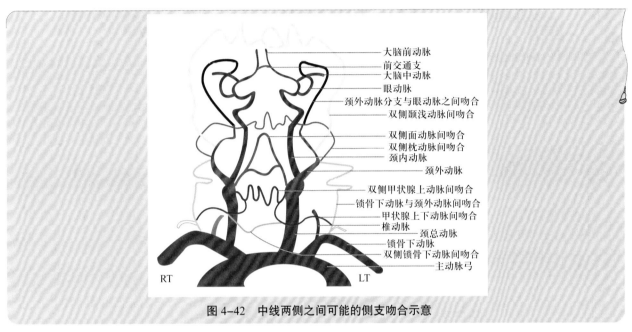

图 4-42　中线两侧之间可能的侧支吻合示意

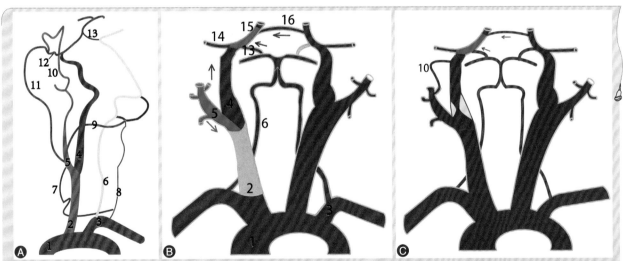

A.前后循环间，颅内、颅外动脉间可能的主要侧支吻合示意图；B.颈总动脉重度狭窄、闭塞后主要侧支血流示意图（颈总动脉闭塞后，主要侧支有颈外动脉逆向灌注颈内动脉的血流、通过前交通支来源于对侧前循环的血流、通过后交通支来源于后循环的血流）；C.颈内动脉重度狭窄、闭塞后的侧支血流示意图（颈内动脉重度狭窄后，侧支主要有通过眼动脉来源于颈外动脉的血流，以及通过前、后交通支来源于前循环及后循环的血流）。1：主动脉弓；2：颈总动脉；3：锁骨下动脉；4：颈内动脉；5：颈外动脉；6：椎动脉；7：颈外动脉分支与锁骨下动脉分支间吻合；8：锁骨下动脉分支与椎动脉远段间吻合；9：颈外动脉分支与椎动脉分支（枕动脉）间吻合；10、11：颈外动脉分支与眼动脉间吻合；12：眼动脉；13：后交通支连接前、后循环；14：大脑中动脉；15：大脑前动脉；16：前交通支。箭头为血流方向。

图 4-43　前后循环间，颅内、颅外动脉间侧支吻合以及颈总、颈内动脉狭窄、闭塞后主要侧支示意

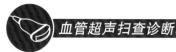

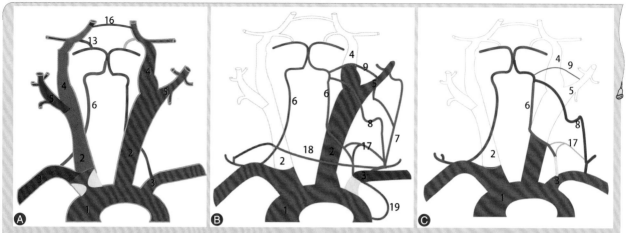

A.无名动脉重度狭窄示意图（无名动脉重度狭窄或闭塞后，主要侧支可能有锁骨下动脉窃血，其来源于健侧椎动脉的侧支血流，通过前、后交通支来源于健侧前循环和同侧后循环的血流，颈外动脉血流可来源于对侧颈外动脉及同侧椎动脉的侧支血流）；B.锁骨下动脉近段重度狭窄、闭塞后的侧支示意图（锁骨下动脉重度狭窄、闭塞后，侧支血流主要通过锁骨下动脉窃血来源于健侧椎动脉、同侧颈外动脉及对侧锁骨下动脉等）；17：锁骨下动脉近段分支与椎动脉近段间侧支；18：双侧锁骨下动脉分支间侧支；19：通过胸廓内动脉（内乳动脉）来源于下肢及肋间动脉的侧支血流，无名动脉狭窄、闭塞时，该侧支也可存在，结合图2-37更容易理解）；C.椎动脉近段重度狭窄或闭塞后的侧支示意图（结合图4-43A阅读）。

图4-44 无名动脉、锁骨下动脉、椎动脉近段狭窄、闭塞后主要侧支吻合示意

颈外动脉潜在血流来源有对侧颈外动脉分支、同侧锁骨下动脉、椎动脉分支间吻合，血流充足时，颅内-颅外侧支可开放（血流不充足时，该侧支不会开放）。

3. 颈内动脉重度狭窄、闭塞后的主要侧支表现（图4-43C、图4-45）

参照颈总动脉重度狭窄、闭塞后侧支，颈外动脉逆向灌注颈内动脉的侧支通路中断，其余侧支可存在；颅内-颅外侧支是否形成，与病变位于眼动脉前后有关；如果颈内动脉病变段位于眼动脉发出前，颅内-颅外侧支可形成，如果颈内动脉病变段超过眼动脉发出后，颅内-颅外侧支途径中断；如果闭塞段累及大脑中动脉，颅内、颅外主要侧支均中断，可能仅有部分脑膜支之间的侧支存在，超声无法显示，主要通过DSA观察（图4-47）。

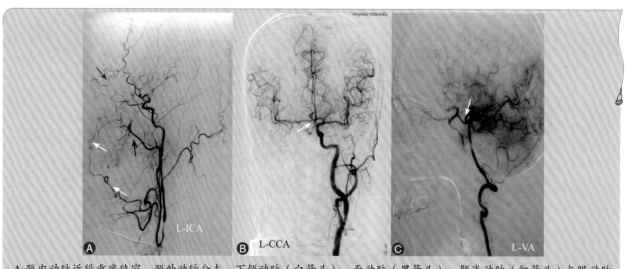

A.颈内动脉近段重度狭窄，颈外动脉分支：下颌动脉（白箭头）、面动脉（黑箭头）、颞浅动脉（红箭头）与眼动脉（橙箭头）间形成侧支，向颈内动脉远段供血；B.右侧颈动脉病变，颅内前交通支开放（箭头），左侧前循环血流通过前交通支向右侧大脑中动脉及前动脉供血；C.显示左侧颈动脉病变，颅内左侧后交通支开放（箭头），后循环血流通过后交通支向前循环供血。

图4-45 DSA显示颈内动脉重度狭窄后的主要侧支循环

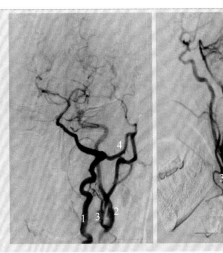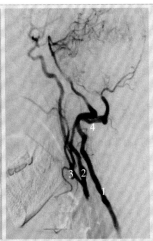

经左侧椎动脉（1）推注造影剂，显示左侧椎动脉血流经侧支（4）递向灌注颈外动脉近段（3）及颈内动脉（2）。

图 4-46 DSA 显示左侧颈总动脉闭塞，椎动脉与颈外动脉之间形成侧支

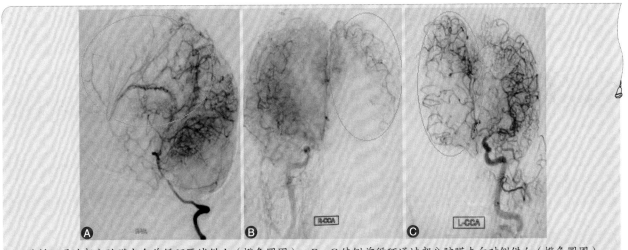

A.后循环通过部分脑膜支向前循环区域供血（橙色圆圈）；B、C.健侧前循环通过部分脑膜支向对侧供血（橙色圆圈）。

图 4-47 DSA 显示脑膜支侧支循环表现

4. 颈外动脉重度狭窄、闭塞后的主要侧支表现（图 4-42、图 4-43A、图 4-46、图 4-48A）

①病变侧椎动脉→颈部肌支→颈外动脉；②病变侧锁骨下动脉分支→枕动脉→颈外动脉；③病变侧甲状腺下动脉→甲状腺上动脉→颈外动脉；④健侧颈外动脉分支→病变侧颈外动脉分支→颈外动脉。

颈外动脉间吻合支有：①双侧颞浅动脉间吻合；②双侧枕动脉间吻合；③双侧面动脉间吻合；④双侧甲状腺上动脉间吻合等。

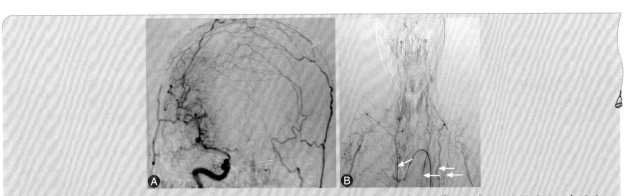

A.双侧颈外动脉分支（颞浅动脉为主）间侧支吻合（圆圈）；B.主动脉弓上多根血管严重病变，主动脉弓下来源的血流向弓上动脉供血（箭头）。

图 4-48 DSA 显示双侧颈外动脉间侧支吻合，主动脉弓下血流供血弓上动脉

5. 无名动脉重度狭窄、闭塞后的主要侧支表现（图 4-44A）

①可有颈总动脉重度狭窄、闭塞后的侧支表现；②健侧椎动脉→病变侧椎动脉→病变侧锁骨下动脉、颈总动脉；③健侧锁骨下动脉分支→颈部肌支→病变侧锁骨下动脉；④病变侧肋间动脉、腹壁下动脉→内乳动脉→病变侧锁骨下动脉（图2-36、图2-37）；⑤若情况允许，颅内前后循环血流通过前后交通支经颈内动脉逆向灌注锁骨下动脉，但这条途径血流有限，一般不会发生，除非颅内侧支血流丰富，而颅外供应锁骨下动脉的血流较少，可能会发生。

6. 锁骨下动脉重度狭窄、闭塞后的主要侧支表现（图 4-44B、图 4-48B、图 4-49）

①健侧椎动脉→病变侧椎动脉→病变侧锁骨下动脉（经典窃血途径）；②病变侧颈外动脉→颈部肌支→椎动脉→病变侧锁骨下动脉；③健侧锁骨下动脉分支→颈部肌支→病变侧锁骨下动脉；④病变侧肋间动脉、腹壁下动脉→内乳动脉→病变侧锁骨下动脉；⑤健侧颈外动脉分支→病变侧锁骨下动脉；⑥甲状腺上动脉（同侧、对侧）→甲状腺下动脉→病变侧锁骨下动脉。

7. 椎动脉近段重度狭窄、闭塞后的主要侧支表现（图 4-44C、图 4-49D、图 4-50）

①病变侧锁骨下动脉分支（颈深动脉、升动脉）→椎动脉；②病变侧颈外动脉→颈部肌支（枕动脉）→椎动脉；③如果病变侧椎动脉近段没有明显侧支血流，健侧椎动脉血流逆向灌注病变侧椎动脉。

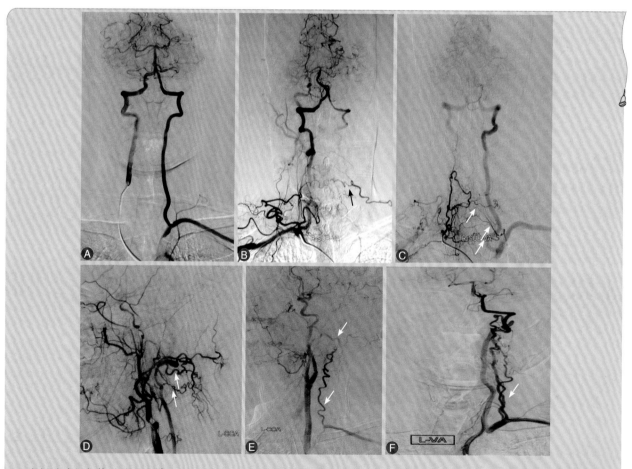

A.右侧（健侧）椎动脉逆向灌注左侧（病变侧）椎动脉及锁骨下动脉——经典窃血途径；B、C.健侧锁骨下动脉分支与病变侧锁骨下动脉分支间形成侧支（箭头）；D.病变侧颈外动脉与椎动脉间形成侧支（箭头）；E.病变侧颈外动脉分支与病变侧锁骨下动脉分支间形成侧支（箭头）；F.左侧椎动脉起源于主动脉弓，左侧椎动脉与左侧锁骨下动脉间形成侧支（箭头）。

图 4-49　DSA 显示左侧锁骨下动脉近段重度狭窄、闭塞后的侧支循环

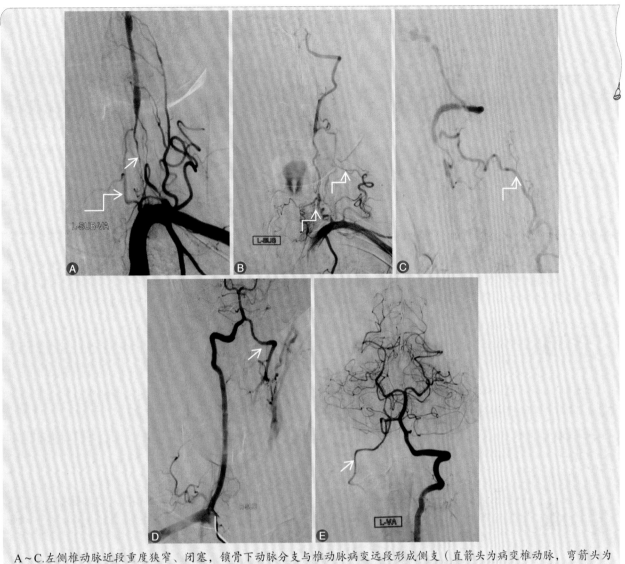

A~C.左侧椎动脉近段重度狭窄、闭塞，锁骨下动脉分支与椎动脉病变远段形成侧支（直箭头为病变椎动脉，弯箭头为侧支）；D、E.椎动脉近段病变，健侧椎动脉血流逆向灌注病变侧椎动脉（箭头）。

图 4-50　DSA 显示椎动脉近段重度狭窄、闭塞后的侧支循环

8. 注意事项

颈部动脉重度狭窄、闭塞，不同病变部位，可有相同的侧支路径，也有不同的侧支路径。需要满足侧支形成的基本条件（侧支汇入点近段主干动脉存在明显狭窄、闭塞；侧支路径通畅；供血动脉血流充足；受血动脉远段通畅），才有可能形成侧支血流。

上述部分侧支吻合是潜在的侧支路径，在实际病变中，可能某一条或几条侧支出现，甚至不出现明显侧支。

CDU对于侧支的直接观察，多数情况下仅可直接显示部分侧支局部血流表现，很多时候，只能通过病变远段侧支汇入部位的逆向血流观察到侧支表现。通过对部分主要侧支的了解并熟悉，可以更好地理解病变后的血流动力学改变及解释超声表现。

侧支的路径的完整显示，首选DSA检查，其显示更直观且准确。虽然CTA、MRA也可显示部分侧支循环路径，但是有时效果不如DSA。

五、颈部动脉狭窄、闭塞性病变

（一）概述

1. 颈动脉狭窄

原因：动脉粥样硬化是颈动脉狭窄最常见的原因，而血栓、动脉炎、肌纤维发育不良，以及膜性狭窄等也是造成狭窄的原因。

临床表现：轻度、中度狭窄可无明显临床表现，重度狭窄或闭塞时，可引起颅内缺血而出现相应的临床表现，如头晕、偏瘫、失语、肢体活动障碍等。

超声表现如下。

（1）直接表现

管壁斑块或血栓附着致管腔残余内径有不同程度的变细。

狭窄处，血流束变细，轻度狭窄时，狭窄段血流色彩变化可不明显，中度、重度狭窄时，狭窄段血流色彩呈明亮花色改变。

狭窄处血流流速呈不同程度的升高，随着狭窄程度的增加，流速升高更加明显。接近闭塞时的狭窄，血流流速升高可能不明显；长段、多节段狭窄，流速升高程度可与狭窄程度不符。

（2）间接表现

轻度、中度狭窄时，狭窄近段、远段血流动力学改变可不明显；重度狭窄时，狭窄近段流速降低，阻力升高，远段流速降低，血流频谱加速时间延长，收缩期波峰圆钝，呈小慢波改变，随着狭窄程度加重，血流动力学改变更加明显。

轻度和中度狭窄，无明显侧支循环表现；重度狭窄及闭塞，侧支循环途径通畅时，远段都有可能形成侧支循环。

2. 颈动脉闭塞

原因：多为血栓形成，可在狭窄的基础上合并血栓，也可为斑块破裂引起血栓形成或动脉栓塞等。

直接表现：闭塞时，管腔内可见低、混合回声充填，闭塞段管腔内无血流显示，病程较长者，管腔变细。

间接表现：闭塞近段流速降低，阻力升高，闭塞远段流速降低，血流频谱加速时间延长，收缩期波峰圆钝，呈小慢波改变。

病变远段侧支路径通畅者，理论上都可形成侧支。

颈动脉闭塞多为节段性闭塞。病变范围较大者，可表现为颈总动脉闭塞，累及颈内、颈外动脉，甚至大脑中动脉等。

颈动脉中度、重度狭窄的鉴别：重度狭窄时，狭窄近段血流频谱呈现高阻力型波形改变，狭窄远段阻力指数明显降低或相对降低，血流频谱呈峰时延长的小慢波波形改变，远段多伴有侧支开放；中度狭窄时，多无上述特征性血流频谱形态及阻力指数改变，远段一般无侧支开放。

（二）颈总动脉狭窄、闭塞

1. 病例分享

病例分享见图4-51～图4-59。

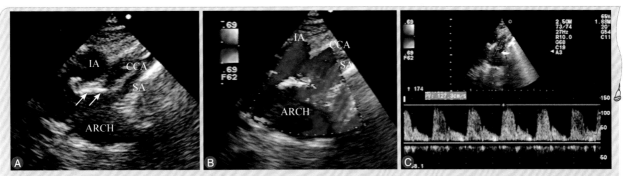

A.狭窄处低强回声斑块（箭头）附着管壁；B.狭窄处局部血流充盈缺损，血流束变细，局部呈花色血流改变（箭头）；C.狭窄处血流频谱形态基本正常，流速为127 cm/s，狭窄远段血流动力学无明显改变。IA：无名动脉；CCA：颈总动脉；SA：锁骨下动脉；ARCH：主动脉弓。

图4-51 左侧颈总动脉起始段轻度狭窄

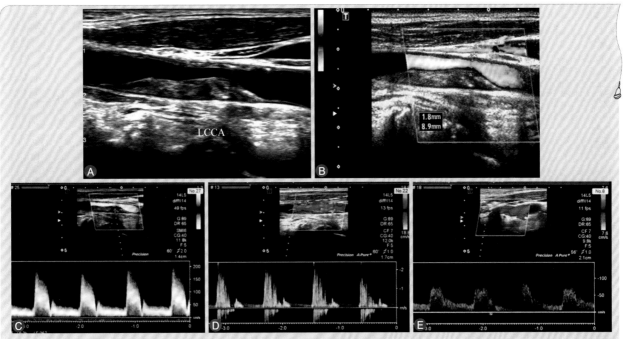

A.狭窄处等回声斑块附着管壁；B.狭窄处局部血流充盈缺损，血流束变细，局部呈花色血流改变；C.狭窄处血流频谱形态基本正常，流速升高接近200 cm/s；D.狭窄即后段血流频谱形态异常，频谱呈毛刺样改变，可见反向血流成分；E.狭窄近段和远段血流频谱形态基本正常，远段（颈内动脉）血流频谱显示收缩期加速时间尚正常。

图4-52 左侧颈总动脉（LCCA）中段中度狭窄

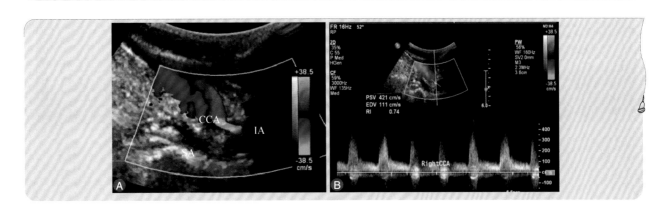

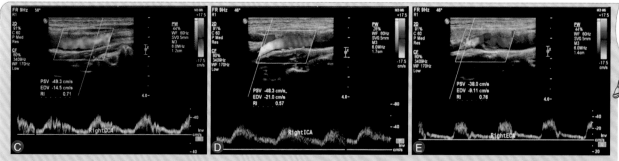

A.右侧颈总动脉（CCA）起始段狭窄处血流束变细，血流呈明亮花色改变；B.狭窄处流速升高，PSV为421 cm/s；C~E：CCA远段、ICA、ECA血流流速降低，频谱收缩期峰时后延。

图4-53　右侧颈总动脉起始段重度狭窄

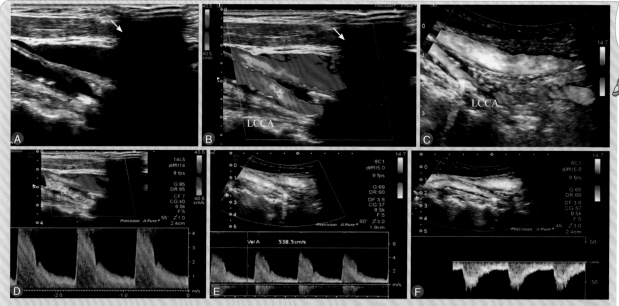

A、B.狭窄处不均回声不规则斑块附着管壁（红箭头），鼻咽癌局部淋巴结转移放疗后颈部僵硬，局部皮肤放疗损伤处大片声影（白箭头），影响局部目标血管显示；C.低频探头改变扫查切面，狭窄处局部血流充盈缺损，血流束变细，局部呈花色血流改变；D、E.狭窄处流速升高，流速大于400 cm/s；F.狭窄远段血流频谱峰时后延。

图4-54　右侧颈总动脉中段重度狭窄（动脉粥样硬化合并放疗损伤可能）

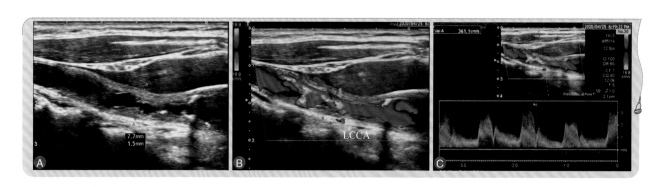

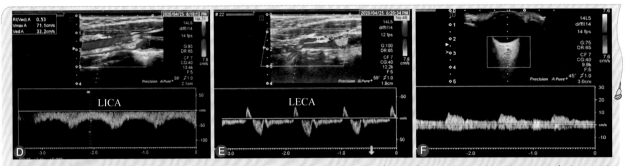

A.左侧颈总动脉中段管壁弥漫性增厚，表面不规则，局部伴钙化；B.狭窄处局部血流充盈缺损，长段血流束变细，局部呈明亮花色血流改变；C.狭窄处流速近350 cm/s，狭窄近段流速降低，阻力升高；D.狭窄远段颈总动脉、颈内动脉流速降低，收缩期加速时间延长，波峰变圆钝，呈小慢波改变；E.颈外动脉血流流速降低，收缩早期血流反向，收缩中晚期及舒张期血流正向；F.病变侧眼动脉血流流速降低，方向正常，提示颅内-颅外侧支未开放。

图4-55　左侧颈总动脉中段重度狭窄（大动脉炎）

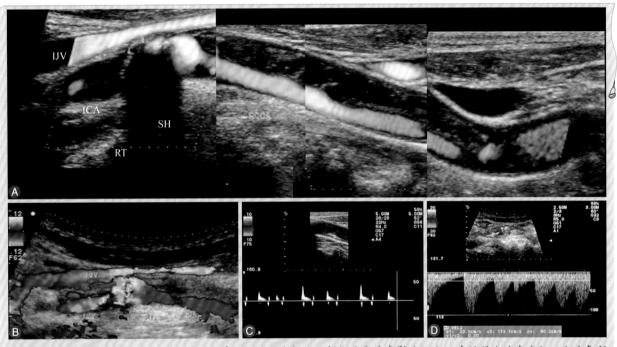

A.颈总动脉中、远段管壁见大范围斑块附着，远段斑块钙化，钙化后方伴声影（SH）；中远段血流束变细，血流色彩暗淡，钙化处血流显示不清，颈内动脉近段可见细条状暗淡血流。B.低频探头扫查颈内动脉血流显示稍好。C.颈总动脉内血流流速降低，阻力明显升高，舒张期无明显前向血流，提示远段阻力增大。D.颈内动脉血流流速稍增高（PSV为113 cm/s），频谱形态异常，狭窄较重，狭窄处流速升高不明显。IJV：颈内静脉；ICA：颈内动脉。

图4-56　右侧颈总动脉远段重度狭窄（近闭塞）

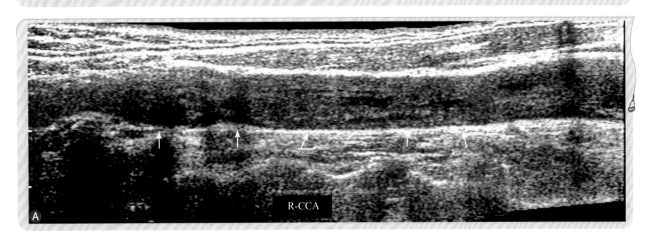

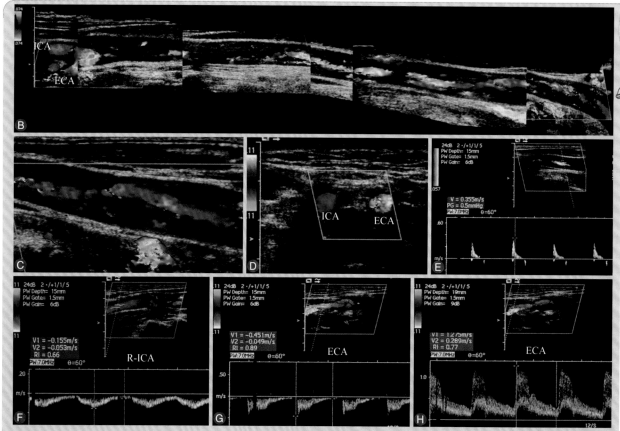

A.右侧颈总动脉管腔内充填低回声，其内可见裂隙样低无回声区域；B、C.管腔内血流束变细、走行迂曲，血流色彩暗淡，局部血流呈花色改变；D.颈外动脉内血流呈双色血流改变，可见小部分正向血流和大部分反向血流混合显示，颈内动脉血流色彩暗淡；E.颈总动脉中段流速降低，流速为15～40 cm/s，频谱呈高阻改变，频谱持续时间较短，舒张期可有短暂反向血流；F.颈内动脉血流流速降低，频谱呈小慢波改变；G、H.颈外动脉可采集到低速高阻前向血流频谱和流速相对增快的逆向血流频谱（由于颈总动脉长段狭窄，仍然有少量前向血流，部分颈总动脉血流可流入颈外动脉，沿颈外动脉管壁一侧流向远段，而颈外动脉大部分血流作为侧支逆向灌注颈内动脉）。CCA：颈总动脉；ICA：颈内动脉；ECA：颈外动脉。

图4-57　右侧颈总动脉弥漫性长段狭窄（血栓形成，闭塞后再通）

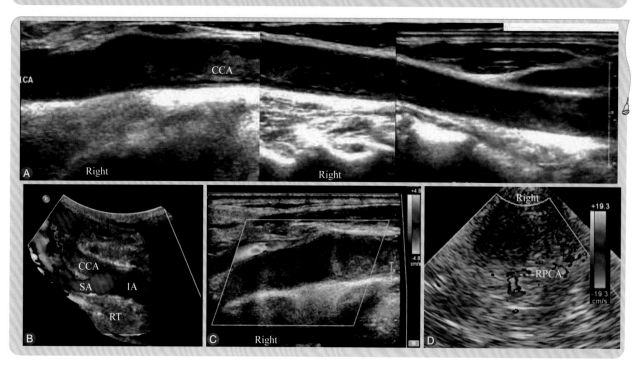

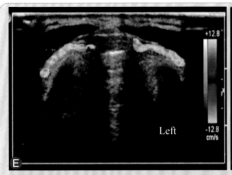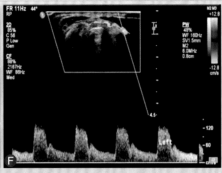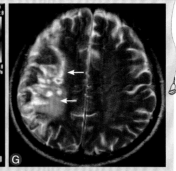

A.颈总动脉、颈内动脉近段低回声血栓充填管腔；B、C.闭塞段管腔内无血流显示，颈部动脉扫查无法明确颈内动脉远段闭塞累及的范围；D.扫查颅内动脉，右侧大脑中动脉血流未显示（闭塞），仅显示右侧大脑后动脉（RPCA）血流，从而明确右侧颈总动脉起始段至大脑中动脉均已闭塞；E、F.双侧颈外动脉分支间跨过中线形成侧支，左向右供血；G.核磁共振显示右侧大脑半球可见大面积缺血梗死灶（箭头）。Right：右侧；Left：左侧；CCA：右侧颈总动脉；SA：锁骨下动脉；IA：无名动脉。

图4-58 右侧颈总动脉闭塞，累及颈内动脉、大脑中动脉

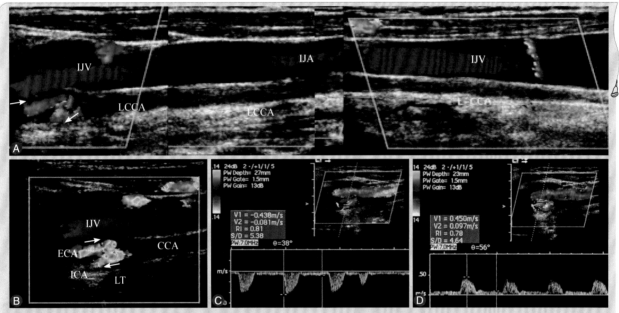

A.左侧颈总动脉（LCCA）从起始段至分叉处管腔内可见低回声充填，管径变细，管腔内未见明显血流信号；B.颈外动脉（ECA）逆向供血颈内动脉（ICA）；C.颈内动脉血流方向正常，阻力指数升高；D.颈外动脉血流反向；患者左侧颅内动脉瘤术后6年余，颈内动脉远段可能存在通畅不佳，故导致颈内动脉阻力增大。IJV：颈内静脉。

图4-59 左侧颈总动脉闭塞（血栓慢性期）

2. 血流频谱形态改变的意义

颈总动脉狭窄、闭塞，超声扫查诊断比较容易，因为颈总动脉相对比较容易扫查显示，左侧颈总动脉起始段的扫查显示是难点。

左侧颈总动脉起始段扫查显示困难时，学会如何利用血流频谱形态改变来帮助诊断，有时也很有用。

看下面这个病例，对比双侧颈总动脉、颈内动脉、颈外动脉、椎动脉、眼动脉及上肢肱动脉血流频谱变化，不看后面的分析，你可以做出什么诊断呢？试着分析一下。

女性患者，41岁，间断头晕10余年，近2年间断出现短暂失语，左侧视力下降，3天前出现右侧肢体活动不利就诊，颈动脉超声检查声像图如下（图4-60）。

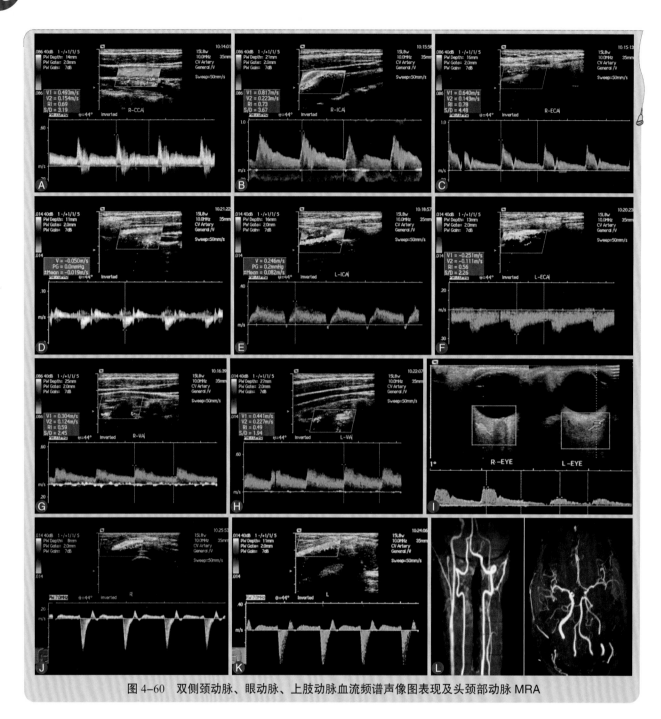

图 4-60　双侧颈动脉、眼动脉、上肢动脉血流频谱声像图表现及头颈部动脉 MRA

从上面的图像观察：

右侧CCA（图4-60A）、ICA（图4-60B）、ECA（图4-60C）血流频谱正常；左侧CCA（图4-60D）血流频谱为低速双向震荡型血流频谱改变，收缩期反向，舒张期正向，流速较对侧明显降低，提示CCA近段存在不通畅情况。

左侧ICA血流频谱异常（图4-60E），收缩期加速时间延长，舒张末期出现少许逆向血流成分，提示近段血流灌注不佳，远端阻力相对增大，舒张末期压力减小后，导致舒张末期出现少许折返血流。

左侧ECA血流频谱形态异常（图4-60F），为低速低阻频谱，血流方向反向。

从左侧CCA、ICA、ECA血流频谱的改变，可以明确左侧CCA、ICA血流为颈外动脉逆向灌注供血，因此可以明确左侧颈总动脉近段存在重度狭窄或闭塞。左侧颈总动脉血流频谱显示收缩期血流完全反向，并无正向血流趋势或狭窄后小慢波表现，提示近段管腔闭塞的可能性大，舒张期的正向血流为动脉管壁弹性回缩，挤压血流从近段向远段流动形成。颈内动脉血流频谱提示近段血流灌注减少，舒张末期反向血流提示远段阻力增大，舒张末期，近段动脉弹性回缩后扩张，血流压力降低，远段阻力相对增大，导致血流出现短暂逆流。如果颈内动脉远段阻力较小，血流频谱应该为闭塞后的小慢波表现。

双侧椎动脉血流频谱形态正常（图4-60G、图4-60H），提示后循环血流正常；双侧眼动脉血流频谱对比（图4-60I），左侧眼动脉血流流速降低，血流方向正常，提示颈动脉近段病变存在，颅内-颅外侧支未开放，进一步说明颈外动脉的血流量并不充分。双侧上肢肱动脉血流频谱正常（图4-60J、图4-60K），进一步确定该患者仅存在左侧颈总动脉近段病变，其余颈部动脉正常。

长期低血流量状态，导致左侧颈动脉管腔负性重构而变细，MRA显示左侧颈内动脉内径较右侧细（图4-60L），也可以解释舒张末期颈内动脉远段阻力相对增大的原因。

本病例超声检查时，在扫查条件保持不变的前提下获取血流频谱，有助于对比血流方向。虽然血流的真实流速情况可能不能完全反映，但是频谱的方向及形态仍是我们诊断的重要依据。

该病例在超声检查提示后，经DSA及手术进一步证实左侧CCA近段因先天性发育不良致闭塞，ICA颅内段管腔变细，存在相对性狭窄。

通过本病例的分析，可以发现血流频谱形态分析在提示和诊断血管狭窄或闭塞中有重要的价值，准确采集并分析频谱改变，可快速发现病变的存在，避免误诊、漏诊。

本病例是笔者工作早期遇到的一例患者，由于当时扫查技巧的不娴熟，左侧颈总动脉起始段未能很好地显示，加上当时对血流动力学的分析不清晰、不完整，也没有及时请教上级医师，故而在当时扫查后未能给予明确诊断。后期通过随访证实左侧颈总动脉近段闭塞。本病例的诊断经历给了笔者不小打击，但也激发笔者深入学习血管超声的热情。因此，热情是干好工作所必需的动力之源。

3. 扫查注意事项

颈总动脉是颈部动脉血管中相对较为容易扫查的部位，斑块的观察也较为清晰，对于中远段病变，超声检出及诊断并不困难，在斑块钙化影响血管显示时，结合病变近段、远段血流动力学改变可以大致确定病变程度。

部分放射性损伤者，颈部僵硬，局部纤维化会影响扫查显示，高频探头显示不佳者，及时使用低频探头，对于病变的清晰显示有所帮助。

近段病变，尤其是左侧颈总动脉病变，往往不会一开始直接扫查，需要注意远段血流动力学异常的信号，可以帮助快速判断近段是否存在严重病变，当然，清晰、完整的扫查是必需的，以免漏诊轻微病变。

重度狭窄、闭塞后，远段侧支循环是重要的提示信号，可以帮助诊断及快速发现病变的存在，但是对于颈总动脉超声扫查，只要掌握扫查技巧，一般都可以很好地显示，病变基本都可以直接明确，侧支循环的检测可作为完整了解血流动力学改变的需求，但不是诊断所必需的。

（三）颈内动脉狭窄、闭塞

1. 颈内动脉狭窄程度的判断

颈内动脉狭窄程度的超声测量方法包括形态学和血流动力学指标法。形态学判断颈动脉狭窄程度常用直径法和面积法。

计算狭窄程度的方法有：北美症状性颈动脉内膜剥脱术试验法（North American symptomatic carotid endarterectomy trail，NASCET）；欧洲颈动脉外科试验法（European carotid surgery trial，ECST）；颈总动脉法（common carotid artery，CC）；颈动脉狭窄指数测量法（carotid stenosis index，CSI）。

NASCET法：（B-A/B）×100%；ECST法：（C-A/C）×100%；CC法：（D-A/D）×100%；CSI法：（D×1.2-A/D×1.2）×100%。

以上各式中A为最窄处残余管腔内径，B为狭窄远端正常颈内动脉管腔内径，C为狭窄处原始管腔内径，D为狭窄近端正常颈总动脉管腔内径（图4-61A）。

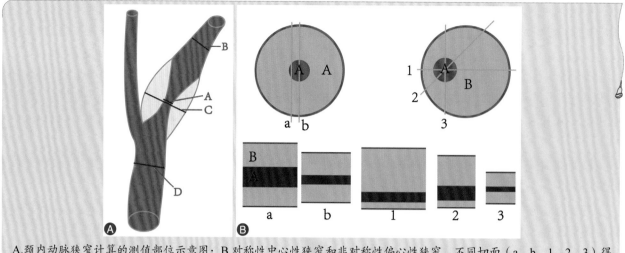

A.颈内动脉狭窄计算的测值部位示意图；B.对称性中心性狭窄和非对称性偏心性狭窄，不同切面（a、b、1、2、3）得到的管径（B）与残余管径（A）变化示意图。

图4-61　颈内动脉狭窄测量示意

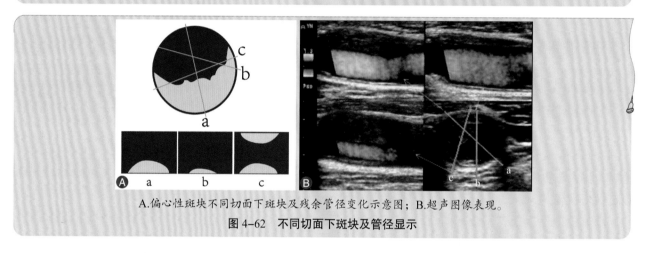

A.偏心性斑块不同切面下斑块及残余管径变化示意图；B.超声图像表现。

图4-62　不同切面下斑块及管径显示

　　面积测量法是在横切面上，彩色多普勒显示最窄处血流，通过仪器上面积测量条件，使用轨迹球勾画出狭窄处原始管腔面积B和狭窄处残余管腔面积A，仪器自动计算显示狭窄比例（图4-61B）。

　　血流动力学指标法：血流速度是血流动力学信息的反应，不同狭窄时，血流动力学变化不同，血流动力学指标法正是利用血流速度相关参数评价动脉狭窄程度。常用的是：PSV，EDV；颈内动脉狭窄处收缩期峰值流速与颈总动脉收缩期峰值流速的比值（PSV_{ICA}/PSV_{CCA}）；颈内动脉狭窄处收缩期峰值流速与狭窄远段颈内动脉收缩期峰值流速的比值（PSV_{ICA1}/PSV_{ICA2}）。

　　由于颈动脉狭窄的计算方法不同，故以不同方法研究得出的判断标准也存在差异。但通过血流动力学参数判断颈内动脉狭窄，被认为是比较适用、重复性好、广泛使用的一种判断标准。目前，使用较多的动力学是2003年美国放射年会超声会议公布的颈内动脉狭窄程度判断标准（表4-1）。

表4-1　2003年美国放射年会超声会议公布的超声诊断ICA狭窄评价标准

狭窄程度	PSV（cm/s）	EDV（cm/s）	PSV_{ICA}/PSV_{CCA}
正常或＜50%	＜125	＜40	＜2.0
50%～69%	≥125，＜230	≥40，＜100	≥2.0，＜4.0
70%～99%	≥230	≥100	≥4.0
闭塞	无血流信号	无血流信号	无血流信号

注：PSV为收缩期峰值流速；EDV为舒张末期流速；CCA为颈总动脉；ICA为颈内动脉。

颈内动脉狭窄，不同的评估方法得出的结果实例如下（图4-63）。

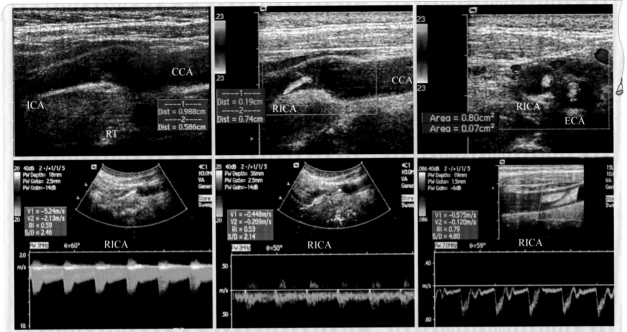

A=0.19 cm；B=0.586 cm；C=0.74 cm；D=0.988 cm；NASCET法：（0.586-0.19/0.586）×100%=67.58%（50%～69%）；ECST法：（0.74-0.19/0.74）×100%=74.32%（70%～99%）；CC法：（0.988-0.19/0.988）×100%=80.77%（70%～99%）；CSI法：（0.988×1.2-0.19/0.988×1.2）×100%=95.48%（70%～99%）；面积法：狭窄比例为91.25%（70%～99%）。据美国放射年会提出的标准：PSV_{ICA}=524 cm/s，>230 cm/s；PSV_{ICA}/PSV_{CCA}=524/57.5=9.1，>4；EDV_{ICA}=213 cm/s，>100 cm/s，综合判断狭窄比例（70%～99%）。

图4-63 右侧颈内动脉狭窄

该病例显示，不管使用哪种方法评估颈内动脉狭窄，都是一种估测方法（图4-63），都有部分自身的局限性存在，综合分析，结果才更准确。

例如，直径测量法，在测量时，如果在二维上测量，由于部分斑块为低回声，或斑块伴钙化时，受钙化后方声影影响，可能导致无法准确判断最窄处管腔内径。

无论是对称性狭窄还是偏心性狭窄，纵切面上得到的残余管径可能不是狭窄最窄处，或切面不是血管最大切面，不能准确显示最窄处内径及血管最大原始管腔内径，导致管腔内径测量不准确，容易高估或低估狭窄程度（图4-61B、图4-62）。颈内动脉球部生理性的扩张，导致球部狭窄时，相对于颈内动脉近段而言，扩张的内径可能会低估或高估狭窄程度。

在彩色多普勒模式下测量，血流外溢、钙化后方声影掩盖血流显示、钙化引起的快闪伪像等，对测量都有影响。

同样，面积法也会面临类似的问题，二维显示不佳及血流外溢，并且在横切面上测量时，超声切面如果没有垂直管腔，而是斜切管腔，得到的是一椭圆形管腔切面，都会导致测量结果不准确。面积法是狭窄处局部管腔的真实反应，能更好地反应狭窄管腔的真实情况，但测量较为费时。

血流动力学参数评估狭窄程度，主要观察流速的变化，只要频谱采集准确，得到的结果会相对更加可靠，重复性更好。但是也存在很多实际操作上的问题，如狭窄处血流显示不佳，血流频谱采集点不同，得到的最大流速出现差异，但好在可以结合狭窄近段、远段频谱改变及远段侧支循环情况进行参考。

总之，颈内动脉狭窄是颈部动脉中被研究最多的病变，判断狭窄程度的方法也比较丰富。血流动力学指标法因其重复性较好，可能更有优势，当然在临床上应综合考虑各方面情况，可能更加全面。

2. 颈内动脉狭窄超声表现及病例分享（图 4-64 ～图 4-68 ）

颈内动脉起始段狭窄最多见，主要原因为动脉粥样硬化，夹层、血栓也是比较常见的原因，肌纤维发育不良性狭窄，虽然比较少见，但也要引起重视。

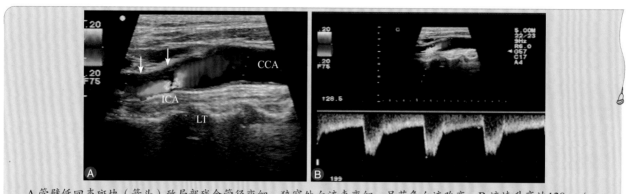

A.管壁低回声斑块（箭头）致局部残余管径变细，狭窄处血流束变细，呈花色血流改变；B.流速升高达128 cm/s。

图 4-64　左侧颈内动脉近段轻度狭窄

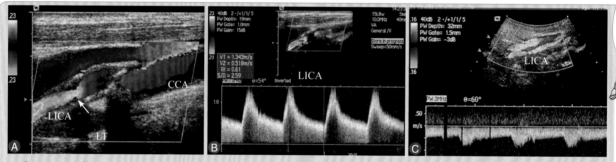

A.管壁混合回声斑块致局部残余管径变细（箭头），狭窄处血流束变细，呈明亮花色血流改变；B.流速升高（PSV为134.3 cm/s；EDV为51.8 cm/s）；C.远段血流频谱尚正常。

图 4-65　左侧颈内动脉近段中度狭窄

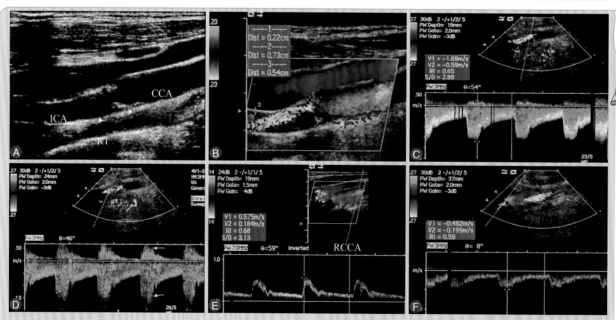

A、B.狭窄处管壁不均回声不规则斑块（箭头）附着，残余管径及血流束变细，血流呈明亮花色改变；C.狭窄处流速增高（PSV为169 cm/s）；D.狭窄即后段血流频谱异常，可见毛刺和反向血流成分（箭头）；E、F.狭窄近段和远段血流流速及频谱形态基本正常。CCA：颈总动脉；ICA：颈内动脉。

图 4-66　右侧颈内动脉中度狭窄

超声表现如下。

（1）直接表现：狭窄处斑块或血栓等致局部残余管径变细、血流束变细、血流呈明亮五彩花色改变，流速升高。

（2）间接表现：近段流速降低，阻力升高；远段流速降低，频谱收缩期峰时延长；远段侧支循环开放。

随着狭窄程度增加，间接表现越明显，狭窄较重时，狭窄处流速升高可不明显。轻度、中度狭窄时，间接表现可不明显。

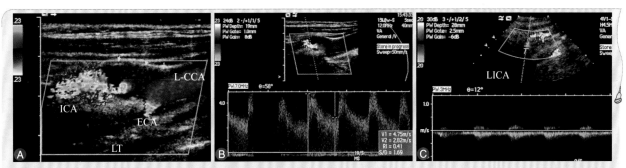

A.狭窄处管壁低回声不规则斑块附着，残余管径及血流束变细，血流呈明亮花色改变；B.狭窄处流速增高（475 cm/s）；C.狭窄远段血流流速降低，频谱形态呈小慢波改变。L-CCA：左侧颈总动脉；ICA：颈内动脉；ECA：颈外动脉。

图 4-67　左侧颈内动脉球部重度狭窄

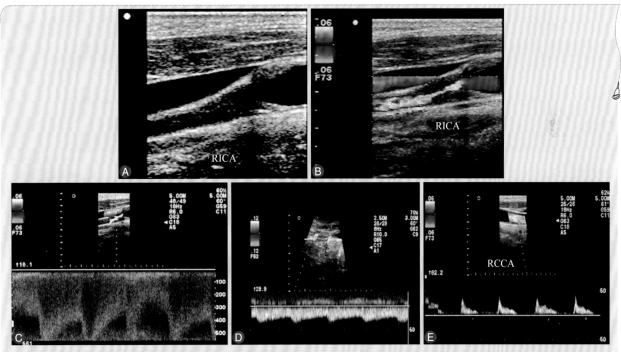

A.狭窄处管壁低回声斑块附着；B.残余管径及血流束明显变细，血流呈明亮花色改变；C.狭窄处流速增高，PSV＞500 cm/s；D.狭窄远段血流流速降低，频谱形态呈小慢波改变；E.狭窄近段血流流速降低，频谱呈高阻波形改变。RICA：右侧颈内动脉。

图 4-68　右侧颈内动脉近段重度狭窄

3. 扫查注意事项

对于颈内动脉狭窄，能够清晰显示颈内动脉近段管腔及血流情况，超声诊断并不困难。但是如何能够较大范围，且能清晰显示颈内动脉近段，以及准确采集血流频谱，获取准确血流动力学信息是诊断的关键。病变远段侧支循环血流的检测评估，可以弥补部分扫查显示欠佳导致的不确定因素。

4. 扫查切面对诊断的影响

首次超声扫查结果如下（图4-69）。

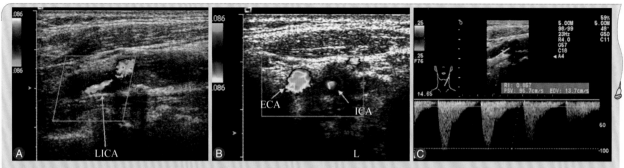

A.首次超声扫查，纵切面显示狭窄处管壁低回声斑块附着，狭窄处残余管径及血流束明显变细，狭窄远段血流显示不佳；B.横切面显示狭窄处残余管径及血流束明显变细，血流呈明亮花色改变；C.狭窄处流速升高不明显（PSV为95.7cm/s；EDV为13.7cm/s；阻力指数为0.85），频谱呈高阻波形改变，提示远段重度狭窄或闭塞可能？ICA：颈内动脉；ECA：颈外动脉。

图4-69　左侧颈内动脉球部重度狭窄（1）

3天后再次超声扫查结果如下（图4-70）。

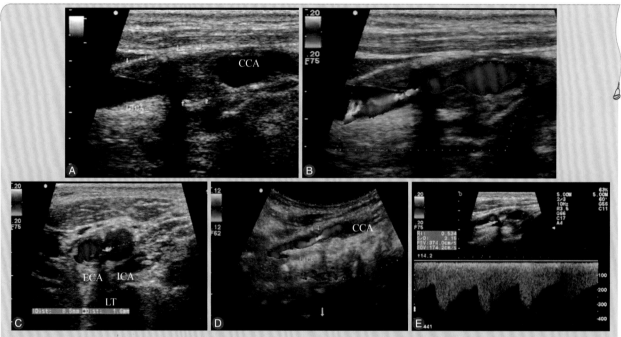

A、B.纵切面清晰显示狭窄处管壁低回声斑块附着，狭窄处残余管径及血流束明显变细，狭窄远段血流显示清晰；C.横切面显示狭窄处残余管径及血流束明显变细，血流呈明亮花色改变；D.低频探头显示较长节段颈内动脉，狭窄处血流呈明亮花色改变，狭窄远段血流充盈较好；E.狭窄处流速升高（PSV为374 cm/s；EDV为174 cm/s；阻力指数为0.53），频谱呈低阻波形改变。CCA：颈总动脉；ICA：颈内动脉；ECA：颈外动脉。

图4-70　左侧颈内动脉球部重度狭窄（2）

该病例显示，扫查切面不清晰，得到的信息是有差异的。虽然通过彩色血流显示，对于颈内动脉狭窄程度的判断可能不会改变，但是血流频谱显示，首次超声扫查可能存在远段通畅不佳，病变是否为接近闭塞的狭窄这样的疑问。

再次扫查结果显示颈内动脉狭窄为重度狭窄，远段血流通畅较好，诊断明确。因此，清晰的扫查切面可以更好地显示病变的真实情况。

5.多切面扫查对诊断的帮助

该病例显示，多切面扫查，可以寻找到显示目标血管的最佳切面，避开钙化斑块声影的影响，清晰显示狭窄段血流情况（图4-71）。临床上除了钙化斑块对血管的显示有影响，颈部静脉置管、伤口及下颌角阻挡等也可能影响目标血管显示，而变换扫查切面，有助于目标血管的显示。

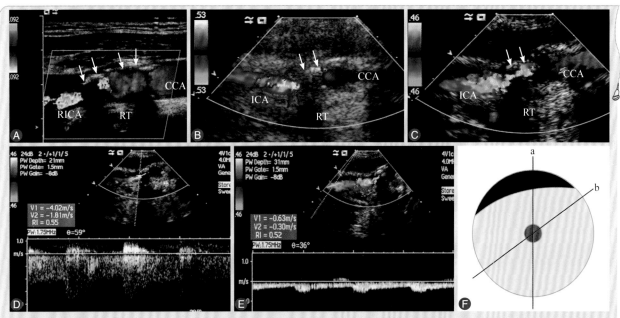

A、B.狭窄处管壁低强回声斑块（箭头）附着，前内侧切面扫查，高频、低频探头纵切面显示狭窄处血流束显示不佳（钙化斑块影响）；C.低频探头后外侧切面扫查，狭窄段血流显示清楚，血流束明显变细，血流呈明亮花色改变（箭头）；D、E.狭窄处流速升高（PSV为402 cm/s；EDV为181 cm/s），远段流速降低，频谱呈小慢波改变；F.变换扫查切面避开钙化斑块示意图（a切面上斑块影响显示；b切面可以避开斑块的影响）。CCA：颈总动脉；ICA：颈内动脉；RT：右侧。

图4-71 右侧颈内动脉近段重度狭窄

6.低频探头对明确诊断的帮助（图4-72～图4-75）

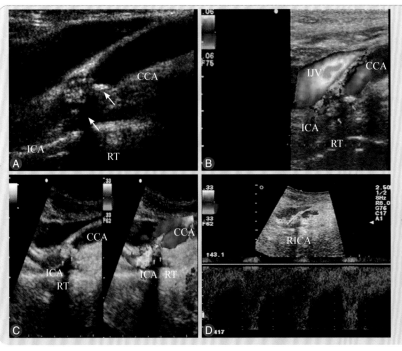

A.颈内动脉球部低强回声斑块（箭头）附着管壁；B.高频探头对狭窄处及远段血流显示不佳；C.低频探头扫查显示狭窄远段血流充盈较好；D.狭窄处血流流速升高（PSV>400 cm/s）。CCA：颈总动脉；ICA：颈内动脉；IJV：颈内静脉；RT：右侧。

图4-72 右侧颈内动脉球部重度狭窄

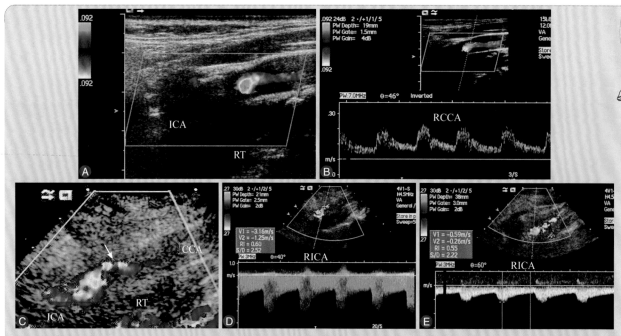

A.高频探头对颈内动脉近段显示不佳；B.显示段局部血流频谱形态基本正常，仅流速稍降低，似乎没有明显问题；C.低频探头扫查显示颈内动脉狭窄段血流束变细（箭头）；D.流速明显升高（PSV为316 cm/s；EDV为125 cm/s）；E.狭窄远段血流频谱呈小慢波改变。CCA：颈总动脉；ICA：颈内动脉；RT：右侧。

图4-73　右侧颈内动脉近段重度狭窄

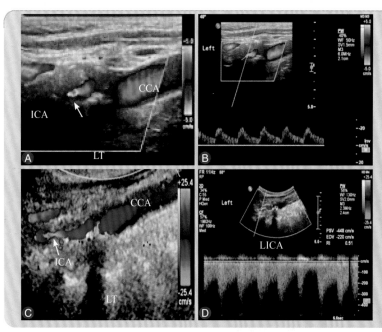

A.高频探头仅显示部分颈内动脉，局部可见血流束变细（箭头）；B.频谱显示流速升高不明显；C.低频探头扫查显示较长段颈内动脉，狭窄段显示清楚（箭头）；D.狭窄处流速升高（PSV为448 cm/s；EDV为220cm/s）。CCA：颈总动脉；ICA：颈内动脉；LT：左侧。

图4-74　左侧颈内动脉近段重度狭窄（1）

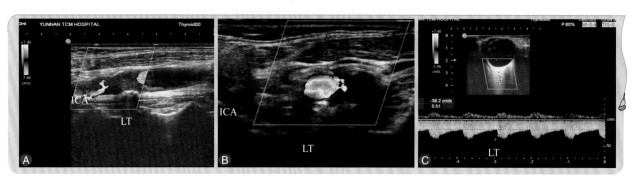

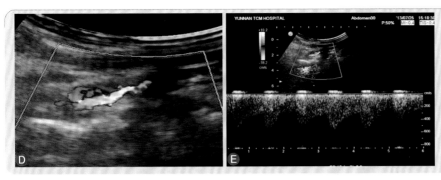

A、B.高频探头扫查，颈内动脉近段斑块影响狭窄段显示；C.病变侧眼动脉血流逆向，提示颈内动脉重度狭窄伴颅内-颅外侧支开放；D.低频探头清晰显示狭窄段血流束变细；E.狭窄段流速升高近600 cm/s。

图4-75 左侧颈内动脉近段重度狭窄（2）

提示：通过以上病例，对于颈内动脉近段的扫查，高频探头容易受下颌骨阻挡及探头穿透力和仪器性能不佳的影响，颈内动脉往往显示不满意。低频探头的使用，可以提高显示率，对于颈内动脉显示的长度范围、狭窄处、狭窄远段血流的显示，都较高频探头更好，从而可以更好地帮助医师准确诊断。

7. 狭窄处血流频谱的采集（图4-76、图4-77）

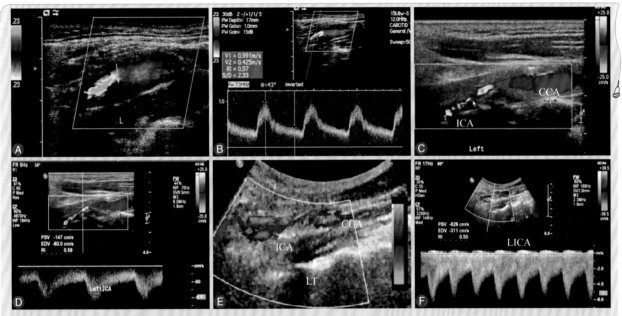

A、B.高频探头显示颈内动脉较短，局部可见低回声斑块附着，血流束稍变细，血流流速稍增高（PSV为99 cm/s）；C.变换切面扫查，显示较长节段颈内动脉，狭窄段血流束变细，血流呈明亮花色改变；D.局部流速升高（PSV为147 cm/s；EDV为60 cm/s）；E.低频探头清晰显示狭窄段及远段血流；F.狭窄处局部血流流速明显升高（PSV为626 cm/s；EDV为311 cm/s）。CCA：颈总动脉；ICA：颈内动脉。

图4-76 左侧颈内动脉近段重度狭窄（1）

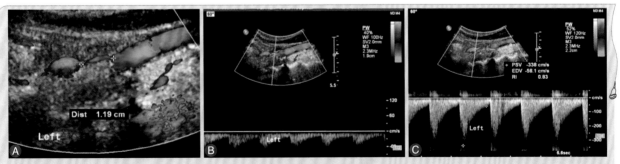

A.低频探头显示颈内动脉狭窄段长1.19 cm；B.狭窄段流速升高并不明显（PSV<60 cm/s）；C.狭窄段出口处流速明显升高（PSV为338 cm/s；EDV为58 cm/s）。

图4-77 左侧颈内动脉近段重度狭窄（2）

提示：颈内动脉狭窄，准确采集狭窄处血流频谱，才能真实反应狭窄的血流动力学改变。操作时，清晰显示狭窄段，缓慢移动取样框，寻找流速最高部位。

低频探头的使用，可以显示较长段颈内动脉，有利于显示狭窄段血流及准确采集血流频谱。长段狭窄，狭窄段流速可能并不会明显升高，尽量于狭窄出口处采集血流频谱获取流速信息，结合血流显示判断狭窄程度。

8. 次全闭塞（极重度狭窄）（图 4-78 ~ 图 4-82）

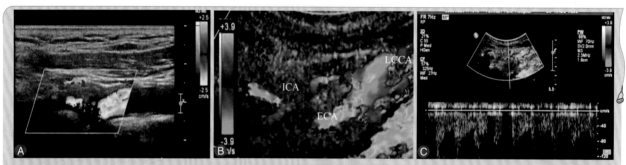

A.高频探头仅显示部分颈内动脉，血流束似可见变细；B.低频探头扫查显示较长段颈内动脉，狭窄段及狭窄远段血流显示清楚，血流较暗淡，狭窄段血流束变细，局部血流呈花色改变；C.流速升高不明显（PSV接近120 cm/s）。CCA：颈总动脉；ICA：颈内动脉；ECA：颈外动脉。

图 4-78　右侧颈内动脉近段重度狭窄（＞90%）

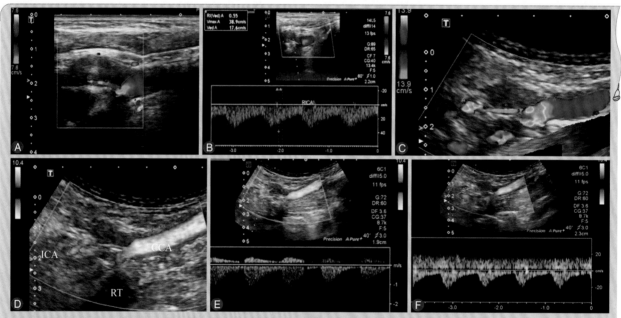

A.高频探头仅显示部分颈内动脉狭窄段，血流束变细，远段显示不佳；B.狭窄段流速PSV为38.9 cm/s；C、D.低频探头扫查显示较长段颈内动脉，狭窄段及狭窄远段显示清楚，常规血流及Eflow血流显示狭窄段血流束明显变细；E.狭窄段流速升高不明显（PSV接近150 cm/s）；F.狭窄远段血流流速降低，频谱呈小慢波改变。CCA：颈总动脉；ICA：颈内动脉。

图 4-79　右侧颈内动脉近段长段重度狭窄（＞90%）

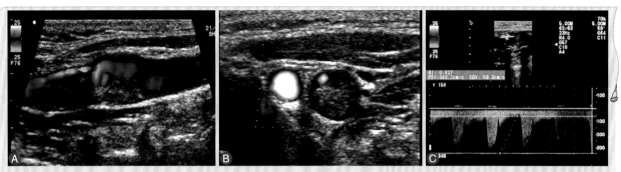

A.右侧颈内动脉球部低回声斑块，局部溃疡形成，血流束明显变细，血流局部呈花色改变；B.面积狭窄率大于90%；C.狭窄段血流流速升高（PSV为343.2 cm/s；EDV为58.3 cm/s；阻力指数为0.83），频谱呈高阻波形改变。

图 4-80 右侧颈内动脉球部重度狭窄（＞90%）（1）

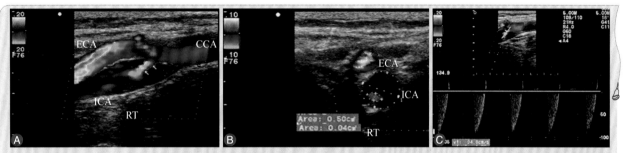

A.远段通畅不佳：狭窄处血流束变细，血流局部呈花色血流改变；B.面积狭窄率为92.0%；C.狭窄段血流流速稍升高（PSV为94.8 cm/s），舒张期未见明显正向血流，可见短暂反向血流。DSA证实颈内动脉远段通而不畅。CCA：颈总动脉；ICA：颈内动脉；ECA：颈外动脉。

图 4-81 右侧颈内动脉球部重度狭窄（＞90%）（2）

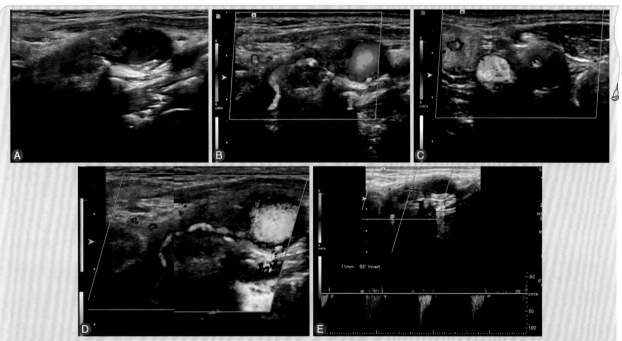

A.颈内动脉近段残余管腔呈"缝隙样"改变；B、C.纵、横切面显示血流束明显变细，面积狭窄率大于90%；D.能量血流显示较长段狭窄，血流束变细，走行迂曲；E.狭窄段血流流速升高不明显（PSV＜100 cm/s），频谱呈高阻波形改变。DSA证实颈内动脉远段管腔通畅。

图 4-82 左侧颈内动脉近段长段重度狭窄

提示：颈内动脉狭窄程度较重，接近闭塞或长段狭窄时，狭窄处的血流流速升高可不明显，有可能只是稍微增高或流速在正常范围。

如果颈内动脉近段重度狭窄，伴有远段流出道通而不畅时，阻力增大，血流流速也不会明显增高。舒张期血流可能无法通过狭窄处进入远段，舒张期流速会明显降低或消失，导致频谱呈高阻波形改变。

尽量显示较长范围颈内动脉，这有助于对远段管腔通畅情况的判断，结合远段血流动力学表现及侧支循环有助于了解远段管腔是否通畅。超声无法明确者，进一步行其他检查（DSA更佳），是明确远段管腔通畅情况的最佳选择。

9. 颈内动脉近段狭窄伴远段闭塞（图 4-83、图 4-84）

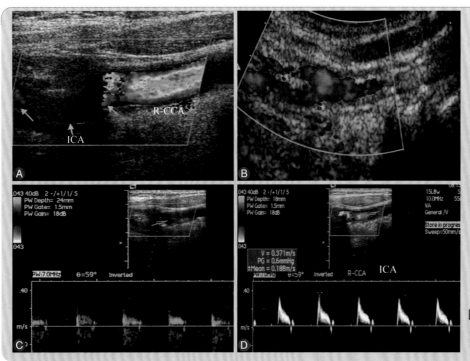

A.高频探头显示颈内动脉近段血流充盈不佳（箭头）；B.低频探头扫查显示颈内动脉近段血流束变细；C、D.狭窄近段及颈总动脉内血流流速降低，舒张期无明显血流显示，频谱呈高阻波形改变。CCA：颈总动脉；ICA：颈内动脉。

图 4-83　右侧颈内动脉近段狭窄伴远段闭塞（眼动脉发出前）

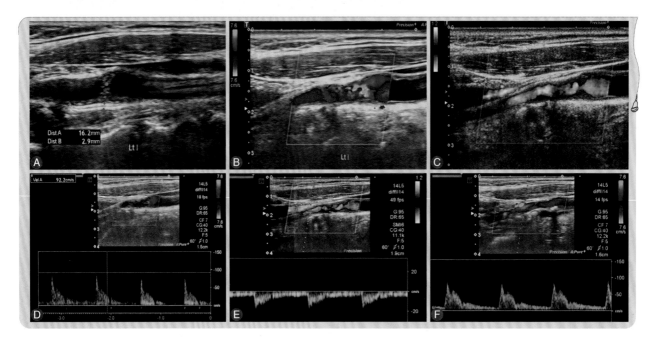

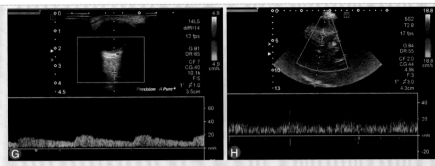

A.颈内动脉球部管壁可见低回声斑块附着；B、C.狭窄处血流束变细；D.流速升高不明显（PSV为92 cm/s）；E.狭窄远段血流流速明显降低（PSV＜20 cm/s）；F.狭窄处及狭窄远段血流频谱呈高阻波形改变，与颈外动脉血流频谱相似，收缩期加速时间正常；G.病变侧眼动脉流速降低，频谱呈小慢波改变，提示近段动脉狭窄病变存在，颅内-颅外侧支未开放；H.颅内动脉扫查，大脑中动脉主干血流显示不佳，局部采集到低速小慢波血流频谱，提示颈内动脉眼动脉发出后段闭塞，并累及大脑中动脉。DSA证实颈内动脉眼动脉发出后段及大脑中动脉闭塞。

图4-84 左侧颈内动脉球部重度狭窄伴远段（眼动脉发出后段）闭塞

提示：颈内动脉近段狭窄伴远段闭塞时，狭窄处血流流速升高可不明显，频谱呈高阻波形改变，收缩期加速时间正常，眼动脉发出前段闭塞，颈内动脉近段舒张期无明显前向血流；眼动脉发出后段闭塞，舒张期有前向血流。眼动脉及颅内动脉扫查，可以进一步明确病变情况和病变累及范围。

10. 颈内动脉闭塞超声表现及病例分享（图4-85～图4-91）

原因：颈内动脉闭塞的原因主要是血栓形成，血栓多在狭窄的基础上发生，也可为近段血栓脱落阻塞（动脉栓塞）。颈总动脉病变累及、狭窄后合并血栓、斑块破裂后血栓形成、颈内动脉夹层等都可能导致颈内动脉闭塞。

超声表现如下。

管腔内可见低回声、低强混合回声充填；斑块破裂者，斑块局部纤维帽连续性中断，斑块内容物流出而形成缺损区。急性期闭塞，颈内动脉管径无明显变化或稍增宽，慢性闭塞者，颈内动脉管径常常变细。

闭塞段管腔内无血流信号充盈，血流频谱不能采集，闭塞近段血流因撞击闭塞段出现折返血流成分而表现为红段蓝交替血流，血流频谱为低速双向频谱。

颈总动脉血流充盈尚可，流速稍降低或正常，舒张期血流明显降低，血流频谱表现与颈外动脉非常相似。因为颈内动脉闭塞后，颈总动脉血流都流入颈外动脉，颈总动脉和颈外动脉相当于一条血管，因此血流频谱表现相似。如果颈外动脉分支与眼动脉间侧支开放，流量较大时，颈总动脉、颈外动脉血流流速会稍增快，阻力相对降低。

远段侧支开放，侧支路径通畅者，都有可能形成侧支。颈内动脉闭塞累及范围不同，侧支表现有所差异。

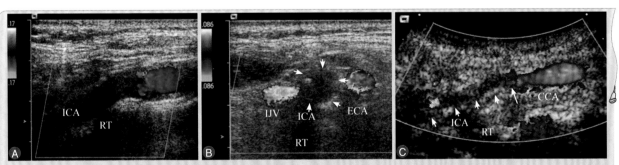

A、B.高频探头纵、横切面显示右侧颈内动脉闭塞段无血流信号显示（箭头）；C.低频探头显示闭塞段未见明显血流信号（短箭头），闭塞近段血流的撞击形成局部折返血流（长箭头）。CCA：颈总动脉；ICA：颈内动脉；ECA：颈外动脉；IJV：颈内静脉；RT：右侧。

图4-85 右侧颈内动脉闭塞（1）

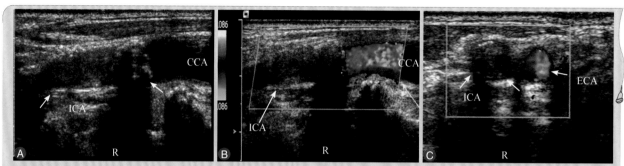

A.颈内动脉近段见低强回声充填（闭塞可能为狭窄基础上合并血栓形成，箭头）；B、C.纵、横切面显示闭塞段无血流信号显示。CCA：颈总动脉；ICA：颈内动脉；ECA：颈外动脉。

图4-86　右侧颈内动脉闭塞（2）

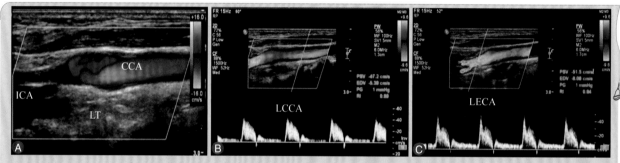

A.颈内动脉近段见低回声充填，管径变细，闭塞段无血流信号显示；B、C.颈总动脉流速相对降低，频谱与颈外动脉相似，为高阻波形。LCCA：左侧颈总动脉；ICA：颈内动脉；LECA：左侧颈外动脉。

图4-87　左侧颈内动脉闭塞（病程2年余）

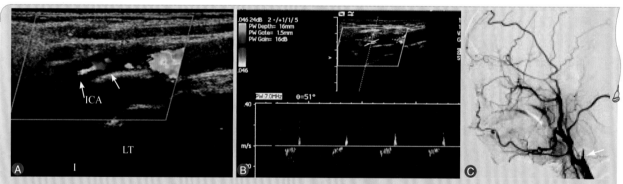

A.左侧颈内动脉近段血流充盈不佳，血流束变细；B.血流频谱呈低速高阻波形，舒张期可见少许短暂反向血流，提示颈内动脉远段闭塞致阻力增大；C.DSA显示左侧颈内动脉闭塞，近段残留盲端（箭头）。ICA：颈内动脉；LT：左侧。

图4-88　左侧颈内动脉闭塞伴近段残留盲端

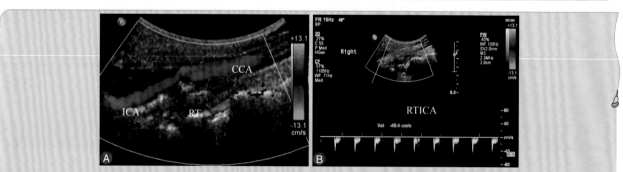

A.近段颈内动脉管径变细，血流充盈尚可，血流色彩暗淡；B.频谱显示血流流速降低，收缩期血流持续时间较短，加速时间未见延长，舒张早期可见短暂反向血流，中晚期无明显前向血流。CCA：颈总动脉；ICA：颈内动脉；RT：右侧。

图4-89　颈内动脉远段（眼动脉发出前）闭塞，近段残留通畅盲端

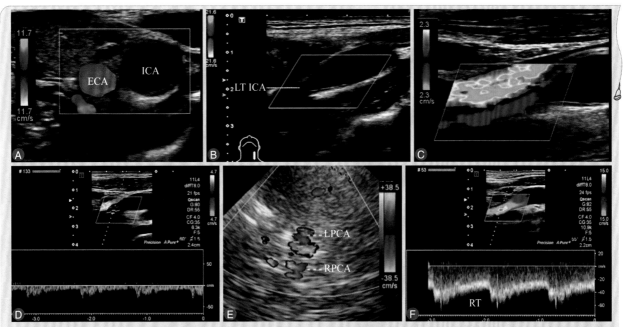

A、B.横切面、纵切面显示左侧颈内动脉球部管径尚正常，近段内径较细，较高血流标尺下，颈内动脉（ICA）内无血流显示；C.降低血流、纵切面标尺后，ICA内可见微弱暗淡血流（与颈内静脉血流对比）；D.血流频谱显示颈内动脉流速明显降低，收缩期加速时间正常，阻力相对升高，提示左侧颈内动脉闭塞（眼动脉发出后）；E.颅内动脉扫查显示左侧大脑中动脉主干区域未见明显血流显示，仅见大脑后动脉（PCA）血流显示，确认颅内段MCA闭塞；F.右侧（健侧）ICA血流频谱显示正常。进一步行CTA和DSA检查（图4-91），证实左侧颈内动脉远段（眼动脉发出后段）闭塞。

图4-90 颈内动脉远段（眼动脉发出后）闭塞

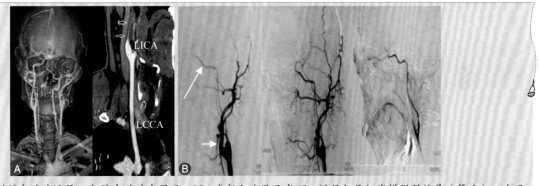

A.CTA显示左侧颈内动脉远段、大脑中动脉未显示，ICA球部血流显示尚可，近段仅见细线样微弱信号（箭头）；由于血流流速较低，CTA不能很好地显示颈内动脉远段血流，导致颈内动脉闭塞长度增加；B.DSA显示颈外动脉（白短箭头）明显显影时，颈内动脉球部显影尚可，颈内动脉远段（白长箭头）显影较淡，随着时间延长，颈外动脉显影逐渐消退，颈内动脉才逐渐显影清晰，颈内动脉近段及眼动脉（橙箭头）显影，但颈内动脉远段（眼动脉发出后段）未显影，确诊颈内动脉远段（眼动脉发出后段）闭塞。LCCA：左侧颈总动脉；LICA：左侧颈内动脉。

图4-91 颈内动脉远段（眼动脉发出后段）闭塞CTA和DSA检查

11. 扫查注意事项

直接表现：闭塞段无血流信号显示。

间接表现：病变近段、远段血流流速降低、色彩暗淡，近段频谱阻力升高，远段频谱呈小慢波改变。远段侧支循环开放。

通过直接表现，对于颈内动脉起始段存在闭塞的病例，超声诊断并不困难。但是，临床上可见到一部分病例，颈内动脉近段残留通畅的管腔，闭塞段位于颈内动脉较远段，近段血流动力学异常是一个很有用的提示信号，双侧对比，病变侧高阻波形可以很容易发现。但是，存在一个问题是只扫查颈部血管，无法明确远段血管通畅情况、病变累及的范围及侧支开放情况，尤其是近段残留通畅的盲端，如果不结合血流频谱表现，有时会漏诊病变。因此，进一步扫查眼动脉明确颅内–颅外侧支是否开放，扫查颅内动脉，评估颅内动脉的通畅及侧支开放情况，才能更加完整地评估颈内动脉闭塞累及的范围及闭塞后的血流动力学表现。

12. 眼动脉扫查对判断颈内动脉闭塞部位的意义（图 4-92 ～ 图 4-97）

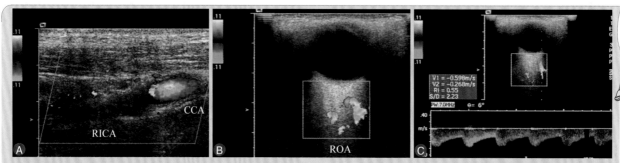

A.颈内动脉近段管腔内低回声充填，未见血流显示；B、C.眼动脉扫查显示血流方向及频谱逆向，提示颈内动脉闭塞位于眼动脉发出前，颅内–颅外侧支开放。通过眼动脉扫查，确认颈内动脉闭塞的大致范围。CCA：颈总动脉；RICA：右侧颈内动脉

图 4-92　右侧颈内动脉闭塞伴颅内 – 颅外侧支开放

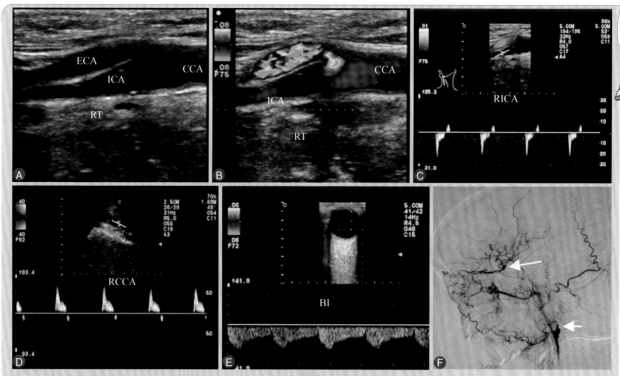

A.颈内动脉球部管壁小斑块附着，近段管径变细；B.管腔内血流尚通畅，血流色彩暗淡；C、D.颈内动脉（ICA）血流频谱和颈总动脉（CCA）相似，流速降低，呈高阻波形，舒张早期可见少许短暂反向血流，舒张中晚期无明显前向血流，提示远端阻力大；E.眼动脉扫查显示血流逆向（颅内–颅外侧支开放），提示颈内动脉闭塞位于眼动脉发出前段；F.DSA显示颈内动脉近段残留通畅盲端（短箭头），眼动脉发出前段闭塞，颅内–颅外侧支开放（长箭头）。

图 4-93　右侧颈内动脉远段闭塞（眼动脉发出前，近段残留通畅的盲端）伴颅内 – 颅外侧支开放

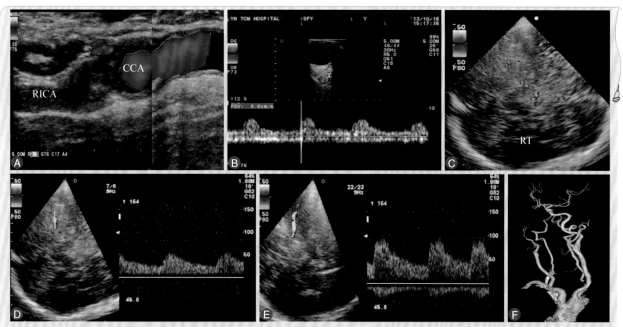

A.右侧颈内动脉近段闭塞,管腔内无血流显示;B.眼动脉血流方向正常,血流流速降低(颅内-颅外侧支未开放),提示颈内动脉闭塞段累及眼动脉发出后段或侧支路径不通畅;C、D.颅内右侧大脑中动脉主干血流显示不佳,可见细小血流,血流流速降低,频谱呈小慢波改变;E.健侧大脑中动脉显示较好,血流频谱正常;F.CTA显示右侧颈内动脉起始段至终末段及大脑中动脉未见显示,管腔闭塞。

图 4-94 右侧颈内动脉闭塞,颅内-颅外侧支未开放

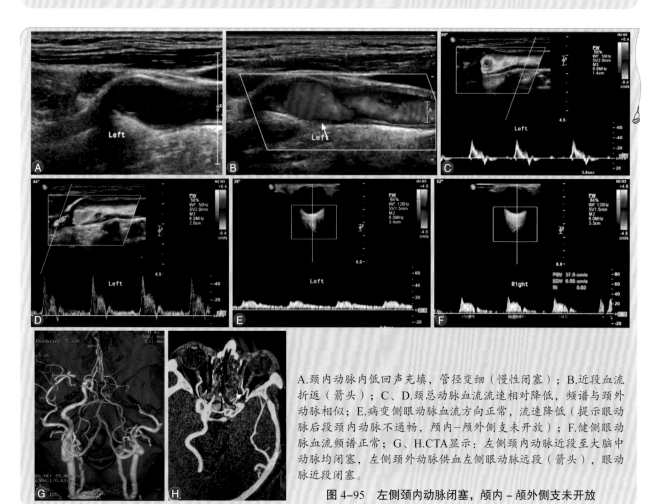

A.颈内动脉内低回声充填,管径变细(慢性闭塞);B.近段血流折返(箭头);C、D.颈总动脉血流流速相对降低,频谱与颈外动脉相似;E.病变侧眼动脉血流方向正常,流速降低(提示眼动脉后段颈内动脉不通畅,颅内-颅外侧支未开放);F.健侧眼动脉血流频谱正常;G、H.CTA显示:左侧颈内动脉近段至大脑中动脉均闭塞,左侧颈外动脉供血左侧眼动脉远段(箭头),眼动脉近段闭塞。

图 4-95 左侧颈内动脉闭塞,颅内-颅外侧支未开放

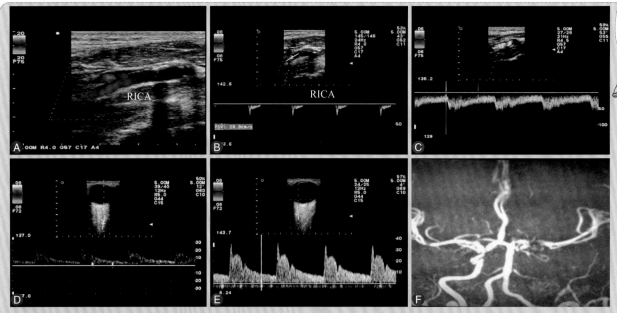

A.颈内动脉近段管径较细，管腔内可见暗淡血流信号；B.血流频谱呈低速高阻波形，提示远段管腔通畅不佳；C.健侧颈内动脉血流频谱正常；D.病变侧眼动脉血流方向正常，流速较健侧降低，提示颅内–颅外侧支未开放，颈内动脉闭塞累及眼动脉发出后段可能；E.健侧眼动脉血流频谱及方向正常；F.MRA显示右侧颈内动脉闭塞累及眼动脉后段（颈内动脉稍远段至终末端前闭塞），近段残留通畅的盲端。

图4-96　右侧颈内动脉闭塞，颅内–颅外侧支未开放

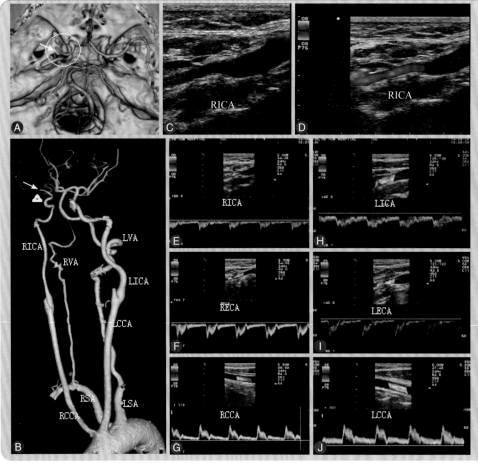

A.CTA显示颅内右侧大脑中动脉远段闭塞（白色圆圈处箭头），右侧大脑前动脉A1段缺如；B.CTA显示右侧颈内动脉全程内径稍细，右侧颈总动脉直接起源于主动脉弓，大脑中动脉远段闭塞（箭头）；C、D超声扫查见右侧颈内动脉管径变细，血流充盈尚可；E～J.双侧CCA、ICA、ECA血流频谱对比，右侧颈内动脉（ICA）、颈总动脉（CCA）流速较左侧相对降低，血流频谱为相对高阻波形改变，颈外动脉（ECA）血流频谱未见明显异常；H～J.左侧CCA、ICA、ECA血流动力学未见明显异常，双侧眼动脉血流频谱未见明显异常（此处未提供图片）。

图4-97　右侧大脑中动脉远段闭塞

分析：本病例右侧大脑中动脉远段闭塞，大脑前动脉A1段缺如，相当于右侧颈内动脉远段（眼动脉发出后段）主干不通畅，仅有以眼动脉为主的分支通畅，故右侧颈内动脉分配的血流量减少，血流流速降低，舒张期降低更明显，血流频谱阻力相对升高，长期的低流量致颈内动脉管径变细。

13. 总结

颈内动脉闭塞，起始段闭塞者，通过管腔内无血流显示，诊断相对比较容易。

近段残留通畅的盲端时，近段典型的低速高阻波形改变，作为一个提示远段闭塞的信号，需要引起重视。

颈内动脉闭塞位于眼动脉发出后，此时眼动脉作为颈内动脉的分支，是颈内动脉的血流流出通道，因为眼动脉管径相对颈内动脉较细小，血流分配减少，流经病变侧颈内动脉的血流减少，故血流流速降低，舒张期流速降低相对较明显而表现为高阻波形改变，但血流频谱收缩期加速时间正常。

颈内动脉闭塞位于眼动脉发出前，残留通畅的近段颈内动脉没有流出道，而表现为一段盲端血管，阻力明显增大，有效血流流动时间缩短，收缩期频谱窄而尖，并且盲端血管内无持续血流流动，舒张期无明显前向血流而表现为高阻波形改变，舒张早期可见短暂低速反向血流，但血流频谱收缩期加速时间正常。

颈内动脉近段内出现上述两种比较典型的血流频谱对于提示颈内动脉远段闭塞，有一定的价值。对眼动脉的扫查，可以增加更多判断闭塞范围的信息。

如近段颈内动脉闭塞（图4-98），眼动脉血流逆向（颅内-颅外侧支开放），至少可以明确，颈内动脉闭塞的范围在眼动脉发出前段，并且颈内动脉眼动脉发出后段血流通畅。眼动脉血流频谱为相对高速低阻波形，说明远段血流通畅性或侧支路径通畅性可能较好；眼动脉血流频谱阻力相对增大，可能表示颈内动脉远段或侧支路径存在通而不畅的情况（图4-98D）。

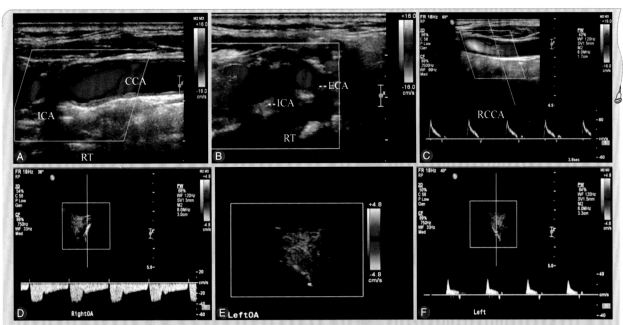

A、B.右侧颈内动脉近段闭塞，纵、横切面显示闭塞段管腔无血流；C.颈总动脉流速相对减低，阻力指数增大；D.右侧眼动脉血流逆向，血流频谱舒张末期可见短暂反向血流，提示侧支路径远段通而不畅；E、F.左侧颈总动脉、颈内动脉、颈外动脉颅外段未见明显异常，左侧眼动脉血流方向正常，血流频谱为低速高阻波形改变，提示眼动脉远段闭塞可能。CCA：颈总动脉；ICA：颈内动脉；ECA：颈外动脉。

图4-98　右侧颈内动脉近段闭塞伴颅内-颅外侧支开放及左侧眼动脉远段病变

如眼动脉血流方向正常（颅内-颅外侧支未开放），说明侧支路径不通，可能为闭塞病变累及眼动脉后段颈内动脉，也可能为眼动脉近段闭塞等。此时的眼动脉血流可能为颈外动脉分支供血，血流频谱类似颈外动脉血流频谱表现，通过颈外动脉压迫试验，对明确眼动脉血流来源有帮助。如果眼动脉后段颈内动脉通畅，也有可能眼动脉血流由颈内动脉远段逆向血流供血，频谱可能表现为低速低阻。

眼动脉本身病变也会导致眼动脉血流频谱发生变化，而使眼动脉血流频谱表现多样，如眼动脉近端闭塞，远段眼动脉血流方向可以正常，频谱表现为低速低阻，也可以血流方向逆向，频谱阻力相对升高。如果眼动脉远段闭塞，近段眼动脉血流频谱可能表现为低速高阻波形改变，收缩期加速时间正常（图4-98F）。

总之，通过眼动脉和颅内动脉的扫查，可以增加颈内动脉大致闭塞范围的判断信息，但不是所有病例都会有绝对相同的表现，需要在实践中不断总结。当然，结合其他影像学检查（DSA、CTA、MRA），可以增加诊断结果的准确性（图4-99）。

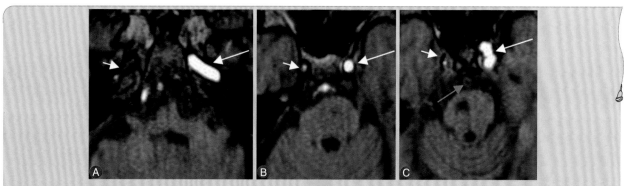

A.MRA显示右侧颈内动脉近段闭塞（短箭头），左侧颈内动脉血流通畅（白长箭头）；B、C.眼动脉后段颈内动脉通而不畅，血流显影较细（白短箭头），左侧颈内动脉血流显影正常（白长箭头），该患者基底动脉远段也存在闭塞（橙箭头）。图4-98、图4-99为同一病例。

图4-99　右侧颈内动脉闭塞MRA

（四）颈外动脉狭窄、闭塞

1.狭窄原因

狭窄原因主要为动脉粥样硬化、部分血栓形成等，多见于起始段。颈外动脉狭窄程度目前没有统一的判断标准。

2.超声表现（图4-100～图4-102）

（1）直接表现：狭窄处斑块或血栓等致局部管径变细，血流束变细，流速升高，血流频谱表现为高阻波形。

（2）间接表现：近段流速降低，阻力升高；远段流速降低，频谱峰时延长；远段侧支循环开放。轻度到中度的狭窄，狭窄远段血流频谱基本正常，一般没有明显的侧支血流。重度狭窄，狭窄远段血流频谱峰时后延，可有侧支表现。

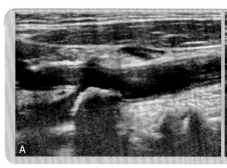
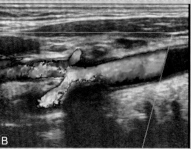
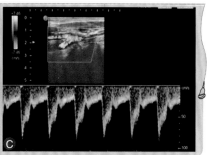

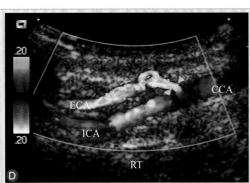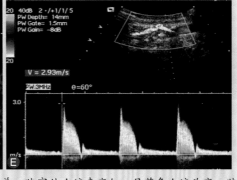

A～C.颈外动脉轻度狭窄,狭窄处局部管壁低强回声斑块附着,狭窄处血流束变细,呈花色血流改变,狭窄处流速稍升高(PSV为91.0 cm/s);D、E.颈外动脉中度狭窄,狭窄处局部血流束变细,呈花色血流改变,狭窄处流速升高达293 cm/s,血流频谱为高阻波形。CCA:颈总动脉;ICA:颈内动脉;ECA:颈外动脉;RT:右侧。

图4-100 右侧颈外动脉近段轻度、中度狭窄

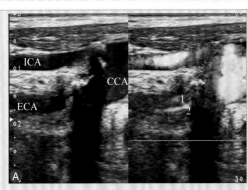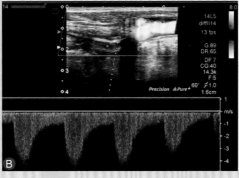

A.狭窄处局部管壁低强回声斑块附着,血流束变细,呈花色血流改变;B.狭窄处血流频谱为高阻波形,流速升高大于400 cm/s。CCA:颈总动脉;ICA:颈内动脉;ECA:颈外动脉;1:狭窄后段血流紊乱区;2:狭窄后主血流束。

图4-101 右侧颈外动脉近段重度狭窄

随着狭窄程度增加,血流动力学表现越明显,狭窄较重时,狭窄处流速升高可不明显。结合二维图像、血流及频谱表现,综合判断狭窄程度。

颈外动脉闭塞多见于近段,多为血栓形成,或者狭窄基础上合并血栓形成。

管腔内可见低回声,低强混合回声充填,无血流信号充盈,血流频谱不能采集到。远段可出现侧支血流汇入颈外动脉,表现为血流逆向灌注颈外动脉远段,血流流速降低,频谱呈低阻波形改变。

颈外动脉狭窄、闭塞,临床上并没有颈内动脉那么引起关注。但是当颈内动脉闭塞(眼动脉发出前)伴颈外动脉狭窄,颈内动脉无法复通时,如果颈外动脉与眼动脉间侧支建立良好,临床上有时也尝试复通颈外动脉,增加侧支血供可以改善颅内缺血症状,此时的颈外动脉狭窄及远端通畅情况和侧支路径的通畅情况需要重点评估。

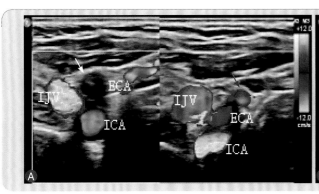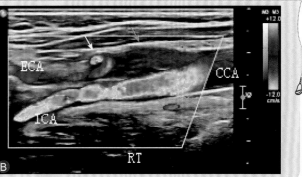

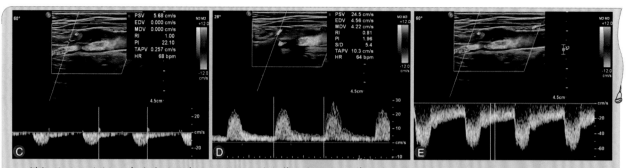

A.横切面显示右侧颈外动脉近段未见血流显示（白箭头），远段管腔内可见低速、暗淡血流及侧支逆向血流（红箭头）；B.纵切面显示颈外动脉近段管腔内充填低回声，未见血流显示（橙箭头），远段可见侧支血流（黄箭头）逆向灌注颈外动脉近段；C.颈外动脉远段血流频谱显示流速减低，收缩期波峰圆钝，加速时间延长；D.侧支血流反向；E.右侧颈内动脉血流频谱未见明显异常。CCA：颈总动脉；ICA：颈内动脉；ECA：颈外动脉；IJV：颈内静脉；RT：右侧。

图4-102　右侧颈外动脉近段闭塞

（五）锁骨下动脉狭窄、闭塞

原因：主要为动脉粥样硬化，血栓形成、动脉受压、动脉弯曲折叠、大动脉炎、主动脉弓缩窄或离断等也可引起锁骨下动脉狭窄，起始段最容易发生病变。

1. 狭窄程度判断

《中国脑卒中血管超声检查指导规范》关于超声判断锁骨下动脉狭窄的参考如下。

（1）<50%狭窄（轻度）：狭窄处血流速度尚正常或稍高于健侧，血流频谱形态正常（三相波或四相波）。

（2）50%~69%狭窄（中度）：狭窄处血管内径减小大于50%，但不超过70%。狭窄处血流速度升高，血流频谱改变，三相波血流频谱不典型，出现二相波改变，患侧椎动脉流速正常，但是，收缩期达峰时间延长伴SN加深或低速逆转血流信号（隐匿型窃血征）。健侧椎动脉血流速度相对升高（代偿）。

（3）70%~99%狭窄（重度）：狭窄段PSV≥343 cm/s，EDV≥60 cm/s，狭窄段与狭窄远段SA的流速比值≥4.0，血流频谱异常，舒张期与收缩期同向（均在基线上方）。患侧椎动脉出现典型的"振荡型"血流频谱（部分型窃血）。当狭窄≥90%时，窃血程度加重，同侧椎动脉可出现完全性逆转血流信号（完全型窃血），健侧椎动脉血流速度代偿性升高。

临床表现如下。

（1）轻度或中度狭窄一般无明显临床症状。

（2）重度狭窄时，可致病变侧上肢动脉缺血，部分可伴有疼痛、麻木等，活动时更加明显，但较少见。部分形成锁骨下动脉窃血（盗血）综合征患者可以出现头晕等症状，病变侧上肢活动时更加明显。

（3）单侧病变者，双侧上肢动脉血压、脉搏强弱不一致，部分患者正是因为脉搏减弱或触及不到，双侧上肢动脉血压不一致而就诊。

2. 锁骨下动脉狭窄超声表现及病例分享（图4-103~图4-112）

（1）直接表现：狭窄处斑块或血栓等致局部管径变细，血流束变细，血流呈明亮花色改变，流速升高。

（2）间接表现：狭窄远段流速降低，频谱峰时后延，远段侧支血流形成（以窃血为主）。

随着狭窄程度增加，血流动力学表现更明显。狭窄较重时，狭窄处流速升高可不明显。轻度狭窄时，间接表现可不明显。

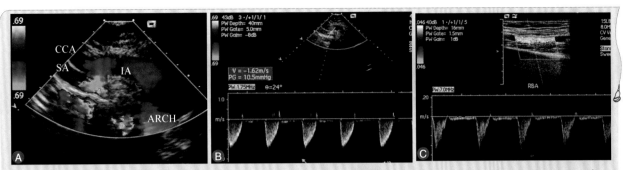

A.狭窄处血流束变细，呈花色血流改变；B.流速升高（PSV为162 cm/s）；C.病变侧上肢动脉血流频谱尚正常。
ARCH：主动脉弓；CCA：颈总动脉；IA：无名动脉；SA：锁骨下动脉。

图4-103　右侧锁骨下动脉起始段轻度狭窄

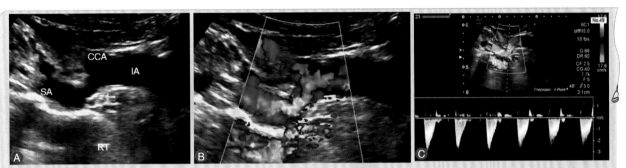

A.起始段管壁低强回声斑块（箭头）致局部管径变细；B.狭窄处血流束变细，呈花色血流改变；C.流速升高（PSV接近280 cm/s）。CCA：颈总动脉；IA：无名动脉；SA：锁骨下动脉；RT：右侧。

图4-104　右侧锁骨下动脉起始段中度狭窄

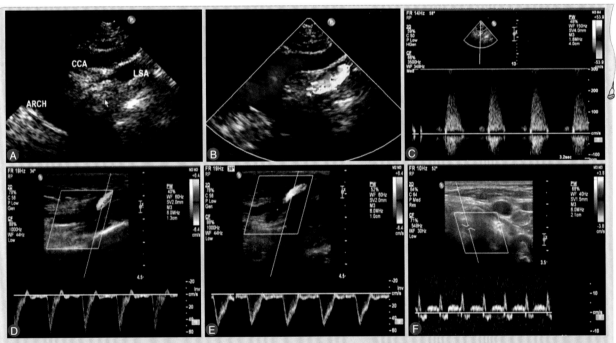

A.起始段管壁混合回声斑块（箭头）致局部管径变细；B.狭窄处血流束变细，呈花色血流改变；C.流速升高，PSV接近250 cm/s；D.双侧上肢动脉对比，健侧上肢动脉血流频谱正常；E.病变侧上肢动脉血流频谱形态基本正常，流速稍降低；F.左侧椎动脉血流频谱为隐匿型窃血表现。CCA：颈总动脉；ARCH：主动脉弓；LSA：左侧锁骨下动脉。

图4-105　左侧锁骨下动脉起始段中度狭窄（1）

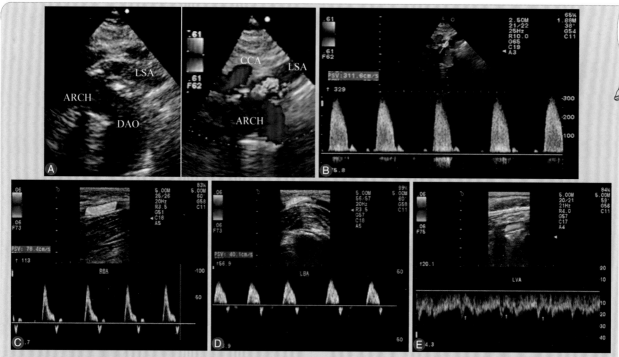

A.狭窄处管壁混合回声斑块致局部管径变细，狭窄处血流束变细，呈花色血流改变；B.狭窄处流速升高（PSV接近311 cm/s）；C.双侧上肢动脉对比，健侧上肢动脉血流频谱正常；D.病变侧上肢动脉血流频谱形态异常，收缩期峰时后延，流速降低；E.左侧椎动脉血流频谱为隐匿型窃血表现。DAO：降主动脉；ARCH：主动脉弓；LSA：左侧锁骨下动脉；CCA：颈总动脉。

图 4-106　左侧锁骨下动脉起始段中度狭窄（2）

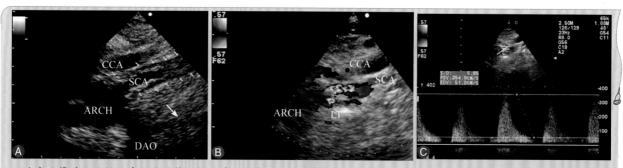

A.狭窄处管壁可见低回声斑块（箭头）附着，致管腔内径变细；B.狭窄处血流束变细，呈花色血流改变；C.狭窄处流速升高（PSV为354 cm/s，EDV为51 cm/s）。CCA：颈总动脉；ARCH：主动脉弓；DAO：降主动脉；SCA：锁骨下动脉。

图 4-107　左侧锁骨下动脉近段重度狭窄（1）

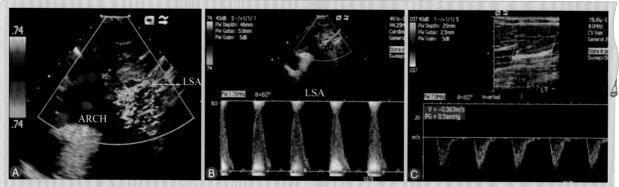

A.狭窄处血流束变细，呈明亮花色血流改变；B.狭窄处流速升高（PSV＞700 cm/s）；C.病变侧上肢动脉血流流速降低，频谱形态明显异常。ARCH：主动脉弓；LSA：左侧锁骨下动脉。

图 4-108　左侧锁骨下动脉近段重度狭窄（2）

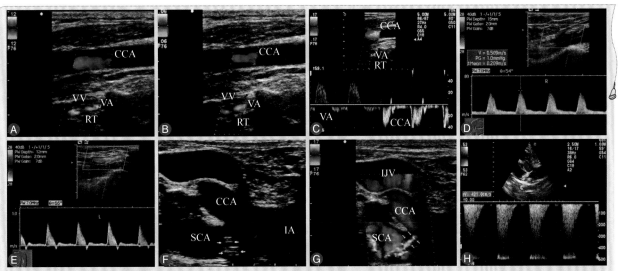

A、B.实际扫查过程中,在扫查椎动脉时,多是先发现椎动脉血流出现双色血流改变;C.与颈总动脉血流对比,椎动脉血流频谱收缩期血流逆向,舒张期血流正向(部分型窃血);D、E.双侧上肢动脉对比,病变侧血流流速降低,频谱异常,提示右侧锁骨下动脉近段存在狭窄,健侧血流频谱正常;F、G.扫查右侧锁骨下动脉,起始段管壁低回声斑块(箭头)附着,致管腔内径及血流束变细;H.狭窄处流速升高(PSV为421 cm/s)。这样完整扫查,锁骨下动脉狭窄病例多能明确诊断。CCA:颈总动脉;SCA:锁骨下动脉;VA:椎动脉;VV:椎静脉;IA:无名动脉;IJV:颈内静脉。

图4-109 右侧锁骨下动脉近段重度狭窄超声表现

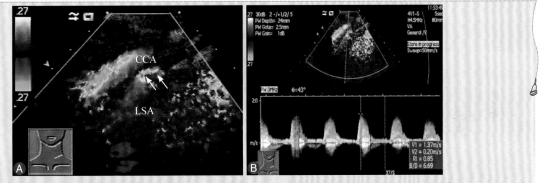

A.狭窄处血流束变细,局部呈花色血流改变(箭头);B.狭窄处流速稍升高(PSV为137 cm/s),狭窄程度较重,导致狭窄处流速升高不明显(使用较低血流标尺,致血流外溢及闪烁伪像增加)。CCA:颈总动脉;LSA:左侧锁骨下动脉。

图4-110 左侧锁骨下动脉近段重度狭窄,狭窄比例>90%(1)

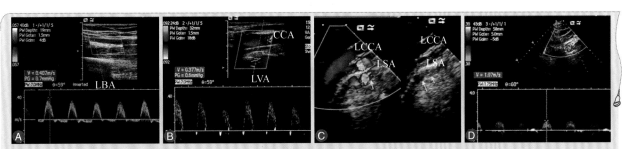

A.病变侧上肢动脉血流流速降低,频谱异常;B.病变侧椎动脉收缩期血流完全反向,舒张期无明显血流显示(完全型窃血,提示锁骨下动脉存在病变);C.进一步扫查锁骨下动脉近段,可见管壁低强回声附着,致管径及血流束变细,呈花色血流改变;D.狭窄处血流频谱异常,流速升高不明显(PSV为107 cm/s),狭窄程度较重,导致狭窄处流速升高不明显。LCCA:左侧颈总动脉;LSA:左侧锁骨下动脉。

图4-111 左侧锁骨下动脉近段重度狭窄,狭窄比例>90%(2)

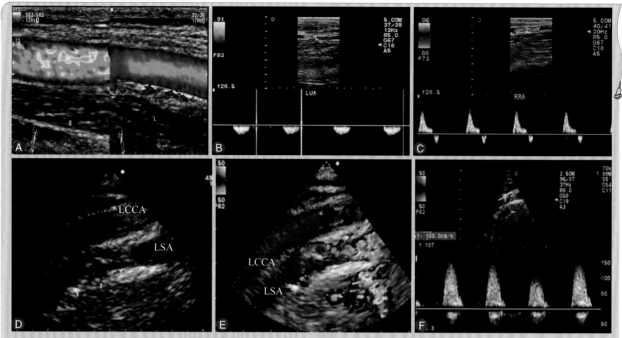

A.双侧上肢动脉对比，左侧肱动脉血流色彩暗淡（扫查条件一致的情况下更容易对比）；B.病变侧上肢动脉血流流速降低，频谱形态异常，提示扫查部位近段血管存在病变；C.健侧上肢动脉频谱正常；D、E.进一步扫查左侧锁骨下动脉近段，可见局部管壁低强回声斑块（箭头）附着，致管径及血流束变细，狭窄处呈花色血流改变；F.狭窄处流速稍升高（PSV为165 cm/s），狭窄程度较重，导致狭窄处流速升高不明显，上肢动脉血流色彩暗淡也是比较有用的间接提示信息，需要引起重视。LCCA：左侧颈总动脉；LSA：左侧锁骨下动脉。

图4-112 左侧锁骨下动脉近段重度狭窄，狭窄比例＞90%（3）

3. 锁骨下动脉闭塞超声表现及病例分享（图4-113 ～图4-115）

（1）原因：多为狭窄基础上合并血栓形成导致，部分为直接血栓形成或栓塞所致。

（2）超声表现

· 管腔内可见低回声或低强回声充填，部分管腔结构可显示欠清，管腔内无血流显示。

· 闭塞远段可见侧支血流汇入，血流色彩暗淡，流速明显降低，频谱呈小慢波改变。

· 椎动脉作为侧支，完全逆向灌注锁骨下动脉远段，频谱可表现为收缩期、舒张期完全逆向或仅有收缩期逆向血流。

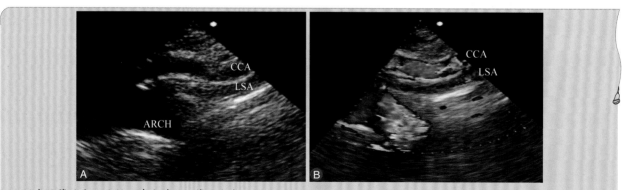

A.闭塞段管腔内可见低回声充填；B.管腔内未见明显血流显示。CCA：颈总动脉；LSA：左侧锁骨下动脉；ARCH：主动脉弓。

图4-113 左侧锁骨下动脉近段闭塞（1）

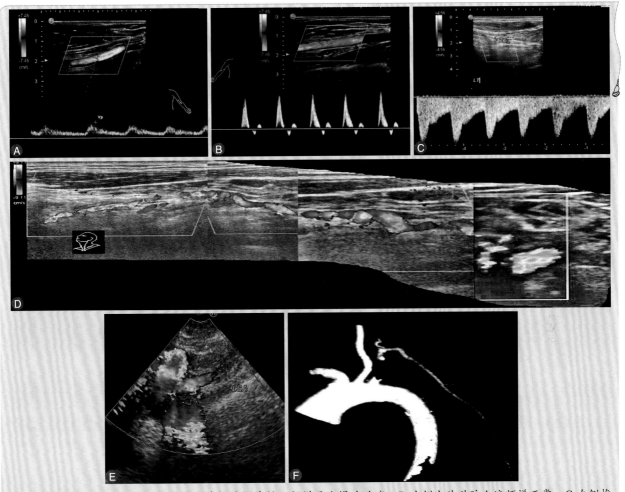

A.双侧上肢动脉对比,左侧肱动脉流速较健侧降低,频谱呈小慢波改变;B.右侧上肢动脉血流频谱正常;C.左侧椎动脉近段闭塞,侧支血流逆向;D.拼图显示迂曲侧支血流汇入锁骨下动脉,侧支血流完全逆向;E.左侧锁骨下动脉(LSA)近段管腔内未见血流显示;F.CTA显示左侧锁骨下动脉近段闭塞。

图4-114 左侧锁骨下动脉近段闭塞(2)

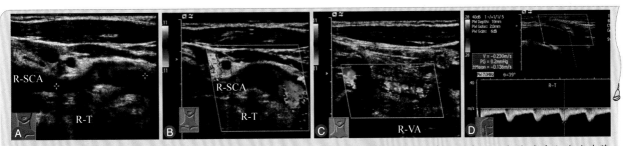

A.闭塞段管腔内低回声充填;B.管腔内未见明显血流显示;C.病变侧椎动脉血流完全逆向;D.上肢动脉血流流速降低,频谱呈小慢波改变。

图4-115 右侧锁骨下动脉闭塞(血栓形成)

4. 注意事项

锁骨下动脉狭窄及闭塞,通过直接显示锁骨下动脉病变,超声诊断并不困难。然而,清晰显示锁骨下动脉是一个难点,尤其左侧锁骨下动脉起始段,位置深,高频探头显示效果不佳,使用低频探头扫查,可以提高显示率。但需要不断练习积累扫查经验,才能熟练掌握。

锁骨下动脉远段及上肢动脉血流色彩暗淡,血流流速降低,频谱形态异常有助于快速发现病变,双侧对比,更容易发现异常。扫查时最好选取大致相同部位的动脉节段,扫查条件一致,更容易对比。

　　椎动脉及上肢动脉血流频谱变化，可以间接提示病变存在，但不能代替病变部位的直接显示。因为锁骨下动脉狭窄、闭塞导致的窃血，主要通过椎动脉逆向血流判断，但是并不是只有锁骨下动脉病变才会导致椎动脉出现逆向血流，具体参阅锁骨下动脉窃血部分内容。

　　另外，锁骨下动脉狭窄可能随着病程的延长，狭窄程度会有改变，只有直接显示病变部位，才能清楚具体的变化情况（图4-116、图4-117）。

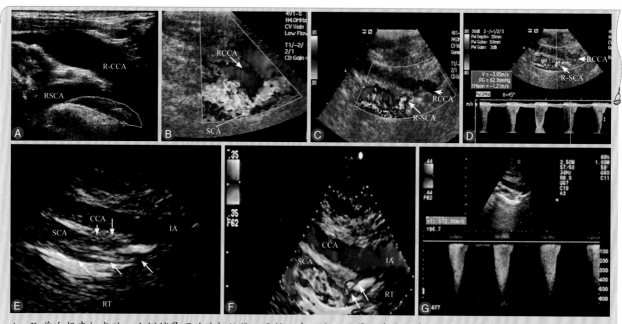

A、B.首次超声扫查时，右侧锁骨下动脉起始段可见低回声斑块，致管腔中度狭窄；C、D.一年后，狭窄程度加重（重度），狭窄处血流束变细，流速升高（PSV为395 cm/s）；E～G.一年半后，斑块体积增大，狭窄程度进一步加重，流速进一步升高（PSV为572 cm/s）。CCA：颈总动脉；SCA：锁骨下动脉；IA：无名动脉。

图4-116　右侧锁骨下动脉狭窄随病程延长而变化（1）

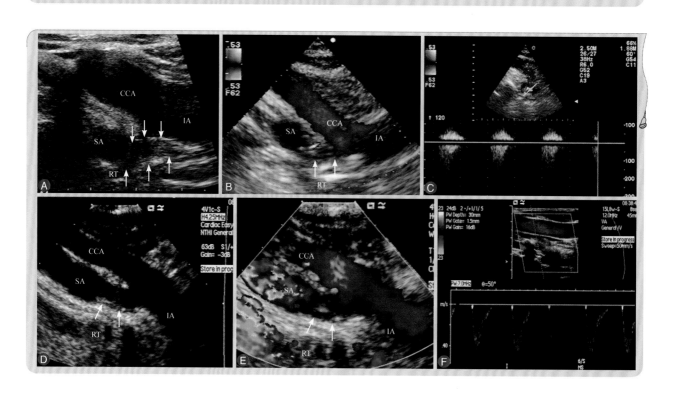

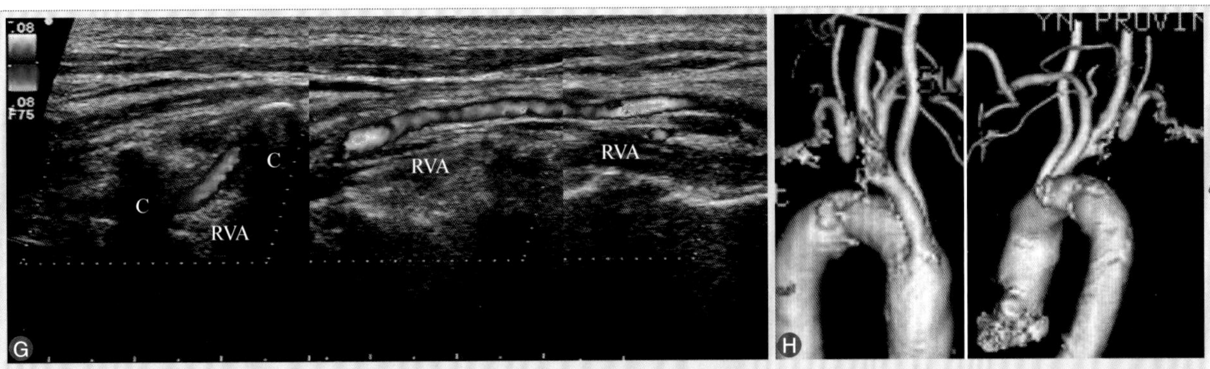

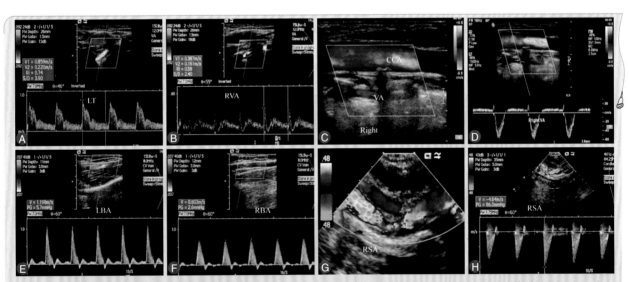

A～C.首次超声检查后两年,斑块(箭头)体积持续增大,狭窄程度进一步加重(接近闭塞),狭窄处残留细条状微弱血流,血流流速稍升高(PSV接近150 cm/s);D、E.两年半后,右侧锁骨下动脉近段管腔低强回声充填,管腔内未见血流显示(闭塞);F、G.病变侧椎动脉血流完全逆向;H.CTA显示右侧锁骨下动脉近段闭塞。图4-116、图4-117为同一病例。CCA:颈总动脉;SA:锁骨下动脉;IA:无名动脉;VA:椎动脉。

图4-117 右侧锁骨下动脉狭窄随病程延长而变化(2)

通过该病例,旨在展示锁骨下动脉狭窄病变,随着病程延长,狭窄程度会加重。如果只是间接地看到椎动脉的血流频谱改变而诊断为锁骨下动脉窃血,不清楚锁骨下动脉狭窄程度,就会延误诊治,结局可能会向更严重的情况发展。

5.锁骨下动脉狭窄、闭塞病变超声扫查技巧

· 注重间接表现,可以快速发现异常(图4-118)。

· 双侧椎动脉血流频谱变化对比。

· 椎动脉与同侧颈总动脉或椎静脉血流方向变化对比。

· 双侧上肢血流色彩及频谱对比。

· 直接扫查显示锁骨下动脉起始段是明确诊断的关键。

A、B.双侧椎动脉频谱对比,发现右侧椎动脉频谱异常,收缩期出现切迹,提示同侧锁骨下动脉存在病变;C、D.病变侧椎动脉血流与颈总动脉对比,更容易判断椎动脉血流方向逆向;E、F.双侧上肢动脉频谱对比,右侧上肢肱动脉流速降低,频谱收缩期峰时后延,提示近段血管存在病变;G、H.直接扫查显示右侧锁骨下动脉近段狭窄,狭窄处血流束变细,流速升高,明确诊断。

图4-118 锁骨下动脉狭窄、闭塞扫查技巧展示

（六）锁骨下动脉窃血（盗血）

1. 定义

锁骨下动脉窃血是由于各种原因引起无名动脉起始段或锁骨下动脉（椎动脉发出前）狭窄或闭塞，导致病变侧锁骨下动脉远段和椎动脉血流灌注减少，压力不同程度下降，健侧椎动脉与病变侧椎动脉间形成一定的压力梯度，从而使健侧椎动脉血流不同程度逆向流入病变侧椎动脉及锁骨下动脉远段，表现为病变侧椎动脉内出现不同程度逆向血流的现象（图4-119A）。

Fisher于1961年首次采用"锁骨下动脉窃血综合征"一词描述上肢运动引发的神经系统症状。因此，锁骨下动脉窃血，伴有椎-基底动脉缺血引起的复杂神经综合征时，称为锁骨下动脉窃血综合征（subclavian steal syndrome，SSS）。

CDU提示诊断时称其为锁骨下动脉窃血较为妥当，是否形成窃血综合征，需要结合临床症状才能确定。但是与超声有关的锁骨下动脉窃血文献，几乎都以SSS涵盖了大部分的椎动脉逆流，虽然在背景介绍或是讨论中，也都明确了SSS的定义，但仍然以SSS作为题目进行论文发表，足以证明SSS被默认的程度。因此，很有必要在此强调，在CDU提示诊断中，提示锁骨下动脉窃血或盗血现象即可。

引起锁骨下动脉或无名动脉狭窄或闭塞的原因，主要为动脉粥样硬化，其他原因，如大动脉炎、动脉发育不良及受压、血栓形成、动静脉瘘、动脉瘤、夹层等也可导致。

窃血的血流来源以健侧椎动脉血流为主，其他还有颈外动脉来源的血流、颅内血流逆向灌注（极少）等。

2. 临床表现

前面在描述解剖时已经知道，双侧椎动脉汇合成基底动脉，而颅内通过Willis环将前后循环系统联系起来，故在锁骨下动脉窃血时，健侧椎动脉通过基底动脉，再到病变侧椎动脉，代偿性向锁骨下动脉远段供血；或颅内后循环血流通过基底动脉向锁骨下动脉远段供血。因此，锁骨下动脉窃血时临床表现主要有两大类：椎-基底动脉缺血和患侧上肢缺血表现。

椎-基底动脉缺血的临床表现可有头晕、视物模糊、发作性昏厥等，尤其在患肢活动量增加时表现明显。患侧上肢缺血，可有患侧上肢脉搏减弱或"无脉"，双侧上肢动脉血压不对称等。临床上一部分患者就是因为上肢脉搏减弱、无脉或双侧上肢血压不对称而行超声扫查发现。但有时双侧上肢脉搏有差异的患者，并不是血管存在病变，而是桡动脉位置深在或细小（图4-119B），导致脉搏触感有差异，超声扫查可以很容易鉴别。

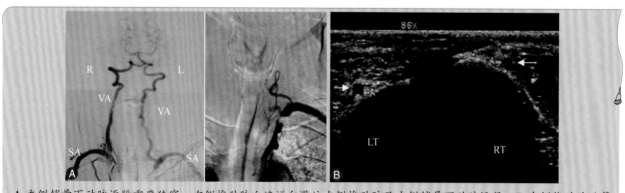

A.左侧锁骨下动脉近段重度狭窄，右侧椎动脉血流逆向灌注左侧椎动脉及左侧锁骨下动脉远段；B.左侧桡动脉（箭头）位置较右侧深，导致左侧桡动脉脉搏减弱。SA：锁骨下动脉；VA：椎动脉；R：右侧；L：左侧。

图4-119　DSA显示锁骨下动脉窃血路径和桡动脉位置异常

3. 窃血发生条件

锁骨下动脉窃血需要满足的条件必须包括：①无名动脉或锁骨下动脉近段（椎动脉发出前）存在狭窄或闭塞；②椎动脉（健侧和病变侧，尤其病变侧）、基底动脉近段通畅；③锁骨下动脉远段（椎动脉发出后）通畅。这3条是经典锁骨下动脉窃血发生的基本条件（图4-119A）。是否出现窃血，主要取决于双侧椎动脉之间的压差大小及窃血路径是否通畅。

4.血流动力学分析

为了更好地理解锁骨下动脉窃血的血流动力学变化，这里有几个问题试着回答一下，如有不妥，诚请读者朋友们提出修改意见。

（1）为什么会发生椎动脉血液逆流？

前面已经探讨过动脉血流流动的动力来源，是心脏收缩产生的动能，推动血液在血管内流动，形成收缩期血流频谱。在正常情况下（动脉管腔无狭窄，椎动脉管腔对称），收缩期双侧锁骨下动脉，以及椎动脉所获得的动能是相似的。因此，双侧椎动脉血流频谱表现是相似的。

当锁骨下动脉狭窄时，为克服狭窄导致的阻力增加，一部分动能将会丢失，导致狭窄后段锁骨下动脉能量减小，通过狭窄处的血流量减少，因此双侧椎动脉间就存在一定的压差，病变一侧的血流压力小于健侧，从而出现健侧椎动脉逆向灌注病变一侧椎动脉。压差的存在，是引起椎动脉逆向血流的原因，压差越大，逆向血流越明显。但是，临床上导致双侧椎动脉间存在压力差的原因不止一种情况，读者在此可以自己结合实际情况思考可能的原因。

（2）为什么颅外段椎动脉血流频谱显示逆向血流是从收缩中晚期开始的？

病变侧椎动脉的逆向血流成分应该从收缩期一开始就出现，因为狭窄导致的能量损失是从收缩早期一开始就存在的。但是为什么我们实际检测到的颅外段椎动脉血流频谱逆向血流不是从收缩早期开始就出现呢？窃血频谱显示（图4-120，结合图2-2D阅读），逆向血流是在快速射血期后，也就是说，逆向血流表现为从收缩期S_1峰与S_2峰间切迹SN加深，逐渐到S_2峰逆向，再到S_1峰逐渐逆向，S_1峰和S_2峰逆向，最后S_1、S_2、DW峰都逆向。

原因是锁骨下动脉近段狭窄程度不明显（轻度狭窄）时，狭窄处对血流并没有明显阻碍，血流可以代偿通过狭窄段，双侧椎动脉间压差不明显，因此无明显的逆向血流表现。

当锁骨下动脉近段狭窄程度加重（中度狭窄）时，狭窄处的阻力相对增大，但增大的阻力相对于快速射血期的动力而言，阻力仍然小于动力，所以快速射血期血流仍然可以顺利通过狭窄处。然而，增大的阻力，相对于减慢射血期较小的动力而言，阻力逐渐占优势，失去了推动血流前行的部分动力，从而使减慢射血期通过狭窄处的血流减少或不能通过，使狭窄后段的血流压力降低，S_1峰下降支快速下降，程度加深，S_2峰峰时后延，流速降低。随着狭窄程度的增加，阻力增大，S_2峰明显降低或逆向。

当锁骨下动脉近段狭窄、闭塞时，双侧椎动脉间压差增大，血流从高压力侧流向低压力侧。狭窄程度相对不明显（中度狭窄）时，快速射血期压差可能较小，该时期血流各自向前流动，而减慢射血期，压差增大，血流出现逆向。狭窄程度加重，双侧椎动脉间压差进一步增大时，快速射血期和减慢射血期血流均出现逆流。

经过讨论，压差改变导致血流逆向，另外一种现象也不能忽略，那就是椎动脉的血流流经一段距离，需要一定的时间，也就是：距离=时间×流速。

当锁骨下动脉狭窄时，病变侧椎动脉逆向血流主要来源于健侧椎动脉，等到健侧椎动脉血流流到远段经过基底动脉，并逆向灌注病变侧椎动脉时，一段时间已经过去了，也就是收缩早期（快速射血期）可能已经过去了，而在这一段时间内，通过狭窄处的血流同样流向病变侧的椎动脉，因此病变侧椎动脉颅外段血流频谱逆向血流才会出现在收缩中晚期，而不是出现在收缩早期。

（3）为什么有时候椎动脉逆向血流颅内段较颅外段明显？

当锁骨下动脉或无名动脉狭窄时，病变侧椎动脉血流收缩期仍然有一定的血流上行，但是由于通过狭窄处的血流受阻，导致血流流速相对降低，相同时间内前行的距离就减少。也就是病变侧椎动脉收缩期血流前行的距离应该较健侧短，因此就导致病变侧椎动脉在相同的时间内，收缩期血流可能还没有完全到达颅内段，健侧的逆向血流已经先到达了，所以出现隐匿型窃血时，锁骨下动脉病变较轻，而颅外段血流频谱尚正常时，颅内段已经出现SN加深（收缩期切迹）了。随着锁骨下动脉狭窄程度的加重，收缩期损失的动能增加，病变侧椎动脉流速进一步降低，收缩期加深（收缩期切迹）前行的距离进一步缩短，就出现颅外段尚可见收缩早期血流波形，而颅内段已经没有明显收缩期前向血流，已经大部分或完全为逆向血流了。而部分型窃血频谱，很多时候颅外段收缩早期仍然可见短暂前向血流的趋势，而颅内段却完全为逆向血流表现。当锁骨下动脉极重度狭窄、闭塞时，损失的动能非常多，已经不能推动血流前行，所以收缩期全部为逆向血流表现。

（4）为什么有时候椎动脉逆向血流颅内段轻于颅外段呢？

当锁骨下动脉严重狭窄、闭塞时，病变侧椎动脉远段常常可形成侧支，尤其是同侧其他颈动脉无明显狭窄病变时，经常出现颈外动脉分支与椎动脉间的侧支形成（结合图4-46、图4-49阅读）。侧支血流汇入，补充了病变侧椎动脉内部分血流，成为窃血的另外血流来源，减少了来源于健侧椎动脉的血流负担，即从健侧椎动脉逆向灌注的血流部分减少，因此就出现病变侧椎动脉颅内段窃血程度轻于颅外段的表现，确切说应该是侧支汇入点远段和近段间窃血程度的不一致。

（5）为什么颅外段椎动脉舒张期血流在重度狭窄时仍然能够表现为正向？

收缩期血流频谱变化大致讨论后，接着讨论舒张期的血流变化。舒张期血流运动的动力主要来源于收缩期大动脉扩张形成的势能储备。舒张期大动脉弹性回缩，将势能转化为动能，推动血流前行，形成舒张期血流频谱。

锁骨下动脉狭窄时，收缩期充盈的血流（通过狭窄处的血流和窃血来源的血流），使椎动脉及锁骨下动脉狭窄远段扩张储备的势能可能与健侧差别不大，双侧椎动脉间压差较小，舒张期动脉收缩均可以将血流推向正常方向运动。因此，病变侧舒张期大多数时候可以见到正向血流，即使重度狭窄时，仍然可以存在舒张期正向血流成分。

（6）即使这样，仍然存在这样的疑问，舒张期椎动脉血流为什么不会被挤向锁骨下动脉，而是向颅内方向呢？

可能是锁骨下动脉非闭塞病变时，上肢动脉的压力仍然高于颅内动脉，病变侧椎动脉舒张期血流还是流向更低压力的颅内动脉，而表现为正向血流。如果锁骨下动脉闭塞时，上肢动脉缺血明显，压力极低，这样低压力状态，可能对椎动脉血流有一定的"抽吸"作用，使舒张期血流完全逆向。而且锁骨下动脉闭塞时，如果没有其他侧支血流时，健侧椎动脉至病变侧椎动脉，再到上肢动脉可以看作一条血管，因此，收缩期和舒张期血流完全逆向。

但是，在临床上常常可见舒张期无明显逆向血流或血流流速降低的情况，原因可能是窃血路径存在通而不畅，如病变侧椎动脉近段或锁骨下动脉椎动脉发出后段存在狭窄（狭窄程度轻于起始段），舒张期逆向血流阻力增大，导致血流通过减少或不能通过。

由于锁骨下动脉窃血时，健侧椎动脉为了代偿窃血的负担，血流量明显增加，血流流速明显增快，以收缩期更加明显，故而形成相对高阻波形改变。

因此，锁骨下动脉窃血时，椎动脉颅外段逆向血流成分是从收缩中晚期开始，逐渐累及整个收缩期，最终累及收缩期和舒张期血流，锁骨下动脉狭窄程度也逐渐加重，这也可以解释窃血程度与锁骨下动脉和无名动脉狭窄程度一致的观点。

5. 窃血分型

根据椎动脉逆向血流成分多少，锁骨下动脉窃血分为以下3型（图4-120）。

（1）隐匿型窃血（Ⅰ级）：患侧椎动脉血流频谱收缩期出现"切迹"征。

（2）部分型窃血（Ⅱ级）：患侧椎动脉收缩期血流方向逆向，舒张期血流方向正向，呈双向"震荡型"血流频谱。

（3）完全型窃血（Ⅲ级）：患侧椎动脉收缩期和舒张期血流方向完全逆向，与同侧颈总动脉血流方向完全相反或仅有收缩期逆向血流，舒张期无明显血流。

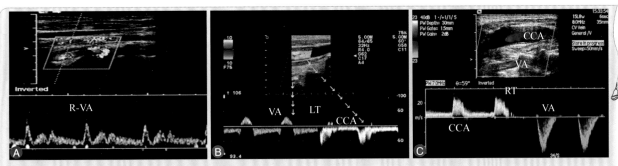

A.隐匿型窃血频谱；B.部分型窃血频谱（与颈总动脉对比）；C.完全型窃血频谱（与颈总动脉对比）。

图4-120　不同程度锁骨下动脉窃血时椎动脉频谱表现

6. 超声表现及病例分享

（1）隐匿型窃血（Ⅰ级）（图4-121～图4-124）

椎动脉血流色彩大多数情况下无明显异常，呈同一色彩，血流方向与颈总动脉一致，与椎静脉相反，当逆向血流达基线下方时，椎动脉血流可呈红、蓝双色改变，特征性的血流频谱改变是收缩期可见切迹，切迹的深浅不同，血流频谱表现是多样的，健侧椎动脉血流基本无明显变化。

无名动脉或锁骨下动脉起始段以中度狭窄多见。狭窄处流速增快，病变侧上肢动脉血流频谱形态基本正常，或收缩期加速时间稍延长，舒张期反向血流可存在或减弱，流速相对降低。

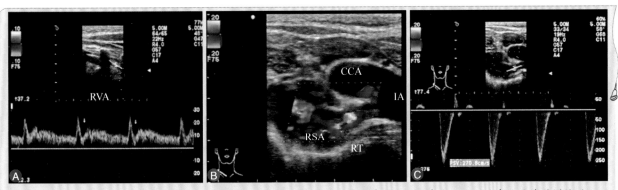

A.右侧椎动脉收缩期可见逆向切迹；B.锁骨下动脉起始段管壁斑块导致管径及血流束变细；C.狭窄处流速稍增快（PSV为270 cm/s，中度狭窄）。CCA：颈总动脉；RSA：右侧锁骨下动脉；RVA：右侧椎动脉。

图4-121　右侧锁骨下动脉窃血（隐匿型）（1）

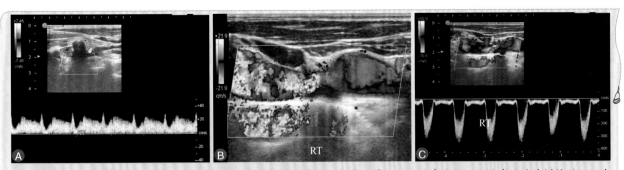

A.右侧椎动脉收缩期可见逆向切迹；B.锁骨下动脉起始段管壁斑块导致管径及血流束变细；C.狭窄处流速增快（PSV为380 cm/s，中度狭窄）。

图4-122　右侧锁骨下动脉窃血（隐匿型）（2）

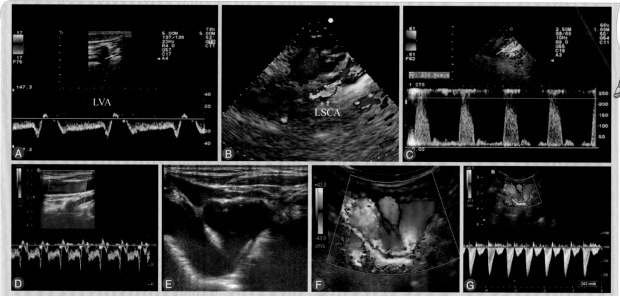

A.左侧椎动脉收缩期可见逆向切迹，切迹达基线下方；B.锁骨下动脉起始段管壁斑块导致管径及血流束变细；C.狭窄处流速增快（PSV为226 cm/s，长段重度狭窄）；D.右侧椎动脉收缩期可见逆向切迹，切迹达基线下方；E、F.锁骨下动脉起始段折叠导致管径及血流束变细；G.狭窄处流速增快（PSV为243 cm/s）。

图4-123　左侧锁骨下动脉窃血（隐匿型）

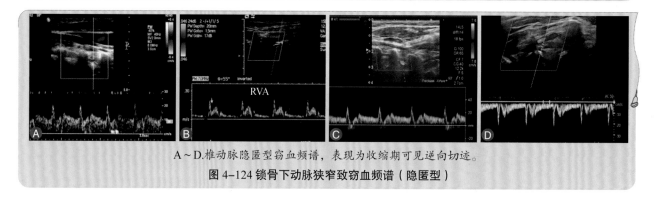

A~D.椎动脉隐匿型窃血频谱，表现为收缩期可见逆向切迹。

图4-124 锁骨下动脉狭窄致窃血频谱（隐匿型）

（2）部分型窃血（Ⅱ级）（图4-125～图4-129）

椎动脉血流呈红、蓝双色改变，血流频谱表现相对比较单一，特征性的血流频谱改变是收缩期逆向，舒张期正向，部分收缩早期仍可见短暂正向血流的趋势，或还存在少许正向血流波，但大部分血流逆向，健侧椎动脉血流流速代偿性稍增快。

无名动脉或锁骨下动脉起始段中、重度狭窄均可发生，以重度狭窄更多见。狭窄处流速明显升高，病变侧上肢动脉血流暗淡，血流流速较健侧降低，血流频谱收缩期加速时间延长，波峰圆钝，部分表现为小慢波改变。

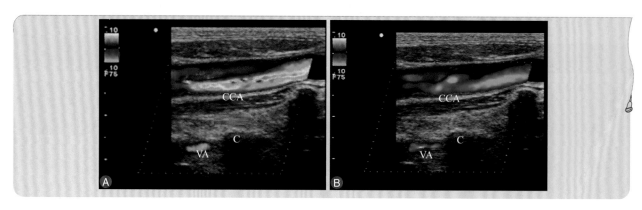

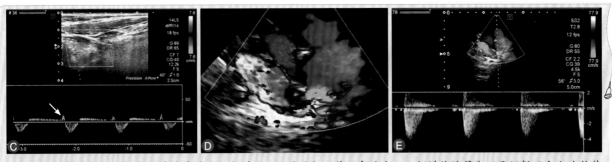

A、B.右侧椎动脉（VA）与颈总动脉（CCA）对比，血流呈红、蓝双色改变；C.频谱收缩早期可见短暂正向血流趋势（箭头），中晚期完全逆向，舒张期正向；D、E.锁骨下动脉起始段重度狭窄。

图4-125 右侧锁骨下动脉窃血（部分型）（1）

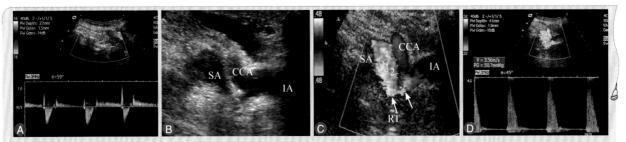

A.椎动脉频谱收缩早期可见短暂正向血流，中晚期完全逆向，舒张期正向；B～D.锁骨下动脉起始段重度狭窄。CCA：颈总动脉；SA：锁骨下动脉；IA：无名动脉。

图4-126 右侧锁骨下动脉窃血（部分型）（2）

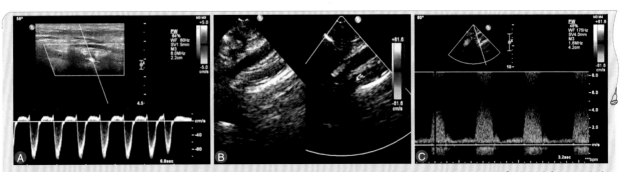

A.左侧椎动脉频谱收缩早期可见短暂正向血流趋势，中晚期完全逆向，舒张期正向；B、C.锁骨下动脉起始段重度狭窄。

图4-127 左侧锁骨下动脉窃血（部分型）（1）

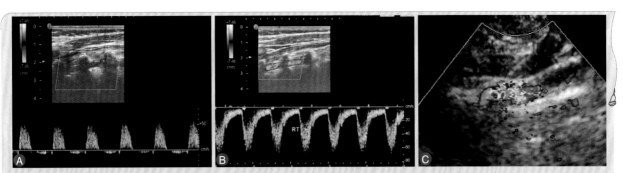

A.左侧椎动脉频谱收缩早期可见短暂正向血流趋势，中晚期完全逆向，舒张期正向；B.健侧椎动脉流速代偿性增快；C.锁骨下动脉起始段重度狭窄。

图4-128 左侧锁骨下动脉窃血（部分型）（2）

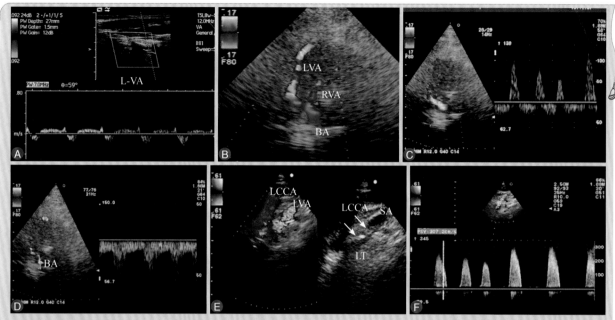

A.左侧椎动脉频谱收缩期早期可见短暂正向血流趋势，中晚期完全逆向，舒张期正向；B、C.颅内段椎动脉血流收缩期逆向，舒张期正向；D.基底动脉血流频谱正常；E、F.锁骨下动脉起始段重度狭窄。

图4-129　左侧锁骨下动脉窃血（部分型）（3）

（3）完全型窃血（Ⅲ级）（图4-130～图4-134）

椎动脉血流全部逆向，与椎静脉血流方向一致，与颈总动脉血流相反，血流频谱特征性改变是收缩期、舒张期均逆向，或者仅有收缩期逆向血流波，舒张期无明显血流波（注意：该情况部分可能为流速标尺相对较大，使频谱波幅显示较小，舒张期血流较低而不被显示）。

健侧椎动脉血流明显代偿性增快，主要是收缩期血流流速明显增加，导致收缩期与舒张期流速差值相对增大而表现为高阻波形改变。

无名动脉及锁骨下动脉起始段重度狭窄或闭塞，以闭塞情况多见。狭窄处流速明显升高，极重度狭窄时，流速升高反而不明显。闭塞者管腔无血流显示。病变侧上肢动脉血流色彩较暗淡，血流流速明显降低，收缩期血流频谱加速时间明显延长，波峰圆钝，血流频谱呈小慢波改变，频谱表现为收缩期、舒张期同向，或仅有收缩期血流成分，或收缩期血流正向、舒张期血流反向等。

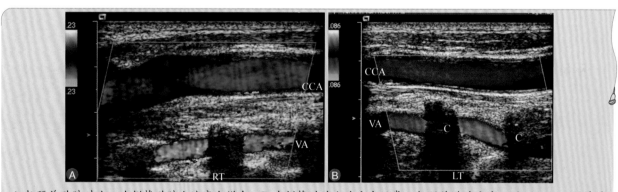

A.与颈总动脉对比，右侧椎动脉血流完全逆向；B.左侧椎动脉血流方向正常，与颈总动脉方向一致。CCA：颈总动脉；VA：椎动脉。

图4-130　锁骨下动脉窃血（完全型）

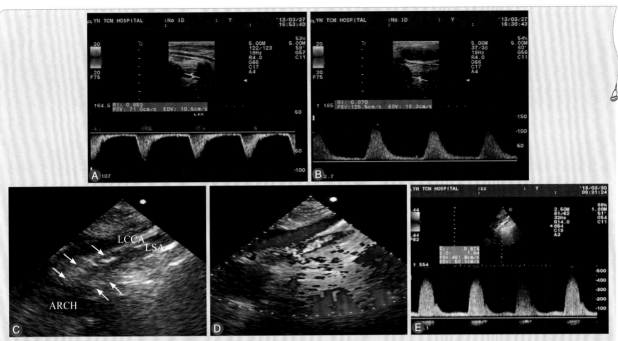

A.左侧椎动脉血流完全逆向；B.健侧流速代偿性增快，频谱呈高阻波形；C、D.左侧锁骨下动脉近段斑块（箭头）致管腔重度狭窄；E.狭窄处流速明显升高（PSV为461 cm/s）。

图4-131 左侧锁骨下动脉窃血（完全型）（1）

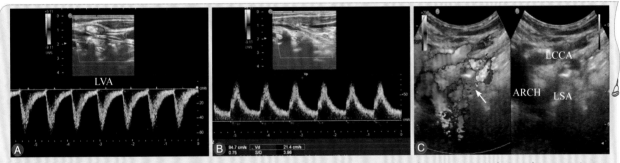

A.左侧椎动脉血流频谱完全逆向；B.健侧椎动脉流速代偿性稍增快；C.左侧锁骨下动脉近段闭塞，闭塞段无血流显示（箭头）。

图4-132 左侧锁骨下动脉窃血（完全型）（2）

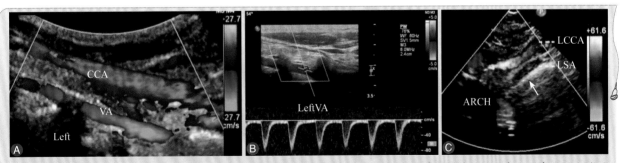

A.左侧椎动脉血流方向与颈总动脉相反；B.左侧椎动脉血流完全逆向；C.左侧锁骨下动脉近段闭塞，闭塞段无血流显示（箭头）。

图4-133 左侧锁骨下动脉窃血（完全型）（3）

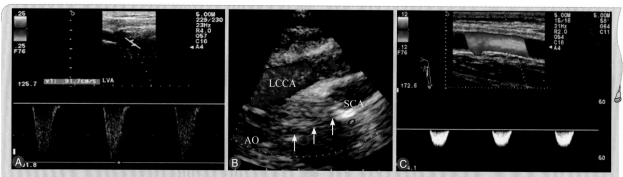

A.左侧椎动脉血流收缩期逆向，舒张期血流未显示；B.左侧锁骨下动脉近段闭塞，闭塞段无血流显示（箭头）；C.上肢肱动脉血流流速降低，频谱呈小慢波改变。本病例中左椎动脉起始段伴有狭窄，椎动脉舒张期无血流可能与此有关，血流量相对减少，也导致上肢动脉舒张期无明显血流显示。

图4-134　左侧锁骨下动脉窃血（完全型）（4）

锁骨下动脉窃血，椎动脉血流频谱改变，只是一种侧支循环代偿方式，主要是提示无名动脉和锁骨下动脉起始段存在病变。在早期CDU检查颈动脉时，由于扫查技巧及仪器性能等方面的影响，无名动脉和左侧锁骨下动脉起始段的显示不是很满意，而椎动脉频谱改变的提示性诊断就变得非常重要。对于部分型窃血和完全型窃血，其提示诊断价值是肯定的，但是隐匿型血流频谱出现的浅切迹，有时候锁骨下动脉正常者也会出现，不易判断，故而在检查时，引入了束臂试验来帮助判断椎动脉频谱改变与上肢动脉是否存在联系，以便确认上肢动脉近段病变的存在。

7. 束臂试验

将血压计袖带束于患者患侧上臂，向袖带充气加压至收缩压以上，嘱患者患肢反复用力握拳，持续1～3分钟，然后松开袖带迅速放气减压，病变侧椎动脉逆向血流成分增加，为束臂试验阳性（图4-135）。试验过程中主要观察放气减压时椎动脉血流频谱的变化。袖带充气加压，暂时部分阻断患侧上肢动脉血流，双侧椎动脉间压差缩小，患侧椎动脉逆向血流成分减少，正向血流成分增加，健侧椎动脉流速稍降低，当迅速放气减压时，患侧上肢动脉血流量突然增加，双侧椎动脉间压差短暂增大，导致患侧椎动脉逆向血流成分短暂增加，正向血流成分减少，健侧流速代偿性增快（图4-136）。

简易束臂试验如下。

束臂试验至少需要两个操作者才能完成，在实际操作过程中，可能会出现没有血压计或无助手帮忙的情况，此时也不要着急，可嘱患者抬高患肢，患肢反复用力握拳，持续1～3分钟，然后让助手双手用力紧握患者患肢上臂，然后让患者患肢平放于检查床，助手迅速放开紧握的双手，这个过程中连续观察椎动脉血流频谱变化，也可以引出束臂试验阳性结果。虽然效果不如使用血压计检查明显，但在特殊情况下，还是可以帮助诊断的。

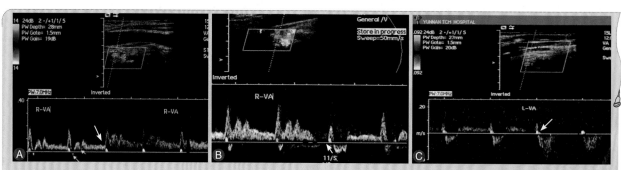

A.隐匿型窃血，收缩期逆向血流切迹较深，几乎达到基线下方（短箭头），上臂加压后（长箭头），逆向血流减少，正向血流明显增加；B.放松后（箭头），逆向血流增加；C.部分型窃血时，束臂试验后血流完全逆向（箭头）。

图4-135　束臂试验对椎动脉窃血频谱的影响

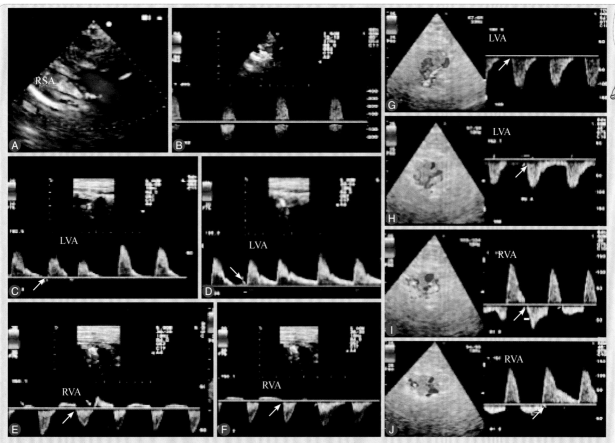

A、B.右侧锁骨下动脉（RSA）近段重度狭窄；C.健侧（左侧）椎动脉（LVA）束臂试验加压后，舒张期血流减少（箭头），D.束臂试验减压后，舒张期流速明显增加（箭头）；E.病变侧（右侧）椎动脉（RVA）束臂试验加压时，逆向血流流速降低，舒张期正向血流增加（箭头）；F.减压时，血流完全逆向（箭头）；G、H.健侧（左侧）椎动脉颅内段加压、减压后（箭头），血流频谱改变和颅外段一致；I、J.病变侧（右侧）椎动脉颅内段加压、减压后（箭头），血流频谱表现与颅外段一致。

图4-136 右侧锁骨下动脉部分型窃血束臂试验超声表现

8. 扫查注意事项

锁骨下动脉窃血，椎动脉血流频谱异常是间接表现之一，对于部分型窃血和完全型窃血频谱，其特点较为单一，隐匿型窃血频谱的变化较多，尤其狭窄程度较轻时，窃血频谱可能表现不明显（图4-137），需要清晰显示锁骨下动脉起始段，才能明确诊断。当然，对于绝大部分正常椎动脉血流频谱的表现（图4-138），也应当熟知，才能快速发现异常。

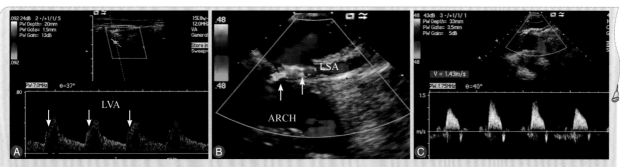

A.左侧椎动脉血流频谱显示，快速射血期波峰降低（峰时后延），可见轻微切迹（箭头），从频谱上可能不易确定为窃血表现；B.左侧锁骨下动脉起始段显示血流束稍变细，局部血流呈花色改变（箭头）；C.狭窄处血流流速稍增高（PSV为143 cm/s），狭窄为轻度狭窄。通过直接显示锁骨下动脉情况，可明确椎动脉频谱改变的原因是锁骨下动脉狭窄。LVA：左侧椎动脉；LSA：左侧锁骨下动脉；ARCH：主动脉弓。

图4-137 左侧椎动脉频谱改变的原因

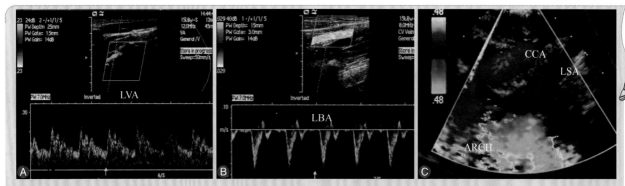

A.正常左侧椎动脉血流频谱显示，三峰两切迹明显，SN较DN浅，束臂试验后频谱无异常改变（箭头）；B.左侧上肢动脉血流频谱形态正常；C.左侧锁骨下动脉起始段血流显示正常。通过清晰显示锁骨下动脉起始段正常血流表现，明确椎动脉血流频谱为正常频谱。LVA：左侧椎动脉；LSA：左侧锁骨下动脉；CCA：颈总动脉；ARCH：主动脉弓。

图4-138　正常椎动脉频谱表现

在无其他明显颈动脉病变时，锁骨下动脉窃血程度与锁骨下动脉狭窄程度呈正相关，可以根据窃血程度大致推测病变程度，对于不能很好显示病变处时，可以据此做出提示性诊断。

但颈动脉多条血管病变或椎动脉起源异常或椎动脉伴随病变时，可能会导致窃血程度与病变程度不符的情况，清晰显示病变部位是明确诊断的直接证据。

引起椎动脉逆流的原因多为锁骨下动脉病变，小部分为椎动脉本身病变所致，因此准确的鉴别诊断是必需的。

9. 双侧锁骨下动脉病变时窃血表现（图 4-139 ~ 图 4-141）

双侧锁骨下动脉均存在狭窄在临床上并不少见，由于经典窃血途径是健侧椎动脉血流逆向流至病变侧椎动脉。双侧锁骨下动脉均狭窄时，多表现为病变较重一侧先出现窃血表现。狭窄较轻一侧可代偿时，颅内动脉血流改变可不明显，如果双侧锁骨下动脉狭窄均较重，而前循环无明显异常，可出现双侧锁骨下动脉窃血。血流可能主要来源于颈外动脉侧支血流，或颅内前循环向后循环的逆向血流，通过基底动脉窃血途径完成窃血。一般情况下，可能以颈外动脉血流为主。伴随椎动脉病变时，也可能窃血都不明显。

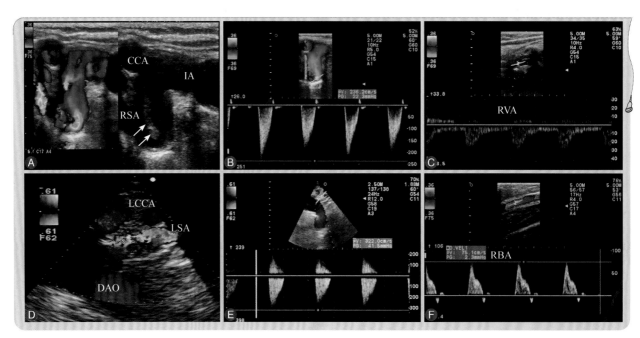

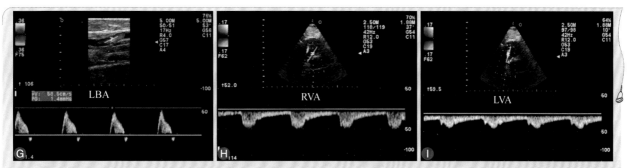

A～C.右侧锁骨下动脉近段局部弯曲折叠（箭头）致管腔轻度狭窄，狭窄处流速236 cm/s，椎动脉血流频谱基本正常；D、E.左侧锁骨下动脉近段中度狭窄，狭窄处流速322 cm/s，颅外段椎动脉窃血不明显；F.双侧上肢动脉对比，右侧频谱基本正常；G.左侧频谱峰时后延稍明显，流速较右侧降低；H.颅内段椎动脉显示，右侧椎动脉及基底动脉血流频谱基本正常；I.左侧椎动脉隐匿型窃血。DAO：降主动脉；SA：锁骨下动脉；CCA：颈总动脉；IA：无名动脉；BA：肱动脉；VA：椎动脉。

图4-139 双侧锁骨下动脉近段狭窄（狭窄较重的左侧出现窃血表现）

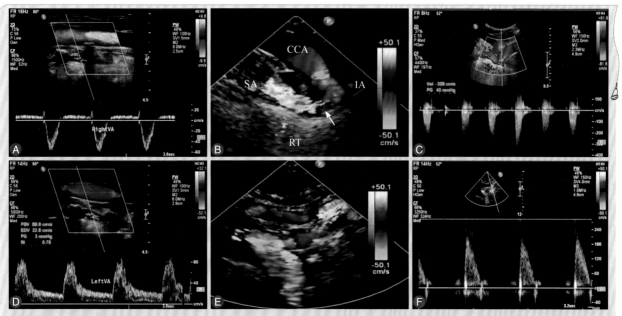

A.右侧椎动脉频谱为部分型窃血改变；B、C.右侧锁骨下动脉近段重度狭窄，狭窄处流速328 cm/s；D.左侧椎动脉血流频谱基本正常，流速代偿性增快；E、F.左侧锁骨下动脉近段轻度狭窄，狭窄处流速约200 cm/s。SA：锁骨下动脉；CCA：颈总动脉；IA：无名动脉。

图4-140 双侧锁骨下动脉近段狭窄（狭窄较重的右侧出现窃血）

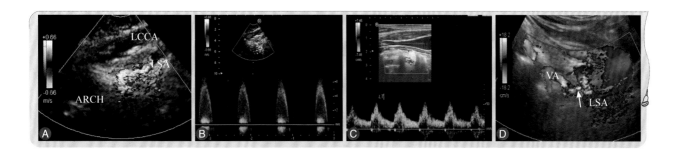

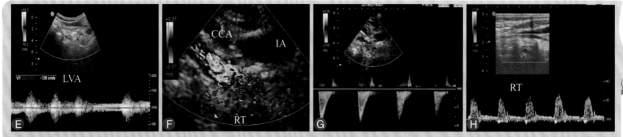

A、B.左侧锁骨下动脉起始段重度狭窄，狭窄处流速明显升高，PSV＞600 cm/s；C.左侧椎动脉频谱仅表现为峰时后延，未出现明显窃血表现；D、E.左侧椎动脉起始段狭窄，狭窄处流速120 cm/s（由于左侧锁骨下动脉重度狭窄，导致椎动脉狭窄处流速升高不明显，因此左侧椎动脉狭窄至少是中度狭窄）；F.右侧椎动脉起始段重度狭窄；G.狭窄处流速接近400 cm/s；H.右侧椎动脉峰时后延，无明显窃血表现。VA：椎动脉；SA：锁骨下动脉；ARCH：主动脉弓；CCA：颈总动脉；IA：无名动脉。

图 4-141　双侧 SA 重度狭窄伴左侧椎动脉狭窄，双侧均未出现明显窃血表现

10. 伴有对侧椎动脉重度狭窄或闭塞时的窃血表现（图 4-142、图 4-143）

锁骨下动脉狭窄，对侧椎动脉重度狭窄、闭塞时，血流可能主要来源于锁骨下动脉病变侧颈外动脉与椎动脉间侧支，也可能通过基底动脉来源于颅内。窃血程度与锁骨下动脉狭窄程度可能不一致，部分窃血程度会减轻。

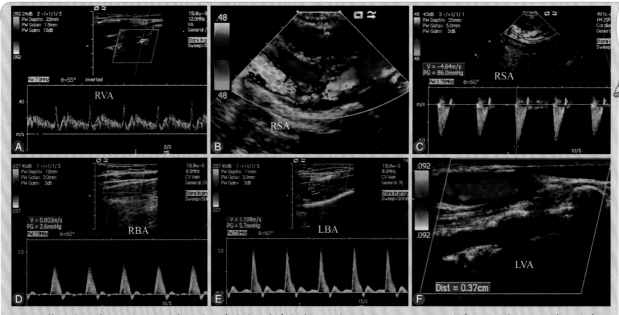

A.右侧椎动脉频谱显示为隐匿型窃血（颈外动脉侧支参与窃血可能性大）；B、C.右侧锁骨下动脉起始段狭窄，狭窄处流速升高（PSV为464 cm/s，合并左侧椎动脉闭塞，可能存在流速代偿性增快，结合上肢动脉血流动力学变化，中度狭窄诊断比较合适）；D.双侧上肢动脉对比，右侧流速降低，频谱峰时后延；E.左侧频谱正常；F.左侧椎动脉闭塞，管腔内未见血流显示。VA：椎动脉；SA：锁骨下动脉。

图 4-142　右侧锁骨下动脉中度狭窄伴左侧椎动脉闭塞

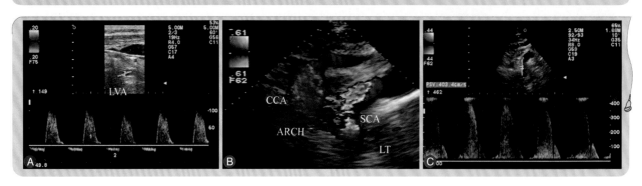

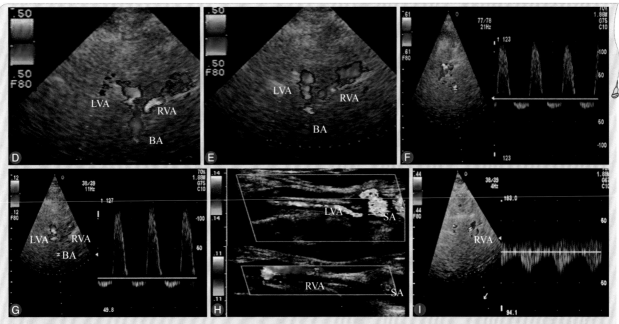

A.左侧椎动脉频谱显示为部分型窃血；B、C.左侧锁骨下动脉起始段重度狭窄，狭窄处流速升高（PSV为403 cm/s）；D、E.颅内段左侧椎动脉及基底动脉血流呈双色血流显示；F、G.左侧椎动脉及基底动脉频谱呈部分型窃血频谱改变；H.双侧椎动脉起始段显示，左侧椎动脉（LVA）逆向，右侧椎动脉（RVA）闭塞；I.右侧椎动脉颅内段血流流速降低，频谱呈小慢波改变（血流可能来源于侧支）。BA：基底动脉；CCA：颈总动脉；ARCH：主动脉弓。

图 4-143 左侧锁骨下动脉重度狭窄伴右侧椎动脉闭塞（血流主要来源于颅内）

11. 锁骨下动脉病变侧椎动脉近段闭塞或起源异常（图 4-144 ～ 图 4-149）

病变侧椎动脉近段闭塞，只要锁骨下动脉远段与椎动脉间有侧支建立，则窃血途径通过侧支流入病变侧锁骨下动脉。椎动脉起源异常，椎动脉与锁骨下动脉间存在侧支建立时，也可通过侧支形成完整的窃血途径。如果侧支未建立，则为无窃血表现。

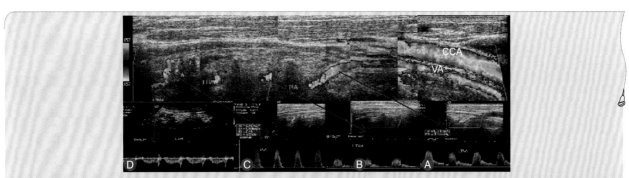

A、B.左侧颈总动脉（CCA）与椎动脉（VA）近段伴行，近段椎动脉血流频谱显示峰时后延，血流方向正常；C.椎间隙可见侧支血流流出，血流频谱完全逆向；D.侧支远段椎动脉血流频谱显示为隐匿型窃血。箭头所示为血流频谱采集点。

图 4-144 左侧锁骨下动脉重度狭窄伴左侧椎动脉起源于主动脉弓的窃血表现（1）

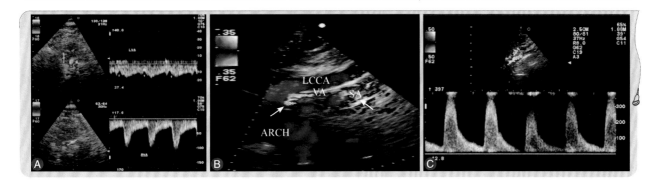

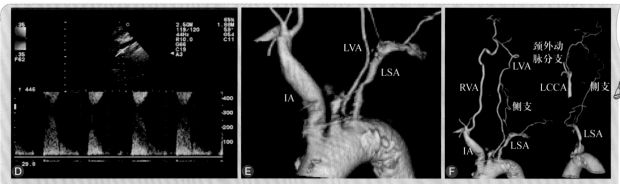

A.颅内段椎动脉显示，左侧椎动脉为隐匿型窃血频谱（窃血程度较颅外段椎动脉轻，对比图4-144阅读），右侧椎动脉血流频谱正常；B.左侧锁骨下动脉近段显示，左侧椎动脉起于主动脉弓，左侧锁骨下动脉及椎动脉起始段局部重度狭窄，狭窄处血流束变细，血流呈明亮花色改变（箭头）；C、D.锁骨下动脉狭窄处流速约400 cm/s，椎动脉狭窄处流速约300 cm/s；E.CTA显示左侧椎动脉起源于主动脉弓，左侧椎动脉及锁骨下动脉近段重度狭窄；F.左侧椎动脉通过侧支向锁骨下动脉供血，颈外动脉与锁骨下动脉间侧支形成（左侧椎动脉起源异常，左侧锁骨下动脉狭窄后，窃血的血流来源为健侧椎动脉和病变侧椎动脉近段及同侧颈外动脉的血流，因此导致左侧椎动脉颅外段与颅内段窃血程度不一致）。LCCA：左侧颈总动脉；LSA：左侧锁骨下动脉；VA：椎动脉；BA：基底动脉；IA：无名动脉。

图4-145 左侧锁骨下动脉重度狭窄伴左侧椎动脉起源于主动脉弓的窃血表现（2）

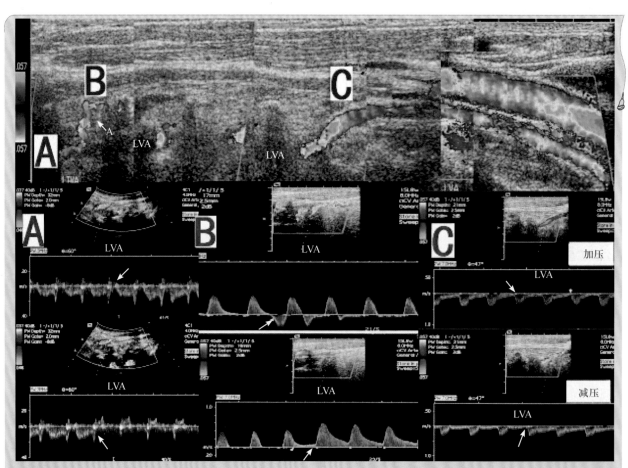

A.侧支远段椎动脉血流频谱显示，加压时，逆向血流减少，减压时，逆向血流增加（箭头）；B.侧支血流频谱显示，加压时，侧支逆向血流减少，舒张期正向血流增加（频谱由完全型窃血变为部分型窃血），减压时逆向血流增加，舒张期血流原本较低，此时也明显增加（箭头）；C.侧支近段椎动脉血流频谱显示，加压时，流速降低，减压时流速增加（箭头），提示近段椎动脉血流也是部分窃血的血流来源。图4-144~图4-146为同一病例。

图4-146 左侧锁骨下动脉重度狭窄伴左侧椎动脉起源于主动脉弓的窃血表现，束臂试验显示

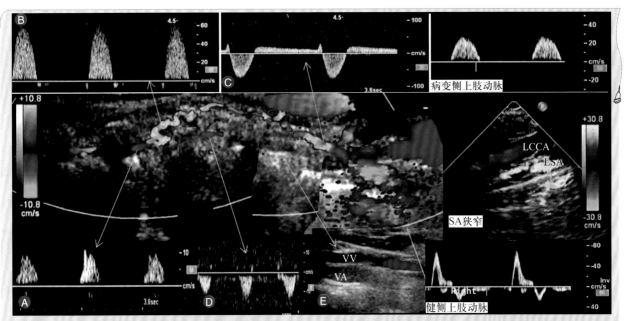

A.侧支远段椎动脉血流完全逆向，无明显舒张期血流；B.侧支远段血流完全逆向；C.侧支远段血流收缩期逆向、舒张期正向；D.侧支汇入点近段椎动脉内血流逆向，频谱呈低速高阻波形；E.左侧椎动脉（VA）近段闭塞，闭塞段未见血流显示；左侧锁骨下动脉（LSA）起始段重度狭窄，狭窄处血流束变细，血流呈明亮花色改变；病变侧上肢动脉血流流速降低，频谱呈小慢波改变；健侧上肢动脉血流频谱正常（侧支近段与远段窃血程度不一致，可能与血流流动的距离和压差不均匀有关，读者可结合本节前面血流动力学分析的内容自己分析）。

图4-147　左侧锁骨下动脉起始段重度狭窄并左侧椎动脉近段闭塞，通过侧支路径完成窃血

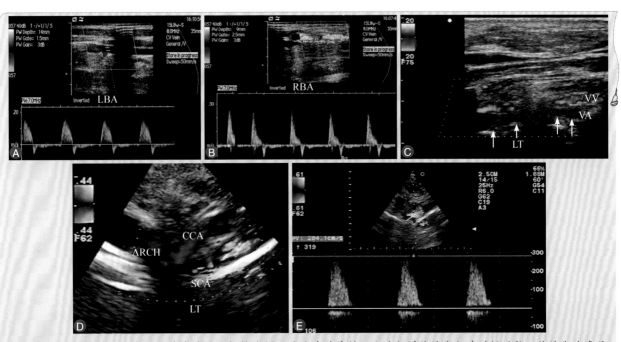

A.双侧上肢动脉对比，左侧肱动脉（LBA）较右侧血流流速稍降低，血流频谱收缩期加速时间延长，收缩期波峰稍圆钝，提示锁骨下动脉近段狭窄；B.右侧肱动脉（RBA）血流频谱正常；C.左侧椎动脉管腔无血流显示，管腔闭塞，无窃血；D.左侧锁骨下动脉起始段狭窄；E.血流流速稍升高，大于280 cm/s。CCA：颈总动脉；ARCH：主动脉弓；SCA：锁骨下动脉。（结合锁骨下动脉及上肢肱动脉血流频谱改变，左侧锁骨下动脉为中度狭窄，左侧椎动脉闭塞，窃血路径不通，无窃血表现。）

图4-148　锁骨下动脉狭窄合并同侧椎动脉闭塞，无窃血表现

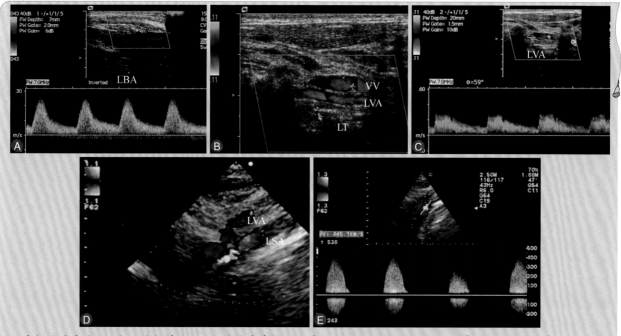

A.左侧肱动脉（LBA）血流频谱显示，血流流速降低，频谱呈明显小慢波改变，提示锁骨下动脉近段狭窄；B、C.左侧椎动脉（LVA）血流方向及频谱形态正常；D、E.左侧锁骨下动脉（LSA）起始段重度狭窄，血流流速明显升高（445 cm/s），紧贴锁骨下动脉的左侧椎动脉血流显示正常。（左侧椎动脉起源于主动脉弓，故无窃血表现。）

图 4-149 锁骨下动脉狭窄合并椎动脉起源异常，无窃血表现

12. 颈动脉多部位病变对窃血的影响（图 4-150 ～ 图 4-152）

无名动脉或锁骨下动脉病变，伴有颈部其他一条或多条血管病变，窃血程度减轻或不出现窃血表现。

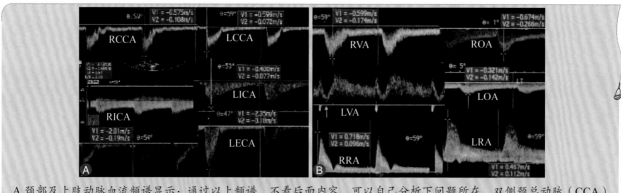

A.颈部及上肢动脉血流频谱显示：通过以上频谱，不看后面内容，可以自己分析下问题所在。双侧颈总动脉（CCA）频谱形态基本正常；双侧颈内动脉频谱异常，右侧颈内动脉（RICA）流速明显升高，PSV为312 cm/s，左侧颈内动脉（LICA）流速降低，频谱呈相对高阻波形；双侧颈外动脉（ECA）血流流速增快，频谱形态基本正常；B.右侧椎动脉（RVA）血流方向正常，频谱峰时后延；左侧椎动脉（LVA）隐匿型窃血改变；双侧眼动脉（OA）血流频谱呈低阻波形改变，血流方向反向；双侧上肢桡动脉显示，右侧桡动脉（RRA）血流频谱正常，左侧桡动脉（LRA）频谱呈小慢波改变。

图 4-150 锁骨下动脉狭窄合并颈部多条动脉狭窄（1）

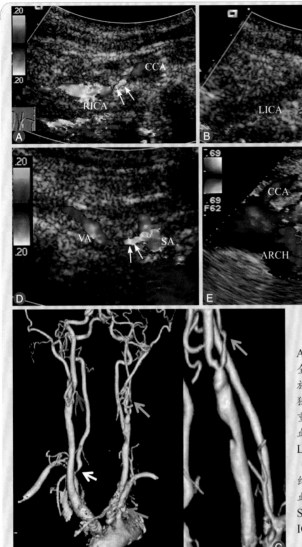

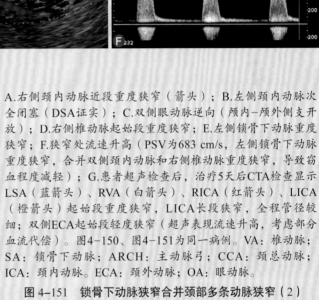

A.右侧颈内动脉近段重度狭窄（箭头）；B.左侧颈内动脉次全闭塞（DSA证实）；C.双侧眼动脉逆向（颅内-颅外侧支开放）；D.右侧椎动脉起始段重度狭窄；E.左侧锁骨下动脉重度狭窄；F.狭窄处流速升高（PSV为683 cm/s，左侧锁骨下动脉重度狭窄，合并双侧颈内动脉和右侧椎动脉重度狭窄，导致窃血程度减轻）；G.患者超声检查后，治疗5天后CTA检查显示LSA（蓝箭头）、RVA（白箭头）、RICA（红箭头）、LICA（橙箭头）起始段重度狭窄，LICA长段狭窄，全程管径较细；双侧ECA起始段轻度狭窄（超声表现流速升高，考虑部分血流代偿）。图4-150、图4-151为同一病例。VA：椎动脉；SA：锁骨下动脉；ARCH：主动脉弓；CCA：颈总动脉；ICA：颈内动脉。ECA：颈外动脉；OA：眼动脉。

图4-151　锁骨下动脉狭窄合并颈部多条动脉狭窄（2）

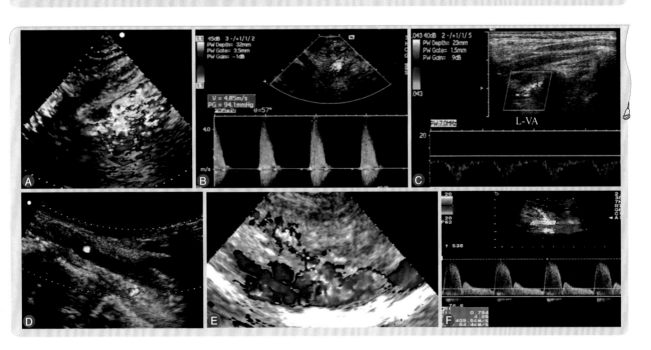

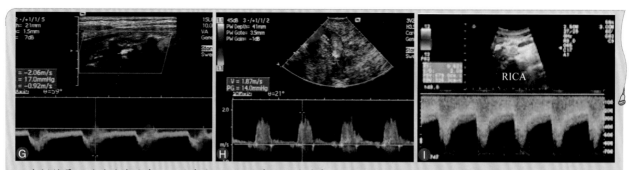

A.左侧锁骨下动脉重度狭窄，血流束变细；B.狭窄处流速升高，PSV为485 cm/s；C.左侧椎动脉血流方向正常，频谱呈小慢波改变；D.左侧颈总动脉闭塞；E.右侧椎动脉起始段重度狭窄；F.狭窄处流速升高，PSV为409 cm/s；G.远段流速增快，频谱峰时后延；H.无名动脉轻度狭窄；I.右侧颈内动脉近段重度狭窄，狭窄处流速明显升高，PSV为679 cm/s。（左侧锁骨下动脉重度狭窄，伴左侧颈总动脉闭塞，右侧颈内动脉、椎动脉起始段重度狭窄，右侧无名动脉轻度狭窄，颅内缺血严重，故无窃血表现。）

图4-152　锁骨下动脉狭窄合并颈部多条动脉病变，无窃血表现

13. 无窃血的锁骨下动脉狭窄（图4-153、图4-154）

　　锁骨下动脉窃血，需要具备完整的窃血途径，前面探讨了病变侧椎动脉闭塞，合并颈部其他多条血管严重狭窄或闭塞，无窃血的情况。在此主要讨论另一种无窃血的情况，即锁骨下动脉狭窄、闭塞位于椎动脉发出后段。

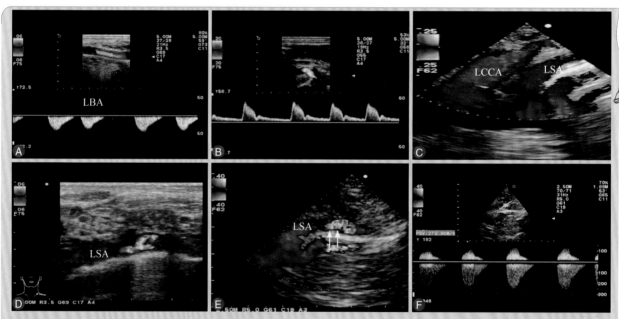

A.左侧上肢肱动脉流速降低，频谱呈小慢波改变，提示锁骨下动脉近段狭窄；B.左侧椎动脉血流方向及频谱形态正常，不支持锁骨下动脉近段狭窄；C.左侧锁骨下动脉起始段显示血流充盈尚可，无明显狭窄；D~F.向锁骨下动脉远段扫查，高频、低频探头于左侧锁骨上窝处显示锁骨下动脉（椎动脉发出后段）局部重度狭窄，狭窄处血流束变细，流速升高（PSV为272 cm/s，狭窄程度较重，流速升高并不明显）。LBA：左侧肱动脉；LSA：左侧锁骨下动脉；LCCA：左侧颈总动脉。（锁骨下动脉狭窄位于椎动脉发出后，不可能出现窃血。）

图4-153　无窃血表现的锁骨下动脉狭窄（1）

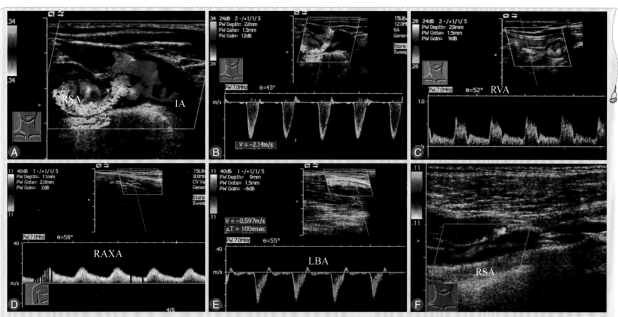

A、B.右侧锁骨下动脉起始段斑块致局部血流束变细,血流呈花色改变,血流流速稍升高,PSV为214 cm/s,狭窄为中度;C.右侧椎动脉近段血流频谱正常,未出现窃血表现,与锁骨下动脉狭窄程度不符;D.右侧腋动脉血流频谱显示,血流流速降低,频谱呈小慢波改变,与锁骨下动脉近段狭窄程度不符;E.左上肢肱动脉血流频谱无明显异常;F.结合右侧锁骨下动脉及椎动脉近段和上肢肱动脉血流动力学改变不一致,扫查右侧锁骨下动脉远段,于锁骨上窝处可见锁骨下动脉局部血流束变细,迂曲走行,血流色彩暗淡,无明显流速升高表现,考虑为血栓形成致管腔长段狭窄。VA:椎动脉;SA:锁骨下动脉;LBA:左侧肱动脉;RAXA:右侧腋动脉。(锁骨下动脉于椎动脉发出前、后段均有狭窄,远段更明显,不可能出现窃血,由于椎动脉发出后段锁骨下动脉狭窄较重,锁骨下动脉血流主要流向椎动脉,锁骨下动脉近段狭窄对椎动脉血流动力学影响不明显,故椎动脉血流频谱表现正常。)

图4-154　无窃血表现的锁骨下动脉狭窄(2)

14. 无锁骨下动脉或无名动脉病变的椎动脉"窃血"现象(图4-155 ~ 图4-158)

锁骨下动脉窃血,是锁骨下动脉或无名动脉狭窄、闭塞后,双侧椎动脉间存在一定的压差,从而引起病变侧椎动脉血流出现逆向血流的现象。然而,临床上还有一部分病例可以引起双侧椎动脉间压差增大,椎动脉血流出现部分逆向血流,但锁骨下动脉和无名动脉无明显狭窄、闭塞病变,导致与锁骨下动脉窃血相混淆,尤其对锁骨下动脉显示不佳或是病变部位不能确定时,很容易因为椎动脉的逆向血流存在而误判。下面就针对一些可能的情况和读者一起分享。

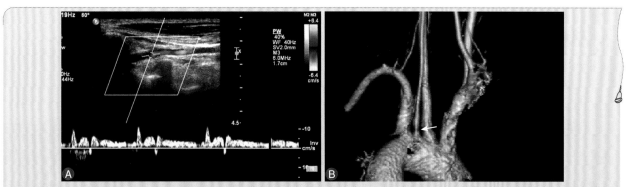

A.左侧椎动脉血流频谱出现SN加深(类似隐匿型窃血频谱);B.CTA显示颈部动脉均无明显狭窄、闭塞,左侧椎动脉起源异常(起源于主动脉弓),左侧椎动脉内径较右侧细,起始段局部内径稍变细(箭头)。

图4-155　无锁骨下动脉狭窄的"窃血"表现

血流动力学分析:左侧椎动脉内径较细,其内血流量本身较右侧小,加上起始段内径稍细,相当于近段动脉存在狭窄,可能导致双侧椎动脉间血流压差增大,出现较粗一侧的血流逆向流入较细一侧,从而导致椎动脉血流收缩期出现隐匿型窃血的切迹波形改变。

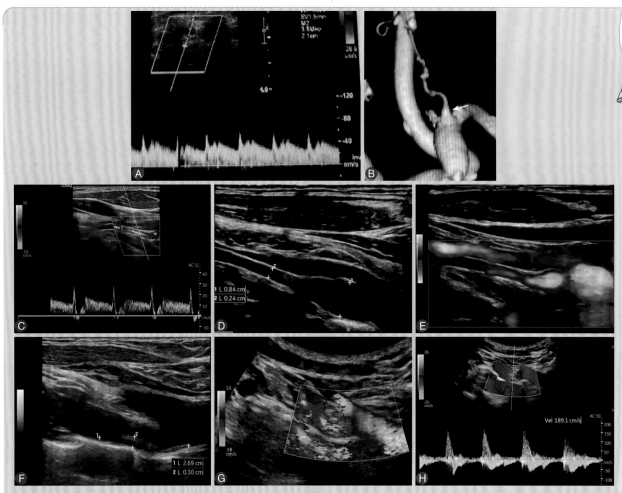

A.右侧椎动脉血流频谱出现SN加深（类似隐匿型窃血频谱）；B.CTA显示右侧锁骨下动脉未见明显狭窄，右侧椎动脉起始段瘤样扩张（箭头）；C.另外一例患者，右侧椎动脉收缩期可见切迹（隐匿型窃血）；D、E.右侧椎动脉起始段内径增宽（内径较宽处0.84 cm，正常段内径为0.24 cm）形成动脉瘤；F、G.右侧锁骨下动脉起始段局部管壁可见等回声扁平斑块，导致管腔轻度狭窄，狭窄处血流束稍变细；H.狭窄处流速稍升高，PSV为189 cm/s。

图4-156　椎动脉近段瘤样扩张导致椎动脉出现逆向血流超声表现

血流动力学分析：右侧椎动脉本身内径较细，起始段内径增宽，增宽段血流动能转换为势能，可能使椎动脉远段血流量减小，导致双侧椎动脉间压差增大，从而导致右侧椎动脉血流频谱收缩期出现切迹波形改变。如果伴有锁骨下动脉狭窄，可加重窃血程度，导致锁骨下动脉狭窄程度与窃血程度不符表现。

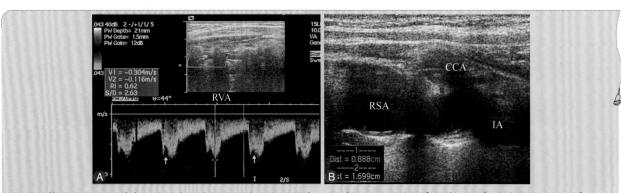

A.右侧椎动脉血流频谱出现收缩期逆向切迹（类似隐匿型窃血频谱），颈动脉超声扫查，颈部动脉均无明显狭窄、闭塞；B.右侧锁骨下动脉近段（椎动脉发出前段）局部内径增宽，形成真性动脉瘤。CCA：颈总动脉；SA：锁骨下动脉；VA：椎动脉；IA：无名动脉。

图4-157　锁骨下动脉近段动脉瘤导致椎动出现逆向血流超声表现

血流动力学分析：右侧锁骨下动脉近段扩张，扩张段血流动能转换为势能，可能使右侧椎动脉远段血流量减小，导致双侧椎动脉间压差增大，从而导致右侧椎动脉血流频谱收缩期出现切迹波形改变。

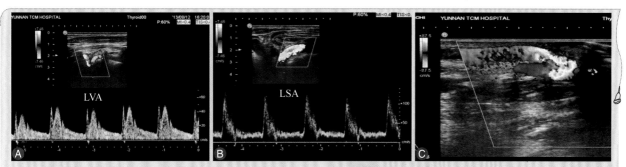

A.左侧椎动脉血流频谱出现收缩期逆向切迹（类似隐匿型窃血频谱）；B.左侧锁骨下动脉起始段无明显狭窄，锁骨下动脉锁骨上窝处血流频谱未见明显异常；C.患者肾衰竭，左侧桡动脉-头静脉内瘘术后，超声评估为高流量瘘，静脉端流量约1800 mL/min。

图4-158　肾衰竭患者，上肢动静脉内瘘术后，高流量瘘导致椎动脉出现逆向血流

血流动力学分析：动静脉瘘术后，处于高流量瘘状态，上肢动脉通过瘘口流向静脉端的血流增加，锁骨下动脉血流大量流向瘘口处，同侧的椎动脉血流量减少，导致双侧椎动脉间压差增大，从而导致病变侧椎动脉血流频谱收缩期出现切迹表现。

15. 椎动脉颅内段、颅外段窃血程度不一致的探讨

椎动脉颅内段、颅外段窃血程度不一致的探讨（图4-159～图4-166）。

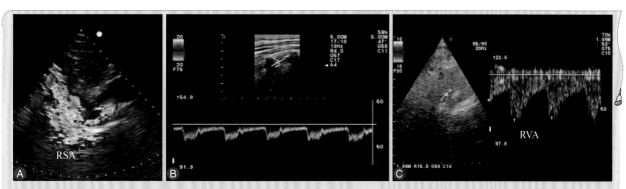

A.右侧锁骨下动脉（RSA）起始段中度狭窄（狭窄率靠近50%）；B.病变侧椎动脉颅外段血流频谱正常；C.颅内段血流频谱出现SN加深。

图4-159　左侧锁骨下动脉狭窄，颅内段先出现窃血表现

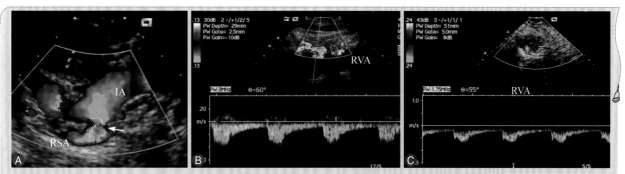

A.右侧锁骨下动脉（RSA）起始段轻度狭窄；B.病变侧椎动脉（VA）颅外段血流频谱正常；C.颅内段血流频谱出现SN加深。

图4-160　右侧锁骨下动脉狭窄，颅内段先出现窃血表现

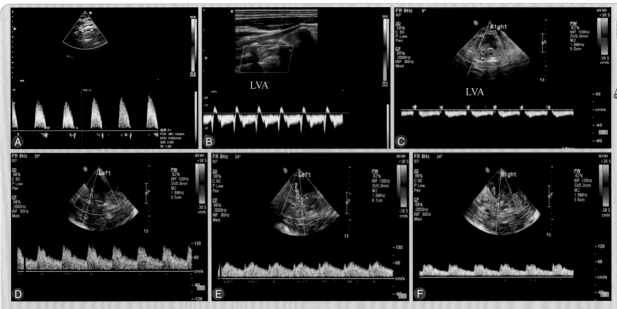

A.左侧锁骨下动脉近段重度狭窄；B.左侧椎动脉颅外段血流频谱显示为隐匿型窃血；C.颅内段逆向血流较颅外段明显，表现为部分型窃血频谱；D.左侧大脑中动脉血流频谱正常；E、F.双侧大脑后动脉收缩期可见切迹，左侧稍明显，说明锁骨下动脉窃血导致颅内后循环血流动力学改变。

图4-161 左侧锁骨下动脉狭窄，颅内段窃血较颅外段明显，伴随大脑后动脉频谱异常

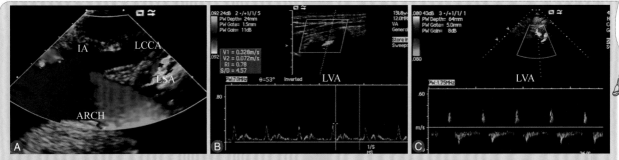

A.左侧锁骨下动脉起始段中度狭窄；B.左侧椎动脉颅外段血流频谱显示为隐匿型窃血；C.颅内段逆向血流较颅外段明显，表现为部分型窃血频谱改变。ARCH：主动脉弓；LCCA：左侧颈总动脉；LSA：左侧锁骨下动脉；IA：无名动脉；LVA：左侧椎动脉。

图4-162 左侧锁骨下动脉狭窄，颅内段窃血较颅外段明显（1）

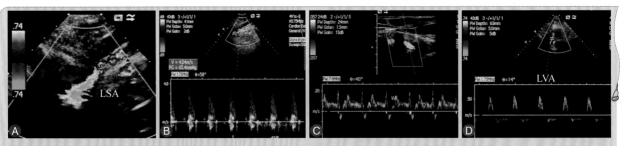

A.左侧锁骨下动脉（LSA）起始段重度狭窄；B.狭窄处流速为404 cm/s；C.左侧椎动脉颅外段血流频谱显示为隐匿型窃血；D.颅内段血流频谱为部分型窃血表现。

图4-163 左侧锁骨下动脉狭窄，颅内段窃血较颅外段明显（2）

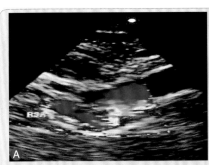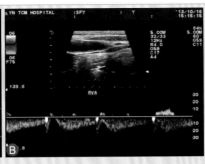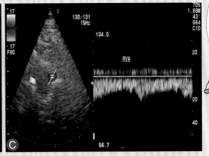

A.右侧锁骨下动脉（RSA）起始段中度狭窄；B.右侧椎动脉颅外段血流频谱显示为隐匿型窃血；C.颅内段逆向血流较颅外段轻。

图4-164　右侧锁骨下动脉狭窄，颅内段窃血程度较颅外段轻

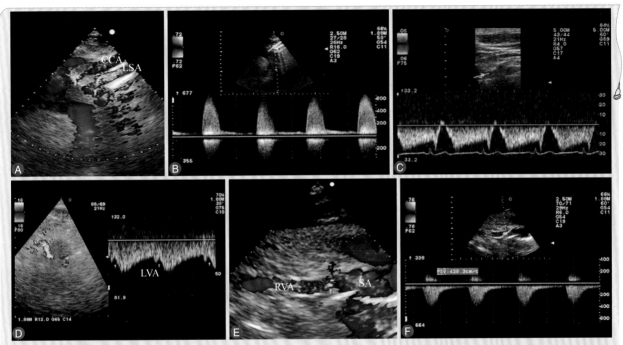

A、B.左侧锁骨下动脉起始段重度狭窄；C.左侧椎动脉颅外段血流频谱显示为隐匿型窃血，逆向血流达基线下；D.颅内段病变侧椎动脉逆向血流较颅外段轻；E、F.右侧椎动脉起始段重度狭窄。CCA：颈总动脉；LSA：左侧锁骨下动脉。

图4-165　左侧锁骨下动脉狭窄伴对侧椎动脉近段狭窄，颅内段窃血程度较颅外段轻

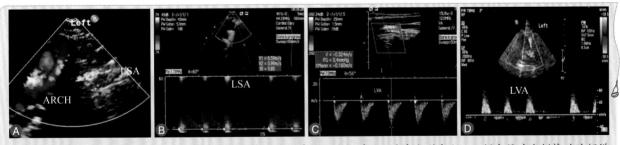

A、B.左侧锁骨下动脉起始段重度狭窄；C.左侧椎动脉颅外段血流频谱显示为完全型窃血；D.颅内段病变侧椎动脉频谱表现为部分型窃血。ARCH：主动脉弓；LSA：左侧锁骨下动脉。

图4-166　左侧锁骨下动脉狭窄，颅内段窃血程度较颅外段轻

　　通过以上大量的病例展示：锁骨下动脉或无名动脉狭窄、闭塞后，椎动脉作为侧支血流向锁骨下动脉远段供血，频谱表现出窃血改变。狭窄程度越重，窃血程度越明显。

　　伴有颈部多部位动脉狭窄或侧支路径不畅时，可能会出现狭窄程度与窃血程度不符或不出现窃血

表现。

一般情况下，病变侧椎动脉颅内段窃血先于颅外段出现，颅内段窃血程度较颅外段明显。

侧支血流的参与（图4-167），会减轻椎动脉颅内段窃血程度，使椎动脉颅内段窃血程度表现较颅外段轻，可能的原因是同侧颈外动脉与椎动脉间侧支形成，侧支血流补偿部分窃血血流，减轻颅内段椎动脉窃血的血流负担，从而使椎动脉颅内段窃血表现轻于颅外段，尤其对侧椎动脉伴随狭窄、闭塞时，侧支血流可能会成为主要窃血血流来源。

双侧锁骨下动脉病变时，病变较重一侧先出现窃血表现，理论上双侧都有可能出现窃血表现。

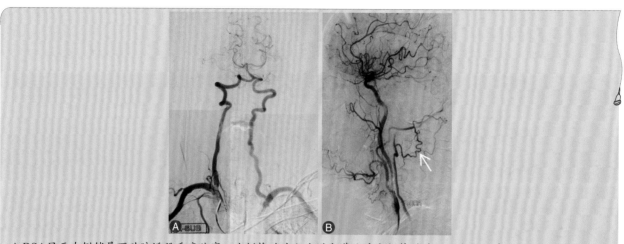

A.DSA显示左侧锁骨下动脉近段重度狭窄，右侧椎动脉血流逆向灌注病变侧椎动脉；B.左侧颈外动脉与椎动脉间形成侧支（箭头），侧支血流可逆向灌注椎动脉近段及远段，侧支血流成为部分窃血血流来源，是颅内段椎动脉窃血程度轻于颅外段的主要原因

图4-167　DSA显示锁骨下动脉狭窄，颈外动脉与椎动脉间形成侧支

归根结底，导致椎动脉逆向血流出现的原因是双侧椎动脉间存在一定的压差。虽然引起椎动脉逆向血流的原因以锁骨下动脉或无名动脉狭窄、闭塞病变多见。其他原因，如锁骨下动脉或椎动脉局部内径扩张或内径细、动静脉瘘等也可引起。但是，部分椎动脉本身病变也会导致病变侧椎动脉出现逆向血流（非锁骨下动脉窃血）。非锁骨下动脉窃血情况下的椎动脉逆向血流，常常会导致结果误判，下面通过病例一起学习。

16. 椎动脉类似隐匿型窃血频谱

椎动脉类似隐匿型窃血频谱（图4-168～图4-174）。

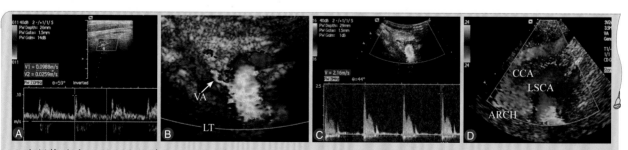

A.左侧椎动脉V2段血流频谱显示，收缩期可见逆向血流切迹加深，收缩期加速时间无明显延长，流速明显降低为9.88 cm/s；B.椎动脉起始段局部血流束变细；C.流速增快达216 cm/s；D.左侧锁骨下动脉近段血流充盈良好，无明显狭窄及闭塞表现。（该病例左侧椎动脉内径较细，内径为2.1 mm，右侧内径为3.9 mm，内径细加起始段狭窄，导致双侧椎动脉间压差增大，使病变侧椎动脉出现逆向血流表现。）

图4-168　椎动脉近段狭窄导致椎动脉出现类似窃血频谱（1）

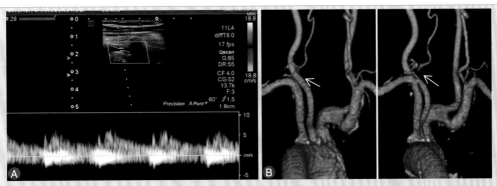

A.左侧椎动脉V2段流速明显降低（PSV小于10 cm/s），血流频谱呈明显小慢波改变，收缩期可见切迹（类似隐匿型窃血频谱）；B.CTA显示左侧椎动脉起始段重度狭窄（箭头）。（本例病例，左侧椎动脉内径为2.4 mm，右侧椎动脉内径为3.6 mm，左侧椎动脉起始段重度狭窄，加上椎动脉内径细，导致双侧椎动脉间压差增大而出现逆向血流。）

图4-169 椎动脉近段狭窄导致椎动脉出现类似窃血频谱（2）

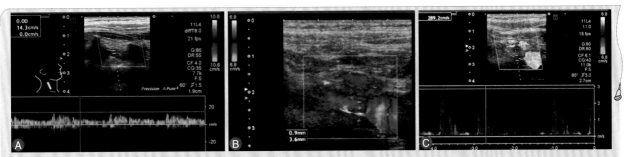

A.右侧椎动脉V2段流速明显降低（PSV为14.3 cm/s），收缩期可见切迹（类似隐匿型窃血频谱）；B.右侧椎动脉起始段重度狭窄，狭窄处血流束明显变细；C.流速PSV为289 cm/s。（本例病例，右侧椎动脉内径为2.7 mm，左侧椎动脉内径为3.9 mm，椎动脉起始段重度狭窄，加上椎动脉内径细，导致双侧椎动脉间压差增大而出现逆向血流。）

图4-170 椎动脉近段狭窄导致椎动脉出现类似窃血频谱（3）

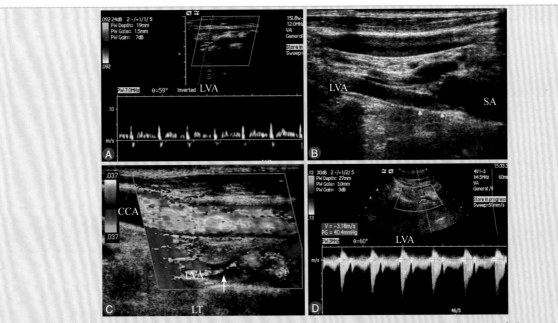

A.左侧椎动脉V2段血流频谱显示，血流流速明显降低（PSV为7.2 cm/s），收缩期出现深切迹，达基线下方（类似隐匿型窃血频谱）；B.左侧椎动脉起始段管腔内透声差，管壁可见低回声斑块附着；C.局部血流束明显变细，血流呈花色改变（箭头）；D.血流流速明显升高（PSV为318 cm/s）。LVA：左侧椎动脉；SA：锁骨下动脉；CCA：颈总动脉。（左侧椎动脉起始段重度狭窄导致椎动脉出现逆向血流。）

图4-171 椎动脉近段狭窄导致椎动脉出现类似窃血频谱（4）

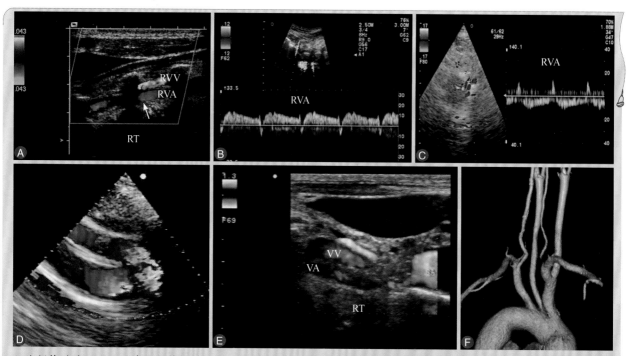

A.右侧椎动脉V2段血流色彩较椎静脉暗淡，充盈尚可；B.血流频谱显示收缩期可见切迹，已达基线下方（类似隐匿型窃血频谱），流速降低（PSV＜15 cm/s）；C.颅内段椎动脉血流频谱显示逆向血流更加明显；D.右侧锁骨下动脉起始段无明显异常，血流充盈较好；E.右侧椎动脉起始段血流充盈不佳；F.CTA显示右侧椎动脉起始段重度狭窄。RVV：右侧椎静脉；RVA：右侧椎动脉。（左侧椎动脉起始段重度狭窄导致椎动脉出现逆向血流。）

图4-172　椎动脉近段狭窄导致椎动脉出现类似窃血频谱（5）

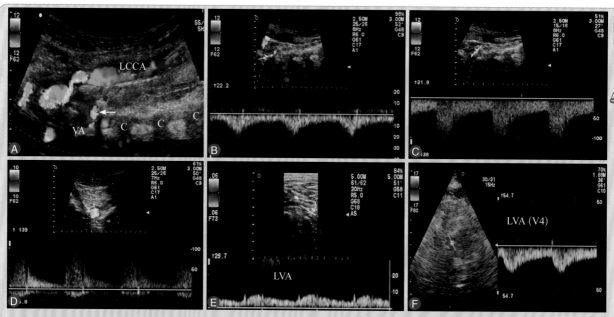

A.左侧椎动脉V2段局部可见侧支汇入（箭头），侧支近段血流充盈不佳；B.侧支汇入点远段椎动脉血流流速降低，血流方向正常，频谱呈小慢波改变；C.侧支血流汇入部位流速稍高；D.左侧椎动脉起始段重度狭窄，狭窄处流速升高不明显（狭窄较重，PSV接近100 cm/s）；E.狭窄后，侧支汇入点近段椎动脉血流流速明显降低，收缩期可见切迹；F.颅内段椎动脉血流频谱呈小慢波改变。LCCA：左侧颈总动脉；LVA：左侧椎动脉。（左侧椎动脉起始段重度狭窄，狭窄后段侧支汇入点近段与远段间形成压差，致椎动脉部分节段血流出现逆向血流。）

图4-173　椎动脉近段狭窄伴明显侧支形成，导致椎动脉频谱节段性出现类似窃血样改变

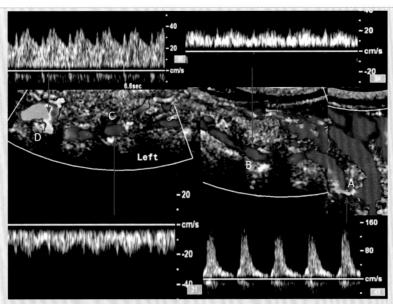

左侧椎动脉起始段重度狭窄（>90%，A点）伴V2段局部侧支（短箭头）形成，狭窄处流速升高不明显，PSV接近150 cm/s；左侧椎动脉狭窄后段血流流速均明显降低（B~D点），收缩期可见切迹。长箭头为A~D点血流频谱采集点。

图4-174 椎动脉近段重度狭窄导致椎动脉出现类似隐匿型窃血频谱

17. 椎动脉类似部分型窃血频谱（图4-175 ~ 图4-178）

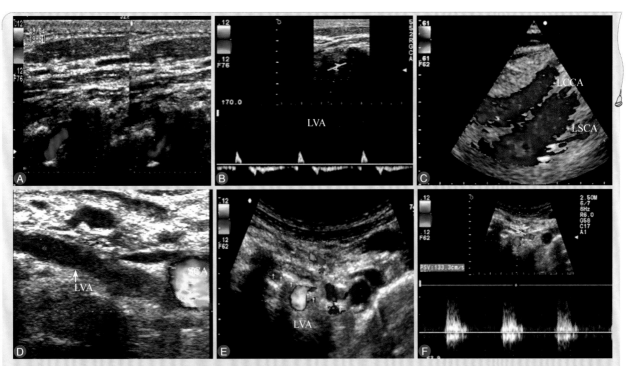

A.左侧椎动脉V2段彩色多普勒血流显示血流色彩暗淡，充盈尚可，可见红、蓝双色血流改变；B.血流频谱显示收缩期血流逆向、舒张期血流正向（类似部分型窃血频谱），血流流速明显降低，小于10 cm/s；C.左侧锁骨下动脉起始段血流充盈较好，无明显狭窄；D.左侧椎动脉起始段管腔透声差，可见低回声充填，彩色多普勒血流显示，管腔内血流充盈不佳，局部可见点状血流；E.低频探头扫查起始段可见细条状迂曲血流；F.血流流速稍增高为133 cm/s。LVA：左侧椎动脉；LSCA：左侧锁骨下动脉；LCCA：左侧颈总动脉；LVA：左侧椎动脉。（左侧椎动脉近段夹层，导致近段长段重度狭窄，引起椎动脉远段血流频谱异常改变）。

图4-175 椎动脉近段长段重度狭窄导致椎动脉出现类似部分型窃血频谱

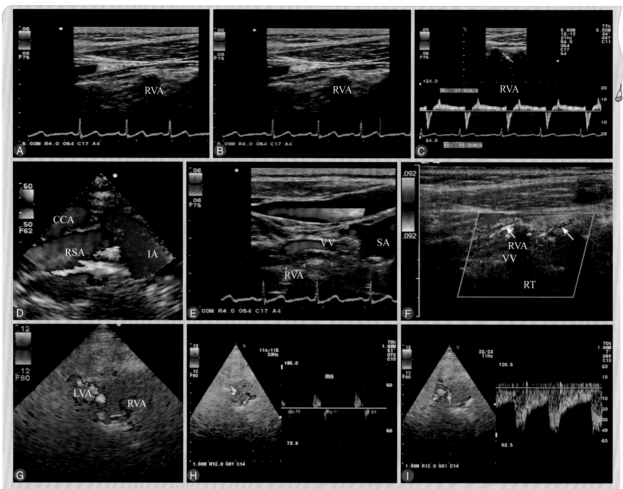

A、B.右侧椎动脉V2段彩色多普勒血流显示局部血流色彩暗淡，充盈欠佳，可呈红、蓝双色血流改变；C.血流频谱显示收缩期血流逆向、舒张期血流正向（类似部分型窃血频谱），血流流速明显降低，收缩期逆向血流流速为18.9 cm/s，舒张期流速为11.8 cm/s；D.右侧锁骨下动脉起始段血流充盈较好，无明显狭窄；E.右侧椎动脉起始段管腔内无血流显示（闭塞）；F.V2段椎动脉局部可见细条状侧支血流汇入（侧支不充分）；G.颅内段双侧椎动脉显示血流色彩不一致；H.右侧椎动脉血流频谱为收缩期血流逆向、舒张期血流正向波形改变，血流流速明显较左侧降低；I.左侧椎动脉血流流速及血流频谱正常。该病例右侧椎动脉内径为2.2 mm。（右侧椎动脉起始段闭塞，侧支不充分，加上管径较细，导致双侧椎动脉间压差增大，出现逆向血流。）

图4-176　椎动脉近段闭塞伴侧支（不充足）导致椎动脉出现类似部分型窃血频谱

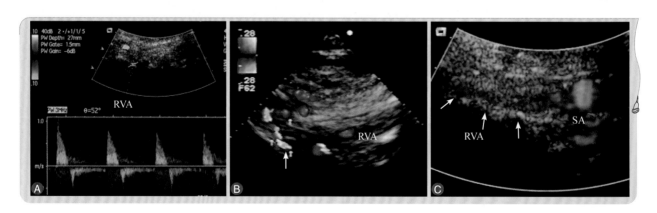

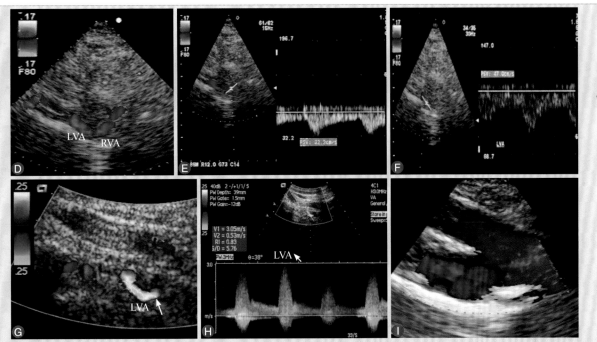

A.右侧椎动脉V2段血流频谱显示收缩期血流逆向、舒张期正向波形改变（类似部分型窃血频谱），收缩期逆向血流流速近96 cm/s，舒张期流速约为46 cm/s；B.椎动脉V2段可见侧支血流汇入（血流来源于颈外动脉），椎动脉局部血流色彩呈花色血流改变（箭头）；C.右侧椎动脉起始段管腔透声差，可见低回声充填，管腔内可见微弱细条状迂曲血流显示，可采集到低速单向血流频谱；D.颅内段双侧椎动脉显示血流色彩暗淡；E、F.血流频谱均表现为小慢波改变，血流方向正常；G、H.左侧椎动脉起始段重度狭窄，狭窄处流速升高（PSV为305 cm/s）；I.右侧锁骨下动脉起始段血流充盈尚可，无明显狭窄。VA：椎动脉；SA：锁骨下动脉。（该病例右侧椎动脉内径为2.8 mm。右侧椎动脉起始段血栓性闭塞后再通，形成长段狭窄，双侧椎动脉近段病变，致颅内后循环明显缺血，右侧椎动脉局部侧支形成，导致侧支远段与近段间压差增大，出现颅内、颅外段血流频谱表现不一致。）

图4-177　椎动脉近段长段重度狭窄伴侧支形成导致椎动脉出现类似部分型窃血频谱

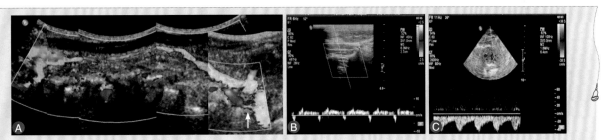

A.左侧椎动脉起始段重度狭窄（白色箭头），V2段侧支血流汇入（红色箭头）；B.侧支汇入点近段椎动脉与远段椎动脉间存在压差增大，使近段椎动脉内血流收缩期出现逆向血流；C.颅内段血流方向正常。

图4-178　椎动脉近段重度狭窄伴侧支形成导致椎动脉出现类似部分型窃血频谱

18. 椎动脉类似完全型窃血频谱（图4-179、图4-180）

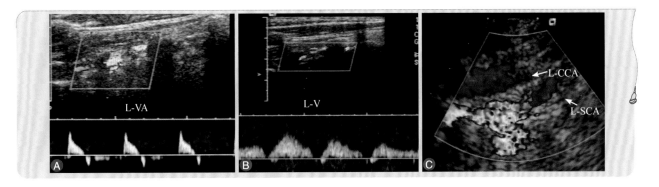

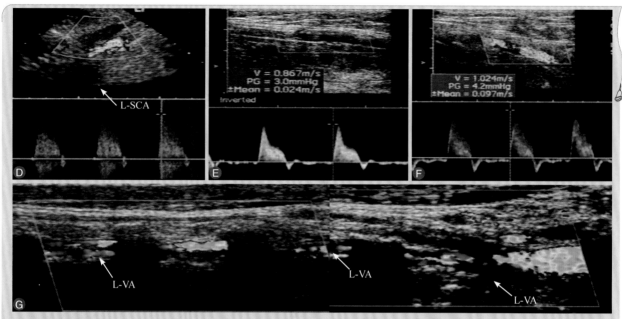

A、B.左侧椎动脉V2段血流频谱显示收缩期血流逆向、舒张期可见短暂正向血流波形改变，血流流速明显降低，收缩期逆向血流流速为20～70 cm/s，舒张期流速为1～3 cm/s，与椎静脉血流频谱对比容易发现频谱异常；C、D.左侧锁骨下动脉起始段中度狭窄，狭窄处血流束变细，血流呈花色改变，血流流速稍增高（PSV为217 cm/s）；E、F.双侧上肢肱动脉血流频谱对比，频谱形态基本正常，左侧流速较右侧稍低；G.拼图显示左侧椎动脉血流方向与椎静脉一致，近段管腔内局部血流束变细，部分节段无血流显示（闭塞）。CCA：颈总动脉；SCA：锁骨下动脉；VA：椎动脉。（该病例左侧椎动脉内径细，内径为2.3 mm。左侧椎动脉起始段闭塞，侧支不充足，导致血流从远段逆向流向近段。伴有左侧锁骨下动脉中度狭窄，如果不清晰显示椎动脉起始段，可能会导致误判。）

图4-179　左侧椎动脉近段闭塞无明显侧支，远段椎动脉收缩期出现逆向血流

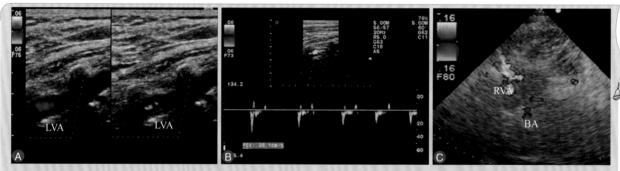

A.左侧椎动脉V2段彩色多普勒血流显示局部血流色彩暗淡，充盈欠佳，可呈红、蓝双色血流改变；B.血流频谱显示收缩期血流正向、舒张期可见短暂逆向血流波形改变，血流流速降低，收缩期正向血流流速为38 cm/s，舒张期逆向血流流速为1.8 cm/s，血流频谱收缩期加速时间无明显延长，血流频谱频带较窄；C.颅内段双侧椎动脉彩色多普勒血流显示，右侧椎动脉显示较好，左侧椎动脉无明显血流显示（闭塞）。VA：椎动脉；BA：基底动脉。（该病例左侧椎动脉内径为3.3 mm。颅内段闭塞无明显出道，导致颅外段血流频谱舒张期出现短暂逆向血流。）

图4-180　左侧椎动脉远段闭塞无明显侧支，近段椎动脉舒张期出现逆向血流

19. 总结

锁骨下动脉窃血现象，是锁骨下动脉或无名动脉狭窄、闭塞，引起双侧椎动脉间出现一定的压差，导致病变侧椎动脉出现逆向血流。

不合并颈部其他动脉明显病变时，窃血程度与狭窄程度呈正相关，根据椎动脉窃血程度，多可提示锁骨下动脉病变程度。

在合并颈部多条动脉血管严重狭窄、闭塞时，窃血程度可以减轻或不出现窃血。

锁骨下动脉病变位于椎动脉发出后，不会出现窃血。

椎动脉起源异常或起始段闭塞时，可不出现窃血或窃血程度减轻或通过侧支实现窃血。

椎动脉近段内径增宽或锁骨下动脉瘤样扩张或动静脉瘘等，椎动脉也可出现逆向血流表现，但逆向血流程度均较轻。

椎动脉本身重度狭窄或闭塞，侧支不明显时，也会出现逆向血流表现，多发生于椎动脉管径较细的情况，椎动脉流速较低，多小于20 cm/s，如果管腔局部狭窄，流速会稍增高。

总之，椎动脉逆向血流多由锁骨下动脉或无名动脉狭窄、闭塞引起，小部分由椎动脉本身病变或其他引起双侧椎动脉间出现压差增大的情况导致。

清晰显示锁骨下动脉及无名动脉和椎动脉起始段，观察病变处直接超声表现，是明确诊断的基础。

锁骨下动脉病变后的间接超声表现，即椎动脉出现逆向血流和上肢动脉流速及频谱形态改变，只是一个提示信号。间接表现可以提示病变的存在，但不能忽略病变处的显示观察。结合椎动脉血流流速及频谱形态改变、上肢动脉血流动力学改变及束臂试验等综合判断，可以更加完整地评估锁骨下动脉病变后的血流动力学改变。锁骨下动脉窃血时，超声完整扫查是非常重要的（图4-181、图4-182）。

对CDU检查而言，方便、无辐射是优势。其特有的血流动力学信息的观察，常常是在超声检查过程中首先发现椎动脉血流及频谱异常改变，与椎静脉或颈总动脉对比血流方向，或者在检查上肢动脉时，发现病变侧上肢动脉血流色彩改变或流速及频谱形态改变，双侧对比，更容易发现异常变化，如上肢动脉血流频谱形态尚正常，但流速已经有降低倾向的情况。这些间接表现提示血流动力学异常一侧动脉近段存在病变情况，应该进一步扫查显示近段血管，直接显示病变部位的血流及频谱改变，会让诊断更明确。

由于CDU的固有缺陷，对于部分骨质的遮挡，实在不能很好地显示病变部位者，选择其他影像学检查（如CTA、DSA、MRA），是比较合适的。

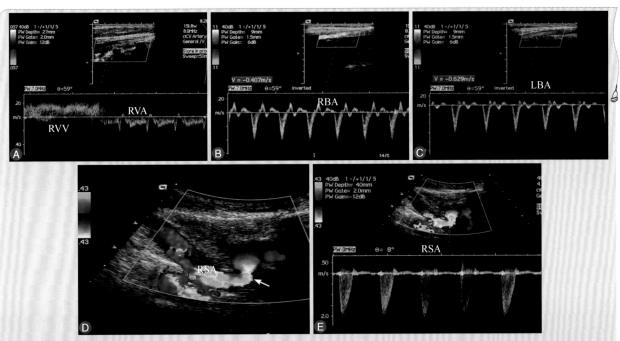

A.右侧椎动静脉频谱对比，可以明确动脉血流方向正常，频谱形态改变，提示近段血管存在病变；B、C.双侧上肢动脉血流频谱对比，频谱形态基本正常，但右侧肱动脉（RBA）较相同部位左侧肱动脉（LBA）血流流速降低，进一步说明右侧锁骨下动脉近段病变存在的可能；D、E.右侧锁骨下动脉扫查，起始段狭窄处血流束变细，流速升高，证实病变的存在，从而明确诊断病变部位，合理解释椎动脉及上肢动脉血流动力学变化的原因。RVV：右侧椎静脉；RVA：右侧椎动脉；RSA：右侧锁骨下动脉。

图4-181 锁骨下动脉窃血时颈部超声完整扫查的重要性

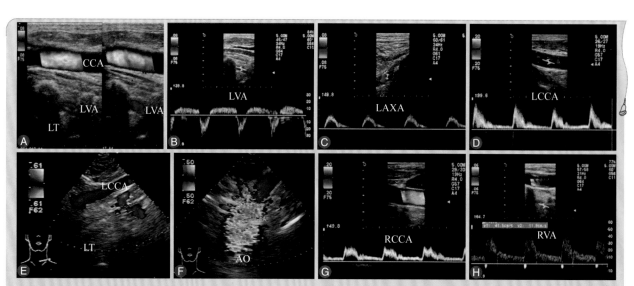

A、B.颈部血管扫查，左侧椎动脉血流呈双色血流改变，频谱为部分型窃血表现。C.左侧上肢腋动脉血流频谱呈小慢波改变。D.左侧颈总动脉血流频谱正常，左侧椎动脉及上肢动脉血流动力学改变，提示左侧锁骨下动脉起始段存在明显狭窄，但没有闭塞，因为左侧椎动脉舒张期仍然存在正向血流；E.进一步扫查左侧锁骨下动脉，显示颈总动脉起始段血流充盈较好，未见左侧锁骨下动脉管腔及血流显示，此时存在疑问：如果锁骨下动脉闭塞，那么左侧椎动脉窃血程度与病变程度不一致？F.右侧颈根部扫查，可见一条血管局部管腔明显狭窄，狭窄处血流束变细，血流呈明亮花色血流改变。G、H.右侧颈总动脉及椎动脉血流频谱正常，结合右侧颈总动脉及椎动脉血流频谱表现，不可能是右侧颈总动脉和锁骨下动脉或无名动脉狭窄，只能是左侧锁骨下动脉狭窄。这样分析后，诊断左侧迷走锁骨下动脉重度狭窄，导致左侧椎动脉及上肢动脉血流动力学改变，是可以成立的了。

图4-182　迷走左侧锁骨下动脉狭窄所致锁骨下动脉窃血病例

该病例为笔者早期超声诊断工作中的病例，当时由于扫查技巧及诊断思维的缺乏，而且锁骨下动脉还是迷走变异，更增加了扫查难度，首次超声检查时不能确认迷走变异情况。在复查时，解决了心中的疑惑。

在此分享这个病例的目的，是想和读者分享娴熟的扫查技巧和血流动力学分析是很重要的，因为有时候，不娴熟的扫查和诊断思维的缺乏，会因为费时较长而导致患者烦躁，出现配合不佳及不愉快的情绪，还会让患者对诊断结果产生不信任等。因此，掌握娴熟的扫查技巧及准确的血流动力学分析，才是提速的基础。

（七）椎动脉狭窄、闭塞

椎动脉狭窄可发生于任何节段，最常见于起始段。

原因：主要为动脉粥样硬化，夹层、血栓形成也是导致狭窄的原因。

1.椎动脉狭窄程度的判断

浅表器官和血管超声检查指南推荐的参考标准见表4-2。

表4-2　椎动脉起始段狭窄评价标准（2009年，首都医科大学宣武医院）

狭窄程度	PSV（cm/s）	EDV（cm/s）	PSV_{OR}/PSV_{IV}
＜50%（轻度）	≥85，＜140	≥27，＜35	≥1.3，＜2.1
50%~69%（中度）	≥140，＜220	≥35，＜50	≥2.1，＜4.0
70%~99%（重度）	≥220	≥50	≥4.0
闭塞	无血流信号	无血流信号	无血流信号

注：PSV为收缩期峰值流速，EDV为舒张期末流速，OR为起始段（V1段），IV为椎间隙段（V2段）。

2.椎动脉狭窄超声表现及病例分享

直接表现：狭窄处斑块或血栓等致局部管径变细，血流束变细，狭窄处血流呈明亮花色改变，流速有不同程度的升高。

间接表现：近段流速降低，阻力升高；远段流速降低，频谱峰时后延；远段侧支血流形成。

狭窄程度越严重，其超声表现越明显。狭窄较重时，流速升高可不明显。轻度、中度狭窄时，间接表现不明显。椎动脉狭窄超声表现如下（图4-183～图4-189）。

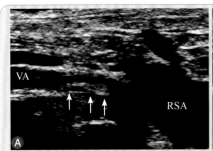
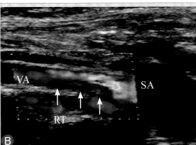
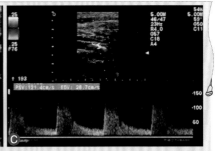

A.局部管壁斑块（箭头）致残余管径变细；B.狭窄处血流束变细，血流呈花色改变；C.流速升高（PSV为121.4 cm/s；EDV为26.7 cm/s）。VA：椎动脉；RSA：右侧锁骨下动脉。

图4-183 右侧椎动脉起始段轻度狭窄

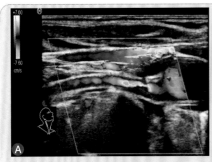
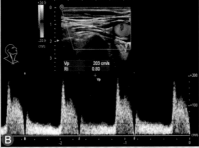
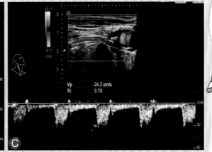

A.管壁低回声斑块致局部管径变细，狭窄处血流束变细，呈明亮花色血流改变；B.流速升高（PSV为203 cm/s）；C.远段血流频谱尚正常，流速降低（PSV为24.2 cm/s）。

图4-184 右侧椎动脉起始段中度狭窄

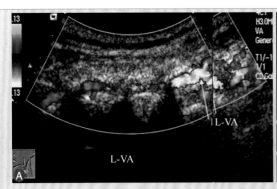
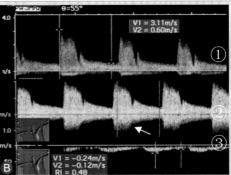

A.狭窄处血流束明显变细，血流呈明亮花色改变，远段血流暗淡。B.①狭窄处流速升高（311 cm/s）；②狭窄即后段频谱显示可见反向血流成分（箭头）；③狭窄远端血流流速降低，频谱形态呈小慢波改变。

图4-185 左侧椎动脉起始段重度狭窄（1）

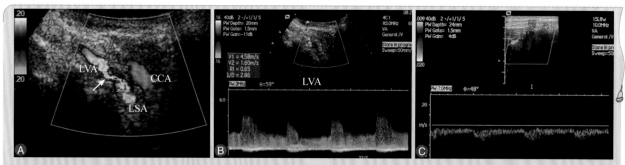

A.狭窄处血流束明显变细，血流呈明亮花色改变；B.狭窄处流速升高（PSV为458 cm/s；EDV为160 cm/s）；C.狭窄远段频谱形态呈小慢波改变。CCA：颈总动脉；LVA：左侧椎动脉；LSA：左侧锁骨下动脉。

图4-186　左侧椎动脉起始段重度狭窄（2）

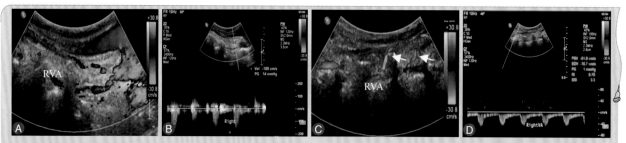

A.狭窄处血流束明显变细，血流呈明亮花色改变；B.狭窄处流速升高（PSV为189 cm/s，狭窄较重，流速升高不明显）；C.狭窄远端可见侧支血流汇入（箭头）；D.远段频谱形态呈小慢波改变。

图4-187　右侧椎动脉起始段重度狭窄伴侧支形成（1）

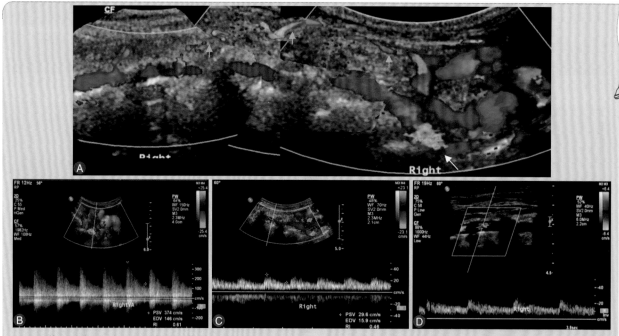

A.右侧椎动脉起始段重度狭窄（白箭头）伴远段侧支血流（橙箭头）汇入；B.狭窄处流速升高（PSV为374 cm/s；EDV为146 cm/s），远段流速降低，频谱呈小慢波改变；C.侧支汇入点近段；D.侧支汇入点远段。

图4-188　右侧椎动脉起始段重度狭窄伴侧支形成（2）

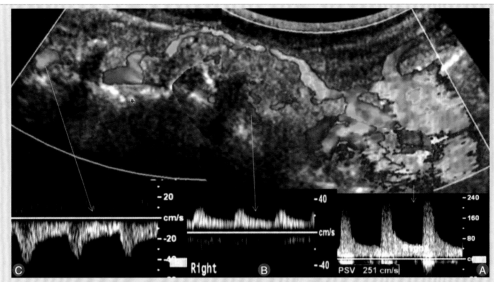

A.右侧椎动脉起始段重度狭窄伴远段侧支血流汇入，狭窄处流速升高（PSV为251 cm/s）；B、C.远段流速降低，频谱呈小慢波改变。

图4-189 右侧椎动脉起始段重度狭窄伴侧支形成（3）

3. 扫查注意事项

椎动脉起始段狭窄，只要能够清晰显示椎动脉近段管腔及血流情况，超声诊断并不困难。使用低频探头扫查，可以提高显示率。

轻度、中度狭窄时，远段血流流速及频谱形态表现基本正常，如果不直接显示起始段管腔情况，有可能遗漏部分病变。

重度狭窄时，通过远段血流流速降低、频谱形态明显改变及侧支血流表现，发现病变的存在并不困难，但需要注意起始段血流流速的准确采集，以及极重度狭窄或多节段狭窄导致狭窄处流速升高与狭窄程度不符的表现（图4-190～图4-193）。

如果斑块影响狭窄处血流的显示及频谱的采集，得不到高流速的狭窄证据，根据远段明显血流动力学改变，也可以提示重度狭窄的诊断（图4-194）。

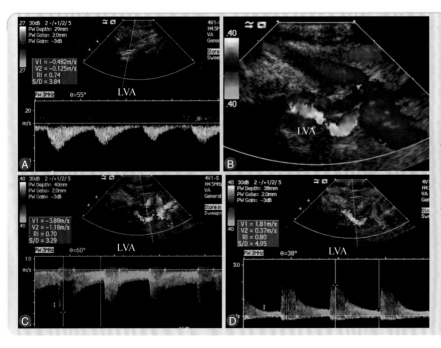

A.狭窄远段血流流速降低，频谱形态呈小慢波改变；B.狭窄处血流束明显变细，血流呈明亮花色改变；C.狭窄处流速升高（PSV为388 cm/s；EDV为118 cm/s）；D.狭窄即后段血流束看似明显变细，血流呈明亮花色改变，但流速（PSV为181 cm/s；EDV为37 cm/s）并不能真实反应狭窄处血流动力学改变。LVA：左侧椎动脉。

图4-190 椎动脉狭窄处高流速血流频谱采集（1）

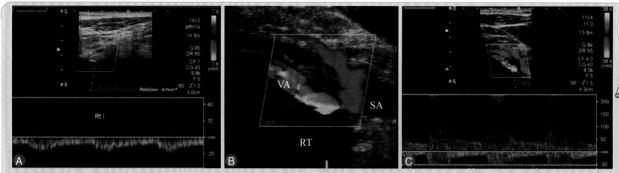

A.狭窄远段（V2段）血流频谱呈明显小慢波改变；B.起始段局部血流束变细，血流呈花色改变；C.频谱采集位于狭窄即后段，得到的流速升高（PSV接近200 cm/s），但不是狭窄处最高流速，通过远段血流动力学改变和起始段血流表现，已经可以明确重度狭窄诊断。提示：采集血流频谱时，顺血流束缓慢移动取样框，可以寻找到流速较高部位。VA：椎动脉；SA：锁骨下动脉；RT：右侧。

图4-191 椎动脉狭窄处高流速血流频谱采集（2）

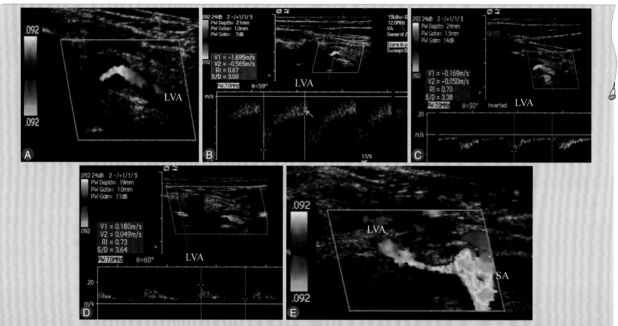

A.左侧椎动脉进入第六颈椎横突孔前可见局部管壁低回声致血流束变细，血流呈明亮花色改变；B.狭窄处流速升高（PSV为169 cm/s；EDV为56 cm/s）；C、D.狭窄近段和远段血流流速明显降低，流速变化与狭窄处血流流速改变并不相符；E.扫查起始段，发现重度狭窄存在，狭窄处低回声斑块致血流束明显变细，血流呈明亮花色改变，流速升高。LVA：左侧椎动脉；SA：锁骨下动脉。提示：多节段狭窄导致狭窄处流速升高不明显，需要结合整体血流动力学改变分析。

图4-192 左侧椎动脉近段多节段狭窄

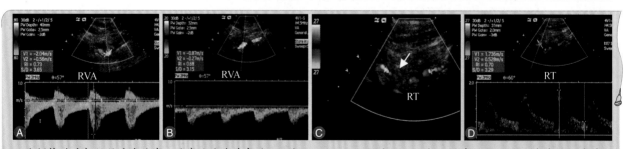

A.右侧椎动脉起始段重度狭窄，狭窄处流速升高（PSV为204 cm/s；EDV为56 cm/s）；狭窄远段血流流速降低似乎并不明显（PSV为87 cm/s），但频谱峰时后延存在；C.起始段狭窄处流速与狭窄程度似乎并不相符；进一步扫查远段，发现$C_1 \sim C_2$间椎动脉存在狭窄，狭窄处血流束变细，血流呈明亮花色改变（箭头）；D.流速升高（PSV为173 cm/s）。

图4-193 右侧椎动脉多节段狭窄

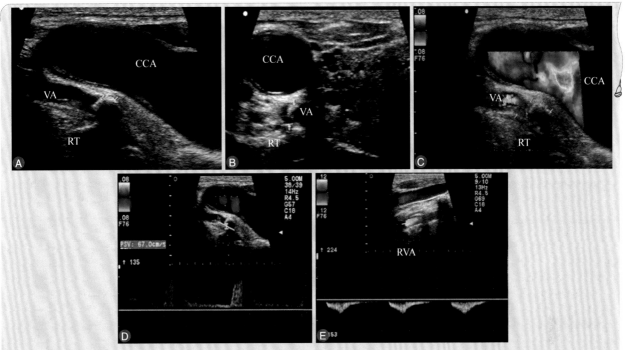

A、B.纵、横切面显示右侧椎动脉近段局部管壁强回声斑块附着；C.狭窄处血流显示欠佳；D.狭窄段局部流速（PSV为67 cm/s）；E.远段血流流速降低，明显峰时后延，频谱呈小慢波改变。虽然狭窄处血流显示欠佳，流速并不能代表真实的血流动力学情况，结合病变段明显的斑块及远段明显的血流动力学改变，重度狭窄的诊断仍然可以确定。CCA：颈总动脉；VA：椎动脉；RT：右侧。

图4-194 右侧椎动脉近段重度狭窄

提示：椎动脉在实际扫查过程中，先显示的多是椎动脉V2段，如果发现血流流速及频谱形态的改变，一定要向近段或远段扫查显示完整的颅外段椎动脉，才能明确病变的存在（图4-195、图4-196）。狭窄处明显的花色血流改变和血流外溢可能会影响狭窄处血流的定位，适当调高血流标尺，可以清晰显示狭窄处的花色血流，指导频谱采集，有助于高流速的获取。

椎动脉V2段超声扫查较容易显示，狭窄时，可以直接观察到管壁低回声或低强回声斑块附着，纵切面和横切面上均可见局部血流充盈缺损，狭窄处血流束变细，血流呈五彩花色改变，狭窄处血流流速升高。但椎动脉管壁钙化斑块（图4-197）、椎动脉横突孔内段受骨性组织的遮挡等，都给超声清晰显示V2段椎动脉带来困扰。因此，合理利用狭窄近段、远段血流动力学的改变，有助于发现病变。

CTA、MRA、DSA等其他影像学检查是更好的补充选择，可以直观地显示病变段。

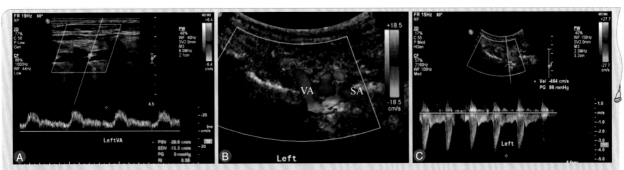

A.狭窄远端血流流速降低，收缩期峰时后延，频谱形态呈小慢波改变，提示近段存在明显病变；B.狭窄处血流束明显变细，血流呈明亮花色改变；C.适当调高血流标尺，狭窄处花色血流显示较为清晰，有助于血流频谱的采集；狭窄处流速升高（PSV为464 cm/s）。SA：锁骨下动脉；VA：椎动脉。

图4-195 左侧椎动脉起始段重度狭窄

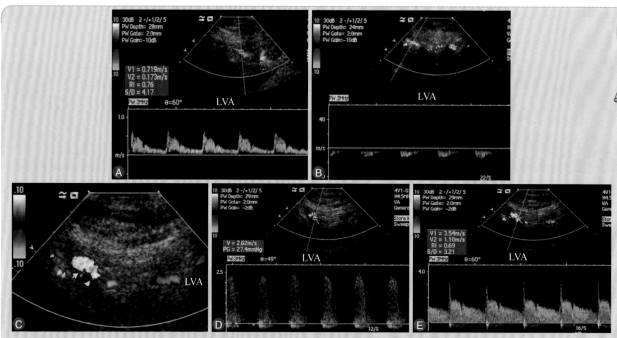

A.椎动脉近段流速并没有明显降低，但阻力相对增加（疑问：椎动脉管径为3.9 mm，出现高阻血流频谱，并不正常）；B.向远段扫查，局部血流流速明显降低，提示更远段可能存在病变；C.远段扫查，C₂横突孔后见椎动脉局部血流呈明显花色改变（箭头）；D.局部血流流速升高（PSV为262 cm/s）；E.调整采集点，局部血流流速更高（PSV为354 cm/s）。明确左侧椎动脉V2段较远处重度狭窄，导致近段血流流速降低，阻力指数升高。提示：当椎动脉管径较粗且出现血流阻力增大时，这很可能是远段存在病变的间接表现，但需要注意表现为整体血流阻力增加的非血管狭窄病例。

图 4-196　左侧椎动脉远段狭窄

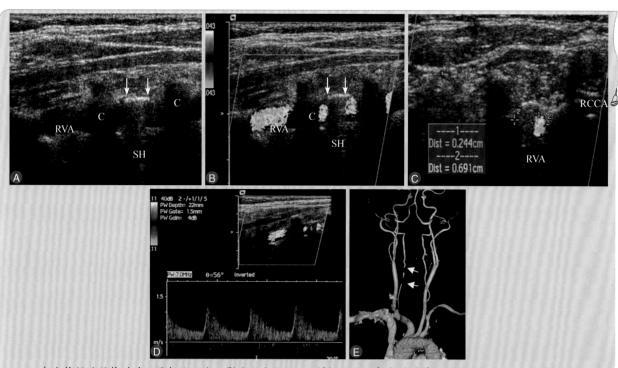

A、B.部分椎间隙段椎动脉可见钙化斑块，影响血流显示；C.横切面显示部分动脉节段血流充盈缺损；D.病变后段局部血流流速稍升高（PSV接近150 cm/s），频谱呈毛刺样改变；E.CTA显示右侧椎动脉V2段多节段重度狭窄（箭头）。

图 4-197　右侧椎动脉 V2 段狭窄

部分弥漫性狭窄或多段狭窄时，狭窄处流速升高可不明显（图4-198），及时进行其他影像学检查，能够得出准确的诊断结果。

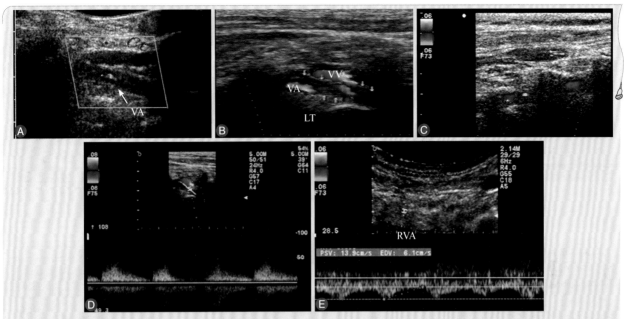

A~C.左侧椎动脉V1、V2段多部位血流束变细，走行迂曲；D.局部狭窄处流速升高不明显；E.远段血流流速降低，频谱呈典型小慢波改变。

图4-198　左侧椎动脉弥漫性狭窄（血栓后再通）

总结：椎动脉的超声扫查显示存在很多技术性的挑战，椎动脉起始段、V3段、V4段的清晰显示是不容易的，局部血流信息不可能代替完整的扫查，因此掌握椎动脉各段的扫查技巧，才是准确诊断的基础。另外，重度狭窄时，血流紊乱区域可在一定范围内出现，血流流速升高可在最窄处及狭窄即后段出现，清晰显示狭窄段血流，缓慢移动取样框去寻找高流速点，这样对于获取狭窄处最高流速是有帮助的。适当调高血流标尺，减少血流外溢，可以更容易发现高流速点的位置所在，便于指导血流频谱的采集。结合狭窄处，狭窄近端、远端及侧支血流情况，可以更加完整、准确地评估椎动脉狭窄。

4.椎动脉闭塞超声表现及病例分享

原因：多为血栓形成，在狭窄、夹层等的基础上合并血栓形成等。

超声表现如下（图4-199～图4-205）。

（1）管腔内可见低回声、低强混合回声充填，闭塞段管腔内无血流信号显示，血流频谱不能被采集到。

（2）如果闭塞为节段性，闭塞远段可见侧支血流汇入，远段通畅段管腔内可见微弱血流显示，血流色彩暗淡，血流流速降低，频谱呈小慢波改变。对侧椎动脉血流可代偿性加快。

（3）如果近段闭塞，远段无明显正向侧支血流形成，远段通畅管腔内可见血流逆向表现，血流色彩暗淡，血流流速降低，收缩期频谱频带窄而尖，舒张期无明显血流或可见短暂折返血流，血流频谱呈高阻波形改变。

（4）如果远段伴有侧支形成，但不充分，则可见部分逆向血流，侧支汇入部位的近段和远段血流动力学可表现一致，也可不一致。

（5）椎动脉远段闭塞，近段管腔通畅，但没有明显流出道时，近段管腔内可见血流显示，血流色彩暗淡，血流流速降低，收缩期频谱频带窄而尖，舒张期无明显血流或可见短暂折返血流，血流频谱呈明显的高阻波形，频谱形态与近段闭塞伴侧支不明显时相似，只是两者血流方向不同。

（6）如果远段闭塞，近段通畅椎动脉有部分细小流出道（如小脑后下动脉后段闭塞），近段椎动脉血流虽然有一定的流出道，但相对于较粗的椎动脉而言，细小的流出道仍然形成阻力增大表现。近段血流充盈尚可，血流色彩暗淡，血流流速降低，以舒张期流速降低更为明显，血流频谱呈相对高阻波形，频谱收缩期加速时间正常。

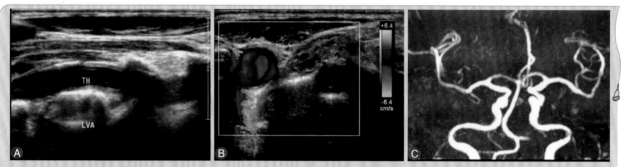

A.椎动脉内可见低回声血栓充填；B.管腔内无血流显示；C.MRA显示左侧椎动脉闭塞。

图 4-199　左侧椎动脉闭塞

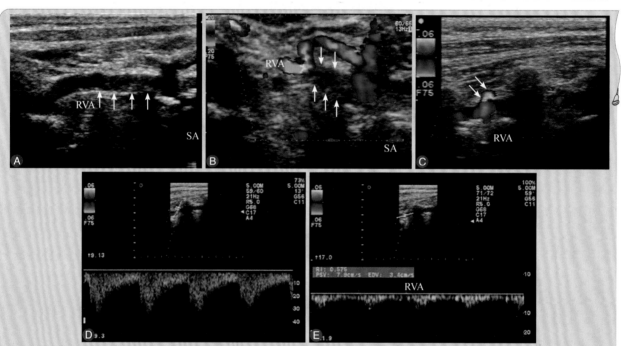

A.椎动脉近段管腔内低回声充填（箭头）；B、C.闭塞段未见明显血流显示（箭头），闭塞后段及远段（箭头）可见侧支汇入；D.侧支汇入部位流速较椎动脉远段稍高；E.远段管腔内血流流速明显降低，频谱呈小慢波改变。

图 4-200　右侧椎动脉近段闭塞伴侧支形成

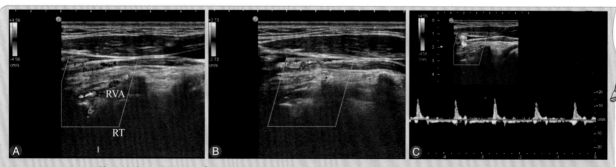

A、B.远段椎动脉内可见微弱双色血流显示；C.血流频谱显示收缩期血流逆向，舒张期正向，流速减低。

图 4-201　右侧椎动脉近段闭塞，闭塞后段可见细小侧支

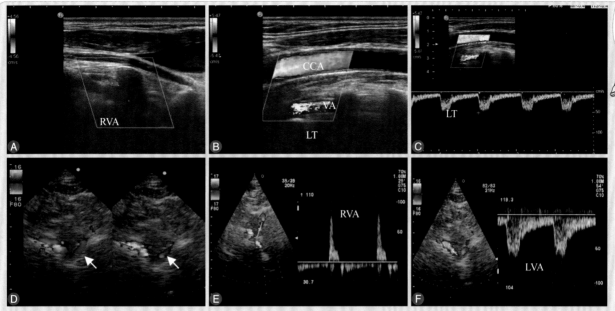

A.右侧椎动脉近段未见血流显示；B、C.左侧椎动脉血流及血流频谱正常；D.右侧椎动脉颅内段血流呈双色显示，色彩暗淡（箭头）；E.血流频谱呈双向、低速、高阻波形；F.健侧血流频谱正常［椎动脉近段闭塞，侧支不充分，收缩期健侧血流逆向灌注病变侧椎动脉远端通畅管腔，由于病变侧椎动脉管径较粗（3.4 mm），舒张期动脉回缩，推挤血流向颅内方向流动，形成舒张期正向血流成分。如果侧支较明显，闭塞远段血流应该表现为血流方向正常，频谱为低速、低阻小慢波改变，如果椎动脉管径较细，或侧支不明显时，血流量较少，舒张期回缩形成的动能有限，可能仅有短暂前向血流，见图4-203］。

图 4-202　右侧椎动脉近段闭塞

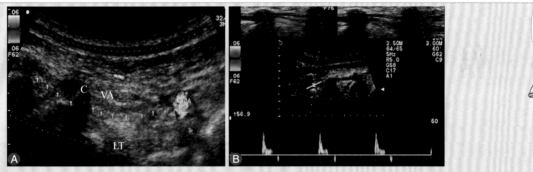

A.椎动脉近段管腔内无血流显示，侧支不明显；B.远段残留通畅管腔内采集到低速、高阻、窄而尖、逆向血流频谱，舒张期可见短暂反向血流，病变侧椎动脉内径为2.7 mm。

图 4-203　左侧椎动脉近段闭塞，闭塞后段无明显侧支

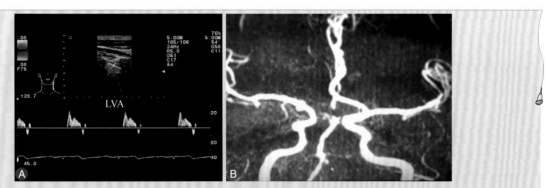

A.近段椎动脉血流频谱呈正向、低速、高阻波形，舒张早期可见少许反向血流（闭塞近段通畅管腔没有明显流出道，残留通畅管腔相当于一盲管结构，故血流阻力增大）；B.MRA显示左侧椎动脉颅内段闭塞。

图 4-204　左侧椎动脉远段闭塞，无明显流出道

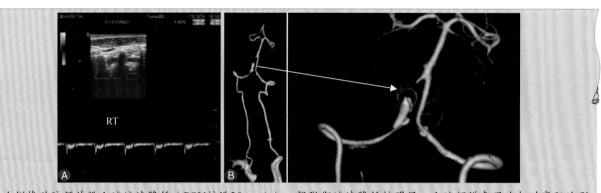

A.右侧椎动脉颅外段血流流速降低（PSV接近20 cm/s），舒张期流速降低较明显，血流频谱表现为相对高阻波形改变，收缩期加速时间正常；B.CTA显示右侧椎动脉颅内段节段性闭塞，闭塞近段可见细小分支血管作为流出道（箭头）。

图4-205　右侧椎动脉颅内段闭塞，闭塞近段存在流出道（小脑后下动脉后段闭塞）

5.扫查注意事项

椎动脉全程闭塞，超声诊断相对容易，闭塞段内无明显血流显示，很容易判断。

椎动脉近段节段性闭塞，远段侧支供血既可来源于锁骨下动脉近段的分支，也可来源于颈外动脉分支，侧支血流的有无或是否充分，是出现各种不同血流动力学改变的原因。部分椎动脉狭窄、闭塞可能会伴有部分逆向血流成分出现，管径较细的椎动脉更易出现，导致与锁骨下动脉窃血血流及频谱相混淆。

椎动脉远段闭塞，近段残留通畅的管腔内高阻血流频谱是提示信号，双侧对比，更容易发现异常。对于远段闭塞伴有流出道时，高阻血流频谱和椎动脉生理性内径细时的血流频谱会有相似之处，结合血流流速、频谱形态及动脉管径考虑，有助于鉴别诊断。

椎动脉流速降低是重度狭窄或闭塞后的共同点，尤其收缩期流速小于20 cm/s时，提示重度狭窄或闭塞的可能性比较大。但是局部狭窄或使用低频探头扫查，可能会使血流流速测值偏高。

椎动脉血流方向的准确判断也很重要，可以区分椎动脉近段还是远段存在病变。

完整扫查显示椎动脉，是明确诊断及鉴别诊断的基础。高频探头有时显示效果欠佳，低频探头的使用可以提高显示率。

由于椎动脉的解剖连接原因，不同部位病变导致的血流频谱表现不同，椎动脉血流频谱多样性改变是全身动脉血管中最丰富的，因此需要熟悉不同病变下各自血流频谱的特点，以便鉴别诊断。另外，熟悉解剖及部分侧支连接，有助于血流动力学的准确分析。

六、颈动脉夹层

1.概述

颈动脉夹层（carotid artery dissection，CAD）是青少年人群脑卒中的常见原因之一，约占脑卒中患者的20%，其中颈内动脉夹层（internal carotid artery dissection，ICAD）占70%～80%，椎动脉夹层约占15%。

颈部动脉夹层，是由各种因素引起的动脉局部管壁损伤，导致管壁内膜或内中膜层局部断裂形成破口，血流经破口流向内膜层与中外膜层间，或者内中膜层与外膜层间，管壁被高压血流剥离分开形成真、假双腔结构改变（图4-206）。

正常侧管壁与撕脱内膜或内中膜间为真腔，病变侧管壁与撕脱内膜或内中膜间为假腔。

部分管壁损伤致管壁间出血形成血肿分离管壁，管壁可有或没有破口，形成壁内血肿型夹层。如果管壁破裂，则形成假性动脉瘤。

临床表现：主要表现为急性期撕裂样疼痛，部分也可无明显症状表现，部分可伴有脑卒中表现；如果伴有血栓形成致远段动脉阻塞或管腔狭窄，可致远段缺血，出现相应的缺血表现。

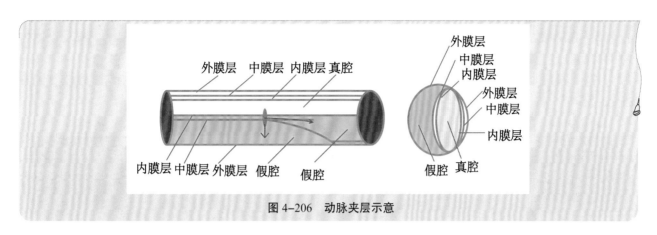

图4-206 动脉夹层示意

2. 颈总动脉夹层

颈总动脉夹层多是由主动脉夹层累及所致，部分外伤和医源性损伤等也是颈总动脉夹层的原因，自发性颈总动脉夹层相对少见。

超声表现如下（图4-207～图4-210）。

（1）颈总动脉夹层，撕脱的内膜或内中膜将管腔分为双腔改变。大部分真、假腔内可见血流充盈，真腔内血流色彩较明亮，血流频谱尚正常，流速正常或稍降低。假腔内血流色彩多较暗淡，血流频谱异常，流速降低。如果伴有狭窄，则血流色彩呈明亮花色改变，流速升高。

（2）如果夹层近端和远端均存在破口，且血流均通畅，假腔血流从近端破口流至远端破口，真假腔内血流方向一致；血流也可从远端破口流向近端破口，假腔血流色彩可与真腔表现不一致；如果近端和远端破口均闭合，可表现为假腔内形成血栓使假腔闭塞，无血流信号显示。部分夹层为孤立性颈总动脉夹层，可能无明显破口而表现为壁内血肿表现，病变部位管壁不均匀增厚。

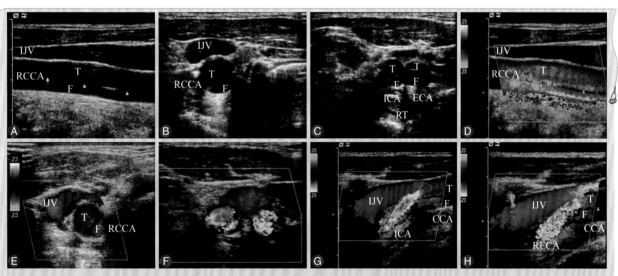

A、B.纵、横切面显示撕脱内膜片（箭头）将管腔分为真（T）、假（F）双腔结构改变；C.病变累及颈内、颈外动脉近段；D、E.真腔内径稍宽，真、假腔内血流方向不一致，真腔内血流方向正常，假腔内血流反向；F～H.颈内、颈外动脉近段局部血流呈花色改变。IJV：颈内静脉；RCCA：右侧颈总动脉；ICA：颈内动脉；ECA：颈外动脉。

图4-207 右侧颈总动脉夹层（1）

（3）撕裂的内膜片延伸至颈内、颈外动脉近段时，颈内、颈外动脉管腔也呈真假双腔改变，内膜片也可导致颈内、颈外动脉近段真腔变细狭窄，表现为血流色彩呈明亮花色改变，流速升高。

（4）内膜片阻挡分支血管或分支血管由假腔供血时，远段可因为血流量降低而表现类似狭窄后血流动力学改变，锁骨下动脉累及者，可导致椎动脉血流出现逆向，形成锁骨下动脉窃血。

（5）夹层假腔或真腔瘤样扩张可形成夹层动脉瘤，多为假腔扩张。夹层与夹层动脉瘤是描述夹层的两种形态改变，无管腔扩张者称为夹层即可，伴有假腔瘤样扩张者称为夹层动脉瘤。

（6）部分夹层呈螺旋形走行，超声扫查在纵切面显示真假腔迂曲走行，横切面上更容易观察管腔及撕脱的内膜片走行情况。

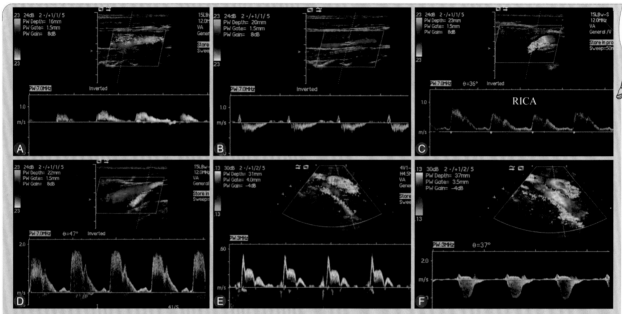

A、B.颈总动脉中段真腔内血流正向，假腔内血流反向，血流流速降低，频谱异常；C、D.颈内动脉、颈外动脉近段血流流速增快，颈外动脉较明显；E、F.颈总动脉近段真腔内血流频谱基本正常，假腔局部血流流速增快（PSV接近200 cm/s），提示假腔局部狭窄。

图4-208　右侧颈总动脉夹层（2）

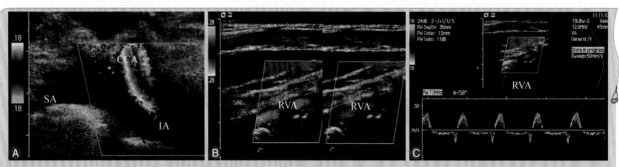

A.内膜片阻挡右侧锁骨下动脉开口处致右侧锁骨下动脉狭窄，出现锁骨下动脉窃血表现；B.右侧椎动脉血流呈红、蓝双色改变；C.血流频谱为部分型窃血表现。SA：锁骨下动脉；IA：无名动脉；RVA：右侧椎动脉。（图4-207～图4-209为同一病例）

图4-209　右侧颈总动脉夹层（3）

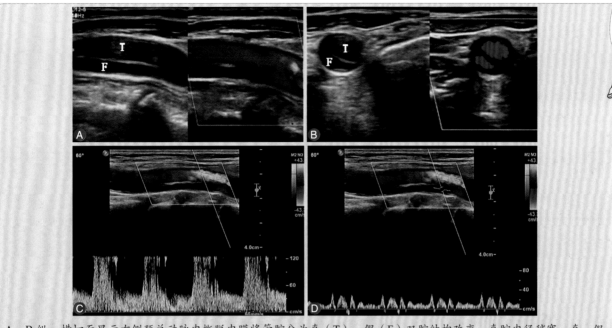

A、B.纵、横切面显示右侧颈总动脉内撕脱内膜将管腔分为真（T）、假（F）双腔结构改变；真腔内径稍宽，真、假腔内血流方向一致；C.真腔内局部血流流速增快，频谱呈毛刺样改变；D.假腔内血流流速降低，频谱异常。

图4-210 右侧颈总动脉夹层（4）

颈总动脉夹层的超声定性诊断并不困难，据管腔内撕脱的内膜片将管腔分成真、假两腔结构，可明确诊断。在扫查颈动脉夹层时，需要完整扫查颈内、颈外动脉近段，主动脉弓及弓上血管，以及升主动脉、降主动脉等部位，以明确夹层累及具体部位，分支血管有无明显狭窄等，对于临床采取干预处理有重要的参考价值。

但需要注意颈静脉与颈动脉伴行，有时二者管腔距离很近，类似夹层样改变，采集管腔内血流频谱可分辨动脉和静脉结构，从而排除夹层的存在。

3. 颈内动脉夹层

动脉管壁发育不良、感染、颈部外伤及颈部手法治疗等均可能是颈内动脉夹层发病的原因，甚至头部一个甩鞭样运动或咳嗽都可能引起颈内动脉夹层，这也可以理解为什么冬季是颈内动脉夹层的发病高峰季节。自发性颈内动脉夹层更为常见。

颈内动脉夹层的临床表现取决于受累的血管及引起的血管狭窄程度，颈内动脉夹层发病初期可表现为同侧颈部疼痛或头痛和Horner综合征等症状，其次为视网膜或脑缺血；部分患者症状为一过性表现，如一过性黑蒙、头痛、头晕等；另一部分患者则可能会表现为明显的脑梗死症状，如偏瘫、失语、肢体活动障碍等。

超声表现如下。

（1）颈内动脉夹层多表现为受累节段"管壁"增厚，因为假腔内常常形成血栓致管腔闭塞或本身为壁内血肿而表现为"管壁"增厚，真腔管腔变细，典型影像学表现为残余管径呈"细线样"改变。在横切面上，夹层部位管壁局部偏心性增厚，血管横截面积可增大，残余管径变细，血流充盈缺损。

（2）真、假腔均闭塞者，管腔内无血流显示，这种情况，在临床上，超声常很难明确夹层诊断。

（3）无明显管腔狭窄时，真腔内血流束走行尚自然、血流、流速及频谱表现可基本正常，如果真腔狭窄，局部血流流速增快。但大多数情况下颈内动脉夹层范围较长，残余管腔走行迂曲，血流束走行迂曲，狭窄处血流流速可能增快表现不明显。

（4）一部分颈内动脉夹层真、假腔血流通畅，管腔可呈"双腔"结构改变，假腔内血流暗淡，流速降低，频谱异常。部分假腔局部扩张形成夹层动脉瘤而表现为管腔局部增宽。一部分管壁破裂时，可表现为假性动脉瘤的特征，管腔旁可出现低无回声包块，与管腔有破口相连，瘤腔内可伴发血栓形成，瘤体可对周围组织造成压迫等。

侧支循环：颈内动脉夹层多为长段病变，部分病例虽然没有明显局部血流流速升高的狭窄表现，但长段管腔变细，也可导致远段血流灌注减少，如果病变没有累及眼动脉及其后段颈内动脉，颈外动脉分支-眼动脉间侧支（颅内-颅外侧支）可开放。这也是近段颈内动脉病变存在的证据。

女性患者，35岁，发热3天伴一过性失语，左眼视力下降，超声表现如下（图4-211~图4-215）。

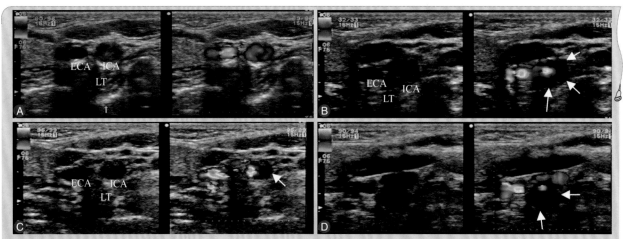

A.横切面扫查，左侧颈总动脉、颈内动脉（ICA）球部无明显异常；B~D.颈内动脉近段"管壁"不均匀偏心性增厚（箭头），残余管腔变细，血流束逐渐变细（图A~图D为颈内动脉从近段逐渐向远段扫查显示）。

图4-211 左侧颈内动脉夹层（1）

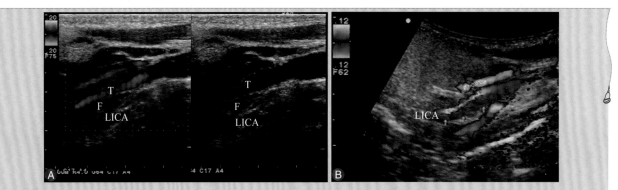

A.高频探头纵切面显示颈内动脉球部管径尚正常，近段管径变细，局部内膜撕脱致管腔形成真（T）、假（F）双腔改变，假腔内血栓形成致管腔闭塞；B.低频探头显示颈内动脉真腔内血流束变细，局部血流呈花色改变，假腔内血栓形成致闭塞，无血流显示（箭头）。

图4-212 左侧颈内动脉夹层（2）

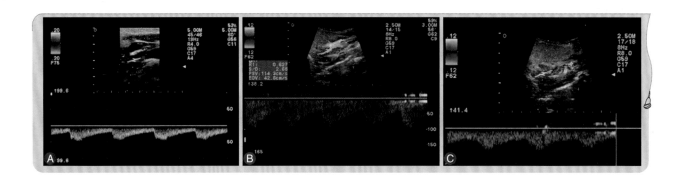

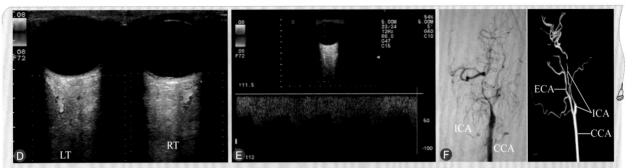

A.颈内动脉近段从近至远血流流速及频谱改变，近球部血流流速稍降低，频谱形态尚正常，收缩期S_1峰流速相对降低导致波峰稍圆钝；B.稍远段局部血流流速相对稍增快；C.远段血流流速降低，频谱呈小慢波改变；D、E.双侧眼动脉对比，左侧逆向，提示颅内-颅外侧支开放，也明确病变位于眼动脉发出前段颈内动脉；F.DSA和CTA显示左侧颈内动脉管径长段变细，呈典型"细线征"改变。

图4-213 左侧颈内动脉夹层（3）

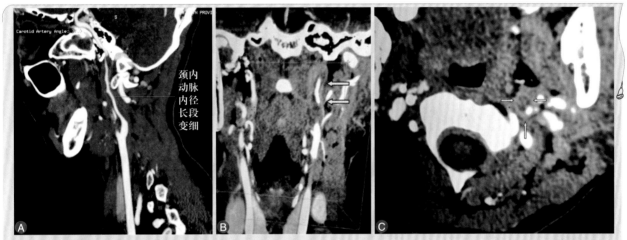

A.CTA显示左侧颈内动脉残余管腔变细；B.假腔血栓形成（箭头）；C.横断面可见血管横截面积增大，真腔管径较细，假腔扩张（箭头）。

图4-214 左侧颈内动脉夹层（4）

患者明确诊断后，药物保守治疗1个月超声复查。

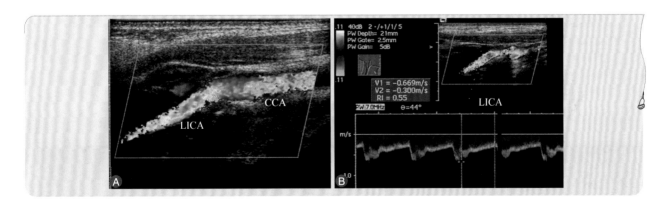

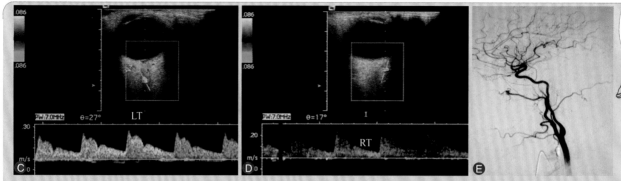

A.假腔内血栓吸收，左侧（原病变侧）颈内动脉管腔基本恢复正常，血流充盈较好（对比图4-212）；B.血流流速及频谱形态恢复正常；C、D.双侧眼动脉对比，左侧（病变侧）眼动脉血流方向恢复正常；E.DSA显示变细的颈内动脉管腔基本恢复正常。LICA：左侧颈内动脉；CCA：颈总动脉。

图4-215　左侧颈内动脉夹层（5）

患者，女性，34岁，首次发病为新型冠状病毒感染后6天，突然摔倒后出现左侧肢体无力，活动障碍就诊当地医院。超声表现如下（图4-216、图4-217）。

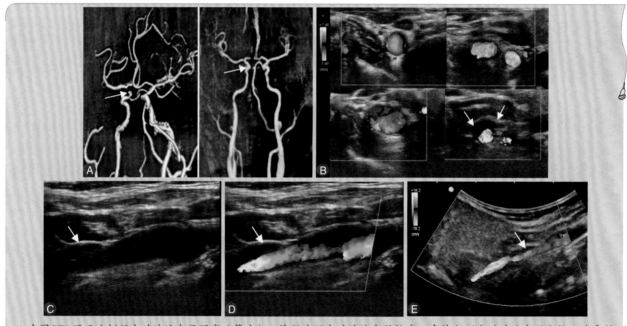

A.左图CTA显示右侧颈内动脉终末段闭塞（箭头），诊断为颈内动脉终末段栓塞；急诊行颈内动脉终末段取栓、球囊扩张术。右图为术后1周复查CTA显示右侧颈内动脉终末段管腔复通（箭头），临床症状部分恢复。B.1个月后复诊，超声扫查颈动脉，横切面显示右侧颈总动脉远段至颈内动脉近段，可见颈内动脉近段局部"管壁"增厚（箭头）。C.纵切面显示右侧颈内动脉近段局部"管壁"增厚（箭头）。D、E.高频探头和低频探头扫查显示局部血流充盈缺损（箭头）。

图4-216　右侧颈内动脉夹层（1）

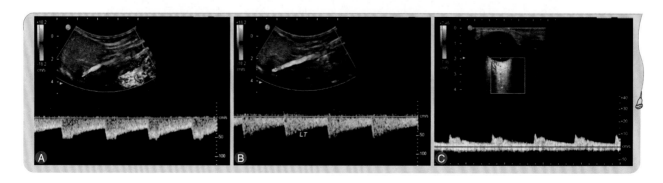

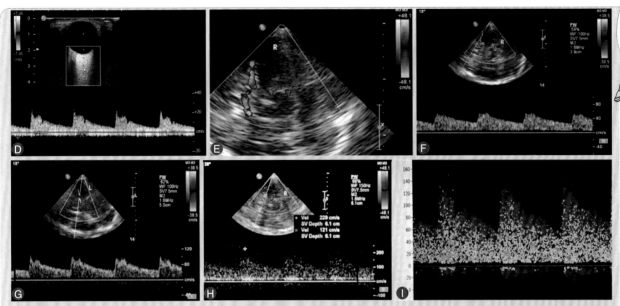

A.右侧颈内动脉血流频谱显示S₁峰流速相对降低导致收缩期波峰略圆钝；B.左侧颈内动脉血流频谱形态正常；C、D.双侧眼动脉对比，右侧流速相对降低，左侧正常；E～G.颅内动脉扫查，双侧大脑中动脉对比，右侧流速稍低，频谱收缩期波峰相对圆钝，左侧正常；H.右侧颈内动脉终末段局部血流流速升高，PSV为229 cm/s；I.经颅多普勒显示右侧颈内动脉终末段流速升高。结合患者年龄、发病过程及影像资料，考虑患者为颈内动脉夹层，导致颈内动脉终末段栓塞。治疗后复查显示颈内动脉终末段狭窄，导致狭窄近段、远段血流频谱异常表现，颈内动脉近段病变未完全恢复。

图4-217　右侧颈内动脉夹层（2）

4.扫查注意事项

由于大部分颈内动脉夹层位于颈内动脉稍远段，可为局部或长段病变，多为较长范围病变，超声扫查往往只能显示颈内动脉近段病变，不可能完整清晰地显示全部病变节段。

如果仅扫查颈部动脉，可能会因为颈内动脉近段血流动力学改变不明显而漏诊，因此尽量显示较长范围的颈内动脉是发现近段病变的有效手段，低频探头的使用，可以较大限度地显示颈内动脉近段。

眼动脉的扫查，可以增加颈内动脉近段是否存在病变的诊断信息。

颈动脉夹层多为长段病变，有时夹层真腔无明显狭窄，仅为残余管径变细，走行尚自然，纵切面有时不易发现病变。横切面上更容易发现"管壁"偏心性增厚的现象（假腔血栓形成）。如果有以往的影像学检查对比观察，可能更容易发现病变。

存在影像学证据的脑卒中年轻患者，需要警惕夹层发生的可能。另外，对于高度怀疑夹层的患者，如果颅外段颈内动脉无明显异常，增加颅内动脉及眼动脉的扫查也是有必要的，可以提高发现异常血流动力学改变的概率，对病变的检出有帮助。DSA、CTA、MRA检查有助于病变的确诊。

5.椎动脉夹层

椎动脉夹层（vertebral artery dissection，VAD）的原因主要是自发性和动脉损伤（颈部的按摩、颈部甩鞭样运动、外伤等）导致。以自发性多见，好发于30～50岁，男性与女性发病率无明显差异。

依据真、假腔血流的通畅情况，椎动脉夹层主要分为壁内血肿型、双腔型、动脉瘤型，以壁内血肿型较多见。椎动脉夹层多为节段性病变，任何节段都可能发生。由于常规超声扫查显示的局限性，V1、V2段的椎动脉夹层更容易被检出。

超声表现如下（图4-218～图4-221）。

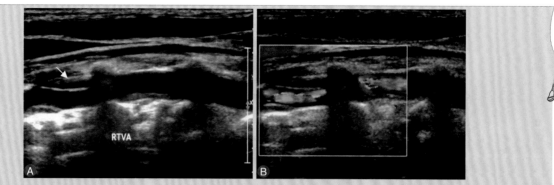

A.右侧椎动脉V2段节段性内膜撕脱（箭头），形成真、假腔；B.真腔血流通畅，假腔内血栓形成致管腔闭塞。

图4-218　右侧椎动脉夹层（1）

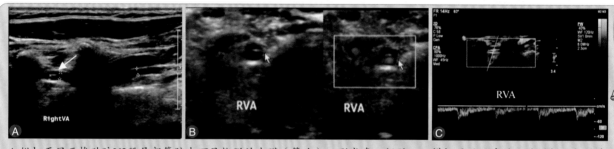

A.纵切面显示椎动脉V2段局部管腔内可见撕脱的内膜（箭头），形成真、假腔；B.横切面显示真腔血流通畅，假腔内血栓形成致管腔闭塞；C.真腔内血流频谱呈相对高阻波形改变。

图4-219　右侧椎动脉夹层（2）

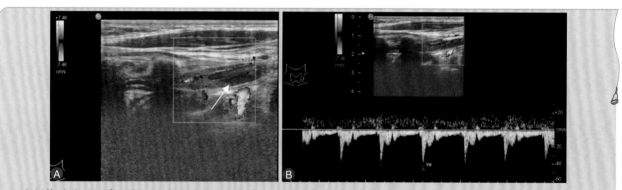

A.左侧椎动脉近段管腔内可见内膜撕脱，形成真、假腔，真腔血流通畅，血流束变细，假腔内血栓形成致管腔闭塞（箭头）；B.真腔内血流频谱呈低速高阻波形，类似于椎动脉发育不良的频谱表现。

图4-220　左侧椎动脉夹层（1）

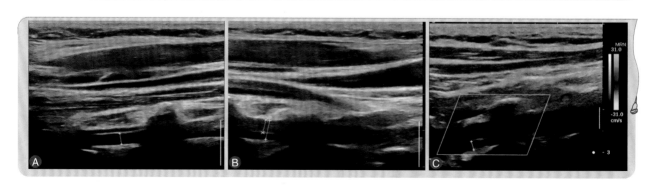

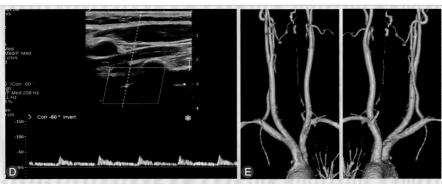

A、B.V2段管腔内可见撕脱的内膜,形成真、假腔;C.假腔内血栓形成致管腔闭塞,内径较宽,真腔血流通畅,管腔及血流束变细;D.真腔内血流频谱呈低速高阻波形改变;E.CTA显示左侧椎动脉夹层病变节段管腔长段狭窄表现。

图4-221 左侧椎动脉夹层(2)

6. 扫查注意事项

以上病例显示,椎动脉夹层多为假腔内血栓形成而致"管壁"不均匀增厚(假腔血栓形成),真腔有不同程度的变细,部分可伴有真腔狭窄或完全闭塞。部分真、假腔内血流均通畅,形成双腔改变。

椎动脉夹层及时的诊断、治疗,有助于管腔复通。经过及时的治疗,假腔内血栓逐渐吸收,撕脱的内膜逐渐贴壁,管腔逐渐恢复通畅,部分可无明显异常表现,部分可残留局部管壁稍增厚表现,也有部分管腔闭塞后不会再通。

如果诊断、治疗不及时,因真腔管径变细,血流缓慢导致血栓形成,部分病例最终可致管腔完全闭塞。

结合超声表现及好发年龄,超声诊断椎动脉V1、V2段夹层并不困难。V3、V4段的夹层,超声诊断并不容易,需要结合血流动力学改变综合考虑,及时补充其他影像学检查(DSA、CTA、MRA)有助于明确诊断。

颈部动脉都有可能形成夹层,且表现有相似之处,尤其靠近椎动脉的其他动脉夹层,如甲状腺下动脉夹层(图4-222),虽然较少见,但如果不注意解剖及清晰显示动脉管腔走行,会导致误诊、误判的情况。

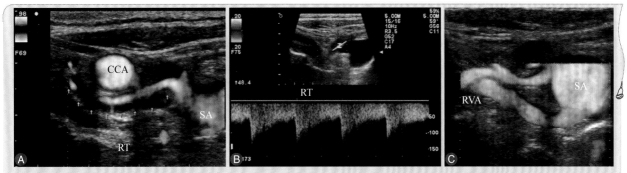

男性患者,42岁,突发甲状腺功能异常就诊。颈部动脉超声扫查显示:A.右侧甲状腺下动脉较长节段"管壁"增厚(假腔血栓形成);B.近段血流频谱未见明显异常;C.椎动脉近段显示未见明显异常。

图4-222 甲状腺下动脉夹层

七、短暂颈动脉周围炎症综合征

短暂颈动脉周围炎症(transient perivascular inflammation of the carotid artery,TIPIC)综合征是一种病因不明的特发性颈动脉炎,以单侧颈动脉痛为特征的综合征。1927年Fay等首先报道了颈动脉痛,其特征为颈动脉分叉处压痛和疼痛,因此也称为法伊综合征(Fay syndrome)。2017年Lecler等提出短暂颈动脉周围炎症综合征的诊断,并提出了短暂颈动脉周围炎症综合征的诊断标准。

4项主要诊断标准:①颈动脉表面急性疼痛,合并/不合并向头部放射;②影像学发现偏心型血管周围浸润；③影像学排除其他血管或非血管疾病；④自发或抗感染治疗后14天内症状及影像学改善。

1项次要诊断标准：斑块自行消失。

临床表现：病变动脉处疼痛，伴有压痛，头部运动、吞咽、咳嗽和打喷嚏时疼痛可加剧等；非甾体抗炎药治疗短暂颈动脉周围炎症综合征有效，部分短暂颈动脉周围炎症综合征具有自限性。

超声表现如下（图4-223~图4-226）。

声像图上显示病变处颈动脉管壁层次结构模糊，管壁呈局限性偏心性增厚，回声不均匀，部分管壁外膜与周围组织层间界线模糊不清，部分管腔内膜线尚清晰。管腔内血流充盈较好，血流流速及频谱形态无明显异常。病变范围较大者，可引起管腔狭窄。部分病例也可在非疼痛处发现管壁增厚。

短期抗生素及非甾体抗炎药治疗后，病变处动脉管壁增厚程度可减轻或基本恢复正常，病变处原本存在动脉粥样硬化斑块的患者，治疗后症状可改善，但斑块不会消失。

CDU是该病的首选检查及随访手段。

女性患者，44岁，右侧颈部，甲状腺水平疼痛入院，临床以亚急性甲状腺炎收入院（图4-223、图4-224）。

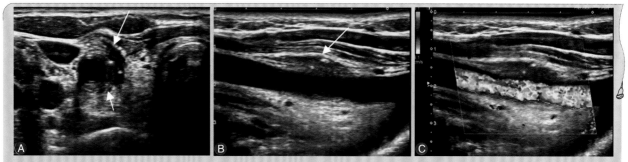

A.右侧颈总动脉中段局部管壁偏心性全层增厚，外膜界线模糊，与甲状腺分界不清（箭头）；B.长轴切面显示节段性管壁增厚（箭头）；C.管腔内血流充盈尚可。

图4-223　右侧颈动脉炎超声表现（扫查过程中，病变处有明显疼痛及压痛）

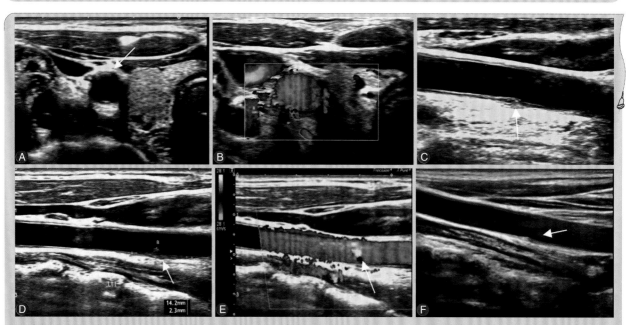

A.药物治疗后3个月复查，右侧颈总动脉原病变处，管壁增厚情况明显改善，血管边界较前清晰（箭头）；B.血流充盈较好；C.右侧颈总动脉病变处后内侧壁仍可见局部管壁增厚（箭头）；D.左侧颈总动脉中段可见局部管壁增厚（箭头）；E.管壁增厚处阻挡血流致局部血流流线改变，流速稍快（箭头，首次超声扫查时，由于左侧没有明显疼痛感，没有注意到左侧颈总动脉病变情况）；F.发病后3年余再次复查颈动脉超声，可见左侧颈总动脉中段原管壁增厚处几乎完全恢复正常（箭头），右侧颈总动脉病变处无明显异常。

图4-224　右侧颈动脉炎治疗后超声表现

女性患者，34岁，突发右侧颈部疼痛不适3天就诊。临床要求甲状腺超声检查，在扫查甲状腺时，未发现明显甲状腺病变；按压患者疼痛处，患者疼痛明显，确定疼痛点后，再次扫查结果见图4-225。

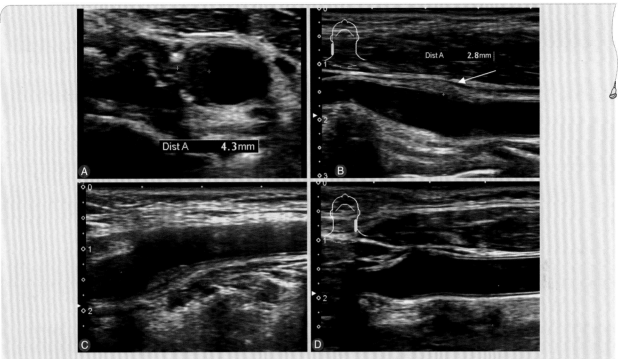

A.右侧颈部横切面可见右侧颈总动脉分叉处后外侧壁局部管壁增厚，较厚处4.3 mm；B.后外侧纵切面扫查，可见颈总动脉分叉处至颈内动脉球部局部管壁增厚，图上测量较厚处2.8 mm（为了更好显示颈总动脉及颈内动脉管腔，增厚的管壁显示并非最厚处，箭头）；C.前内侧纵切面显示，后外侧增厚的管壁类似等回声斑块，动脉外膜边界不清；D.左侧颈总动脉管壁结构清晰。结合患者年龄、病史及动脉异常表现，符合短暂颈动脉周围炎症综合征的诊断，而非动脉粥样硬化病变。

图4-225 右侧颈动脉炎超声表现

男性患者，36岁，右侧颈部疼痛不适1周，颈部疼痛处按压确定疼痛点后，超声纵、横切面扫查结果见图4-226。

扫查注意事项如下。

短暂颈动脉周围炎症综合征在临床上相对少见，但并非是罕见疾病，而是在实际工作中，无论是在超声扫查诊断过程中，还是在临床诊治上，影像及临床医师仍然对其缺乏足够的认识，因此有必要熟悉该疾病，并在实际扫查过程中加以注意。

短暂颈动脉周围炎症综合征急性期主要临床表现是动脉病变处疼痛不适，在疼痛区域适度按压，一般可以确定疼痛点位置。超声扫查中，需要重点关注疼痛点处的扫查，非疼痛处也要仔细扫查，部分病例非疼痛处可能也会伴发血管病变。

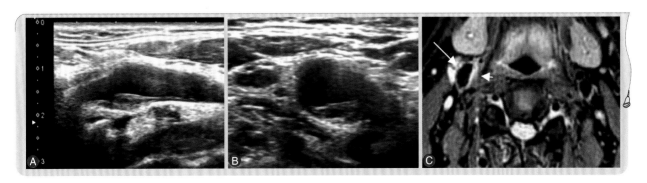

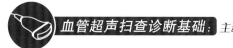
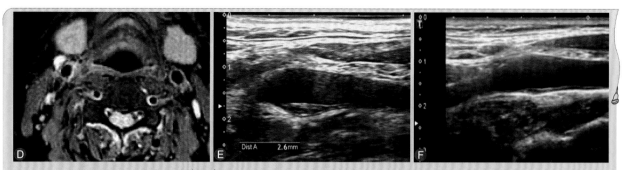

A、B.右侧颈动脉分叉处后内侧壁等回声"斑块"形成，动脉外膜与周围组织界线模糊，较厚处3.9 mm；C、D.MRA扫查显示右侧颈总动脉远段管壁及周围组织水肿，呈高信号（短箭头），血管旁边可见数个反应性增生淋巴结显示（长箭头）；E.服用阿司匹林一周后，疼痛症状明显缓解，复查超声可见右侧颈动脉分叉处"斑块"较前缩小，较厚处2.6 mm；F.左侧颈内动脉管壁未见明显异常。结合患者首发临床症状及颈动脉超声表现和短暂治疗后颈动脉超声表现，符合短暂颈动脉周围炎症综合征诊断。

图4-226　右侧颈动脉炎超声及MRI表现

超声表现多以动脉管壁局部偏心性增厚为主，可能为动脉管壁炎性水肿所致，与部分等回声"斑块"相似而无法准确区分。随着病程的进展，病变处管壁增厚可能会越来越明显或部分自行恢复，及时诊断、治疗，增厚的管壁多可逐渐恢复，患者症状明显改善。

老年患者，当颈部动脉血管本身就存在粥样硬化合并斑块时（图4-227），准确区分管壁增厚还是斑块比较困难，超声仪器性能较差者，更不易实现，需要结合临床症状，在疼痛点重点扫查，可以增加发现动脉异常的概率。对于年轻患者（非动脉粥样硬化好发年龄），出现动脉管壁局部增厚，很容易接受其并非斑块。

治疗和症状有所缓解后复查，影像学上病变处的改善，是进一步证实疾病诊断的有力证据，但对于超声扫查、诊断，这一证据在首次超声扫查、诊断时，无法实现。

综合以上讨论，超声扫查时，结合颈动脉病变处疼痛伴压痛和颈动脉局部管壁偏心性增厚的特征性改变，排除非血管病变所致局部疼痛，可以考虑短暂颈动脉周围炎症综合征的诊断。对症治疗后病变的改善，可作为验证之前诊断的证据支持。

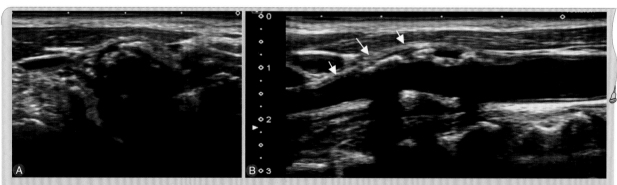

女性患者，71岁，右侧颈动脉区疼痛不适2天，超声检查颈动脉时，疼痛处按压，确定疼痛点位于右侧颈总动脉分叉处。A.横切面显示颈总动脉远段管壁可见不均回声斑块，管壁外缘与周围组织分界不清；B.纵切面显示颈总动脉远段至颈内动脉球部前外侧壁不均回声斑块附着，局部管壁增厚（箭头），结合临床及颈动脉超声表现，考虑短暂颈动脉周围炎症综合征诊断。

图4-227　颈动脉炎合并斑块

八、颈内动脉肌纤维发育不良

肌纤维发育不良（fibromuscular dysplasia，FMD）是一种少见的非炎性、非动脉粥样硬化性疾病，主要累及中、小动脉，多发生在颈内动脉颅外段及肾动脉。

其主要病理表现为动脉壁的纤维化或纤维肌性增厚，中青年女性多见，发病年龄多在30～50岁，具体发病率不详。

病因尚不清楚，可能与基因和环境因素有关。

肌纤维发育不良的影像学分型为单病灶型和多病灶型，以多病灶型多见。

Harrison 等根据肌纤维发育不良受累动脉壁层次不同提出肌纤维发育不良组织病理学分型为3型。

（1）内膜型：纤维增生发生于动脉内膜，占1%～2%。

（2）中膜型（细分为3个亚类型）：①中膜纤维增生型最为常见，胶原蛋白沉积于动脉中膜并产生纤维脊，且平滑肌层丧失，交替出现动脉狭窄和扩张，形成典型"串珠样"改变，占60%～70%；②中膜周围纤维增生型，动脉中膜外半部分发生纤维增生，导致不规则管状狭窄，占15%～25%；③中膜增生型，动脉中膜发生纤维增生，占5%～15%。

（3）外膜型：胶原蛋白沉积于动脉外膜，不足肌纤维发育不良的1%。

并发症：肌纤维发育不良可伴发自发性夹层、颅内动脉瘤、远段动脉栓塞（动脉瘤内血栓脱落）等。

典型超声表现如下。

（1）肌纤维发育不良，发育不良动脉管壁节段性增厚，导致颈内动脉节段性狭窄，非狭窄段动脉管腔正常或扩张，狭窄段与非狭窄段形成"串珠样"改变是其特征性表现。

（2）狭窄段颈内动脉管腔变细，血流束变细，狭窄处血流色彩紊乱，呈明亮花色血流改变，血流流速升高。但由于狭窄为多节段病变，狭窄段流速升高与狭窄程度可不一致。狭窄远段血流动力学改变与狭窄程度有关，明显狭窄时，远段血流流速降低，侧支开放。

超声诊断要点：①年轻人群，尤其女性；②颈内动脉远段多节段狭窄，典型者呈"串珠样"改变。结合典型超声表现及患者好发年龄，排除血栓后再通及单纯夹层等可致动脉多节段狭窄的病变，可考虑颈内动脉肌纤维发育不良的诊断。

扫查注意事项：肌纤维发育不良是一种相对少见的血管疾病，是脑卒中的原因之一，尤其年轻的脑卒中患者，需要考虑该病的可能。

在超声能够显示的动脉节段，依据典型的局部动脉串珠征、香槟酒杯征等声像图改变（图4-228、图4-229），明确诊断并不困难。

肌纤维发育不良多发生于颈内动脉稍远段（图4-230），由于超声对于颈内动脉显示范围的局限性，可能很多病变因不能够清晰显示而无法明确诊断。因此，超声扫查过程中，对于怀疑患有肌纤维发育不良的患者，应尽量显示较长范围的颈内动脉节段，才有可能发现病变。如果病变存在明显狭窄，联合颅内动脉及眼动脉扫查，通过狭窄远段动脉血流动力学改变可能会增加颈内动脉发育不良病变的检出率。

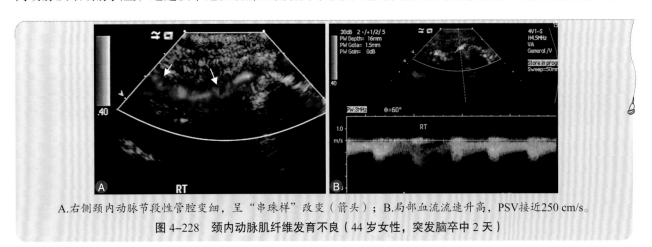

A.右侧颈内动脉节段性管腔变细，呈"串珠样"改变（箭头）；B.局部血流流速升高，PSV接近250 cm/s。

图4-228　颈内动脉肌纤维发育不良（44岁女性，突发脑卒中2天）

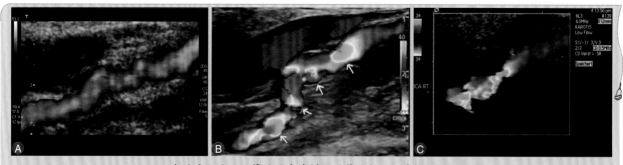

A、B.颈内动脉血流显示管腔呈串珠样征（箭头）；C.香槟酒杯征改变。

图4-229　颈内动脉肌纤维发育不良典型超声表现

（图片来自微信公众号：华斌的超声世界，经张华斌教授同意后引用。）

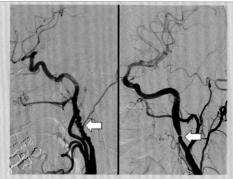

病变多位于颈内动脉较远段，表现为多节段性狭窄（串珠征，箭头）和单节段狭窄（香槟酒杯征，箭头）。

图4-230　颈内动脉肌纤维发育不良DSA

［引自：Gornik HL，Persu A，Adlam D，et al.First international consensus on the diagnosis and management of fibromuscular dysplasia[J].VascMed，2019，24（2）：164-189.］

　　DSA检查是诊断肌纤维发育不良的"金标准"，但因其为有创检查，操作相对不易实施，CTA、MRA则更容易实施，并且通过重建血管解剖结构，能够较为直观地诊断，并且可以筛查颅内动脉瘤、夹层等。临床上，相比超声检查方法而言，DSA、CTA、MRA检查在肌纤维发育不良诊断中可能更有优势。

九、大动脉炎

　　大动脉炎（takayasu arteritis，TA）是一种累及主动脉及其主要分支的慢性、进行性、非特异性炎症性疾病，1856年Savory首先描述了此病。1908年Takayasu报道了大动脉炎病例，故该病又称为Takayasu动脉炎。

　　大动脉炎好发于年轻人，以年轻女性多见。至今病因不明，可能与遗传、环境、性激素及免疫功能异常等因素有密切关系。

　　病理机制主要是细胞介导的大血管炎，主要从动脉外膜开始，逐渐累及内膜的过程。早期表现为动脉壁全层的非特异性炎症，可见淋巴细胞、浆细胞浸润。随着病程进展，炎症细胞和平滑肌细胞会迁移进入大动脉内膜，形成肉芽组织并局部增生，导致动脉管壁弥漫性增厚，动脉壁中层发生弹力纤维降解和纤维化瘢痕，使动脉出现狭窄。由于累及的动脉常常是较长范围，长段的狭窄，残余管腔内血流缓慢，可伴有血栓形成导致管腔闭塞。部分患者可能因炎症破坏动脉壁中层的弹力纤维及平滑肌，使管壁的修复不足以抵挡血压的牵拉，导致动脉扩张，发生动脉瘤或夹层。

　　大动脉炎主要累及含弹性纤维的大中动脉，较小的末端动脉一般不发生病变。按累及部位可分为5

型：①头臂干型（主要受累动脉为主动脉弓上分支动脉，颈总动脉、锁骨下动脉、无名动脉，部分累及腋动脉、椎动脉）；②胸腹主动脉型（主要累及左锁骨下动脉以下胸、腹主动脉）；③肾动脉型（主要累及肾动脉，部分也可累及肾内动脉，此型也可归入胸腹主动脉型）；④肺动脉型（主要累及肺脉主干、叶动脉、段动脉）；⑤混合型（可能有上述两型以上累及）。

超声表现如下（图4-231～图4-238）。

典型超声表现：受累动脉管壁层次结构模糊不清，管壁向心性增厚，横切面上呈同心圆征改变，外膜与周围组织分界不清。大动脉炎与短暂颈动脉周围炎症综合征的鉴别点在于，短暂颈动脉周围炎症综合征急性期伴有颈动脉痛的症状，并且多为局限性管壁增厚表现。

管腔无狭窄时，管腔内血流充盈尚可，血流频谱及流速正常。

随着病变的不断进展，管壁节段性或弥漫性不断增厚，导致残余管腔变细、狭窄，血流束明显变细。局限性狭窄处，血流呈明亮花色改变，流速明显升高，长段重度狭窄时，血流流速升高不明显，反而降低，以舒张期降低较明显，阻力明显升高。重度狭窄基础上，残余管腔内血流缓慢，伴发血栓形成，可见低回声血栓充填管腔或部分血栓与管壁黏附不紧，可见血栓漂浮于管腔内，类似"活塞样"运动。

管腔闭塞时，无血流显示，部分血栓再通者，可见管腔内呈蜂窝样改变，血流迂曲狭窄。病程较长者，部分病例增厚的管壁可伴钙化，部分表面局部破裂形成溃疡，部分受累血管节段性扩张形成动脉瘤等。管腔明显狭窄、闭塞者，远段可伴有侧支形成。

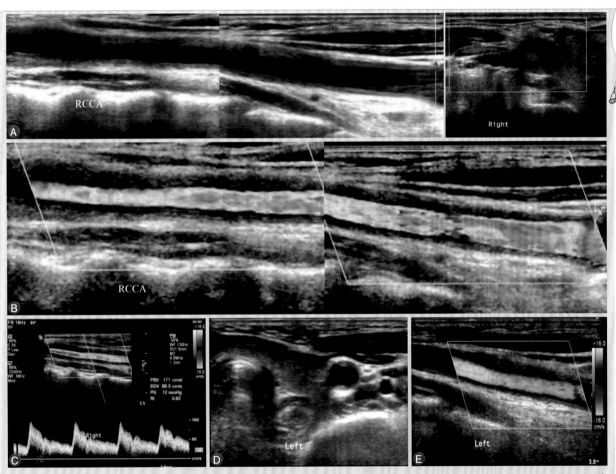

女性患者，32岁，因睡眠不佳伴左上肢活动后无力3月余，行甲状腺超声检查发现颈动脉大动脉炎。A.右侧颈总动脉管壁弥漫性不均匀增厚，以颈总动脉中远段较明显；B.血流束变细（中度狭窄）；C.血流频谱及流速尚正常；D、E左侧颈总动脉管壁弥漫性增厚，局部血流充盈缺损。患者并非动脉粥样硬化好发年龄，考虑大动脉炎诊断。RCCA：右侧颈总动脉。

图4-231 大动脉炎超声表现

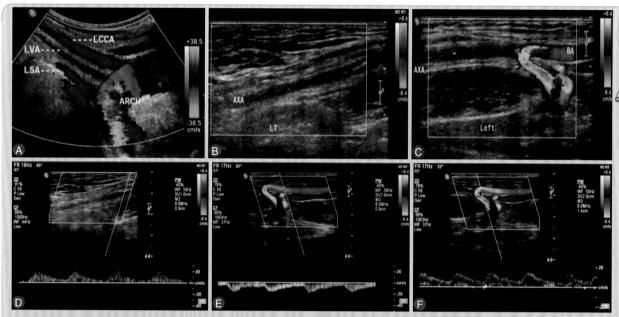

A.左侧颈总动脉（LCCA）、椎动脉（LVA，起源于主动脉弓）、锁骨下动脉（LSA）近段血流充盈较好；B.左侧腋动脉、肱动脉上段管腔节段性变细，血流充盈不佳（长段重度狭窄，接近闭塞）；C.病变下游可见侧支血流供应上肢动脉远段；D、E.狭窄段及远段血流频谱呈小慢波改变；F.侧支血流逆向（大动脉炎累及双侧颈总动脉及左侧腋、肱动脉）。ARCH：主动脉弓；AXA：腋动脉。图4-231、图4-232为同一病例。

图4-232 大动脉炎累及腋动脉

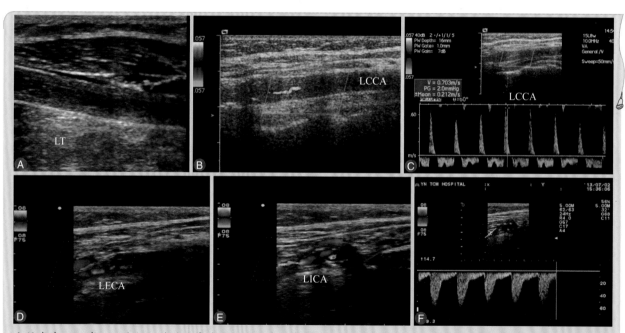

女性患者，38岁。A.左侧颈总动脉管壁弥漫性增厚伴管腔内血栓形成；B.管腔内可见细条状及点状血流；C.流速降低，频谱为高阻波形；D、E.颈外动脉血流逆向灌注颈内动脉；F.颈内动脉血流频谱呈相对高阻波形改变。LCCA：左侧颈总动脉；LECA：左侧颈外动脉；LICA：左侧颈内动脉。

图4-233 大动脉炎左侧颈动脉超声表现

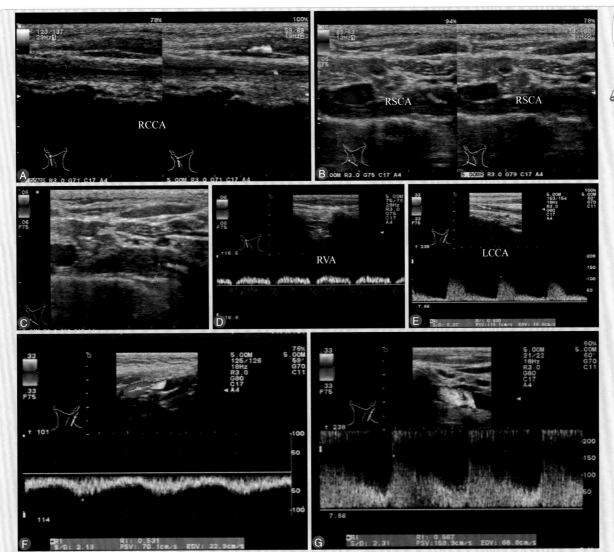

女性患者，29岁。A.右侧颈总动脉管壁弥漫性增厚，残余管径变细（长段狭窄），管腔内可见细条状微弱血流显示；B.右侧锁骨下动脉管腔内低回声血栓充填，无明显血流显示，管腔闭塞；C.无名动脉管径变细，管壁弥漫性增厚，管腔内残余细条状血流显示；D.右侧椎动脉内径细（2.1 mm），频谱表现为部分型窃血（此处频谱调节不当，波幅较小，显示不清晰）；E.左侧颈总动脉管壁弥漫性增厚，长段狭窄，局部狭窄处血流频谱呈相对高阻改变；F.左侧颈内动脉流速降低，频谱呈小慢波改变；G.左侧椎动脉流速代偿性增快。RCCA：右侧颈总动脉；RSCA：右侧锁骨下动脉。（本病例颈部动脉中，仅左侧椎动脉和锁骨下动脉正常。）

图 4-234 大动脉炎颈动脉超声表现

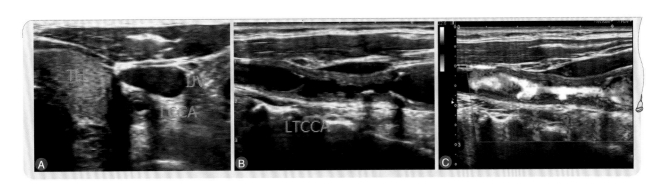

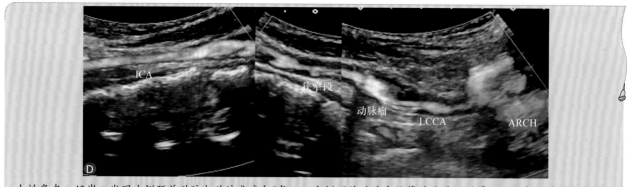

女性患者，43岁，发现左侧颈总动脉大动脉炎病史5年。A.左侧颈总动脉中段管壁弥漫性增厚；B.局部伴溃疡及钙化，局部管腔扩张形成动脉瘤；C.血流显示局部血流束变细，溃疡处可见血流灌注；D.拼图完整显示左侧颈总动脉病变段。IJV：颈内静脉；LCCA：左侧颈总动脉；ICA：颈内动脉；ARCH：主动脉弓；TH：甲状腺。

图4-235　左侧颈动脉大动脉炎超声表现

女性患者，37岁，发现大动脉炎病史10年余，相关检查结果如下（图4-236~图4-238）。

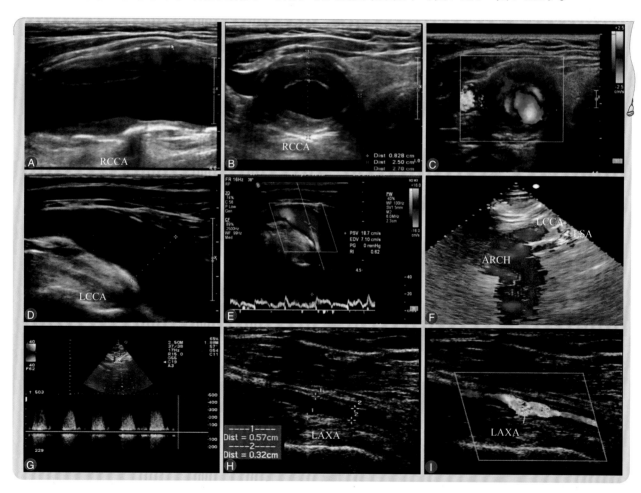

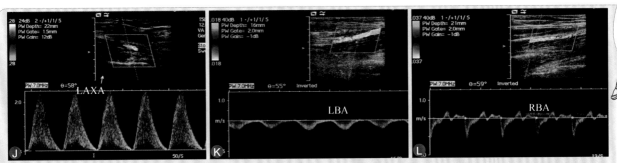

A～C.右侧颈总动脉近段、中段管壁弥漫性增厚，管腔扩张；D.左侧颈总动脉近段管壁增厚较右侧轻，管腔明显扩张；
E.扩张段血流流速降低，频谱异常；F，G.左侧锁骨下动脉近段局部重度狭窄，狭窄处血流束变细，血流呈明亮花色
改变，流速升高，PSV接近400 cm/s；H.左侧腋动脉局部管腔稍增宽；I.血流呈明亮花色改变；J.流速升高，PSV接近
250 cm/s；K.远段血流频谱呈小慢波改变；L.右侧上肢动脉血流频谱尚正常。

图4-236 颈动脉大动脉炎致动脉瘤超声表现

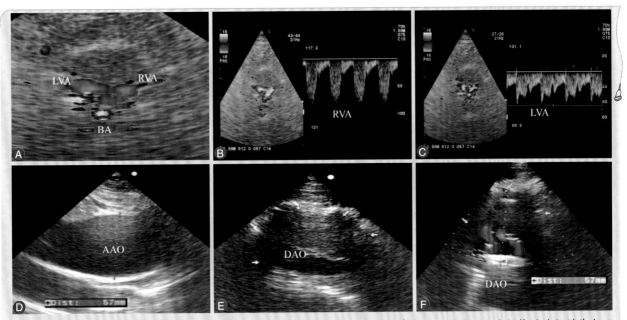

A.双侧椎动脉颅内段血流方向正常；B.右侧流速代偿性增快，频谱呈相对高阻波形改变；C.左侧椎动脉频谱基本正
常，流速稍低（虽然锁骨下动脉近段重度狭窄，但是腋动脉狭窄导致流出道通畅不佳，无明显窃血表现，故血流频谱
表现正常）；D.升主动脉局部管腔明显扩张；E、F.降主动脉局部动脉瘤伴瘤体内附壁血栓形成。VA：椎动脉；BA：
肱动脉；AAO：升主动脉；DAO：降主动脉。

图4-237 大动脉炎累及降主动脉

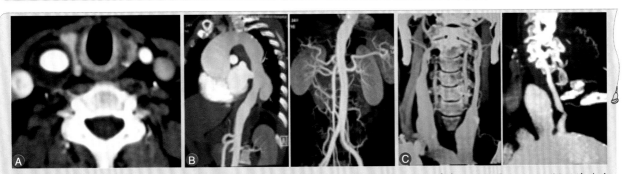

A.右侧颈总动脉管壁弥漫性增厚；B.升主动脉、降主动脉动脉瘤形成，腹部动脉血管未见明显累及；C.双侧颈总动脉
近段扩张形成动脉瘤，左侧锁骨下动脉近段重度狭窄。（本例患者为大动脉炎，累及主动脉弓上多条血管及降主动脉
和左上肢腋动脉，患者本次超声检查前1年颈动脉CTA。）

图4-238 大动脉炎CTA表现

扫查注意事项如下。

大动脉炎病变开始阶段，病变部位可能较为局限，治疗及时者，病变可逐渐恢复，增厚的管壁逐渐减轻甚至完全恢复正常。因此，及时而准确的诊断非常重要。

结合①年轻人群，尤其是女性患者；②动脉管壁弥漫性向心性增厚，一般可以考虑大动脉炎的诊断。

随着病变的进展，累及范围增加，常常引起多条、多段血管病变。因此，应该多部位检查，全面了解具体累及的血管范围，以评估患者病情的严重程度及完整血流动力学改变。比如颈部动脉血管受累时，常常上肢动脉也可能会累及，双侧上肢动脉，甚至腹部动脉、肺动脉干也应一并检查，了解受累情况。

颈部动脉检查时，部分病例累及锁骨下动脉近段，狭窄明显，可能盗血不明显或盗血程度与狭窄程度不符，这些都需要关注，不要仅仅因为椎动脉无明显逆向血流就忽略了锁骨下动脉的扫查。

对于严重病变、长期的病程，可能会导致血管结构不易辨认；胸腹主动脉型、肾动脉型的大动脉炎，因为位置深在，患者条件较差时，可能不易清晰显示管壁情况，血流动力学改变是关注的重点，结合患者年龄及典型超声改变，诊断并不困难。要清晰显示所有动脉病变情况，超声扫查还是不如CTA、DSA、MRA那么直观准确（图4-239），尤其肺动脉型，因为显示条件的限制，超声明确诊断可能存在挑战，因此及时进行其他影像学检查，可更加准确、完整地评估病变情况。

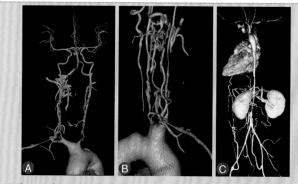

A、B.头臂干型，双侧颈总动脉管腔狭窄伴局部动脉瘤形成，双侧椎动脉近段重度狭窄，左侧椎动脉起源于主动脉弓，右侧锁骨下动脉及腋动脉累及致管腔狭窄，左侧锁骨下动脉近段闭塞；C.腹主动脉型，病变致降主动脉、腹主动脉狭窄，管径变细。

图4-239　大动脉炎患者CTA

十、巨细胞动脉炎

巨细胞动脉炎（giant cell arteritis，GCA），又称颞动脉炎、肉芽肿性动脉炎，是一种原因不明、以侵犯大动脉为主、并以血管内层弹性蛋白为中心的坏死性动脉炎。累及颞浅动脉多见。

临床典型症状呈颞部疼痛，头皮及颞动脉区域触痛，部分患者可伴发风湿性多肌痛或视力下降等。

巨细胞动脉炎的诊断，参照1990年美国风湿病学会批准的诊断标准：①发病年龄＞50岁；②新近出现头痛症状；③颞浅动脉有压痛，搏动减弱（非动脉粥样硬化原因所致）；④红细胞沉降率＞50 mm/h；⑤颞浅动脉组织活检提示以单核细胞为主的炎性细胞浸润，或肉芽肿性炎性病变并有多核巨细胞。具备上述≥3个临床特征者即可诊断为巨细胞动脉炎。

颞动脉活检是巨细胞动脉炎诊断的"金标准"，但为有创检查，不作为常规检查手段。CT血管造影、超声检查逐渐成为临床首选筛查方法。

巨细胞动脉炎组织学表现为颞动脉血管内膜、中膜及外膜各层均可受累。最常见的为中层肌纤维变性坏死及纤维增生，内弹力膜断裂坏死，内膜增生变厚，管腔狭窄，部分可伴有血栓形成，管壁常见淋巴细胞、巨噬细胞和多核巨细胞浸润。病变呈节段性跳跃分布。随病程延长，管壁破坏、萎缩，代之以纤维组织。

超声表现如下（图4-240、图4-241）。

病变血管管壁明显增厚，呈向心性改变，回声明显降低，呈节段性改变，部分病例管壁可伴有强回声钙化，类似动脉粥样硬化表现；病变可致管腔不同程度的狭窄或闭塞，血流显示病变段血管内血流束变细或消失，血管腔周围有一低回声"晕"；病变段血流流速降低，伴有狭窄时，流速升高，近段血流流速降低，阻力升高，病变远段血流流速降低，病变呈低搏动改变。

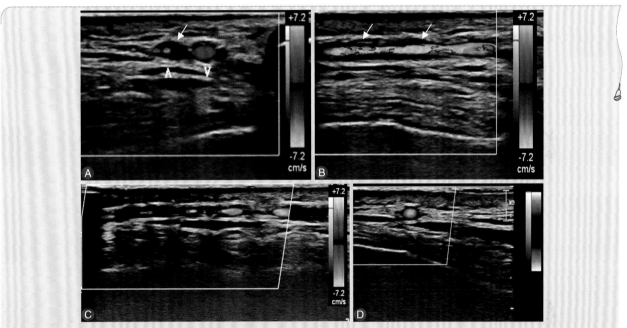

男性患者，58岁，自诉右侧头痛，伴右耳听见异常声响半年余（临床考虑颞浅动脉炎）。A、B.右侧颞浅动脉多节段管壁增厚，回声降低，残余管腔内血流充盈缺损，血流束变细（箭头）；C.纵切面显示颞浅动脉血流节段性显示，血流束变细，节段性血流显示不佳；D.正常颞浅动脉管腔血流充盈较好。

图4-240　颞浅动脉炎超声表现（1）

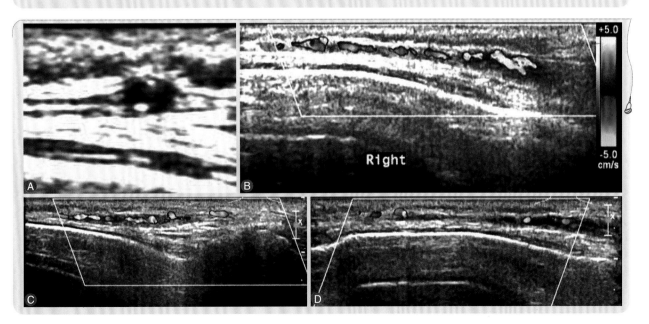

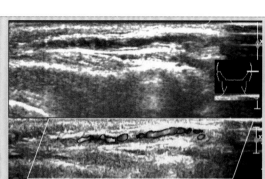
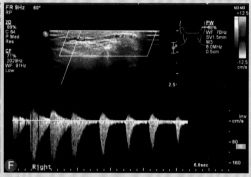

男性患者，63岁，自诉右侧颞部疼痛伴紧缩感2年余（临床考虑颞浅动脉炎）。A.右侧颞浅动脉区扫查，横切面显示颞浅动脉管壁增厚，局部伴钙化；B～E.纵切面显示颞浅动脉及分支多节段性血流显示不佳，节段性狭窄、闭塞；F.狭窄处血流流速稍升高。

图4-241　颞浅动脉炎超声表现（2）

扫查注意事项：巨细胞动脉炎，累及颞动脉多见，病变呈节段性变化，随着病程延长，病变节段管腔狭窄、闭塞，管腔变细，增加扫查诊断难度，尤其仪器图像不佳时，很难准确显示血流及管壁情况，血管的定位不够准确。平时对于正常人颞动脉的扫查，多追查大致的走行区域，熟悉血管的大致走行，可增加扫查显示的成功率。

十一、颈动脉蹼

颈动脉蹼（carotid web，CaW）是位于颈动脉分叉处或颈内动脉起始段管壁，向血管腔内突起的薄层膜样结构。

颈动脉蹼组织学结构为局限性内膜纤维增生改变，被认为是颈动脉纤维肌发育不良的一种非典型病变，或者为肌纤维发育不良内膜型。

颈动脉蹼与年轻人群无明确病因的复发性脑卒中有关，其发病机制与颈动脉蹼下游血流容易形成涡流，血流瘀滞，血栓形成并脱落导致有关。

颈动脉蹼是隐匿性脑卒中患者反复发生缺血性脑卒中的重要危险因素，国外有研究报道，在年轻脑卒中患者中颈动脉蹼的发病率为23%。另外，颈动脉蹼还能导致颈动脉狭窄，研究显示蹼组织与动脉管壁间夹角增大，导致管腔狭窄的比例增加。

虽然1965年Connett等已经报道颈动脉蹼，Momose和New两位学者于1973年对颈动脉蹼进行了描述并命名，但在进行超声检查诊断时，医师仍会因对其缺乏认识而经常漏诊。近年国内对其研究认识逐渐增多，并对其病理组织学特征进一步明确，给颈动脉蹼的超声诊断提供了可靠的依据。

目前，并没有统一关于颈动脉蹼的超声诊断分型及其描述用词，以致在实际诊断工作中不容易清楚地描述颈动脉蹼的准确形态及定位斑块、血栓的位置，造成超声诊断中不易清楚描述其形态结构变化。结合笔者所遇见病例特点并参阅部分文献报道结果，相对于颈动脉血流方向而言，颈动脉蹼主要有顺向血流和逆向血流两种类型，在此提出颈动脉蹼的超声诊断分型及描述用词，旨在不断完善颈动脉蹼的超声诊断信息。

以实际超声图像表现为依据，将颈动脉蹼主要分为2种类型：顺向（正向）颈动脉蹼和逆向（反向）颈动脉蹼。

顺向颈动脉蹼定义：蹼膜基底位于颈总动脉端，游离缘指向颈内动脉端（图4-242）。

逆向颈动脉蹼定义：蹼膜基底位于颈内动脉端，游离缘指向颈总动脉端（图4-243）。

无论蹼角是锐角，还是钝角，均以蹼膜游离缘指向方向进行判断，以排除蹼角大小导致的形态误区，蹼膜游离缘指向颈总动脉端为逆向颈动脉蹼，指向颈内动脉端为顺向颈动脉蹼。

将颈动脉蹼组织称为蹼膜，以两侧、两缘（部）、一袋、一口、一角对颈动脉蹼进行描述（图4-244、图4-245）。

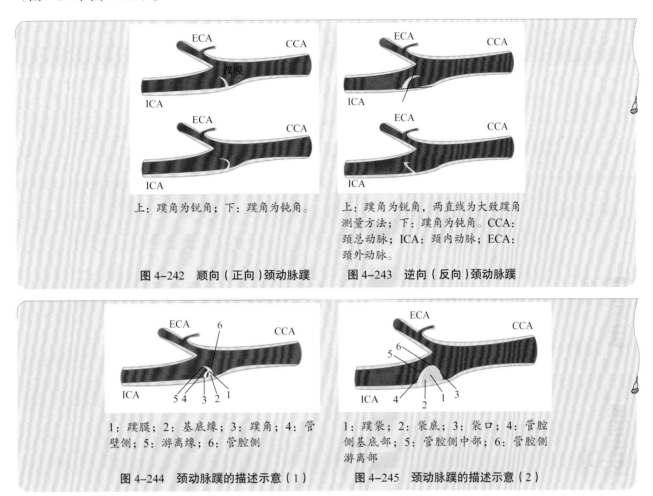

上：蹼角为锐角；下：蹼角为钝角。

图4-242　顺向（正向）颈动脉蹼

上：蹼角为锐角，两直线为大致蹼角测量方法；下：蹼角为钝角。CCA：颈总动脉；ICA：颈内动脉；ECA：颈外动脉。

图4-243　逆向（反向）颈动脉蹼

1：蹼膜；2：基底缘；3：蹼角；4：管壁侧；5：游离缘；6：管腔侧

图4-244　颈动脉蹼的描述示意（1）

1：蹼袋；2：袋底；3：袋口；4：管腔侧基底部；5：管腔侧中部；6：管腔侧游离部

图4-245　颈动脉蹼的描述示意（2）

蹼膜分别为：颈动脉蹼的管腔侧和管壁侧（两侧）；将蹼膜大致分为三等份，分别为基底部、中部、游离部，基底部近管壁处为基底缘（此处描述可能不适用，只是相对于游离缘而言），游离部末端为游离缘；蹼袋是蹼膜与动脉管壁间围成的囊袋，近管壁部分为袋底，近游离缘部分为袋口；袋口（蹼口）是颈动脉蹼游离缘与动脉管壁间的口；蹼角是动脉管壁与蹼膜基底部间夹角，其大致测量为动脉管壁内侧平行线与蹼膜基底部管壁侧平行线间夹角（图4-243）。

颈动脉蹼的血流动力学变化：顺向颈动脉蹼主要是在管壁侧容易出现血流紊乱，血流瘀滞而形成血栓，而逆向颈动脉蹼，管壁侧和管腔侧基底部均有可能因为血流紊乱而形成血栓。

1.超声表现

顺向颈动脉蹼超声表现如下（图4-246）。

纵切面表现为颈动脉分叉处或颈内动脉近段管腔的一侧管壁可见较薄的膜样等回声或稍高回声凸向管腔，基底部位于颈总动脉端，游离缘指向颈内动脉端，蹼膜与管壁的夹角大多为锐角，极少部分也可呈直角或钝角。

横切面可见蹼膜为一线样稍强回声，漂浮于管腔内，位于管腔一侧，形成"夹层"样改变，蹼膜组织较小时，表现可不明显。蹼膜可以位于管腔的不同侧壁，部分可随血流轻微摆动。CDFI显示蹼膜所在位置血流局部充盈缺损，甚至血流束变细，蹼膜的管壁侧局部血流紊乱呈涡流血流信号。局部伴有血栓时，可见团块状低回声，多位于管壁侧的蹼袋内（图4-248）。局部致管腔狭窄时，狭窄处血流束变细，流速增快。

逆向颈动脉蹼超声表现如下（图4-247）。

颈动脉蹼的基底位于颈内动脉端，游离缘指向颈总动脉端，蹼膜与管壁的夹角大多为锐角，极少部分也可呈直角或钝角，横切面可见蹼膜为一线样稍强回声，漂浮于管腔内，位于管腔一侧，形成夹层样改变，蹼膜组织较小时，表现可不明显。

部分蹼膜可以增厚、表面不光滑，基底部可以伴有斑块。彩色多普勒显示血流通过蹼口进入管壁侧蹼袋内，血流紊乱，管腔侧近管壁处可见局部血流紊乱。如果导致管腔狭窄，局部血流束变细，血流呈明亮五彩花色改变，流速明显升高。

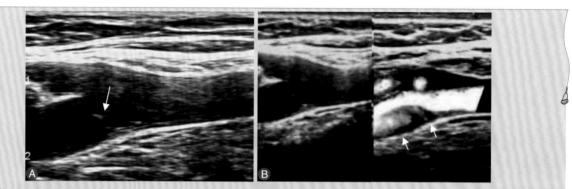

女性患者，32岁，颈部血管体检。A.右侧颈总动脉分叉处后内侧壁可见等回声蹼膜凸向管腔（箭头），蹼角小于90°，蹼膜未见明显增厚，蹼袋内未见明显异常回声；B.蹼膜管壁侧下游血流紊乱（箭头），颈内动脉管腔轻度狭窄；其余颈部动脉血管未见明显异常。

图 4-246　顺向（正向）颈动脉蹼声像图

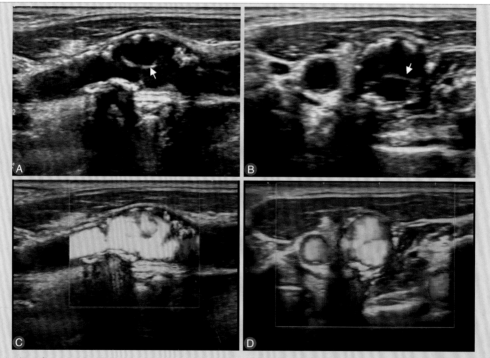

男性患者，82岁，高血压、脑卒中入院，纵切面显示左侧颈总动脉分叉处至颈内动脉近段管壁多发不均回声不规则斑块。A.前外侧壁可见等回声蹼膜凸向管腔（箭头），蹼角小于90°，蹼膜未见明显增厚，蹼膜较长（14.2 mm），蹼袋较大；B.横切面显示蹼膜位于管腔内（箭头），管腔呈双腔改变，类似动脉"夹层"表现；C.蹼袋内及蹼膜管腔侧近基底部血流紊乱，动脉管腔轻度狭窄，狭窄处管腔内血流稍增快；D.横切面血流呈双腔改变。

图 4-247　逆向（反向）颈动脉蹼声像图

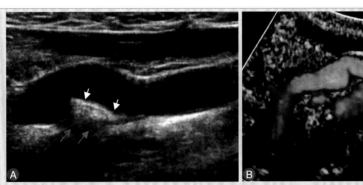

A.后外侧切面扫查，右侧颈内动脉球部前内侧壁可见蹼膜凸向管腔（白箭头），蹼袋内低回声血栓充填（红箭头）；
B.血流显示蹼膜处血流充盈缺损。

图4-248 颈动脉蹼合并蹼袋内血栓形成

扫查注意事项：病理检查是颈动脉蹼的诊断"金标准"，但是组织标本的不易获取，导致临床上颈动脉蹼的诊断更多地依赖于影像学检查。

超声对于颈动脉蹼的诊断，有自身的优势，可以实时动态、多角度观察。尤其是对年轻患者，其并非动脉粥样硬化的好发年龄，结合病史及典型颈动脉蹼的超声特点，诊断并不困难。但是鉴别诊断也很重要，实际工作中需要注意有些容易与颈动脉蹼相混淆的情况（图4-249～图4-253）。

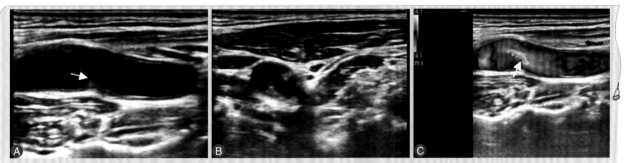

A.右侧颈总动脉分叉处后内侧壁可见类似"蹼膜样"等回声斑块凸向管腔（箭头）；B.横切面显示颈总动脉分叉处前外侧、后内侧壁斑块凸向管腔；C.突起的斑块阻挡血流，导致斑块下游血流稍紊乱，局部血流呈明亮花色改变，流速稍增快（箭头）。

图4-249 类似颈动脉蹼的颈动脉斑块（1）

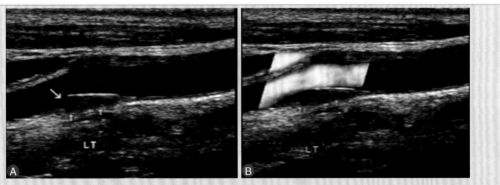

A.斑块脂质核心区域回声较低，部分扫查切面显示斑块上肩部纤维帽显示不清（箭头），导致斑块显示部分纤维帽与颈动脉蹼合并蹼袋内血栓形成相似；B.血流模式下斑块显示完整，纤维帽未见破裂。斑块的纤维帽较薄，并且斑块的形态为梭形附着管壁，而颈动脉蹼的蹼膜较厚，蹼袋血栓形成时，袋口下游突然截断（图4-248）。

图4-250 类似颈动脉蹼的颈动脉斑块（2）

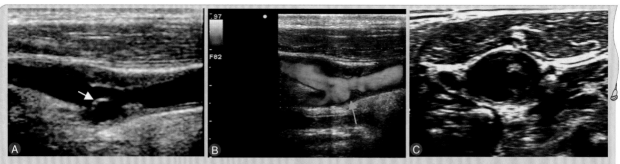

A.纵切面显示斑块溃疡区域回声降低，局部纤维帽类似颈动脉蹼声像表现（箭头）；B.血流显示溃疡内血流灌注（箭头）；C.横切面显示颈动脉分叉处前内侧壁斑块局部溃疡形成。纵切面上某一切面显示溃疡斑块的纤维帽结构类似颈动脉蹼声像而已。

图 4-251 类似颈动脉蹼的溃疡斑块

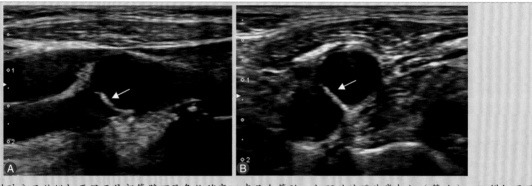

A.左侧颈总动脉分叉处纵切面显示局部管壁可见条状稍高回声凸向管腔，与颈动脉蹼非常相似（箭头）；B.横切面显示纵切面上条状稍高回声实为颈内、颈外动脉分叉处的管壁钙化（箭头）。

图 4-252 类似颈动脉蹼的管壁钙化

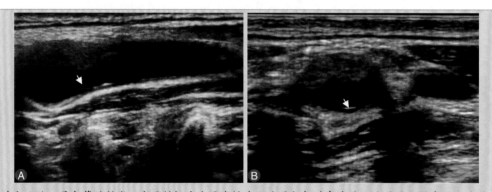

A、B.颈动脉分叉处，局部管腔扩张，由于低切应力区域低速血流层与相对高速的血流层面之间出现血流层面间伪像，表现为等回声细线样"结构"（箭头），会导致类似颈动脉蹼样表现。实际扫查过程中，可见该伪像随血流流动而缓慢运动，探头加压、抖动，伪像可短暂消失。（这种伪像可能是血流流线、流速改变导致局部红细胞叠连产生，张华斌教授认为这是一种"旗云现象"。具体参阅微信公众号：华斌的超声世界——学术争论·旗云现象？）

图 4-253 类似颈动脉蹼的局部血流伪像

2. 总结

颈动脉蹼是相对少见的颈动脉疾病，随着研究的增多，目前已逐渐揭开其神秘面纱。在超声实际扫查、诊断过程中，对于非动脉粥样硬化好发年龄的患者，结合典型超声图像表现及脑卒中病史，颈动脉蹼的诊断可能更易被接受，但多切面扫查确定是必需的。对于伴发动脉粥样硬化病变的患者，需要谨慎诊断。

因为颈动脉蹼的组织学结构为局限性内膜纤维增生改变，动脉粥样硬化早期的内膜局部病变，可能会导致局部内膜突起而表现类似颈动脉蹼结构；溃疡斑块是因为斑块局部纤维帽破裂形成，如果溃疡形成后，斑块内容物大部分流出，残留的斑块纤维帽，某些切面与典型颈动脉蹼非常类似，纵、横切面多切面扫查，有助于鉴别诊断。

对于颈动脉蹼的诊断，回顾部分文献，临床上更多的是依赖CTA等影像学检查手段，但其不能直接显示病变的形态结构，对于颈动脉蹼的诊断仍然不能替代病理诊断。

超声扫查切面不同，某些结构非常类似颈动脉蹼的声像表现，因此，实际诊断过程中，对于颈动脉蹼的超声诊断还是应当保持谨慎。

十二、颈部动脉瘤

动脉瘤主要分为真性动脉瘤、假性动脉瘤及夹层动脉瘤，其形态学及血流动力学变化表现不一致。

1. 真性动脉瘤

真性动脉瘤主要表现为动脉节段性的内径扩张，无管壁破裂，可以是相对对称性扩张或偏心性扩张，诊断标准为扩张段动脉内径大于相邻未扩张段动脉内径的1.5倍。小于1.5倍时的动脉内径增宽，称为瘤样扩张。测量时，横切面上动脉管壁外缘至外缘间距离。

真性动脉瘤的病因主要有动脉粥样硬化、高血压、动脉炎、动脉管壁发育不良或生理性退变等导致的动脉管壁异常、变薄，伴有正性重构，而出现动脉节段性的扩张。

真性动脉瘤的临床表现大多数无明显临床症状。如果瘤体增大，压迫周围组织及神经，可以出现相应的临床表现。动脉瘤体内形成附壁血栓，可致管腔狭窄或闭塞，血栓脱落可导致远端动脉栓塞而出现缺血性症状。如果动脉瘤破裂可发生致命性的风险，血肿形成可发生局部的压迫。

真性动脉瘤的超声表现（图4-254～图4-257）为动脉局部内径对称性或偏心性增宽形成瘤体，可单节段也可多节段发生，扩张部位呈囊袋状，部分瘤壁可伴附壁血栓形成。瘤体内血流紊乱，血流色彩暗淡，血流流速降低，血流频谱可出现正向和反向血流成分。部分瘤体内血栓形成或血栓脱落，可导致瘤体闭塞及远端动脉栓塞。

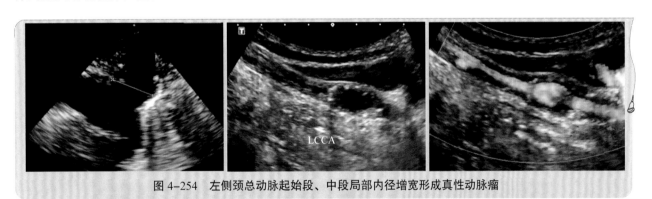

图4-254 左侧颈总动脉起始段、中段局部内径增宽形成真性动脉瘤

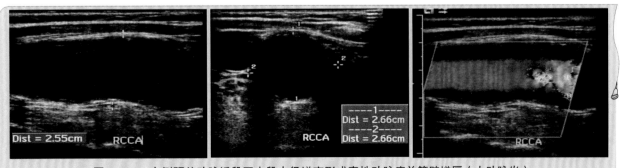

图4-255 右侧颈总动脉近段至中段内径增宽形成真性动脉瘤并管壁增厚（大动脉炎）

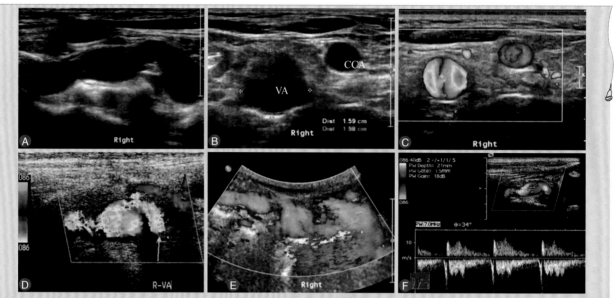

A、B.右侧椎动脉V1段局部内径增宽形成真性动脉瘤；C～E.瘤腔内可见红、蓝双色紊乱血流；F.瘤腔内血流频谱异常。CCA：颈总动脉；VA：椎动脉。

图4-256 椎动脉动脉瘤超声表现

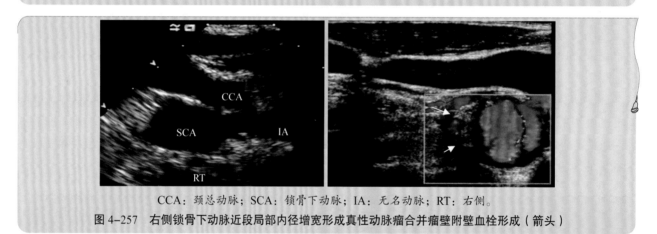

CCA：颈总动脉；SCA：锁骨下动脉；IA：无名动脉；RT：右侧。

图4-257 右侧锁骨下动脉近段局部内径增宽形成真性动脉瘤合并瘤壁附壁血栓形成（箭头）

　　真性动脉瘤的鉴别诊断：依据局部管腔内径增宽，可明确诊断，但是部分动脉或静脉迂曲形成血管团，可形成血管扩张的假象（图4-258、图4-259），容易导致误诊，需要在纵切面和横切面上仔细扫查。血管迂曲时，一般可观察到血管迂曲走行而非扩张的特征。适当调整血流标尺，减少血流外溢，有助于观察管腔内血流走行，迂曲血管血流频谱基本正常。

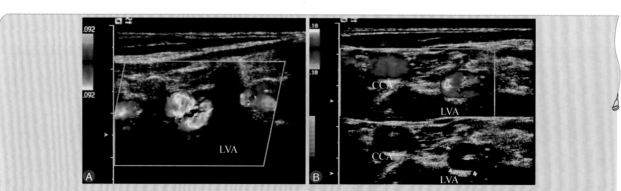

A.左侧椎动脉纵切面显示局部因血管迂曲形成血流团；B.横切面显示局部椎动脉走行弯曲而非管腔扩张。LVA：左侧椎动脉；CCA：颈总动脉。

图4-258 动脉局部走行迂曲形成动脉瘤假象

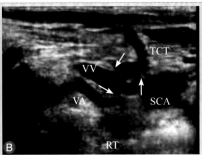
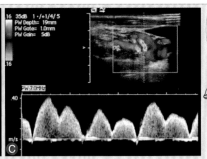

A.右侧椎静脉局部走行弯曲而形成血流团；B.二维可见血管弯曲走行（箭头）；C.弯曲段血管内血流频谱正常。VV：椎静脉；VA：椎动脉；SCA：锁骨下动脉；TCT：甲状颈干。

图4-259　静脉局部走行迂曲形成血管扩张假象

2. 假性动脉瘤

假性动脉瘤主要表现为动脉管壁全层破裂出现破口，血流从破口处流出，被周围组织包裹形成瘤体，瘤体与责任血管通过瘤颈相连，瘤颈可以呈窗样或短管状或长条状等。

病因：外伤或医源性损伤等，随着介入操作的增加，医源性损伤发生率有增加趋势。

假性动脉瘤的超声表现如下（图4-260）。

责任动脉局部管壁连续性中断，可见破口，破口处可见无回声或低无回声包块与动脉血管相连。

动脉管腔内血流收缩期通过破口流入瘤体内，舒张期再流回责任血管内，因此破口处可采集到收缩期正向和舒张期反向的血流频谱。瘤体内血流呈红、蓝相间改变，血流流速降低。

瘤体内伴发附壁血栓时，可见低回声血栓附着瘤体壁，瘤体内血流充盈缺损；瘤体内完全形成血栓，则表现为低回声充填瘤体，瘤体内透声差，瘤体内无明显血流充盈。

瘤体较大，超声不能完整观察时，CTA、MRA、DSA检查效果更佳，能够清晰、完整地显示假性动脉瘤全貌。

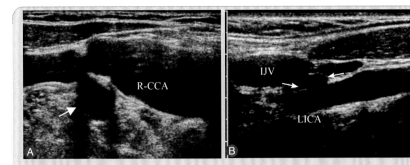
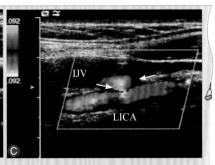

A.右侧颈总动脉远段局部管壁连续性中断，形成假性动脉瘤（箭头）；B.左侧颈内动脉局部管壁连续性中断，形成假性动脉瘤（箭头）；C.血流从破口处流入瘤体内。R-CCA：右侧颈总动脉；IJV：颈内静脉；LICA：左侧颈内动脉。

图4-260　颈动脉假性动脉瘤超声表现

3. 扫查注意事项

颈动脉瘤超声诊断并不困难，只要超声能够显示的病变动脉节段，可以很容易检测到。超声需要明确瘤体大小，瘤体内有无血栓形成，瘤颈大小、长度，责任动脉远段通畅情况等，给临床更多的参考信息，以便选择合适的处理方法。颈部动脉夹层动脉瘤较少见，超声表现主要参阅腹主动脉夹层章节。

十三、脑、颈部动静脉瘘

动静脉瘘是动脉与静脉之间形成异常通道，导致动脉血流流向静脉。

1. 病因

动静脉瘘的病因为自发性、外伤、医源性损伤、先天性动静脉畸形、肿瘤侵犯所致等。

2. 临床表现

多数瘘口较小的动静脉瘘可无明显临床表现；瘘口较大时，高流量可致责任动静脉扩张。颅内扩张的血管可对脑组织产生压迫而出现相应的临床症状。静脉扩张可出现静脉曲张表现等。颅内部分动静脉瘘（如颈动脉海绵窦瘘、眼部动静脉瘘），引流静脉主要为眼眶内静脉者，可见患者伴有搏动性突眼、眼球运动障碍伴眼球睑结膜充血、水肿，甚至眼外翻、眼肌麻痹和下垂等。

3. 超声表现（图 4-261、图 4-262）

（1）直接表现：动、静脉局部可见血流相通形成瘘口，瘘口处可见局部血流呈明亮花色改变，流速明显升高，频谱表现为高速低阻波形。瘘口可为一处或多处。

（2）间接表现：责任动脉血流流速增快，阻力减小。引流静脉内血流"动脉化"，即静脉血流具有动脉样搏动性改变，为动脉样血流频谱，部分引流静脉迂曲扩张。分流量越大，表现越明显，瘘口较小，分流量较小，间接表现可不明显。

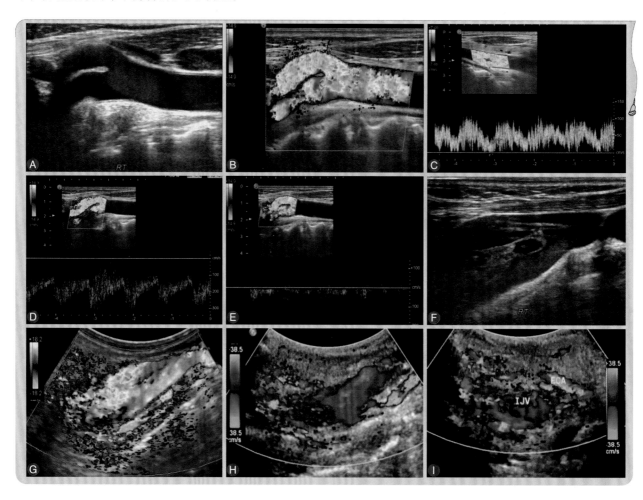

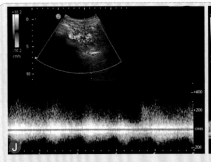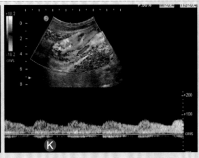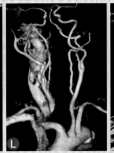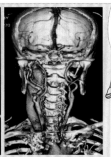

A.右侧颈动脉分叉处显示颈总动脉和颈外动脉内血流明显增快而自发显影；B.血流显示呈明亮花色改变；C.颈总动脉内血流流速增快，血流频谱呈毛刺样改变；D.颈外动脉内血流流速明显增快（PSV＞300 cm/s），频谱阻力降低；E.颈内动脉血流频谱基本正常，流速相对降低；F.颈内静脉内径明显增宽，管腔内可见条状低回声；G.低频探头显示远段颈外动脉及颈内静脉区域血流增多，可见较多血流伪像。H、I.调高血流标尺，可见颈外动脉与颈内静脉之间形成多个瘘口，瘘口处血流色彩明亮。J.局部流速明显升高（PSV＞400 cm/s），阻力降低，频谱呈典型高速、低阻动静脉瘘血流频谱改变。K.颈内静脉内血流呈搏动样动脉频谱。超声诊断：右侧颈外动脉与颈内静脉间多部位动静脉瘘（分流量较大）。L.CTA显示右侧颈内静脉内径明显增宽，颈外动脉多条分支与颈内静脉之间形成动静脉瘘。

图 4-261　颈静脉体瘤所致动静脉瘘

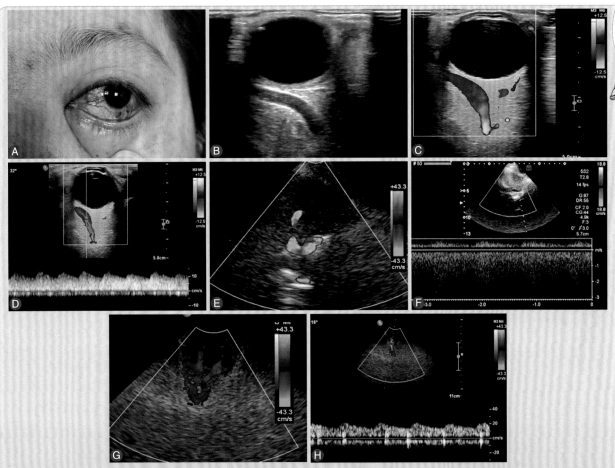

DSA检查提示供血动脉为左侧眼动脉分支、左侧脑膜中动脉额支、左侧脑膜副动脉，引流静脉为眼上静脉、面静脉。A.患者左侧眼球结膜部分静脉充血扩张；B、C.超声扫查显示眼球后静脉扩张；D.血流为相对高速、低阻动脉血流频谱；E.颅内眼动脉水平可见局部血流呈明亮花色血流改变，为动静脉瘘口处；F.血流频谱为高速低阻波形；G、H.眼球后静脉明显扩张，血流频谱为动脉血流表现。超声表现符合动静脉瘘诊断。

图 4-262　左侧颅底硬脑膜动静脉瘘

4.扫查注意事项

脑、颈部动静脉瘘，直接显示瘘口，可以明确诊断，有些时候超声不能直接显示瘘口处而无法直接诊断，分流量较大者，通过责任动脉流速普遍增快及引流静脉血流动脉化表现，可以提示病变存在。对于脑、颈部动静脉瘘，超声有时因无法直接显示瘘口而不能明确诊断，DSA检查是明确诊断的"金标准"。

十四、颈动脉体瘤

颈动脉体是位于颈总动脉分叉处，偏背侧的外膜鞘内的化学感受器，大小为3～6 mm。颈动脉体的血供主要来源于颈外动脉，由Meyer韧带内的小动脉输入供血。颈动脉体来源于中胚层的第三腮弓和外胚层内的神经节细胞，颈动脉体对血中的低氧刺激最敏感，通过不同氧分压的反应，颈动脉体受刺激而释放介质，从而调节呼吸及血压和心率，维持内环境稳定。

颈动脉体瘤是一种少见的发生在颈动脉分叉处的副神经节瘤，发病率约为1∶30 000。任何年龄均可能发病，儿童罕见，好发于40～50岁人群，女性发病率较男性高。多为良性，小部分为恶性且转移，10%～50%有明显的家族性，且多发于女性，多为单侧发病。

超声参照Shamblin分型，根据颈动脉体瘤瘤体大小及与动脉血管间的关系可分为3型：Ⅰ型肿瘤较小，未包绕动脉；Ⅱ型肿瘤较大，部分包绕动脉；Ⅲ型肿瘤比较大，完全包绕动脉。

1.病因

长期低氧刺激和相关基因突变可能是其诱发因素。

2.临床表现

临床上多为触及颈部下颌角处无痛性包块，瘤体较小时可无明显临床症状，多在颈动脉检查中偶然发现，当瘤体较大时，可见颈部增粗，下颌角处触及无痛性肿块，对血管、周围组织及神经压迫，可出现颈部疼痛，局部压痛，声音嘶哑、眩晕及视力下降等。

3.超声表现（图4-263 ~图4-267）

横切面上可见颈内动脉、颈外动脉之间的低回声肿块回声，颈内、颈外动脉之间的间距受肿瘤推挤而增大。较大肿瘤可部分或完全包绕颈总动脉、颈内动脉、颈外动脉的一支或多支，血管一般无明显受挤压狭窄表现。

彩色多普勒血流显示肿瘤内可见血流信号，多为颈外动脉供血，部分可伴有局部动静脉瘘形成，而表现为局部血流呈明亮花色改变，血流频谱为高速低阻表现。

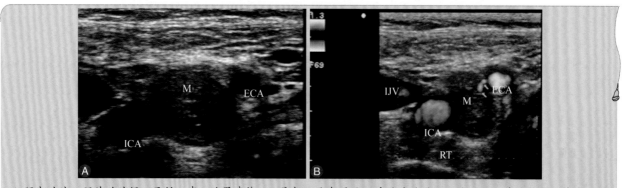

A.颈内动脉、颈外动脉间可见低回声，边界清楚；B.局部可见来源于颈外动脉的供血血流显示，瘤体较小，未包绕动脉血管。ICA：颈内动脉；ECA：颈外动脉；IJV：颈内静脉；M：肿瘤。

图4-263 颈动脉体瘤超声表现（1）

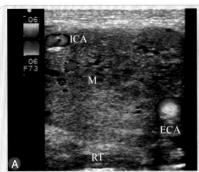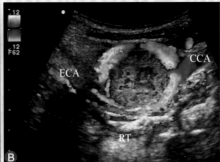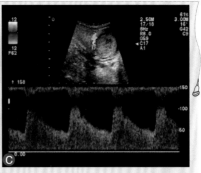

A.颈内动脉、颈外动脉间可见低回声肿块，颈内动脉、颈外动脉间距增大，肿块部分包绕动脉血管；B.低频探头显示颈内动脉、颈外动脉环绕肿块，动脉血管未见明显狭窄表现；C.流速未见明显升高。

图 4-264　颈动脉体瘤超声表现（2）

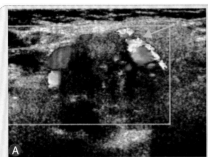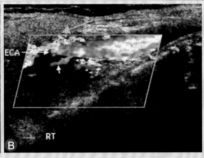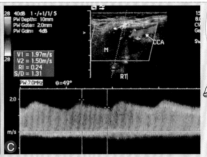

A.颈内动脉、颈外动脉间可见低回声肿块，颈内动脉、颈外动脉间距增大，肿块部分包绕动脉血管；B.可见颈外动脉血流供血肿块，局部可见动静脉瘘形成，瘘血流处血流呈明亮花色改变（橙箭头），白箭头为颈外动脉及分支；C.血流频谱为高速低阻表现。

图 4-265　颈动脉体瘤超声表现（3）

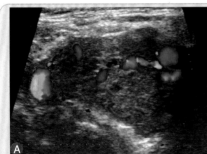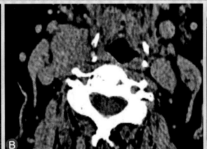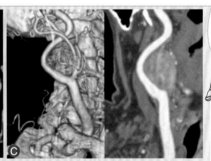

A.颈内动脉、颈外动脉间可见低回声肿块，颈内动脉、颈外动脉间距增大，肿块部分包绕动脉血管，可见颈外动脉血流供血肿块；B、C.CTA显示右侧颈内动脉、颈外动脉之间肿块，二者间距增大。

图 4-266　颈动脉体瘤超声表现（4）

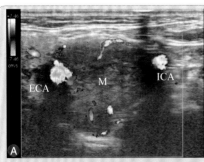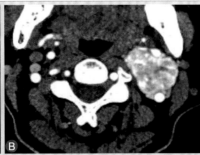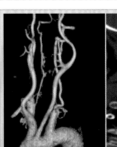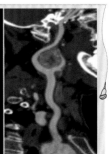

A.颈内、颈外动脉间可见低回声肿块，颈内、颈外动脉间距增大，肿块部分包绕动脉血管；B.增强CT显示肿块内明显增强表现；C.CTA显示颈内、颈外动脉间距增大，肿块位于二者之间。

图 4-267　颈动脉体瘤超声表现（5）

4. 鉴别诊断

颈动脉体瘤需要和下颌角处其他肿块相鉴别，如肿大淋巴结，神经鞘瘤，神经纤维瘤，腮腺、颌下腺来源的肿瘤等（图4-268、图4-269）。

颈动脉体瘤多位于颈内、颈外动脉间，两条血管间距增大，部分可包绕动脉，内部血流主要由颈外动脉供血，并且多为单发肿块等特点。其他大部分颌下肿瘤位于动脉旁，部分转移肿瘤可有原发病变病史，最终诊断依靠病理结果。

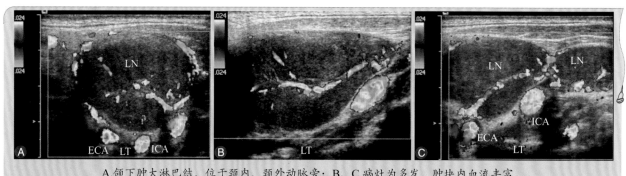

A.颌下肿大淋巴结，位于颈内、颈外动脉旁；B、C.病灶为多发，肿块内血流丰富。

图4-268　颈动脉旁肿大淋巴结

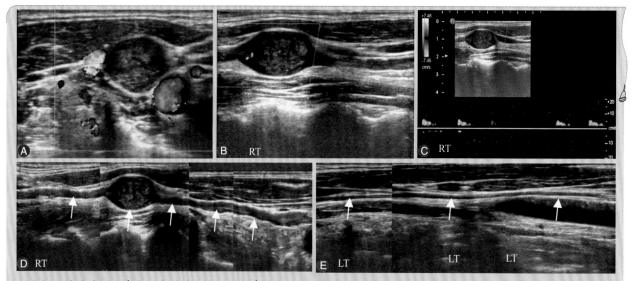

A.右侧颈总动脉远段旁与颈内静脉间可见低回声肿块；B.与迷走神经相连，其内可见点状血流；C.为动脉血流频谱；D.拼图显示右侧迷走神经弥漫性肿胀增粗，局部形成低回声肿块（箭头）；E.左侧迷走神经未见明显肿胀（箭头）。

图4-269　迷走神经来源肿瘤

5. 扫查注意事项

颈动脉体瘤在临床上较少见，单靠临床体检，不易发现较小的肿瘤，较大肿瘤也不易确诊，常被误认为肿大淋巴结。

超声检查可明确肿瘤的大小，肿瘤与周边组织关系，尤其是与颈动脉的关系，是临床制订治疗方案的参考依据。低频探头可大范围显示肿瘤与血管的关系及准确测量肿瘤大小，显示动脉长度增加，因此更容易明确动脉是否伴发狭窄、闭塞病变。超声的无创、方便等优势，可作为该病的首选筛查方法。

CT、MRI检查也可以很好地明确肿瘤的大小及其与颈动脉的关系，对制订治疗方案有重要的参考价值。

十五、颈动脉迂曲

颈动脉迂曲是在血管延长的基础上发生不同类型的弯曲等形态学特征的改变。以颈内动脉近段、椎动脉颈段和颈总动脉多见，其特征性改变包括盘绕、袢形和扭曲等。盘绕是指动脉迂曲呈"C"形或"S"形（弯曲角度≤90°，且呈2次弯曲）；袢形是指动脉呈360°旋转；扭曲是指动脉迂曲角度≥90°。

颈动脉迂曲的发生机制尚不清楚，可能与动脉粥样硬化、高血压及高龄等因素有关。

颈动脉迂曲患者中无明显临床症状表现者，超声扫查时，仅需要描述颈动脉迂曲的形态改变，不需要在结论中提示颈动脉迂曲。

严重的颈动脉迂曲者，尤其局部血管折叠，会导致管腔狭窄，引起远段血流灌注减少，可能会继发脑缺血相关的临床表现。对于明显动脉迂曲导致颈部出现搏动性包块者或引起远段血流灌注减少者，应在超声报告中描述，并在结论中提示。

对于颈动脉迂曲患者需要进行颈部手术者，迂曲血管与手术病变之间关系较密切者，需要详细描述血管迂曲的部位、程度、累计长度、与病变之间的解剖关系等，并在结论中提示，对临床选择最佳治疗方案和减少治疗的难度及操作风险具有重要的临床意义。

颈动脉迂曲在超声图像上可以有多种形态改变（图4-270），如"S""U""Z""8"等形。

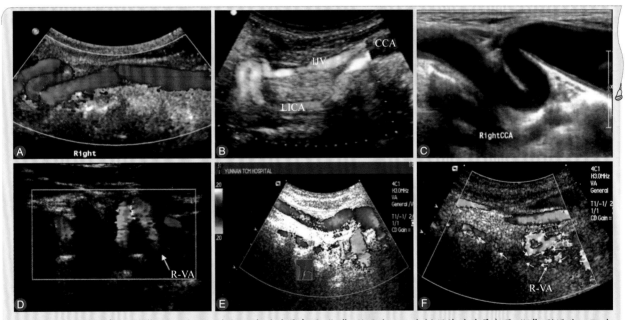

A.右侧颈内动脉局部呈"S"形迂曲；B.左侧颈内动脉局部呈"U"形迂曲；C.右侧颈总动脉局部呈"S"形迂曲；D.右侧椎动脉V2段局部呈"V"形迂曲；E.右侧椎动脉近段呈"Z"形迂曲；F.右侧椎动脉近段局部呈"8"字形迂曲。

图4-270 颈动脉迂曲超声表现

扫查注意事项

颈动脉迂曲在临床上比较常见，尤其老年人群更多见，超声很容易发现。但要清晰显示迂曲段血管全貌，低频探头多切面扫查能提高其显示率。CTA、MRA、DSA等影像学检查更容易显示迂曲血管走行及形态改变。

十六、颈动脉支架、内膜切除术后

1.颈动脉支架术后

脑卒中是世界范围内导致死亡的主要原因之一，发生脑卒中的患者中约70%为缺血性脑卒中，20%~30%的缺血性脑卒中与颈动脉狭窄有关。对于重度颈动脉狭窄患者的治疗，目前指南推荐颈动脉血管重建，主要方法有颈动脉支架植入术（carotid artery stenting，CAS）和颈动脉内膜剥脱术（carotid endarterectomy，CEA）。

（1）支架术后评估：主要评估支架的通畅情况，于术后、1个月、3个月、6个月、12个月进行超声复查。

（2）超声表现：正常支架术后（图4-271），原狭窄处管腔内可见强回声支架，扩张良好，管腔内透声较好，斑块处支架与管壁之间可见低回声、低强回声斑块，斑块处支架常常受到斑块的挤压，导致支架内径稍细（残余狭窄）。

支架腔内血流充盈较好，无明显血流束变细及血流色彩紊乱。

分别采集支架近段、中段和远段血流频谱进行血流动力学评估，血流流速及频谱形态恢复正常，远段流速及频谱形态恢复正常，远段侧支关闭，血流恢复正常。

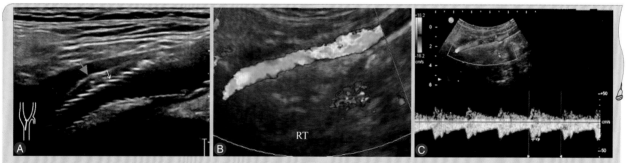

A.右侧颈总动脉远段至颈内动脉近段可见支架强回声（白箭头），支架与管壁间见低回声斑块（橙箭头）；B.支架内血流通畅，血流充盈较好；C.血流频谱未见明显异常。

图4-271　右侧颈动脉支架术后

2.支架术后残余狭窄

支架植入的过程是通过球囊将斑块挤扁后，支架植入斑块处管腔内，使原本狭窄的管腔复通的过程。

（1）原因：主要为斑块较硬（如斑块钙化）而球囊扩张不佳，导致支架贴壁不良，或支架植入位置不当，或外力挤压支架、支架塌陷、折断及支架周围血栓形成等。

绝大部分残余狭窄程度较轻，不会引起明显血流动力学异常。只要不出现明显血流动力学改变的残余狭窄，都是可以被接受的。严重的残余狭窄，则会导致血流复通不佳，可能需要再次进行支架成形术复通。

（2）超声表现（图4-272~图4-274）：支架与管壁间斑块挤压支架，支架局部内径变细。狭窄处血流束不同程度变细，明显狭窄处血流呈花色改变，流速升高，狭窄远段血流流速降低。部分明显狭窄病例，超声表现类似原狭窄情况。

212

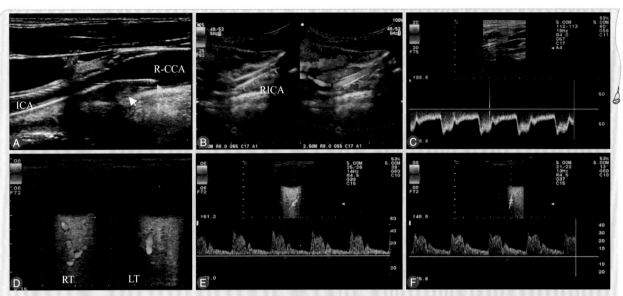

A.支架与管壁间低回声斑块推挤支架（白箭头），支架局部贴壁不佳（橙箭头），支架中段内径稍细；B.支架内血流充盈较好；C.血流流速及频谱未见明显异常；D~F.双侧眼动脉对比，病变侧血流恢复正常。

图4-272　右侧颈内动脉狭窄支架放弃术后3个月（残余狭窄＜50%）

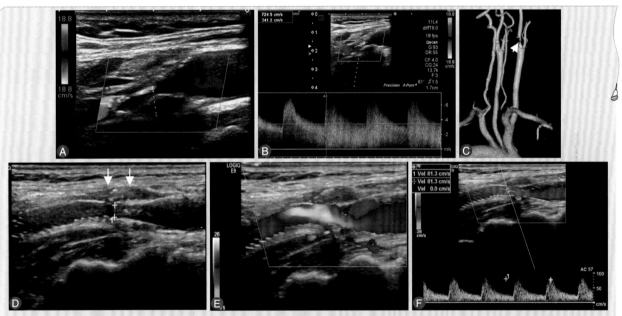

A.支架术前右侧颈内动脉近段狭窄（70%~99%），狭窄处血流束变细；B.流速升高；C.CTA显示右侧颈内动脉重度狭窄（箭头）；D.支架与管壁间见低回声斑块推挤支架（箭头），支架局部贴壁不佳，支架局部内径稍细；E.血流充盈尚可；F.血流流速及频谱形态基本正常。图A~C为支架术前，图D~F支架术后（残余狭窄＜50%）。

图4-273　右侧颈动脉支架术后残余狭窄（＜50%）

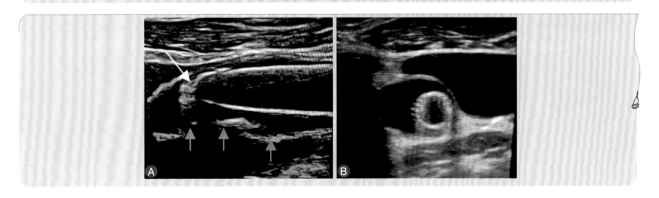

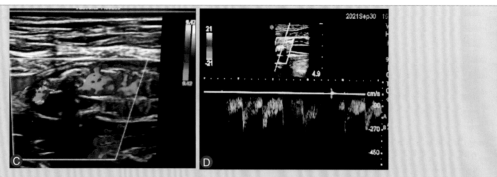

床旁超声扫查。A.支架近段扩张较好，远段扩张不佳（白箭头），支架周围可见低强回声斑块（橙箭头）致支架贴壁不佳；B.横切面显示明显的支架贴壁不佳表现，支架与管壁间低回声充填；C.扩张不佳支架处血流束变细；D.局部流速升高（PSV＞300 cm/s）。

图4-274　左侧颈内动脉重度狭窄支架术后3天（残余狭窄70%～99%）

3. 支架术后再狭窄

支架内再狭窄是支架术后，支架内管腔发生再次狭窄。

支架内内膜增生是主要原因，支架内新发斑块或血栓形成、支架折断等也是支架术后再狭窄的原因。

（1）超声表现（图4-275、图4-276）：非支架原因导致的再狭窄，支架形态无明显回缩、塌陷，支架内局部可见低回声附着，有时二维图像上病变显示并不明显。

彩色血流显示可见支架内局部血流充盈缺损，轻度、中度狭窄可无明显血流动力学改变。重度狭窄时，狭窄处血流束明显变细，血流呈明亮花色改变，流速明显升高。狭窄近段和远段血流动力学改变可重复原狭窄表现。

支架闭塞时，多为血栓形成或狭窄合并血栓形成，支架内低回声充填，无明显血流信号显示。远段血流动力学改变重复动脉闭塞过程。

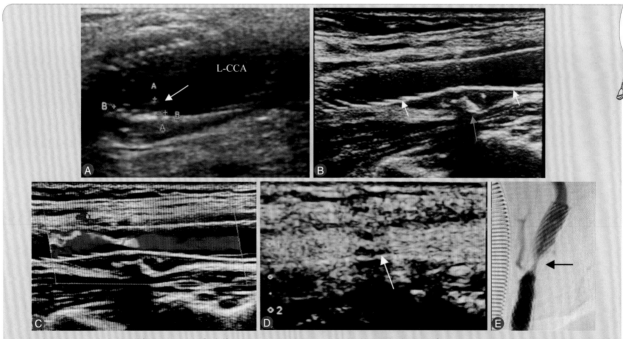

A.颈总动脉远段支架内局部见内膜增厚（箭头）；B.左侧颈动脉支架术后3年余再狭窄（70%～99%），左侧颈内动脉支架，二维显示支架管径尚正常（白箭头），支架与管壁间见低强回声斑块（橙箭头）；C.彩色血流显示支架内局部血流束明显变细，血流呈明亮花色改变；D.超声造影显示狭窄处血流束明显变细（箭头）；E.DSA显示支架内重度狭窄（箭头）。

图4-275　左侧颈动脉支架术后再狭窄

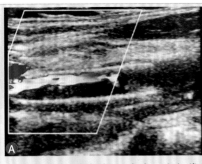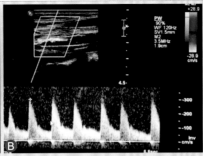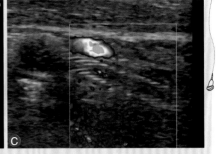

A.左侧颈动脉支架术后2年余，支架管径尚正常，支架内壁见低强回声附着致管腔狭窄，狭窄处血流束明显变细，血流呈花色改变；B.狭窄处流速升高（PSV＞300 cm/s）；C.右侧颈动脉支架术后管腔重度狭窄近闭塞，管腔内仅可见细条状血流显示。

图4-276 支架术后再狭窄（70%～99%）

（2）注意事项：颈动脉支架植入术在临床上应用广泛，对于术后患者超声评估，主要是评估支架内血流是否通畅，通过血流动力学变化，判断是否存在狭窄并不困难，尤其是重度狭窄，狭窄处的血流束变细及流速升高，是诊断狭窄的可靠征象。

超声如何才能清晰显示支架部位，尤其是深部血管的显示，仍然是扫查的难点。使用低频探头，可以提高显示率。

4. 颈动脉内膜剥脱术后

内膜剥脱术是指采用外科开放手术切除狭窄处内膜及斑块，实现病变段血管复通的一种血管外科手术，其手术操作较支架植入术复杂，对术前、术中评估需要更加细化，对术者操作技巧要求比较高。

（1）内膜剥脱术后评估：主要评估管腔的通畅情况，于术后、1个月、3个月、6个月、12个月进行超声复查。

（2）超声表现如下（图4-277）：内膜剥脱术后正常表现，原狭窄处管壁内膜及斑块被切除，狭窄解除，管壁可见点状强回声缝线，管腔内透声较好。随着时间延长，术后痕迹可不明显。管腔内血流充盈较好，无明显血流束变细及血流紊乱。血流流速及频谱形态恢复正常，远段流速及频谱形态恢复正常，远段侧支关闭，血流恢复正常。

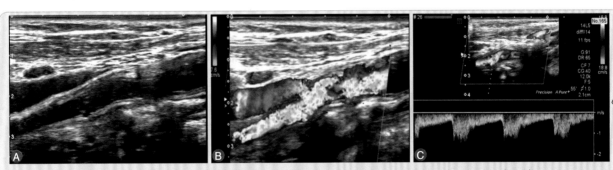

A.原狭窄处斑块被切除，管腔血流复通；B.血流充盈较好；C.血流频谱形态及流速恢复正常。

图4-277 右侧颈动脉内膜剥脱术后

5. 颈动脉内膜剥脱术后狭窄、闭塞

术后再狭窄是内膜剥脱术后，术区再次发生狭窄。

内膜增生是内膜剥脱术后再狭窄的主要原因，新发动脉粥样硬化斑块或血栓形成等也是术后再狭窄的原因。术后管腔闭塞多是血栓形成或狭窄基础上伴发血栓形成导致的。

（1）超声表现如下（图4-278～图4-281）：颈动脉狭窄处内膜剥脱术区内膜增生，或斑块及血栓形成致管壁增厚，残余管腔变细，有时二维图像显示病变并不明显。

彩色血流显示原狭窄区域可见管腔局部血流充盈缺损，轻度、中度狭窄可无明显血流动力学改变。重度狭窄时，狭窄处血流束明显变细，血流呈明亮花色改变，流速明显升高。狭窄近段和远段血流动力学改变可重复原狭窄表现。

管腔闭塞时，管腔内低回声血栓或斑块并血栓充填，无明显血流信号显示。远段血流动力学改变重复动脉闭塞表现。

内膜剥脱术后，并发症不仅只有管腔狭窄、闭塞，还可伴发局部夹层、动脉瘤、血肿等并发症。

（2）注意事项：颈动脉内膜剥脱术后狭窄超声诊断并不困难，只要能够清晰显示目标血管，对于狭窄的评估不存在过多的挑战。

颈动脉内膜剥脱术后闭塞的原因较多。后面两个病例（图4-280、图4-281），术前超声资料虽然不全，通过CTA结果来看，病例的病变部位相对较高，病变范围较长，可能增加手术的操作难度（术野暴露问题）。因为术后复查时，高频探头显示颈内动脉范围有限，也同样提示颈动脉分叉位置及病变位置较高。因此，颈动脉内膜剥脱术操作前，需要更加完整而细化的多模态评估病变情况，选择合适的方案，患者可能获益更佳。

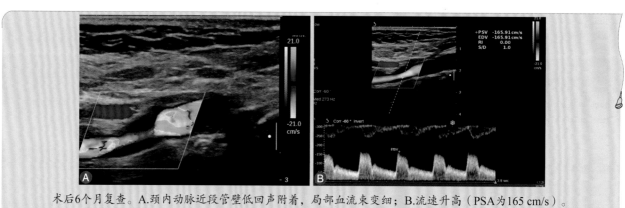

术后6个月复查。A.颈内动脉近段管壁低回声附着，局部血流束变细；B.流速升高（PSA为165 cm/s）。

图4-278　右侧颈动脉内膜剥脱术后狭窄（50% ~ 69%）

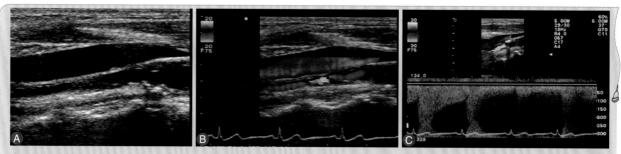

术后2年余复查：A.颈内动脉近段局部管壁增厚；B.血流束变细，血流呈明亮花色改变；C.狭窄处流速升高（PSV＞300 cm/s）。

图4-279　右侧颈动脉内膜剥脱术后狭窄（70% ~ 99%）

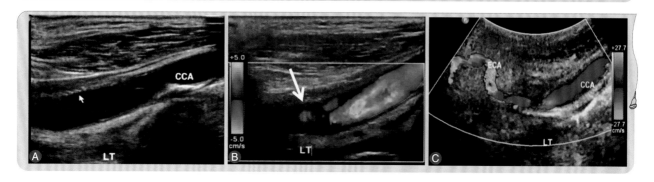

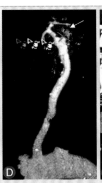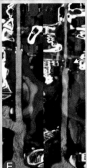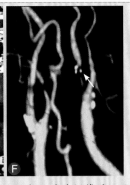

术后3个月超声复查：A.高频探头显示颈总动脉远段及颈内动脉近段术区前外侧管壁可见点状稍强回声缝线痕迹（箭头），显示部分管腔透声尚可；B.管腔内血流充盈不佳，可见折返血流（箭头）；C.扫查中，变换扫查切面，高频探头始终显示颈内动脉范围有限，低频探头扫查显示颈外动脉血流充盈好，颈内动脉无血流显示，管腔闭塞；D.回顾病史，患者颈动脉内膜剥脱术后第二日复查CTA显示左侧颈内动脉管腔已闭塞（箭头）；E、F.术前CTA显示左侧颈内动脉较长节段重度狭窄（箭头），结合超声复查过程中，高频探头显示颈内动脉范围有限，推测该病例术后闭塞原因可能与颈内动脉狭窄段较长、分叉位置较高有关。

图 4-280 左侧颈动脉内膜剥脱术后闭塞

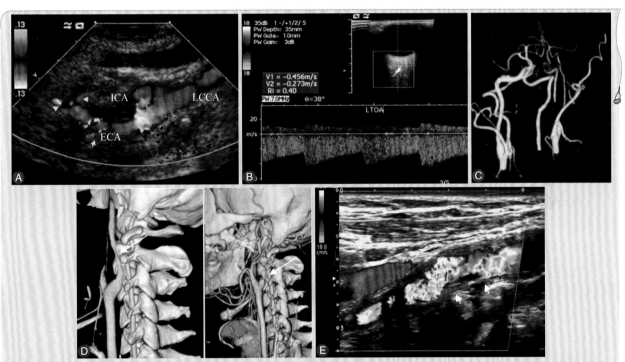

男性患者，34岁，颈部较短且粗。术后1个月复查，高频探头扫查，左侧颈内动脉显示不佳。A.低频探头显示颈外动脉血流充盈较好，颈内动脉近段未显示血流信号（闭塞），闭塞近段可见折返血流。B.眼动脉显示血流逆向（颅内-颅外侧支开放），提示闭塞位于眼动脉发出前。C.术后CTA显示左侧颈内动脉近段闭塞，远段管腔通畅，内径较细。D.回顾病史，患者术前突发脑卒中，外院就诊并诊断为颈内动脉狭窄，行颈动脉内膜剥脱术治疗，术后脑卒中症状较术前明显加重，术后第二日复查CTA显示左侧颈内动脉近段闭塞（右图中箭头）。颈动脉内膜剥脱术前颈动脉CTA显示左侧颈内动脉长段狭窄，位置较高（左图中箭头），其余颈动脉无明显病变，结合患者病史及年龄，考虑左侧颈内动脉狭窄可能为动脉夹层所致。结合超声扫查过程中，高频探头显示颈内动脉范围有限，颈动脉内膜剥脱术后动脉闭塞可能与颈内动脉狭窄段较长、分叉位置较高有关。E.另一颈动脉内膜剥脱术后患者，出现局部夹层表现（箭头）。

图 4-281 左侧颈动脉内膜剥脱术后闭塞

　　对于欲行颈动脉内膜剥脱术恢复颈动脉管腔通畅的患者，需要评估病变的狭窄程度，狭窄段长度，病变远段通畅、侧支开放情况，病变近段管腔情况，颈内、颈外动脉分叉位置及病变位置高低等。只有准确的术前评估才能最大限度地保证术后管腔的复通效果。

十七、颈动脉复杂病例分享

动脉血管主要的病变为狭窄、闭塞，重度的管腔狭窄和闭塞间接表现相似。通过明显的间接表现，可以快速发现病变的存在，然后仔细地扫查明确诊断即可，因此娴熟的扫查技巧是准确诊断的基础。

所谓的复杂病例，不过就是病变部位多、病变血管条数多、不同狭窄及闭塞同时存在而已。在分析血流动力学表现时，需要整体看待人体的血管网络，不要只关注局部的表现，而忽略了整体思维的重要性。当然，局部的表现也可推测整体的表现，同样值得重视，实际扫查、诊断过程中需要不断总结经验，以便进行病变的扫查、诊断。

对于多部位病变或局部病变，作为代偿血流，流速的相对升高是很常见的，如果代偿血流血管同时存在狭窄，可能会高估病变的程度。当然，对于本该代偿增快的血流没有出现相应的表现，也需要引起重视，可能代偿血流血管也伴有病变存在；如果多节段病变或长段病变，流速可能并不是真实病变的反应，多数情况下流速会降低，此时需要适当增加病变程度的考虑。结合二维、彩色血流、频谱显示的血流动力学信息综合考虑，可能得出的结果更准确，同时结合其他影像学检查结果会更好。

📋 病例 1

左侧椎动脉血流频谱完全反向，舒张期血流显示不明显（图4-282A），提示锁骨下动脉窃血，左侧锁骨下动脉存在病变；舒张期血流减少，说明窃血路径通畅不佳？

右侧椎动脉血流方向正常，但流速没有相应的代偿性升高，血流频谱峰时后延（图4-282B），提示近段病变存在？

双侧颈总、颈内、颈外动脉未见明显异常（图4-282C），和颈总动脉血流频谱对比，更容易发现异常表现。

右侧椎动脉起始段显示重度狭窄，狭窄处血流束变细，血流呈明亮花色改变（图4-282D），狭窄处流速明显升高（PSV约为280 cm/s，图4-282E），此时可能不考虑代偿表现，因为V2段流速没有相应的代偿表现（图4-282B），可能是狭窄本身就较重。

左侧锁骨下动脉血流显示椎动脉发出前局部血流束明显变细（图4-282F，短箭头），椎动脉发出后段局部血流束稍细，血流呈明亮花色改变（图4-282F，长箭头），但是显然狭窄较重的位置在椎动脉发出前，不要因为血流色彩的变化而忽略病变较重部位，狭窄处流速升高，PSV接近350 cm/s（图4-282G）。

双侧上肢肱动脉对比，右侧频谱正常（图4-282H），左侧血流频谱呈小慢波改变（图4-282I），证实左侧锁骨下动脉重度狭窄的存在。

CTA显示左侧锁骨下动脉近段局部明显狭窄，呈细线样改变（图4-282J，短箭头；图4-282K，箭头），椎动脉发出点后也存在狭窄（图4-282J，长箭头，证实窃血路径通而不畅，可以解释左侧椎动脉血流频谱改变的原因）。右侧椎动脉起始段重度狭窄（图4-282L，箭头）。CTA结果符合超声血流动力学表现。

结论：左侧锁骨下动脉近段狭窄（椎动脉发出前70%～99%；椎动脉发出后50%～69%）；左侧锁骨下动脉窃血（完全型）；右侧椎动脉起始段狭窄（70%～99%）。

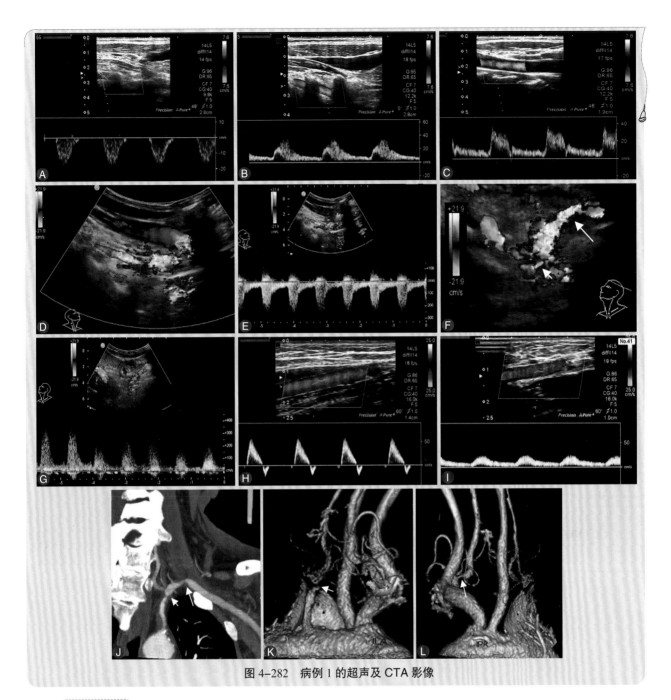

图4-282 病例1的超声及CTA影像

📋 病例2

男性患者，64岁，二尖瓣置换术后。血流频谱显示（图4-283A）：双侧椎动脉血流方向及频谱形态正常，右侧颈总动脉中段血流频谱呈低速高阻波形改变，提示远段阻力增大，左侧颈总动脉血流频谱形态正常；双侧上肢肱动脉下段血流频谱呈小慢波改变，提示近段存在病变，双侧下肢股浅动脉血流频谱正常。

从频谱表现来看，右侧颈总动脉远段存在病变；双侧肱动脉近段存在病变，锁骨下动脉近段（椎动脉发出前段）不可能存在病变，除非椎动脉起源异常，因为椎动脉频谱无异常，进一步缩小病变范围。

右侧颈总动脉远段狭窄，高频探头显示欠佳（图4-283B，箭头），低频探头显示重度狭窄（图4-283C，箭头）；右侧锁骨下动脉和左侧锁骨下动脉起始段均无明显病变（图4-283D、图4-283E）。

右侧肱动脉近段及部分腋动脉长段狭窄，部分节段接近闭塞（图4-283F），病变远段可见侧支血流

（图4-283F，箭头），左侧肱动脉中段长段狭窄（栓塞可能，图4-283G）。

结论：右侧颈总动脉远段狭窄（70%~99%，大于90%）；双侧肱动脉狭窄（70%~99%，右侧较明显）。

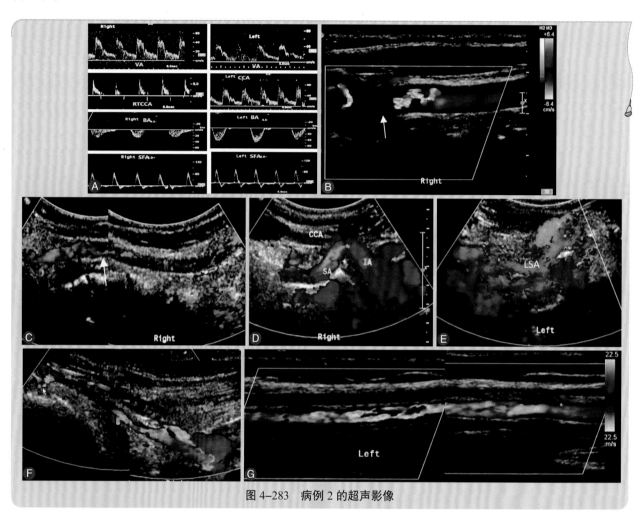

图4-283　病例2的超声影像

病例3

右侧颈内动脉近段血流显示不佳（图4-284A），稍远段血流频谱峰时后延（图4-284B），眼动脉血流逆向（颅内-颅外侧支开放，图4-284C），提示颈内动脉近段重度狭窄；眼动脉收缩期明显峰时后延，舒张末期短暂反向血流，提示侧支通路不畅或远段病变致阻力增大。

右侧椎动脉V2段血流频谱呈小慢波改变（图4-284D），提示近段存在病变。

左侧颈内动脉近段重度狭窄，狭窄处血流束变细（图4-284E），流速升高（PSV为281 cm/s，EDV为127 cm/s，图4-284F），眼动脉血流逆向（颅内-颅外侧支开放，图4-284G）。

左侧椎动脉V2段血流频谱呈小慢波改变（图4-284H），提示近段存在病变。

椎动脉近段扫查，右侧椎动脉近段闭塞伴侧支血流汇入闭塞远段（图4-284I）；左侧椎动脉起始段重度狭窄（图4-284J），狭窄处血流束变细，狭窄处流速升高（PSV为331 cm/s，图4-284K）。

颅内动脉扫查，右侧大脑中动脉主干血流未显示（闭塞），胚胎型大脑后动脉（图4-284L），颈内动脉终末段后局部探及鸥鸣音血流频谱（图4-284M），大脑前动脉血流频谱方向正常（图4-284N），流速代偿性稍增快，大脑后动脉血流频谱呈小慢波改变（图4-284O），也提示近段血管病变的存在。

左侧大脑中动脉、大脑后动脉血流显示尚可，血流暗淡，可见后交通支开放（前向后供血，

图4-284P），大脑中动脉（图4-284Q）、大脑前动脉（图4-284R）、大脑后动脉（图4-284S）血流频谱呈小慢波改变，符合近段重度狭窄表现。左侧大脑前动脉血流方向正常，提示前交通支未开放。

结论：双侧颈内动脉近段狭窄（70%～99%），颅内-颅外侧支开放；右侧椎动脉近段闭塞伴远段侧支形成；左侧椎动脉起始段狭窄（70%～99%）；右侧大脑中动脉闭塞，右侧胚胎型大脑后动脉变异；左侧后交通支开放（前向后供血）。

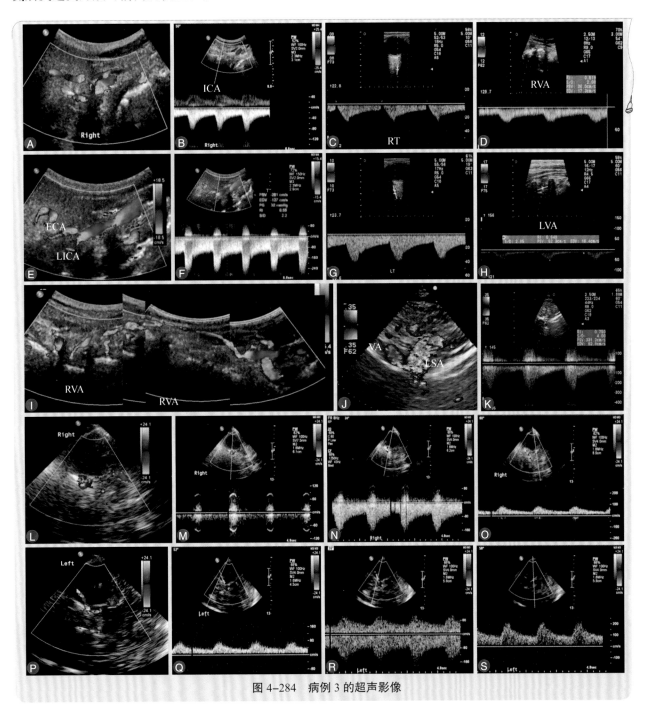

图 4-284　病例 3 的超声影像

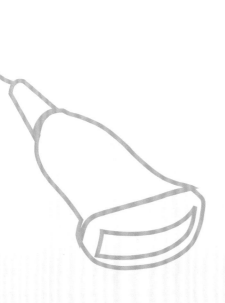

颈部静脉超声扫查

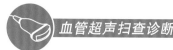

一、颈部静脉解剖

颈部静脉血管主要由深静脉和浅静脉组成，深静脉主要有颈内静脉、椎静脉、锁骨下静脉。浅静脉主要有颈外静脉、颈前静脉、面静脉、颞浅静脉等。与临床及超声扫查密切相关的深静脉主要为颈内静脉及锁骨下静脉，浅静脉主要为颈外静脉、颈前静脉。浅表静脉的管径较细、走行变异及连接方式较多（图5-1）。

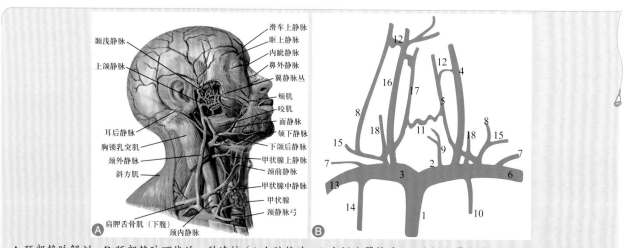

A.颈部静脉解剖；B.颈部静脉可能的一种连接（1.上腔静脉；2.左侧头臂静脉；3.右侧头臂静脉；4.左侧颈内静脉；5.左侧颈前静脉；6.左侧锁骨下静脉；7.头静脉；8.颈外静脉；9.甲状腺下静脉；10.胸廓内或胸壁静脉属支；11.双侧颈前静脉间交通支；12.颈内、颈外静脉间或颈内、颈前静脉间连接静脉；13.右侧锁骨下静脉；14.胸廓内或胸壁静脉属支；15.肩部后外侧颈外静脉属支；16.右侧颈内静脉；17.右侧颈前静脉；18.椎静脉）。

图5-1 颈部静脉解剖及其连接示意

（图A引自：郭文光，王序.人体解剖彩色图谱.3版.北京：人民卫生出版社，2018.）

本节常用中英文对照参见表5-1。

表5-1 颈部静脉中英文词汇对照

中文	英文全称	英文简称
上腔静脉	superior vena cava	SVC
无名/头臂静脉	innominnate/brachicephalic vein	INV
颈内静脉	internal jugular vein	IJV
颈外静脉	external jugular vein	EJV
锁骨下静脉	subclavian vein	SV
椎静脉	vertebral vein	VV

二、颈部静脉超声扫查及正常超声表现

颈部静脉超声扫查，主要观察静脉是否通畅，管径有无增宽、反流，静脉有无受压、狭窄，静脉有无血栓，有无静脉瘤形成等。超声引导下静脉穿刺置管操作及穿刺后评估等。最常见的颈静脉病变为静脉血栓。

颈静脉超声扫查的体位与动脉扫查相同，探头的使用原则也相似。由于静脉管壁较薄，静脉压较低，静脉管腔容易被压瘪，故在扫查静脉时探头不宜过度加压，以免将管腔压瘪而导致显示不佳或寻找困难，可以适当多使用耦合剂，探头轻触皮肤即可。

1. 颈内静脉扫查

颈内静脉与颈总动脉一起位于颈动脉鞘内。在横切面上，从颈部中份开始扫查，在图像上颈内静脉位于颈总动脉的后外侧（图5-2A），确定颈内静脉后，向上、向下最大范围扫查显示颈内静脉。横切面扫查完后，再纵切面扫查观察颈内静脉内血流显示及频谱情况。

正常颈内静脉管壁薄而光滑，探头加压，静脉管腔很容易压瘪。近段常有一对瓣膜（图5-2B），管腔常常可见局部扩张，静脉瓣周围更加明显，称为静脉窦。颈内静脉容易受周围组织挤压，导致管腔内径粗细不匀。管腔内透声好，血流充盈较好，管腔扩张时，由于血流紊乱，管腔内血流信号显示不均匀。血流频谱随心动周期变化呈周期性改变（图5-2C）。颈内静脉远段可见静脉属支汇入（图5-2D）。

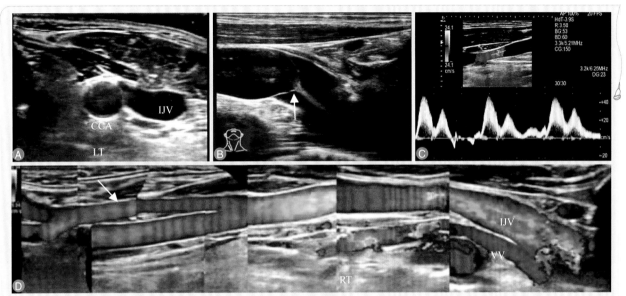

A.横切显示颈内静脉位于颈总动脉外侧；B.纵切显示右侧颈内静脉近段管腔内瓣膜（箭头）；C.正常颈内静脉内血流频谱表现；D.拼图显示颈内静脉较长范围，远段可见静脉属支汇入（箭头）。IJV：颈内静脉；CCA：颈总动脉；VV：椎静脉。

图5-2 颈内静脉超声表现

颈内静脉在平卧位扫查时，可因为右心功能减低、生理性受压等，导致静脉回流不畅致血流缓慢而出现自发显影（图5-3），管腔内可出现低回声伪像，不要误认为是血栓形成，左侧颈内静脉更容易出现。可以将探头加压观察管腔是否可被完全压瘪或探头适度抖动，加快静脉血流流动，从而使缓慢血流显影伪像消失，从而确定是否真的存在血栓。近段瓣膜下方的缓慢血流伪像，使用该方法可以很容易识别。

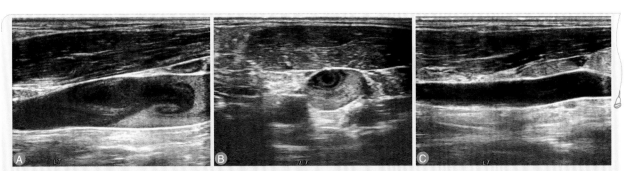

A.左侧颈内静脉内血流缓慢而出现红细胞堆积自发显影；B.横切面可见呈洋葱皮样改变；C.探头加压后，血流加速流动后，管腔内透声改善。

图5-3 颈内静脉血流缓慢

2. 颈外静脉扫查

颈外静脉近段的走行及汇入部位可能有较多的变异，不易确定目标血管，可以在下颌角处及颈部中份横切，显示颈总动脉及颈内静脉后，确定胸锁乳突肌结构，在其后缘或表面寻找颈外静脉（图5-4A）。寻找到目标血管后，横切向上或向下顺目标血管扫查显示其全程。边扫查边加压观察管腔是否可被压瘪，从而排除管腔内是否存在血栓或癌栓。

颈外静脉近段汇入锁骨下静脉前，多与颈前静脉汇合（图5-4B），静脉汇入部位多可见瓣膜结构。颈外静脉位置较为表浅，颈部中上段位于脂肪层与肌肉层之间。颈外静脉管腔非常容易被压瘪，因此探头轻触皮肤扫查即可。

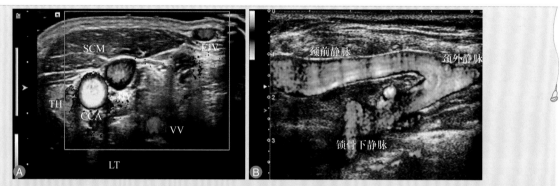

A.横切面显示左侧颈外静脉（EJV）位于胸锁乳突肌（SCM）后缘；B.近段与颈前静脉汇合后注入锁骨下静脉。TH：甲状腺；CCA：颈总动脉；VV：椎静脉；IJV：颈内静脉。

图5-4　颈外静脉扫查

3. 颈前静脉扫查

双侧颈前静脉位于颈前正中两侧，位置较为表浅，中上段位于脂肪层与肌肉层之间。扫查时，先确定颈内静脉后，探头位于中线附近，可于气管前方两侧较浅位置显示颈前静脉。甲状腺层面，位于甲状腺前方，胸锁乳突肌前缘（图5-5A、图5-5B）。

确定目标血管后，横切向上或向下沿血管走行路径显示目标血管全程。近段多与颈外静脉汇合后注入锁骨下静脉（图5-5C）。

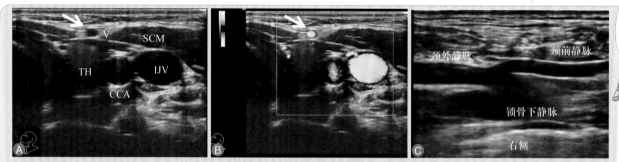

A、B.颈部中段横切面显示左侧颈前静脉（箭头）位于胸锁乳突肌（SCM）前缘、甲状腺（TH）前方；C.右侧颈前静脉近段与颈外静脉汇合后注入锁骨下静脉。CCA：颈总动脉；IJV：颈内静脉。

图5-5　颈前静脉超声表现

4. 锁骨下静脉扫查

双侧锁骨下静脉超声扫查时，探头可以直接置于锁骨上窝，寻找到锁骨下动脉后，探头声束向前翘，在动脉附近可显示锁骨下静脉，也可直接寻找锁骨下静脉影像。

还可以先于颈部中份横切显示颈内静脉后，继续向下扫查，于颈根部可显示锁骨下静脉与其汇合部位，再向外侧沿血管走行移动探头，可较大范围地显示锁骨下静脉。

锁骨下静脉近段可以观察到汇入静脉的开口部位，常表现为局部内径增宽，多有瓣膜存在，锁骨下静脉与颈内静脉汇合处或稍远段，可见颈外静脉汇入锁骨下静脉（图5-6），静脉近段常可以显示静脉瓣膜回声飘动。

部分被检查者锁骨下静脉近段高频探头可能显示效果不佳或显示不清，需要低频探头扫查补充。

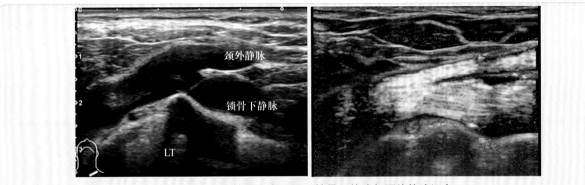

图 5-6　左侧锁骨上窝处显示锁骨下静脉与颈外静脉汇合

5. 头臂静脉扫查

一般情况下，左侧头臂静脉较右侧长，双侧头臂静脉于中线稍偏右侧汇合，近端位置较深。

探头置于右侧锁骨上窝，或者颈部中段，横切面显示颈内静脉后，继续向颈根部扫查，可显示颈内静脉与锁骨下静脉汇合为头臂静脉（图5-7A）。左侧扫查相似。

高频探头显示不佳者，使用低频探头进行扫查，可以很好地显示双侧头臂静脉和部分上腔静脉（图5-7B、图5-7C）。

头臂静脉管腔内情况，二维灰阶图像不易清晰显示，多使用彩色多普勒血流显示观察管腔内血流充盈情况判断管腔是否通畅。

左侧头臂静脉需要跨过左侧颈总动脉或无名动脉，局部可受动脉（多为无名动脉）挤压出现压迹，部分病例可因为动脉的挤压导致局部管腔狭窄（图5-7C）。

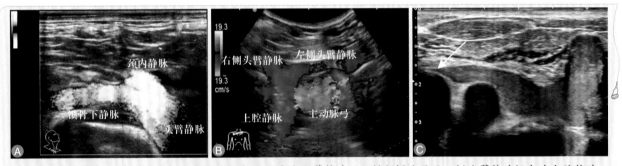

A.右侧颈根部显示锁骨下静脉与颈内静脉汇合后延续为头臂静脉；B.低频探头显示双侧头臂静脉汇合为上腔静脉；C.左侧头臂静脉跨过无名动脉处明显受压狭窄（箭头），远心端血流缓慢。

图 5-7　头臂静脉超声表现

6. 上腔静脉扫查

上腔静脉位置较深，高频探头很难清晰显示，常需要使用低频探头进行扫查，以相控阵探头或小凸阵探头效果更佳，因为二者体积较小，方便在该处进行操作。

探头置于胸骨上窝稍偏右侧，先显示右侧头臂静脉，沿血管走行，逐渐调整探头，可同时显示双侧头臂静脉汇合为上腔静脉（图5-8A），沿着上腔静脉血流显示稍微调整声束方向追查，可显示较深部位的部分上腔静脉（图5-8B）。

　　如果存在永存左上腔静脉变异时，双侧上腔静脉可分别于主动脉两侧显示（图5-9A），永存左上腔静脉多位于降主动脉左后侧，双侧上腔静脉间可无明显静脉连接（图5-9A），也可存在静脉连接（图5-9B）。永存左上腔静脉血流色彩与降主动脉血流色彩一样，容易混淆，采集血流频谱可有助于鉴别（图5-9C、图5-9D）。如果左上腔静脉血流引流入冠状静脉窦，扫查心脏，可发现冠状静脉窦内径增宽（图5-9E、图5-9F）。

　　正常情况下，上腔静脉位置较深，二维灰阶图像很难清晰显示管腔内及管壁情况，只能通过血流充盈情况及频谱表现评估静脉的通畅性，上腔静脉血流频谱随心动周期变化而出现周期性改变（图5-8C）。挤压上肢或深吸气，上腔静脉血流流速可短暂增快，对判断管腔的通畅性有帮助。对于较小的附壁血栓，超声准确评估几乎不可能实现，更多是评估重度狭窄及闭塞病变。

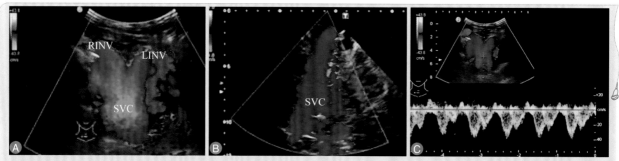

A.胸骨上窝偏右侧显示双侧头臂静脉汇合为上腔静脉；B.沿血流走行，显示较长范围上腔静脉血流；C.正常上腔静脉血流频谱。INV：头臂静脉；SVC：上腔静脉。

图5-8　上腔静脉超声表现

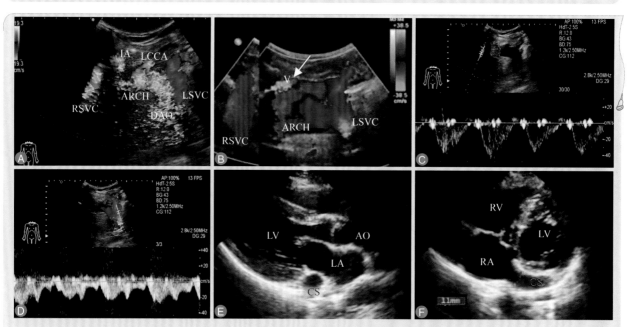

A.永存左上腔静脉位于降主动脉左后侧，右侧上腔静脉位于升主动脉右侧，双侧上腔静脉间无明显静脉连接；B～D.双侧上腔静脉间存在静脉连接（箭头），右侧上腔静脉与永存左上腔静脉血流频谱；E.左心室长轴切面显示扩张的冠状静脉窦（CS）位于左心房后方；F.近四腔切面显示冠状静脉窦内径增宽，内径为11 mm。ARCH：主动脉弓；SVC：上腔静脉；CCA：颈总动脉；DAO：降主动脉；AO：主动脉；LA：左心房；RA：右心房；RV：右心室；LV：左心室。

图5-9　永存左上腔静脉超声表现

<h2>三、颈部静脉血栓</h2>

血栓形成的原因主要为静脉壁损伤、血流缓慢、血液高凝状态。

颈部静脉血栓最多见于颈内静脉，病因主要为静脉置管后形成，部分静脉受压也可形成血栓。

静脉置管后，穿刺点静脉壁局部损伤，导管表面血流缓慢，导管头端与管壁摩擦损伤及药液滴注刺激损伤静脉等，都是静脉血栓形成的风险因素，加之部分患者本身存在血液高凝状态，静脉瓣膜周围低速血流区的存在等，使置管后血栓形成的概率大大增加。

1. 血栓形成与结局

血栓多在导管表面形成，随着时间延长，血栓范围逐渐增大，部分或完全充填管腔，致管腔狭窄或闭塞。

导管拔出后，血栓逐渐吸收、变小，部分可完全消失；部分可残留条状血栓痕迹；部分血栓可变小，静脉管腔随之变细，但管腔无法恢复通畅。

2. 临床表现

大部分血栓病例可无明显临床表现，但会出现部分血栓脱落造成肺动脉栓塞；部分患者血栓合并静脉炎时可伴局部疼痛；浅表静脉血栓性静脉炎时，可伴局部皮肤出现红、肿、热、痛等表现，并可触及条索状硬结。

3. 超声表现

（1）急性期：超声对于位置深在的导管头端显示不佳，更多的是见到血栓出现在导管的表面与周围，随着病程的延长，血栓范围不断增大，最终充满整个管腔。

部分型血栓，管腔内可见团状、条状低回声血栓附着管壁，部分血栓可随导管拔出被带至穿刺隧道内嵌顿，一端位于穿刺隧道内，另一端位于管腔内。残余通畅管腔内可见血流信号，位于管腔一侧或血栓周围，部分呈"双轨征"改变。部分血栓导致管腔狭窄者，狭窄处血流束变细，血流呈花色改变，流速可稍升高。

完全型血栓，静脉管腔内径正常或增宽，管腔内低回声血栓完全充填管腔，管腔内无血流显示，远段侧支形成，血流反向。

静脉受压形成血栓者，可见受压部位管腔内径变细，管腔内可见低回声血栓附着或充填。

静脉周围伴发脓肿时，脓肿可挤压静脉并侵犯静脉，静脉内可伴发脓栓，静脉血栓部位出现点状气体强回声表现。

部分颈内静脉血栓可以延伸进入周围小静脉属支，或在穿刺置管时，导管就置入颈外、颈前静脉内而导致血栓形成，表现为浅静脉血栓段内径增宽，管腔内低回声充填，向近段延伸，最终汇入锁骨下静脉。

（2）慢性期：随着血栓时间的延长，治疗的干预，血栓可逐渐吸收、完全消失、管腔内无明显血栓残留，这是最好的情况。

部分型血栓可残留稍高回声细条状纤维条索，两端附着管壁，可无运动，或一端附着管壁，另一端未附着管壁，可见血栓条索随血流运动而漂动。管腔通畅，腔内血流充盈较好，血流流速及频谱形态正常。

部分完全型血栓无法再通，随着血栓部分吸收变小后，可导致管腔内径变细，静脉外界模糊不清，不易与周围组织区分，闭塞远段可见侧支血流形成，血流反向，侧支将血流引出并汇入锁骨下静脉等。

部分瓣膜受累者可导致静脉瓣膜僵硬、活动受限，出现瓣膜反流或狭窄。

4.病例分享（图 5-10 ~ 图 5-18）

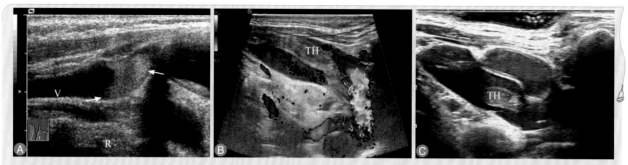

A.右侧颈内静脉血栓（箭头），由颈总动脉弯曲压迫所致；B.右侧颈内静脉置管后血栓（TH）形成，管腔周边可见血流；C.治疗2周后，血栓范围明显减小。

图 5-10 颈内静脉血栓超声表现

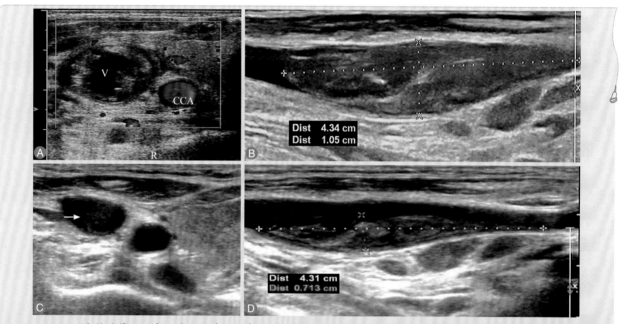

A、B.颈内静脉管径增宽，其内充填低回声血栓，未见明显血流信号；C、D.治疗1周后，血栓范围缩小。

图 5-11 右侧颈内静脉完全型血栓形成（急性期）

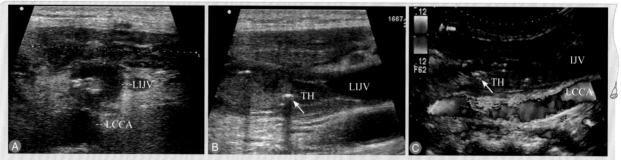

A.颈内静脉前外侧脓肿（测量标识间）挤压颈内静脉，颈内静脉内可见低回声血栓充填，其内可见点状气体强回声；B.纵切面显示颈内静脉内血栓形成，血栓内局部可见点状强回声（箭头），考虑局部脓肿累及，形成脓栓；C.低频探头扫查显示，颈内静脉内无明显血流显示（箭头）。CCA：颈总动脉；IJV：颈内静脉。

图 5-12 左侧颈内静脉血栓伴局部脓栓

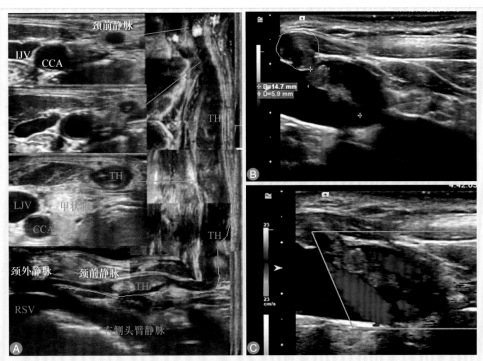

A.患者颈前静脉区域皮肤红肿，伴疼痛及触痛；颈前静脉内低回声血栓（TH）充填管腔，局部管径增宽，血栓范围较长，从颈部中段致近段；患者伴有明显的血栓性浅静脉炎表现；B.左侧颈内静脉置管后血栓形成，拔管后2天复查超声，可见静脉内条状血栓，部分血栓被带入穿刺隧道内嵌顿（橙色线勾画区域），血栓另一端可随血流小范围摆动；C.管腔内血流充盈缺损，管腔通畅。CCA：颈总动脉；IJV：颈内静脉；RSV：右侧锁骨下静脉。

图 5-13　右侧颈前静脉置管后血栓形成伴静脉炎表现

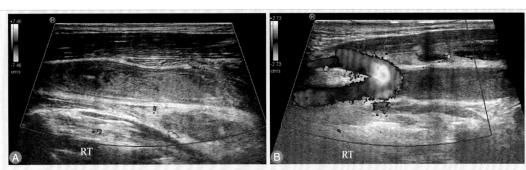

A.静脉管腔内低回声血栓充填，管腔增宽，无血流显示；B.远段可见侧支血流形成。

图 5-14　右侧颈内静脉血栓形成伴侧支形成

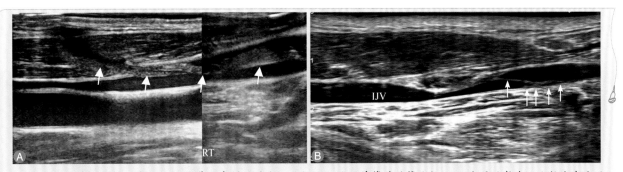

A.可见静脉内条状血栓，部分血栓被带入穿刺隧道内，血栓另一端附着管壁（箭头）；B.6个月后复查，血栓大部分已消失，残留细条状稍强回声附着于管壁两侧（箭头）。

图 5-15　拔管后，右侧颈内静脉血栓被带入穿刺隧道内

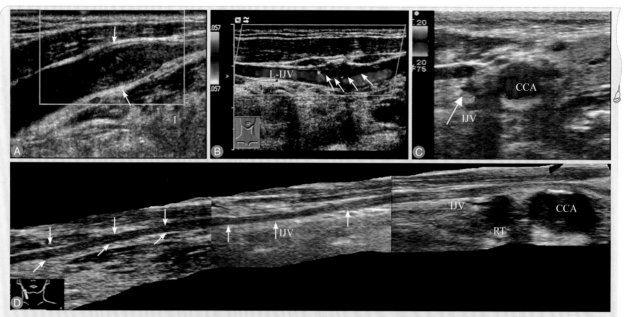

A.右侧颈内静脉血栓后4个月，血栓仍然存在，管腔内未见血流显示（箭头）；B.左侧颈内静脉血栓后6个月，管壁仍然残留小部分血栓（箭头）；C.右侧颈内静脉血栓后2年（陈旧性血栓），颈内静脉内未见血流显示，管径明显变细，与周围组织分界欠清（箭头）；D.拼图显示颈内静脉管径变细，管腔内无血流显示，管腔闭塞。

图5-16　颈内静脉亚急性期、慢性期血栓超声表现

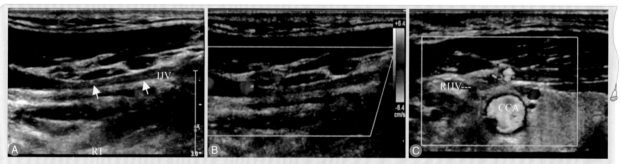

A.颈内静脉内充填低回声，静脉管径变细（箭头）；B.闭塞段管腔内无血流显示，远心段通畅管腔内可见微弱血流显示；C.横切面显示颈内静脉管腔显示不清，与周边组织分界欠清。CCA：颈总动脉；IJV：颈内静脉。

图5-17　右侧颈内静脉慢性期血栓

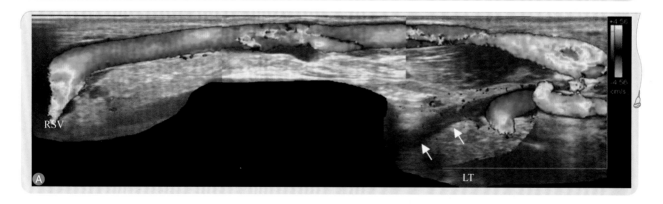

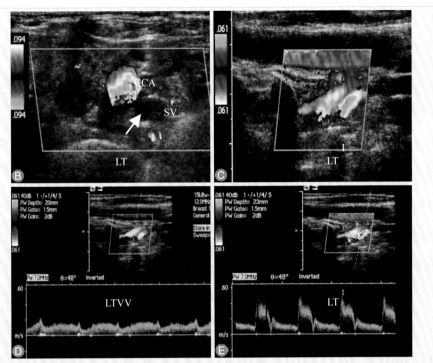

A.颈内静脉近段血栓形成，管腔闭塞（箭头），远段侧支血流形成，侧支血流汇入右侧锁骨下静脉；B.颈内静脉血栓延伸至锁骨下静脉及头臂静脉，致管腔闭塞（箭头）；C~E.左侧椎静脉血流逆向，与椎动脉血流方向一致。

图5-18　左侧颈内静脉慢性期血栓伴侧支形成

5. 扫查注意事项

颈静脉血栓多以颈内静脉较多见，血栓可延伸至锁骨下静脉、头臂静脉、上腔静脉等。如果血栓导致管腔闭塞，会导致病变侧上肢肿胀，因此扫查时需要颈部静脉、上肢静脉同时进行扫查，才能完整评估血栓的具体延伸范围（图5-19）。但是超声对于头臂静脉、上腔静脉等深部静脉的显示，往往不满意，尤其部分型或局部附壁血栓，超声检查几乎很难清晰显示，需要结合其他影像学检查，综合判断。

超声定性诊断血栓并不困难，但通过超声图像表现，有时不容易确定血栓形成的大概时间，需要结合病史及首次超声检出血栓的时间，才能大致估计血栓的时间。因此，超声扫查对于血栓的准确时间判断，存在挑战。

部分静脉近段血流通畅不佳或瓣膜根部，由于血流缓慢而显示为稍强回声伪像（图5-20），有时会与血栓相混淆。扫查时探头适当加压及抖动，可以使血流加速而让伪像消失，达到鉴别诊断的目的。

部分恶性肿瘤或肿瘤转移病灶对静脉管壁挤压或侵犯血管，病灶凸向静脉，在纵切面上形成静脉管腔内血栓假象，需要在横切面上仔细观察，明确肿瘤是仅对管壁挤压还是确实已侵犯管壁（图5-21、图5-22），以排除血栓。

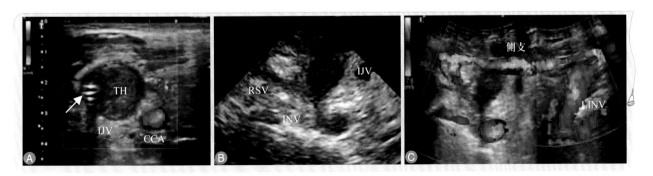

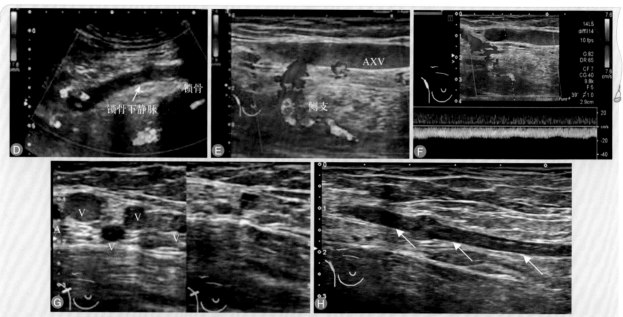

肾衰竭患者，右侧颈内静脉临时置管透析中，右侧颈部置管处疼痛伴右上肢肿胀。A.横切面显示右侧颈内静脉管径增宽，血流管腔内可见导管（箭头）及血栓，管腔闭塞；B.血栓延伸至右侧锁骨下静脉及头臂静脉致管腔闭塞；C.右侧部分静脉血流通过双侧颈前静脉弓侧支引流至通畅的左侧头臂静脉；D.锁骨下静脉远段也伴有血栓形成；E.腋静脉内血流缓慢，局部可见侧支流出血流；F.侧支血流频谱呈连续低平波形改变；G.腋窝处局部横切显示多条静脉（V）管腔，血流缓慢致透声差，加压后，部分静脉管腔未能压瘪；H.腋静脉血栓形成（箭头）。CCA：颈总动脉；IJV：颈内静脉；INV：头臂静脉；RSV：右侧锁骨下静脉；AXV：腋静脉。（右侧颈静脉置管后致颈内静脉、锁骨下静脉、右侧头臂静脉、部分腋静脉血栓形成。）

图 5-19　颈内静脉置管伴血栓形成超声表现

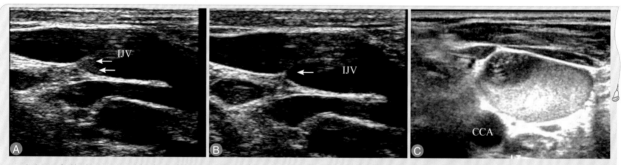

A.右侧颈内静脉近段瓣膜根部局部可见稍强回声缓慢血流区，显示为血栓伪像（箭头）；B.探头抖动扫查，缓慢血流消失；C.颈内静脉近段通畅不佳时，远段颈内静脉管腔内血流缓慢，显示为低回声或稍高回声伪像，探头加压管腔，血流流动加快后，伪像可消失。CCA：颈总动脉；IJV：颈内静脉。

图 5-20　颈内静脉局部血流缓慢超声表现

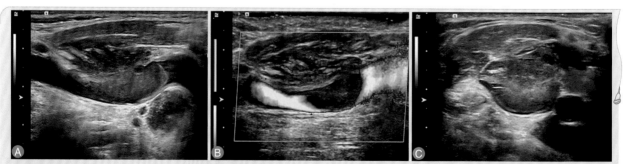

A.纵切面显示肿物凸向颈内静脉，静脉管腔受压变细，静脉管壁尚清晰；B.血流通而不畅，局部血流束变细；C.横切面显示肿物将静脉挤压变扁。

图 5-21　右侧颈部肿物挤压颈内静脉

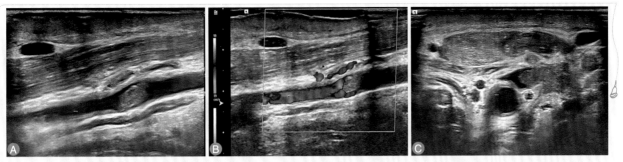

A.纵切面显示颈内静脉管腔内可见低回声肿物；B.血流充盈不佳；C.横切面显示颈内静脉旁转移病灶局部凸向颈内静脉。

图 5-22　左侧肺癌患者，左侧颈部转移病灶挤压颈内静脉

四、颈静脉置管与超声

在临床上，很多情况下（临时血液透析、长期液体滴注通道置管等）需要进行颈静脉穿刺置管操作，临床医师多凭操作者经验盲穿完成，置管失败率及并发症较多，如周围血管及重要结构的损伤；操作时间延长而导致血肿；静脉因为穿刺导致痉挛塌陷而致置管失败；置管过程无法显示而出现导管逆向置入；导管置入颈部浅表静脉等。

随着医疗环境的变化，临床医师及患者对精准操作的需求逐渐增加。超声引导下进行静脉穿刺置管操作日益成为临床比较信赖的操作方法，超声实时引导穿刺针进入目标区域，整个路径均在超声实时监视下完成。其优点是可以让穿刺过程变得可视，安全性、成功率提高。

置管成功，静脉管腔内可见平行稍强回声导管声像，明确导管位置，穿刺点是否有血肿发生，立即可以进行评估。

置管成功后，使用过程中及时行超声扫查，明确血管管腔的通畅情况。导管表面血栓及纤维蛋白鞘的形成可以及时发现。

虽然拔管时，很少在超声引导下进行操作，但对于极少数拔管困难者，也可以使用在超声监测下进行拔管，以明确拔管困难原因，如果盲目强行拔管，有时可导致导管折断、残留等。长期置管者，置管隧道可因为瘢痕或纤维化等，拔管后，隧道呈低强回声条索，皮下触及硬条索，部分可出现疼痛或不适感，需要引起临床的关注，以便术前沟通。

1. 病例分享

颈静脉置管病例超声见图5-23 ~ 图5-27。

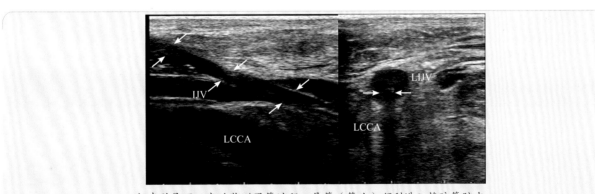

超声引导下，实时监测置管过程，导管（箭头）顺利进入静脉管腔内。

图 5-23　超声引导下颈内静脉置管

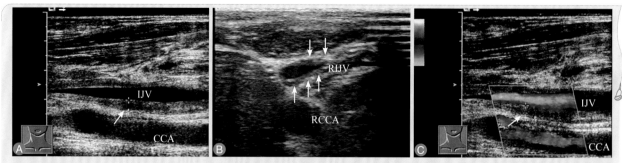

A、B.纵、横切面可见右侧颈内静脉痉挛致管壁增厚（箭头），管腔塌陷，塌陷的管腔导致再次穿刺、置管困难；C.管腔内血流尚通畅。

图 5-24　盲穿置管失败后超声复查

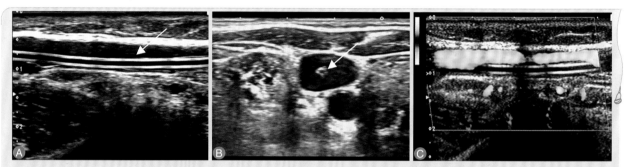

A、B.导管（箭头）周围无明显血栓形成；C.静脉管腔血流通畅。

图 5-25　颈内静脉置管后超声监测

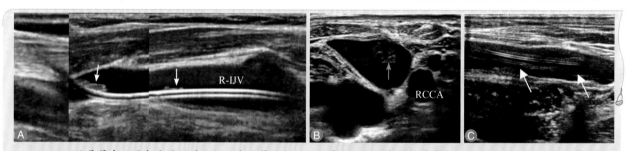

A、B.可见导管表面局部少许附壁血栓形成（箭头）；C.置管时间较长者，导管表面纤维蛋白鞘形成（箭头）。

图 5-26　右侧颈内静脉置管后超声监测

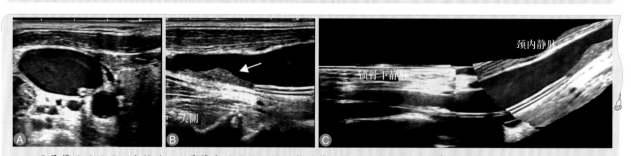

A.可见导管头端位于颈内静脉；B.导管末端周围血栓形成（箭头）；C.拼图显示导管从锁骨下静脉置入，逆向进入颈内静脉内。

图 5-27　右侧锁骨下静脉盲穿置管，导管头端逆向置入颈内静脉

2. 扫查注意事项

超声引导下静脉置管操作，因其安全性、成功率高而逐渐成为临床操作时的首选方法。可以有效地避开重要组织结构，准确选取目标血管，快速完成操作。超声辅助颈内静脉置管可以提高一次性穿刺的成功率，是一种可推行的有效手段。

五、颈静脉狭窄、闭塞

颈静脉狭窄、闭塞的原因：静脉受压、血栓形成、静脉发育异常、瓣膜功能异常等。

1. 临床表现

（1）平静呼吸状态下，仰卧位时，大部分脑静脉血流通过颈内静脉回流；而直立体位时，颈内静脉塌陷，大部分脑静脉血通过椎静脉及脊髓内静脉回流。当颈部大静脉干闭塞，可导致脑静脉回流障碍，会损害脑的微循环。

（2）颈静脉明显狭窄、闭塞，引起颅内静脉回流障碍，静脉压升高，可致颅内静脉扩张，同时，远段流速减慢，可能会增加颅内静脉血栓形成的风险。无论静脉扩张还是颅内静脉窦血栓，都可能增加出现临床症状的概率，患者可能会出现头痛、头晕、耳鸣、睡眠不佳等症状。因此，检查颈部静脉时需要明确有无静脉狭窄、闭塞病变存在，及时诊断并提示给临床医师，可以增加其判断病情的信息。

2. 超声表现

（1）颈部静脉狭窄、闭塞，以颈内静脉关注较多。

（2）狭窄段管径变细，血流束变细，流速相对升高。

（3）静脉本身存在狭窄，患者在做Valsalva动作时，狭窄段静脉管腔无明显变化；假性静脉狭窄，在做Valsalva动作时，变细的管腔可在一定程度上扩张。

（4）瓣膜导致狭窄时，可见瓣膜僵硬、活动受限，狭窄处由于血流增快，部分可表现为血流自发显影表现，狭窄处血流束变细，血流呈明亮花色改变，流速升高。

（5）静脉受压性狭窄，可见受压的因素，如肿瘤挤压，静脉旁可见肿瘤的存在。

（6）静脉闭塞时，静脉管腔内无血流显示，闭塞远心端可见侧支血流表现。闭塞可因静脉内血栓、癌栓等形成，也可因静脉周围组织挤压导致等。

3. 病例分享

病例超声见图5-28～图5-33。

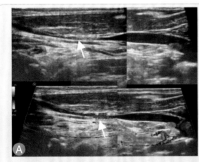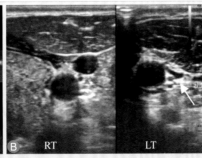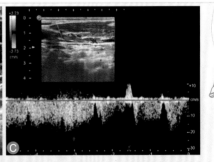

A.狭窄处内径变细（箭头），患者在Valsalva动作后，狭窄处静脉管腔无明显增宽表现（下半部分）；B.横切显示左侧颈内静脉内径较右侧细（箭头）；C.狭窄处流速稍高。

图 5-28 左侧颈内静脉局部狭窄超声表现

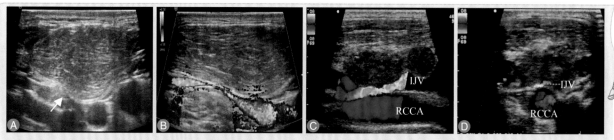

A、B.右侧颈部脂肪瘤挤压颈内静脉致局部管腔狭窄，狭窄处静脉受压（箭头），管腔内径变细；C、D.肺癌右侧颈部转移病灶挤压颈内静脉致管腔狭窄：颈内静脉旁可见低回声转移病灶，挤压颈内静脉致管径变细，狭窄处血流束变细，血流呈明亮花色改变，血流流速增快。

图 5-29　肿物挤压导致颈内静脉局部狭窄超声表现

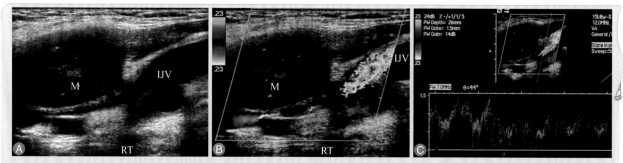

A.转移病灶（M）挤压颈内静脉；B.致局部管径变细，狭窄处血流束变细，血流呈明亮花色改变；C.流速升高。

图 5-30　右侧肺癌患者，右侧颈部转移病灶挤压局部颈内静脉致管腔狭窄

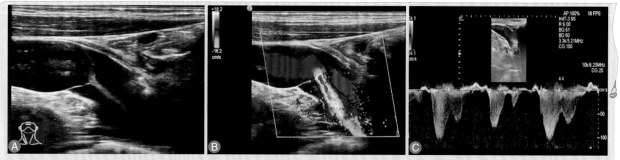

A.右侧颈内静脉近段瓣膜开放受限，致血流通过受阻，狭窄处血流明显自发显影；B.血流束变细，血流呈明亮花色改变；C.流速增快。

图 5-31　右侧颈内静脉近段瓣膜性狭窄

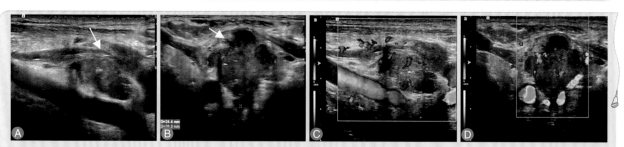

A、B.病灶位于颈内静脉与颈总动脉之间，推挤颈内静脉（箭头），致颈内静脉管径变细，远心段管腔内低回声血栓充填；C、D.颈内静脉管腔内未见明显血流信号。

图 5-32　左侧肺癌患者，左侧颈部转移病灶挤压颈内静脉致管腔闭塞合并血栓形成

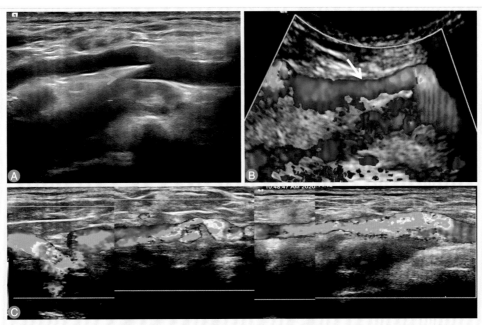

A、B.左侧头臂静脉管腔显示欠清，锁骨下静脉近段管径变细（橙箭头），左侧锁骨下静脉血流通过颈前侧支（颈静脉弓）（白箭头）回流；C.拼图显示颈静脉弓侧支血流从左向右汇入右侧锁骨下静脉。

图 5-33　左侧头臂静脉血栓致管腔闭塞伴侧支形成

4.扫查注意事项

实际扫查诊断中，颈静脉狭窄的诊断需要谨慎评估，部分患者可能存在假阳性。检查时，可因为局部淋巴结或其他肿瘤压迫，动脉迂曲压迫等，或是静脉内压力较低，静脉容易受压出现管腔局部或长段变细。嘱患者做Valsalva动作时，静脉管腔增宽，可以排除假性狭窄（图5-34A）。真正的静脉狭窄患者在Valsalva动作时，静脉管腔无明显变化，血流束变细，流速增快。

静脉管壁较动脉薄，压力较动脉小，超声扫查时，探头加压很容易将静脉管腔压扁或压闭，导致狭窄假阳性结果。因此，检查颈静脉时需要动作轻柔，探头轻触皮肤即可。

判断静脉狭窄，在患者平卧位扫查，不建议坐位评估，因为坐位时，颈内静脉管腔明显塌陷（图5-34B），结果不准确。

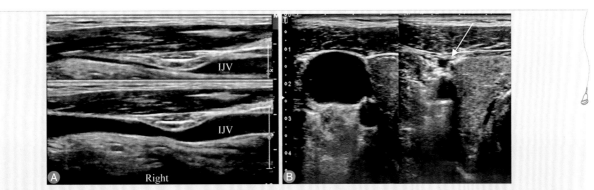

A.平静呼吸状态下，右侧颈内静脉局部节段内径变细，局部组织挤压静脉管壁（上图），嘱被检查者做Valsalva动作后，变细的静脉管腔增宽（下图）；B.被检查者平卧位时右侧颈内静脉管径明显增宽（左图），坐位时，静脉管径明显变细（右图箭头）。

图 5-34　右侧颈内静脉局部假性狭窄

六、颈部静脉假性静脉瘤

假性静脉瘤在临床上比较少见，其可能的原因有静脉壁局部损伤，如颈部按摩、拍打、撞击，医源性穿刺等；静脉压力增加，静脉壁薄弱部位自发破裂形成。

1. 临床表现

患者常常自述无明显原因出现颈部包块，可随体位变化而出现体积大小变化。多无明显临床症状。瘤体内血栓形成伴静脉炎时，可伴疼痛不适等。

2. 超声表现

（1）病变处浅静脉局部管壁中断，出现破口，浅静脉旁可见低无回声包块（瘤体），与静脉局部通过破口相连，部分瘤体包绕责任静脉。

（2）由于静脉血流缓慢，瘤体内常见红细胞堆积声像，表现为瘤体内透声差，可见絮状稍强回声缓慢流动。探头加压后，瘤体内血流流出，瘤体可变小，加压放松后，可见血流从破口处流入瘤体内，瘤体边缘缓慢的血流层层堆积，呈"洋葱皮样"改变。

（3）彩色多普勒可见血流从破口处流入、流出瘤体，但因为血流缓慢，血流信号不容易显示，在探头加压减压后，压瘪的瘤体内局部可见血流迅速充盈，瘤腔内可见红蓝旋转血流显示，瘤体边缘因血流缓慢，血流多充盈不佳。

（4）破口处可采集到双向血流频谱，流速较高，尤其破口较小时，流速升高较明显，瘤体内可见紊乱血流频谱。

（5）部分瘤体内血栓形成时，可见瘤体内低回声血栓；未完全充填瘤体时，血栓周围可残留间隙，血流可在血栓周围缓慢流动，缓慢的血流不容易显示，可在加压放松后，观察到血流经破口处流入瘤体，位于血栓周围。血栓完全充填瘤体，则无血流显示，而表现为静脉旁低回声包块。如果可以确认静脉破口，则可明确假性静脉瘤并瘤体血栓形成，如果不能明确破口，考虑血肿诊断也并非不可。

3. 病例分享

超声病例见图5-35～图5-39。

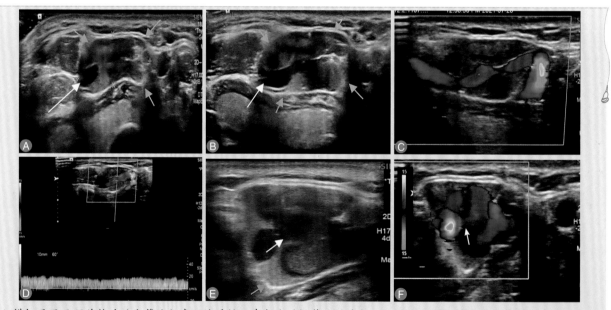

A.横切面显示颈前静脉（白箭头）旁不均质低回声包块（橙箭头区域）；B.纵切面显示静脉（白箭头）走行于包块内（橙箭头区域）；C.血流显示静脉血流走行于包块内；D.血流为静脉频谱；E.横切面探头加压，包块可缩小，放松后，可见静脉血流经局部破口处（白色箭头）流向包块内（瘤体，橙箭头区域），由于血流缓慢，二维显示瘤体内透声不佳；F.探头加压放松后，彩色血流显示血流经静脉破口处（箭头）流入瘤体内，明确假性静脉瘤诊断。

图 5-35　右侧颈前静脉假性静脉瘤（1）

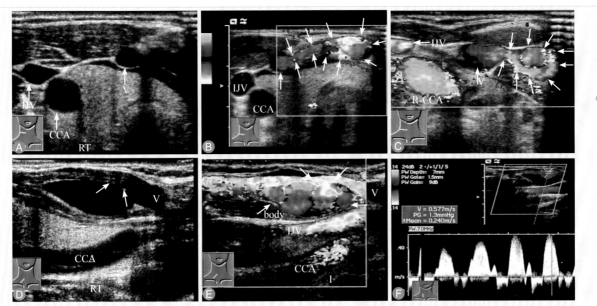

患者自诉右侧颈部中段局部有一包块，大小随体位变化而轻微改变。A.横切面扫查，确认甲状腺前方颈前静脉（V）；B、C调整扫查切面可显示颈前静脉与"包块"相连（箭头区域），横切探头加压，形态可变，瘤腔内血流呈红蓝旋转血流；D.纵切显示颈前静脉（V）局部存在破口（箭头）；E.血流从破口处流出形成瘤体（body）；F.破口处血流呈双向血流，流速稍高。

图5-36　右侧颈前静脉假性静脉瘤（2）

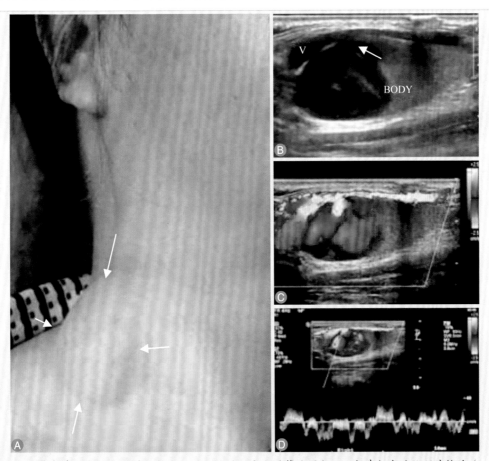

A.患者自诉右侧颈根部有一包块，平卧位较大，站立位时可变小（箭头区）；B.超声扫查确认颈外静脉（V）管壁局部存在破口（箭头），血流经破口处流出形成瘤体（BODY），瘤体内血流缓慢而透声不佳，血流缓慢区域回声增强；C.探头加压放松后，可见血流经破口处流入瘤体内；D.破口处血流频谱呈双向血流。明确颈外静脉局部假性静脉瘤。

图5-37　右侧颈外静脉假性静脉瘤

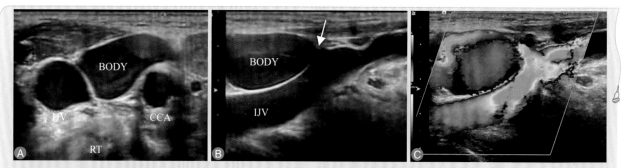

A.横切面显示颈内静脉与颈总动脉间瘤体（BODY）；B.纵切面显示颈内静脉局部形成破口（箭头）；C.血流经破口流出形成瘤体。CCA：颈总动脉；IJV：颈内静脉。

图 5-38　右侧颈内静脉局部假性静脉瘤

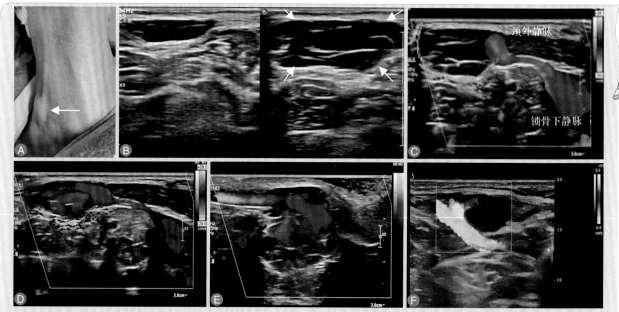

A.患者自诉右侧颈部可见并触及一肿物（箭头）。B.肿物处超声横切面扫查可见一不均质低回声伴分隔（箭头区域），探头加压可部分缩小（左图）。C.稍调整探头，可见肿物位于颈外静脉旁。D.探头加压放松后可见血流经破口处流向肿物内。E.颈外静脉纵切面扫查，可见肿物与静脉相连，血流流入肿物内；通过超声表现，考虑颈外静脉局部假性静脉瘤合并部分血栓形成或颈外静脉局部静脉窦偏心性扩张伴部分血栓形成也不能完全排除。F.另外一例左侧颈外静脉局部假性静脉瘤合并瘤体内血栓形成：探头加压放松后，可见少许血流经破口处流入瘤体内，瘤体内大部分区域血栓形成。

图 5-39　右侧颈外静脉假性静脉瘤合并瘤体内部分血栓形成

4. 扫查注意事项

（1）静脉假性静脉瘤，通过静脉管壁局部存在破口，与破口相连的瘤体，瘤体内可见血流显示，假性静脉瘤的诊断多可明确。

（2）寻找破口是关键，瘤体内血流缓慢而使瘤体内透声差，回声增强，血流显示不佳而不容易确认。需要耐心扫查，通过加压、放松，可观察到瘤体内血流经破口处流出或静脉内血流经破口处流向瘤体内，有利于确认破口所在的位置。责任静脉横切面上比较容易观察，纵切面上，破口位于一侧，可能不易显示，多切面扫查对寻找破口位置有帮助。

（3）瘤体内血流缓慢，透声差，很容易误认为实性肿物或血管瘤，需要加压，将缓慢血流挤出，放松后血流通过破口流入瘤体，更容易显示假性静脉瘤的真实血流变化。

（4）瘤体内血栓形成时，有时与静脉型血管瘤不易鉴别，假性静脉瘤可以寻找到责任静脉破口，瘤体多位于静脉一侧。而血管瘤，无论流入还是流出静脉，一般无破口，并且静脉走行于瘤体内，走行迂曲，粗细不均，挤压放松后，可见血流信号增多而不是形成瘤体样的血流池。血管瘤内部回声杂乱不均，边界多不清晰等，加压体积可部分减小，不会完全消失。而假性静脉瘤加压后，无血栓形成者，瘤体可完全压瘪。

七、上腔静脉阻塞综合征

上腔静脉阻塞综合征（superior vena cava syndrome，SVCS）是因上腔静脉内或其周围病变引起上腔静脉狭窄或闭塞，导致经上腔静脉回流到右心房的血流有不同程度的受阻，而出现头颈部、颜面部及上肢瘀血、水肿，以及胸腹部浅静脉曲张的一组临床综合征。多为恶性肿瘤压迫、侵犯上腔静脉所致，深静脉置管血栓形成、白塞综合征等也可并发上腔静脉阻塞综合征。

1. 临床表现

上腔静脉阻塞综合征患者主要临床表现可有不同程度的胸闷、呼吸困难，面部、颈部、胸部或上肢肿胀等。随着上腔静脉完全阻塞，患者可伴有不同程度的前胸、腹部浅静脉曲张。

2. 超声表现

（1）直接表现：肿瘤挤压致管腔狭窄者，上腔静脉周围可见低回声、混合回声肿块。上腔静脉受压段走行迂曲，血流束变细，明显狭窄者，狭窄处流速明显增快；接近闭塞时，流速不会增快反而降低；上腔静脉闭塞者，无血流显示。上腔静脉血栓，可见静脉管腔内低回声充填，管径稍增宽，管腔内血流充盈缺损或无血流显示。

（2）间接表现：上腔静脉闭塞远心段或双侧头臂静脉、颈内静脉管腔增宽，管腔内血流缓慢，部分可见血流自发显影，血流频谱期相性消失或减弱，为连续、低平静脉频谱表现。

（3）侧支循环：闭塞远心端可见侧支血流流出，血流逆向。上胸部、腋窝、腹壁可见侧支浅静脉曲张，可以一侧为主或双侧均表现明显。血流方向从上至下，汇入大隐静脉近段或直接汇入髂股静脉，流向下腔静脉。

3. 病例分享

超声病例见图5-40、图5-41。

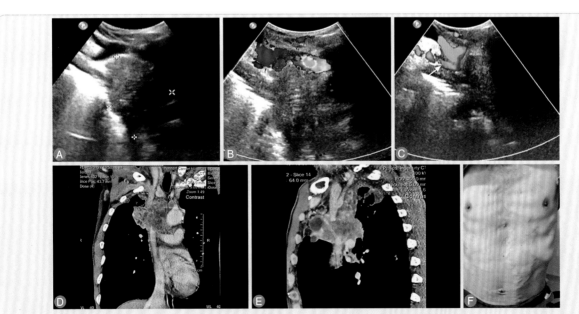

A.胸骨上窝扫查显示纵隔区多发低回声肿物（测量标识），导致上腔静脉闭塞；B.闭塞段未见明显血流显示；C.远心段可见双侧头臂静脉汇合后，未见向下延续，可见侧支逆向血流（箭头）；D、E.CT扫查显示纵隔区多发肿物，导致上腔静脉连续性中断；F.患者胸、腹壁可见迂曲扩张浅静脉，血流方向为从上至下走行。

图5-40 肺癌患者纵隔转移病灶侵犯、挤压上腔静脉，致上腔静脉节段性闭塞

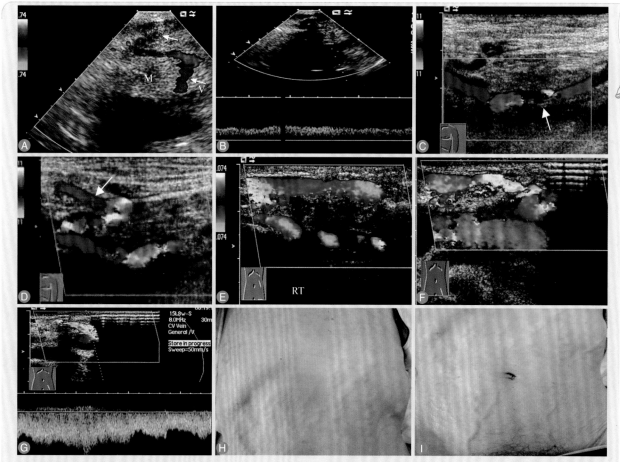

A.上腔静脉起始段血流显示不佳，远段走行迂曲，血流反向，其旁可见低回声肿物挤压上腔静脉，致SVC内径变细；B.血流频谱呈连续低平表现；C、D.左侧腋窝扫查可见逆向静脉侧支血流（箭头）；E～G.左侧腹壁可见浅静脉扩张，血流方向从上至下走行，汇入大隐静脉近段；H、I.患者胸、腹壁可见迂曲扩张的浅静脉。

图 5-41　肺癌纵隔转移病灶挤压上腔静脉，致上腔静脉近段闭塞

4.扫查注意事项

由于超声扫查显示上腔静脉存在一定的技术挑战，以及临床上并不将上腔静脉作为常规扫查项目，很多时候，超声是通过间接征象发现存在上腔静脉阻塞的证据，比如胸、腹壁迂曲扩张的侧支浅静脉、颈部静脉扩张、血流缓慢，逆向侧支血流表现等。一旦发现明显间接超声表现，需要进一步扫查上腔静脉，以明确诊断。

超声直接扫查上腔静脉，一般可以明确上腔静脉狭窄或闭塞病变的存在，虽然上腔静脉位置深在，但是，只要掌握扫查技巧，CDU判断上腔静脉血流是否通畅大多数情况下是可以实现的。

胸、腹壁浅静脉曲张，是上腔静脉阻塞的侧支表现，但是下腔静脉阻塞及肝硬化导致附脐静脉开放，胸、腹壁浅静脉也会出现曲张，需要注意鉴别。肝硬化导致的腹壁浅静脉曲张，多不会出现胸壁浅静脉曲张。而下腔静脉阻塞，胸、腹壁浅静脉均可出现曲张，曲张静脉血流方向为从下至上，而上腔静脉阻塞时的曲张浅静脉血流方向为从上至下，通过指压试验及CDU直接检测血流方向及频谱显示，很容易就可以鉴别。

第六章

颅内动脉病变

一、大脑中动脉狭窄

狭窄原因：多为动脉粥样硬化，部分为血栓后再通等。

1. 狭窄超声表现

（1）直接表现：狭窄处血流束变细，血流呈明亮花色改变，流速升高（二维图像不能够观察管腔结构，直接使用血流显示模式评估）。

（2）间接表现：近段流速降低，阻力升高（一般表现不明显）；远段流速降低，频谱峰时延长。随着狭窄程度的增加，表现越明显，重度狭窄时，远段血流频谱多为小慢波表现。

（3）狭窄较重时，狭窄处流速升高可不明显，代偿供血动脉流速代偿性增快；轻度、中度狭窄时，间接表现可不明显。

2. 大脑中动脉狭窄程度判断标准

目前，尚无统一的大脑中动脉狭窄判断标准，大脑中动脉狭窄判断标准可参考首都医科大学宣武医院华扬教授团队的研究结果（表6-1、表6-2）。

表6-1　大脑中动脉狭窄的TCD判断标准（首都医科大学宣武医院，2010）

狭窄程度	PSV（cm/s）	EDV（cm/s）	PSV$_1$/PSV$_2$
轻度（＜50%）	≥140，＜180	≥90，＜120	—
中度（50%~69%）	≥180，＜220	≥120，＜140	≥2.0，＜3.0
重度（70%~99%）	≥220	≥140	≥3.0

注：PSV$_1$/PSV$_2$为狭窄段峰值流速与狭窄远段峰值流速比值。

表6-2　大脑中动脉狭窄的TCCS判断标准（首都医科大学宣武医院）

狭窄程度	PSV（cm/s）	EDV（cm/s）	PSV$_1$/PSV$_2$
轻度（＜50%）	≥140，＜180	≥90，＜120	—
中度（50%~69%）	≥180，＜240	≥110，＜160	≥2.5，＜3.0
重度（70%~99%）	≥240	≥160	≥4.0

注：PSV$_1$/PSV$_2$为狭窄段峰值流速与狭窄远段峰值流速比值。

3. 病例分享

超声病例见图6-1~图6-6。

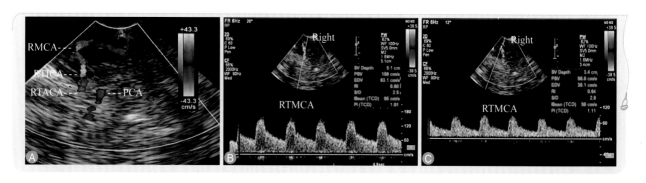

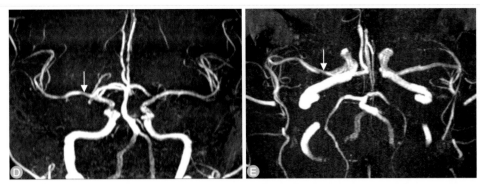

A.右侧大脑中动脉狭窄处局部血流呈明亮花色改变（箭头）；B.狭窄处流速升高（PSV为159 cm/s；EDV为63 cm/s）；C.远段流速和频谱形态尚正常；D、E.MRA显示右侧大脑中动脉局部狭窄（箭头）。

图 6-1　右侧大脑中动脉轻度狭窄

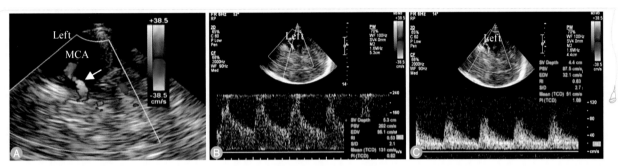

A.左侧大脑中动脉狭窄处局部血流束变细，血流呈明亮花色改变（箭头）；B.狭窄处流速升高（PSV为202 cm/s；EDV为95 cm/s）；C.远段流速（PSV为87 cm/s）和频谱形态基本正常。

图 6-2　左侧大脑中动脉中度狭窄

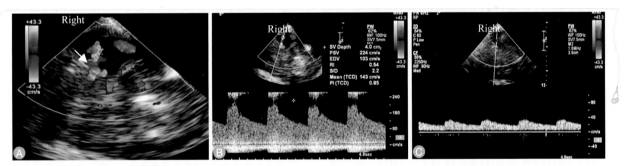

A.狭窄处血流束变细，血流呈明亮花色改变（箭头）；B.狭窄处流速升高（PSV为224 cm/s；EDV为103 cm/s）；C.远段流速稍降低，频谱峰时后延。

图 6-3　右侧大脑中动脉中度狭窄

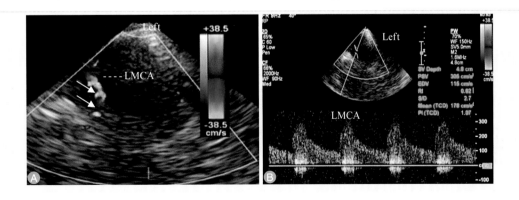

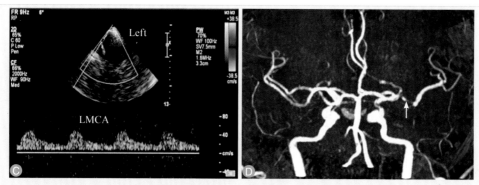

A.狭窄处血流束变细，血流呈明亮花色改变（箭头）；B.狭窄处流速升高（PSV为306 cm/s；EDV为115 cm/s）；C.狭窄远段流速降低，频谱峰时后延；D.MRA显示左侧大脑中动脉局部重度狭窄（箭头）。

图6-4　左侧大脑中动脉局部重度狭窄

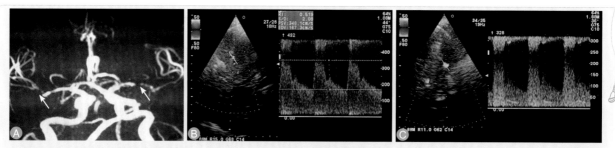

A.MRA显示双侧大脑中动脉重度狭窄（箭头）；B.左侧大脑中动脉狭窄处流速明显升高（PSV为348 cm/s，EDV为167 cm/s）；C.右侧大脑中动脉狭窄处流速升高（PSV为259 cm/s）。

图6-5　双侧大脑中动脉重度狭窄

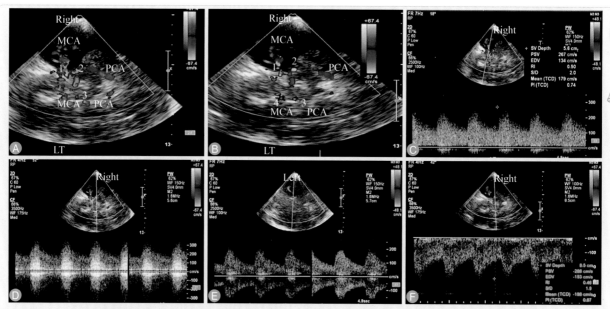

A.彩色血流显示双侧大脑中动脉、大脑后动脉近段均存在狭窄，狭窄处血流束变细，血流呈明亮花色改变；B.适当降低彩色多普勒增益，狭窄处花色血流区域显示较清晰（图中1～4处）；C.右侧大脑中动脉狭窄处流速PSV为267 cm/s，EDV为134 cm/s（重度狭窄）；D.右侧大脑后动脉狭窄处流速PSV大于300 cm/s（重度狭窄）；E.左侧大脑中动脉狭窄处流速PSV接近200 cm/s（中度狭窄）；F.左侧大脑后动脉狭窄处流速PSV为286 cm/s，EDV为153 cm/s（重度狭窄）。

图6-6　颅内多条动脉狭窄

二、大脑中动脉闭塞

原因：动脉栓塞、血栓形成多见。

1.超声表现

超声表现为闭塞段动脉主干血流显示不连续。

（1）急性期：动脉主干走行区域无明显血流显示，治疗后，部分管腔可完全通畅，或残留局部管腔狭窄。

（2）慢性期：动脉主干闭塞后，主干动脉血流再通，血流显示、流速及频谱形态可表现接近正常；也可表现为血流局部充盈缺损，血流色彩较暗淡，或周围可出现细小侧支血流，血流色彩较暗淡，血流流速降低，频谱呈小慢波改变，伴有局部管腔狭窄时，狭窄处血流流速升高，远段血流流速降低；主干未通或无侧支形成时，无明显连续血流显示，闭塞段采集不到血流频谱。

2.病例分享

超声病例分享见图6-7～图6-13。

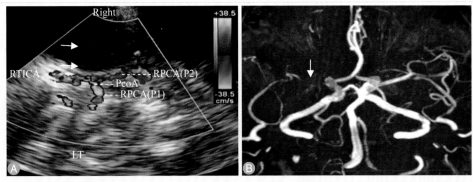

A.大脑中动脉主干区域无血流显示（箭头）；B.MRA显示右侧大脑中动脉闭塞（箭头）。

图6-7 右侧大脑中动脉急性闭塞

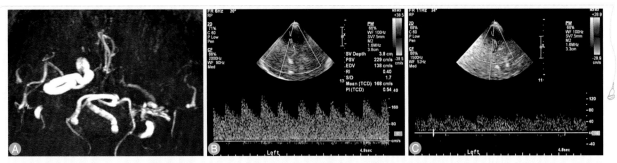

A.MRA显示患者左侧大脑中动脉闭塞；B、C.治疗1周后超声复查，左侧大脑中动脉血流充盈不佳，局部流速升高（PSV为229 cm/s，EDV为138 cm/s），远段血流流速降低，频谱呈小慢波改变。（闭塞后再通，残余局部管腔狭窄。）

图6-8 左侧大脑中动脉闭塞

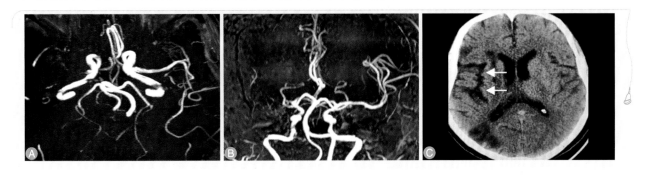

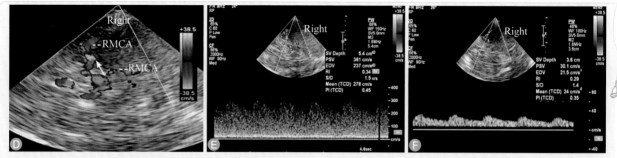

A、B.MRA显示右侧大脑中动脉急性闭塞；C.右侧大脑半球明显梗死灶（箭头）；D.治疗5天后超声复查，右侧大脑中动脉走行区域可见连续血流显示，局部血流束变细，血流呈明亮花色改变（箭头）；E.流速明显升高（PSV为361 cm/s）；F.远段血流色彩相对暗淡，频谱呈小慢波改变。（大脑中动脉闭塞后再通，残余局部管腔重度狭窄）

图6-9　右侧大脑中动脉闭塞后再通合并残余狭窄

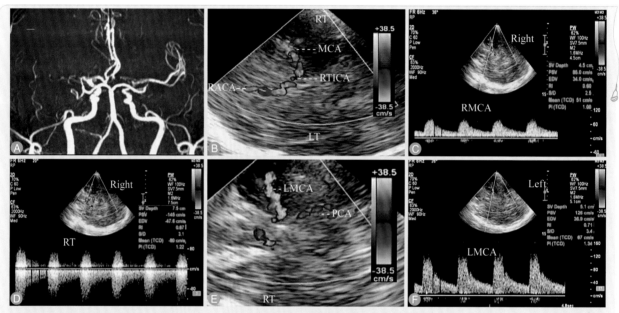

A.MRA显示右侧大脑中动脉闭塞；B.一周后超声复查显示：右侧大脑中动脉主干走行区域可见暗淡血流显示（闭塞后再通）；C.血流流速降低，频谱呈小慢波改变；D.右侧大脑前动脉流速代偿性稍增快；E.左侧大脑中动脉血流显示正常；F.流速及频谱形态正常。

图6-10　右侧大脑中动脉闭塞后再通

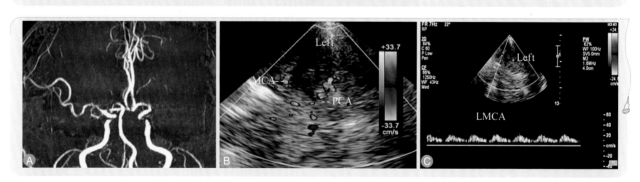

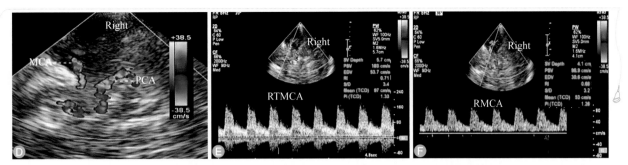

A.MRA显示左侧大脑中动脉闭塞伴右侧大脑中动脉轻度狭窄；B.超声扫查显示：左侧大脑中动脉M1段血流不连续，M2段可见微弱血流（侧支形成）；C.血流流速降低，频谱呈小慢波改变；D.右侧大脑中动脉局部血流束稍细；E.血流流速增快，PSV为183 cm/s；F.远段血流频谱形态尚正常。

图6-11　双侧大脑中动脉病变（1）

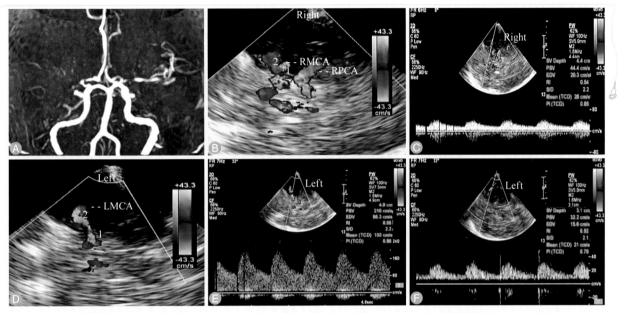

A.MRA显示右侧大脑中动脉闭塞伴左侧大脑中动脉狭窄；B.超声扫查显示：右侧大脑中动脉主干血流不连续，可见暗淡血流显示（侧支血流）；C.血流流速降低，频谱呈小慢波改变，未探及高流速（提示闭塞）；D.左侧大脑中动脉局部血流束变细（图中1为狭窄段，2为狭窄后段），血流呈明亮花色改变；E.狭窄处流速升高，PSV为210 cm/s，EDV为95 cm/s；F.远段血流流速降低，频谱峰时后延。

图6-12　双侧大脑中动脉病变（2）

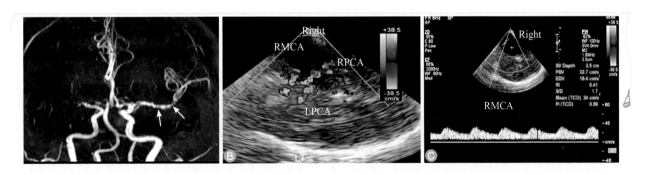

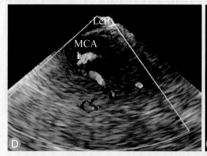
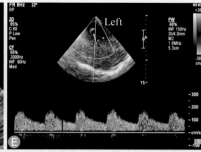
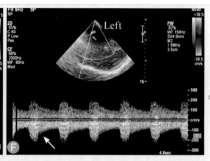

A.MRA显示右侧大脑中动脉闭塞，左侧大脑中动脉多节段狭窄（箭头）；B.超声扫查显示：右侧大脑中动脉近段血流充盈尚可，远段血流不连续；C.M2段可显示微弱血流（侧支血流），流速降低，频谱呈小慢波改变；D.左侧大脑中动脉的M1段偏远端局部血流呈花色改变（图中1处）；E.近段频谱形态基本正常，流速升高（PSV接近200 cm/s）；F.稍远段局部流速升高（PSV接近200 cm/s），可见弧形鸥鸣音频谱（箭头）。

图6-13　双侧大脑中动脉病变（3）

三、大脑后动脉狭窄、闭塞

1.超声表现

狭窄处局部血流束变细，血流呈明亮花色改变，流速升高；狭窄近段流速降低，阻力升高，狭窄远段流速降低，频谱形态改变，狭窄程度越重，表现越明显；闭塞时，血流走行区域无明显连续血流显示，慢性闭塞，伴随局部侧支血流出现，可见不规则血流显示，血流流速降低，频谱呈小慢波改变。

2.病例分享

病例分享见图6-14、图6-15。

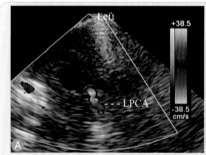
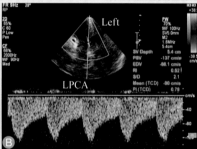
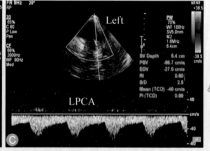

A.狭窄处局部血流呈明亮花色改变；B.狭窄段流速升高（PSV为137 cm/s）；C.狭窄远段血流流速及频谱形态基本正常。

图6-14　左侧大脑后动脉轻度狭窄

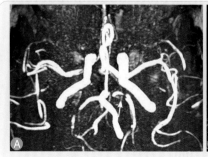
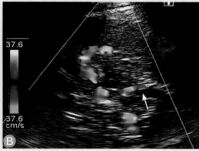
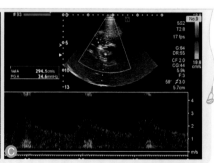

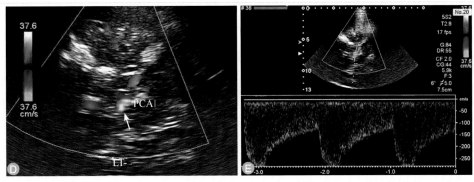

A.MRA显示左侧大脑后动脉近段狭窄（箭头）；B.左侧颞窗显示左侧大脑后动脉局部血流束变细；C.狭窄处流速升高（PSV为294 cm/s）；D.经右侧颞窗也可显示左侧大脑后动脉局部狭窄处血流束变细，血流呈明亮花色改变（箭头）；E.流速升高。

图6-15 左侧大脑后动脉重度狭窄

四、椎-基底动脉狭窄、闭塞

原因：多为动脉粥样硬化，动脉夹层、血栓形成等。

1. 超声表现

（1）直接表现：狭窄处斑块或血栓等致局部血流束变细，血流呈明亮花色改变，流速升高。

（2）间接表现：近段流速降低，阻力升高；远段流速降低，频谱峰时后延；远段侧支循环开放。

随着狭窄程度增加，表现越明显。狭窄较重时，流速升高可不明显。轻度、中度狭窄时，间接表现可不明显。

管腔闭塞时，闭塞段管腔无连续血流显示，近段血流流速降低，频谱呈高阻波形改变，闭塞远段流速降低，血流频谱呈小慢波改变，有侧支形成条件者，可形成侧支。

2. 狭窄判断标准

目前，尚无统一的颅内段椎动脉及基底动脉狭窄判断标准，推荐首都医科大学宣武医院华扬教授团队的研究结果（表6-3、表6-4）。

表6-3 TCD 联合 TCCS/TCCD 椎动脉颅内段狭窄诊断标准

狭窄程度	收缩期流速（cm/s）	平均流速（cm/s）
轻度（< 50%）	110 ≤ Vs < 145	65 ≤ Vm < 85
中度（50% ~ 69%）	145 ≤ Vs < 190	85 ≤ Vm < 115
重度（70% ~ 99%）	Vs ≥ 190	Vm ≥ 115

资料来源：首都医科大学宣武医院，2015。

表6-4 基底动脉颅内段狭窄的 TCCS/TCCD 评估标准

狭窄程度	收缩期流速（cm/s）	平均流速（cm/s）	PSV_{BA}/PSV_{VA}
轻度（< 50%）	110 ≤ Vs < 150	70 ≤ Vm < 90	> 1.5
中度（50% ~ 69%）	150 ≤ Vs < 210	90 ≤ Vm < 120	> 2.0
重度（70% ~ 99%）	Vs ≥ 210	Vm ≥ 120	> 3.0

注：PSV_{BA}/PSV_{VA} 为基底动脉峰值流速/颅内段椎动脉峰值流速。
资料来源：首都医科大学宣武医院，2018。

3. 病例分享

病例分享见图6-16 ~ 图6-22。

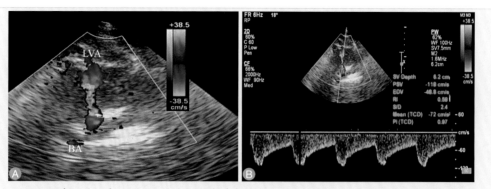

A.狭窄处血流束稍变细，血流呈明亮花色改变；B.流速升高（PSV为118 cm/s）。

图6-16 左侧椎动脉颅内段轻度狭窄

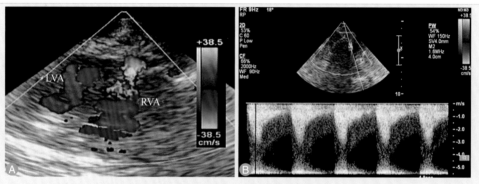

A.狭窄处血流束变细，血流呈明亮花色改变；B.流速升高（PSV＞400 cm/s）。

图6-17 右侧椎动脉颅内段重度狭窄

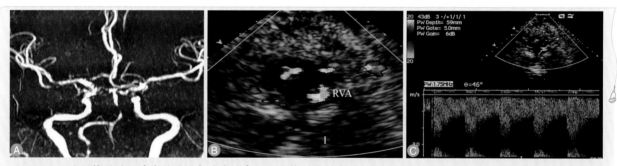

A.MRA显示右侧椎动脉及基底动脉局部重度狭窄，左侧椎动脉闭塞（远段残留部分节段通畅）；B.右侧椎动脉狭窄处血流束变细，血流呈明亮花色改变，左侧椎动脉血流显示不佳，基底动脉血流显示不佳；C.右侧椎动脉狭窄处流速升高（PSV为293 cm/s）。

图6-18 右侧椎动脉及基底动脉局部重度狭窄

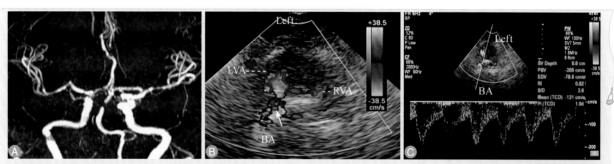

A. MRA显示基底动脉局部重度狭窄，右侧椎动脉闭塞；B.右侧椎动脉血流显示不佳，左侧椎动脉血流显示较好，基底动脉狭窄处血流束变细，血流呈明亮花色改变（箭头）；C.狭窄处流速升高（PSV为205 cm/s，可能狭窄程度较重，流速升高与狭窄程度不符，或未采集到最高流速）。

图6-19 基底动脉重度狭窄（1）

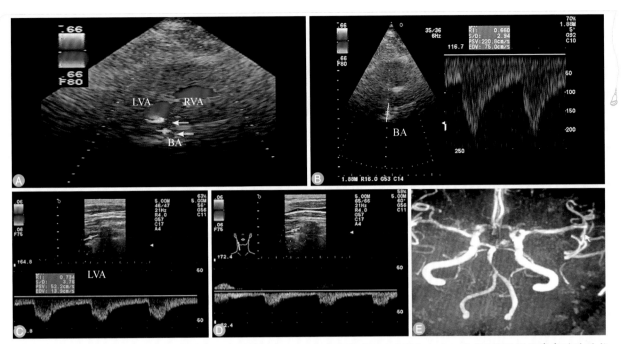

A.狭窄处血流束变细，血流呈明亮花色改变（箭头）；B.流速升高（PSV为220 cm/s，由于TCCS显示基底动脉的长度受限，该流速可能不是最高流速）；C、D.双侧椎动脉颅外段流速稍降低，阻力稍升高；E.MRA显示基底动脉重度狭窄。

图6-20 基底动脉重度狭窄（2）

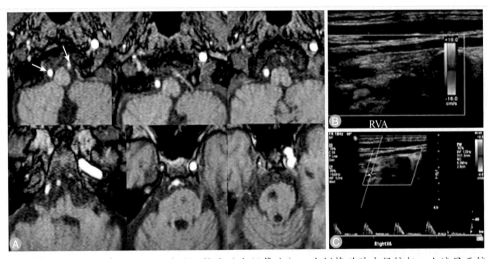

A.MRA显示左侧椎动脉颅内段内径细，血流显示较淡（白短箭头），右侧椎动脉内径较粗，血流显示较好（白色长箭头）逐渐向远段走行，左侧椎动脉血流显示不佳，基底动脉近段血流显示尚可（橙短箭头），远段无血流信号显示（橙长箭头）；B.超声扫查显示：右侧椎动脉颅外段管径较粗，血流暗淡；C.血流频谱显示血流流速相对降低，频谱呈相对高阻波形改变。

图6-21 基底动脉、左侧椎动脉远段闭塞

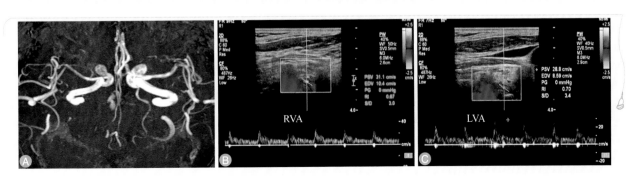

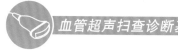

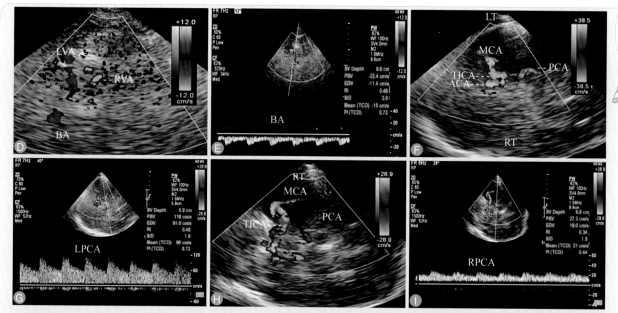

A.MRA显示双侧椎动脉及基底动脉远段血流显示不佳（闭塞）；B、C.超声扫查显示双侧椎动脉颅外段管径较细（右侧为2.7 mm，左侧为2.6 mm），血流频谱显示流速降低，频谱呈相对高阻波形改变；D.颅内段双侧椎动脉及基底动脉节段性血流显示不佳，血流色彩暗淡；E.基底动脉局部血流流速降低；F.颅内动脉显示，左侧大脑后动脉为胚胎型变异；G.血流频谱形态正常，流速代偿性稍增快；H.左侧大脑后动脉血流可显示，血流色彩暗淡；I.血流流速降低，频谱形态呈小慢波改变。双侧椎动脉及基底动脉重度狭窄或闭塞，导致颅外段椎动脉血流流速降低，阻力指数增大。

图 6-22　双侧椎动脉远段闭塞

4. 扫查注意事项

（1）颅内动脉狭窄、闭塞，在临床上并不少见，也是引起缺血性脑卒中的常见病因。因此，对其病变的检出及病变程度的明确，可以帮助临床寻找到部分确切的病因。

（2）轻度、中度狭窄时，近段、远段动脉血流动力学可能无明显改变，如果不直接显示狭窄段血流及流速，可能不会发现狭窄。

（3）重度狭窄时，可能伴有多节段病变，导致流速升高不明显。由于TCCS显示血管段受限，病变节段不能显示或显示不全，可能会遗漏病变。或频谱采集不当致采集到的流速不是最高处流速，从而低估狭窄程度。

（4）脑、颈动脉联合扫查，可以更全面地评估颅内、颅外动脉血流动力学信息，有助于病变的发现及病变严重程度的判断。

（5）同时需要注意狭窄的节段性表现，如果出现颅内动脉整体血流流速升高，需考虑高代谢状态（甲亢、贫血等）和动静脉瘘的存在，导致流速升高。前、后循环某一条动脉存在病变时，代偿血流的代偿性升高，也是需要考虑的情况，以免高估、低估病变程度。

（6）如果动脉介入操作术后，可能存在血管痉挛或高灌注情况，需要隔期复查，观察流速的动态变化。血管痉挛及高灌注导致的流速升高会随着病程延长有恢复下降表现，持续的高灌注状态，需要及时提示临床，以便及时干预处理。

（7）非血管狭窄导致的流速升高，多为大范围表现而非局部表现，无局部动脉血管血流束变细及血流色彩的明显变化，但需要注意动脉血管局部弯曲导致的局部血流流速相对升高表现。

五、烟雾病

烟雾病（moyamoya disease，MMD）是以双侧颈内动脉终末段，大脑中动脉、大脑前动脉近段慢性狭窄、闭塞为特征的进展性脑血管病变，伴有闭塞动脉邻近区域异常血管网形成，类似"烟雾样"表现。

1957年日本医师Takeuchi 和Shimizu 报道了第1例病例，1969年日本医师Suzuki和Takaku根据脑血管造影的特异性表现，正式命名为烟雾病；烟雾在日语中为moyamoya，故将烟雾病也称为moyamoya病。

原因尚不明确，可能与免疫性基础疾病等有关。多在儿童及中青年人群发病。虽然烟雾病并非常见的脑血管疾病，却是引起儿童和青年人脑卒中的重要原因之一。

1. 临床表现

根据临床表现可分为缺血型和出血型，不同患者间，临床表现可能存在一定的差异，以肌无力、头痛、言语障碍、意识障碍、感觉障碍等较为常见。

2. 病变分期

Suzuki和Takaku提出了基于DSA的烟雾病分级方法（Szk分级），主要基于颈内动脉末端周围血管狭窄程度、狭窄累及范围及颅底烟雾状血管增生的程度进行分级，目前国际上通用的Suzuki分期如下。

Ⅰ期：颈内动脉末端狭窄，多为双侧。

Ⅱ期：颅底烟雾状代偿血管开始形成。

Ⅲ期：颈内动脉进一步狭窄或闭塞，及烟雾样血管代偿增加。

Ⅳ期：Willis环闭塞，烟雾样血管减少，颈外动脉代偿供血开始形成。

Ⅴ期：烟雾样血管进一步减少，颈外动脉代偿逐渐增加。

Ⅵ期：颅内主要动脉完全消失，烟雾样血管消失，大脑半球依靠颈外动脉供血。

从该分期可以看出颈内动脉远端从狭窄至闭塞，烟雾血管从有到无的发展过程。因此，病变的不同时期，超声表现也不一致。

3. 超声表现

（1）颅外动脉可能的表现如下。

颅外动脉血流动力学早期可无明显改变，随着颈内动脉末端狭窄加重，可能会出现颈总动脉、颈内动脉近段流速降低，阻力升高表现，但由于眼动脉与颈外动脉形成侧支向颅内供血，眼动脉流速可代偿性增快，可使颈总动脉、颈内动脉流速及阻力改变并不明显。而眼动脉代偿性向颅内供血，眼动脉血流方向正常且频谱呈低阻改变，是这一时期颅外段动脉血流改变对诊断有帮助的表现。

随着病变程度的进展，颈内动脉狭窄、闭塞逐渐累及大脑中动脉、大脑前动脉，甚至部分大脑后动脉也可累及。

双侧大脑后动脉代偿性向前循环供血区域供血，故后循环（椎动脉）血流流速代偿性增快。

随着前循环动脉的闭塞，颈外动脉代偿性参与供血，血流流速代偿性增快，阻力降低。

（2）颅内动脉可能的表现如下。

颈内动脉远端狭窄，则表现为狭窄血流动力学改变，血管闭塞时，病变逐渐累及大脑中动脉、大脑前动脉，前循环动脉无连续血流显示，可伴有闭塞段周围细小侧支血流形成，血流暗淡，频谱表现为小慢波改变，后循环血流代偿供血，大脑后动脉流速代偿性增快。病变累及大脑后动脉并且侧支血流减少或消失，则颅内动脉走行区域无明显的连续血流显示。

4. 病例分享

超声病例见图6-23、图6-24。

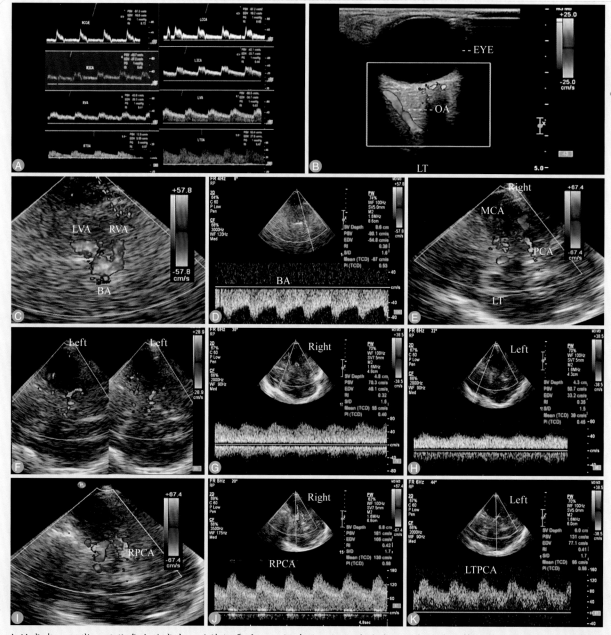

女性患者，41岁，既往多次脑卒中，确诊烟雾病。A.颅外段双侧颈总动脉、颈内动脉、椎动脉、眼动脉血流频谱对比，颈总动脉、颈内动脉、椎动脉血流频谱基本无明显变化，双侧眼动脉血流频谱阻力指数下降，左侧流速明显代偿性增快；B.左侧眼动脉血流显示较粗；C.颈外动脉血流频谱基本正常（图上未显示），双侧椎动脉颅内段血流显示正常；D.基底动脉流速代偿性稍增快（PSV为90 cm/s）；E、F.双侧大脑中动脉主干区域血流显示不连续，可见微弱点条状血流；G、H.血流流速降低，频谱呈明显小慢波改变（提示慢性闭塞）；I.右侧大脑后动脉血流充盈较好；J、K.双侧大脑后动脉血流流速代偿性增快。结合患者年龄及颅内血管超声表现特点，符合烟雾病诊断。

图 6-23　烟雾病超声表现

5. 扫查注意事项

　　烟雾病是颈内动脉终末段病变逐渐累及大脑中动脉、前动脉，依据一侧或双侧颈内动脉远端狭窄或颈内动脉远端及大脑中动脉、大脑前动脉狭窄、闭塞的血流动力学表现，尤其儿童、青年患者，需要考虑烟雾病的可能。但如果只扫查颈部动脉血管，得到的信息可能有限，需要结合脑血管检查，才能得到更多的诊断信息。

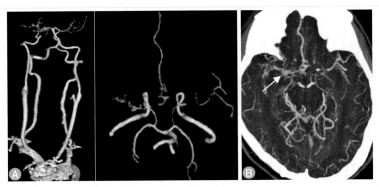

A.CTA显示前、后循环颅外段动脉无明显异常，双侧颈内动脉内径稍细（低血流量所致，左图），颅内段后循环动脉血管无明显异常，后交通动脉可显示，双侧大脑中动脉主干显示不佳（慢性闭塞，右图）；B.大脑中动脉血管走行区域可见烟雾样血管显示（箭头）。

图 6-24　烟雾病患者 CTA 检查表现

DSA仍然是烟雾病诊断的"金标准"，对于病变的部位判断及烟雾血管的显示有明显优势（图6-25～图6-27）。CTA、MRA检查也是烟雾病检查、诊断的可选方法。尤其超声扫查声窗（颞窗）受限者，选择其他影像学检查方法对明确诊断有帮助。

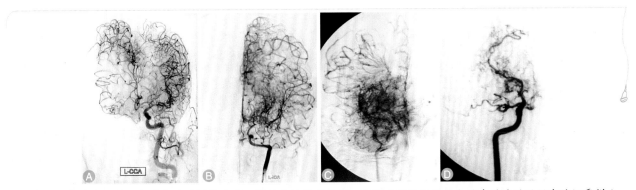

A.左侧颈内动脉远端及大脑中动脉近段狭窄，远端血流显示尚可；B.颈内动脉远端及大脑中动脉近段闭塞伴烟雾样血管出现；C.颈内动脉远端及大脑中动脉、大脑前动脉近段闭塞伴烟雾样血管明显增多；D.颈内动脉远端、大脑中动脉闭塞伴局部烟雾样血管减少。

图 6-25　烟雾病 DSA（1）

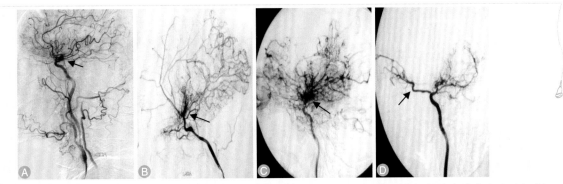

A.颈内动脉远端狭窄及大脑中动脉近段闭塞伴烟雾样血管出现（箭头）；B.颈内动脉远端及大脑中动脉近段闭塞伴烟雾样血管增多（箭头）；C.颈内动脉远端及大脑中动脉、大脑前动脉近段闭塞伴局部烟雾样血管明显增多（箭头）；D.颈内动脉远端及大脑中动脉、大脑前动脉近段闭塞伴局部烟雾样血管减少，眼动脉血流代偿供血（箭头）。

图 6-26　烟雾病 DSA（2）

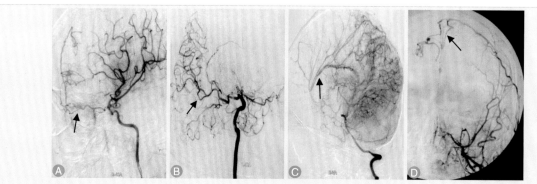

A、B.眼动脉代偿性向颅内供血（箭头）；C.后循环通过脑膜支向前循环区域供血（箭头）；D.颈外动脉通过脑膜支向颅内供血（箭头）。

图6-27 烟雾病DSA（3）

六、颅内动脉瘤

颅内动脉瘤的诊断标准为动脉内径扩张段大于相邻动脉未扩张段的1.5倍。

大部分患者在未破裂前可能无明显临床表现，部分瘤体较大者可挤压周围脑组织出现头痛、头晕、呕吐等临床表现。

1. 超声表现

动脉局部扩张，较小动脉瘤二维可能显示不清，较大瘤体可呈无回声囊肿样，其内可见血流充盈，血流紊乱，部分血流呈红蓝旋转血流，血流流速降低，血流频谱异常，可见双向毛刺血流频谱。

超声扫查能够显示血流的部位，定性诊断动脉瘤并不困难，具体责任血管、瘤体大小等的明确，CTA、DSA、MRA检查更有优势。

2. 病例分享

超声病例见图6-28。

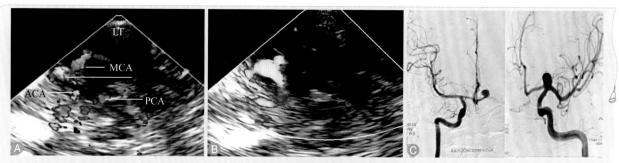

A.大脑中动脉近段局部内径增宽，其内可见红蓝血流显示；B.能量血流显示动脉瘤处局部内径增宽；C.DSA显示左侧大脑中动脉近段动脉瘤形成。MCA：大脑中动脉；PCA：大脑后动脉；ACA：大脑前动脉。

图6-28 左侧大脑中动脉近段局部动脉瘤

3. 扫查注意事项

颅内动脉瘤超声诊断并不容易，因为部分颅内动脉节段TCCS无法清晰显示，如大脑前动脉远段及前交通支等部位，不能显示也就谈不上诊断了。TCD因为不能直接显示血流信息，也不可能准确诊断。DSA、CTA、MRA等影像学检查，更有优势。

七、脑、颈动脉联合扫查的优势

目前，国内脑、颈动脉联合扫查的现状：各自分开检查占多数，即颈部动脉血管扫查主要在超声科完成，脑动脉扫查可能在神经内科或其他科室完成。

1. 联合检查的优势

血管扫查、评估更全面；侧支循环评估更完整；减少漏诊的概率；诊断更准确，可给临床提供更多详细信息，有助于病情的判断及治疗方式的选择。

2. 分开检查的弊端

血管评估不完整、不全面。

3. 病例分享

病例 1

颈部血管超声：右侧颈内动脉球部斑块致局部血流束变细（图6-29A），狭窄处流速明显升高，PSV为320 cm/s，EDV为155 cm/s（图6-29B）；右侧眼动脉血流逆向（图6-29C），证实颈内动脉近段狭窄病变存在，颅内-颅外侧支开放。

脑动脉超声：右侧大脑中动脉血流频谱呈小慢波改变（图6-29D），证实颈内动脉近段病变存在；右侧颞窗显示右侧大脑中动脉血流显示较好，同侧后交通支未见显示，右侧大脑前动脉血流色彩（图6-29E）及频谱（图6-29F）逆向，提示前交通支开放；左侧颞窗显示左侧大脑前动脉血流方向正常，右侧大脑前动脉血流逆向（提示前交通支开放，左向右供血，图6-29G）。

结论：右侧颈内动脉球部狭窄（70%～99%）；颅内-颅外侧支开放；前交通支开放。

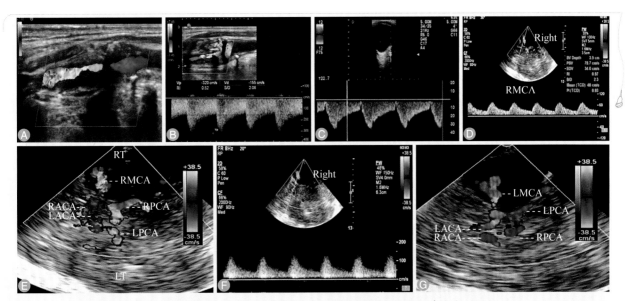

MCA：大脑中动脉；PCA：大脑后动脉；ACA：大脑前动脉。

图 6-29 右侧颈内动脉球部重度狭窄

病例 2

颈部血管超声：左侧颈内动脉近段斑块致局部血流束变细，狭窄处流速明显升高（PSV＞400 cm/s，图6-30A），病变侧眼动脉血流逆向（图6-30B），证实颈内动脉近段病变存在，颅内-颅外侧支开放。

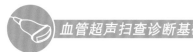

脑动脉超声：右侧大脑中动脉频谱呈小慢波改变（图6-30C），大脑中动脉主干血流显示较好，血流显示左侧大脑前动脉血流方向正常，右侧大脑前动脉血流逆向（图6-30D），提示前交通支开放；双侧大脑前动脉血流同向（图6-30E、图6-30F）。

结论：右侧颈内动脉近段狭窄（70%～99%）；颅内-颅外侧支开放；前交通支开放。

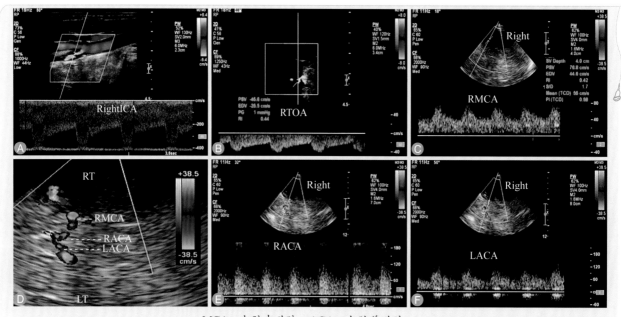

MCA：大脑中动脉；ACA：大脑前动脉。

图6-30 右侧颈内动脉近段重度狭窄

病例3

颈部血管超声：右侧颈内动脉近段斑块致局部血流束变细（图6-31A），狭窄处流速明显升高（PSV＞350 cm/s，图6-31B）；右侧眼动脉血流逆向（图6-31C），提示颅内-颅外侧支开放。

脑动脉超声：右侧颞窗显示右侧大脑中动脉血流显示可，右侧后交通支开放，后向前供血（图6-31D，箭头）。

结论：右侧颈内动脉近段狭窄（70%～99%）；颅内-颅外侧支开放；右侧后交通支开放。

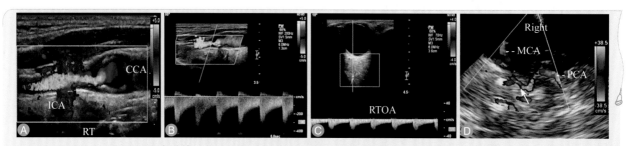

ICA：颈内动脉；CCA：颈总动脉；MCA：大脑中动脉；PCA：大脑后动脉。

图6-31 右侧颈内动脉近段重度狭窄

病例4

颈部血管超声：右侧颈内动脉近段未见血流显示（闭塞，闭塞段累及范围不明确，图6-32A），左侧颈内动脉血流及频谱正常（图6-32B），右侧眼动脉血流方向逆向（图6-32C），提示右侧颈内动脉闭塞位于眼动脉发出前，颅内-颅外侧支开放。

　　脑动脉超声：右侧大脑中动脉血流频谱呈小慢波改变（图6-32D），右侧大脑中动脉血流显示尚可，血流束较细（低血流量所致可能），后交通支开放，后向前供血（图6-32E）；右侧大脑后动脉的P1段流速代偿性稍升高（支持后交通支开放，图6-32F）；采集右侧大脑中动脉频谱（图6-32G），压迫左侧颈总动脉，右侧大脑中动脉流速部分下降（其他侧支参与，流速只能部分下降，如果仅存在前交通支开放，流速可下降至无血流显示），提示存在左向右供血（前交通支开放）。

　　结论：右侧颈内动脉近段闭塞；颅内-颅外侧支开放；前交通支开放；右侧后交通支开放。

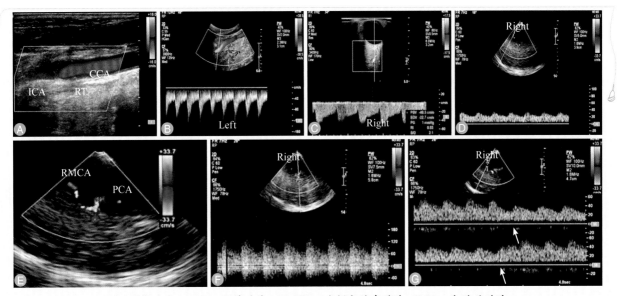

ICA：颈内动脉；CCA：颈总动脉；RMCA：右侧大脑中动脉；PCA：大脑后动脉。

图6-32　右侧颈内动脉闭塞

> 病例 5

　　颈部血管超声：右侧颈内动脉近段闭塞（图6-33A），右侧眼动脉流速较左侧低，血流方向正常，提示颈内动脉闭塞可能累及眼动脉后段，颅内-颅外侧支未开放（图6-33B、图6-33C）。

　　脑动脉超声：右侧大脑中动脉血流显示尚可（右侧后交通支开放，后向前供血，图6-33D），右侧大脑中动脉流速降低，频谱呈小慢波改变（图6-33E）；左侧大脑中动脉血流显示不连续（图6-33F），血流流速降低，频谱呈小慢波改变（图6-33G），提示左侧大脑中动脉慢性闭塞。DSA显示右侧颈内动脉闭塞（图6-33H）；前交通支开放（左向右供血），左侧大脑中动脉闭塞（图6-33I）；右侧后交通支开放（图6-33J）。

　　结论：右侧颈内动脉起始段至终末段前闭塞（前、后交通支开放），左侧大脑中动脉闭塞。

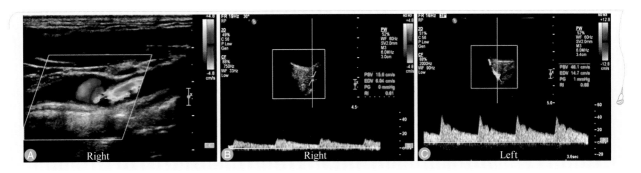

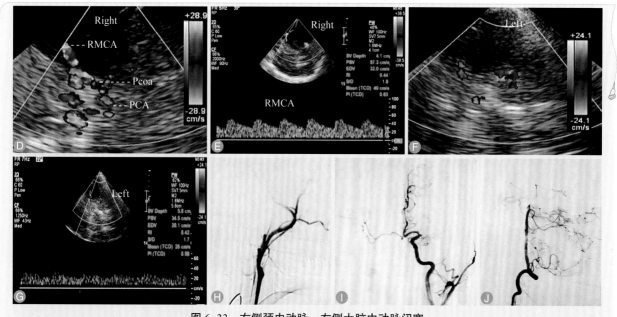

图 6-33　右侧颈内动脉、左侧大脑中动脉闭塞

病例 6

颈部血管超声：左侧颈内动脉近段未见血流显示（闭塞，闭塞累及范围不清，图6-34A），左侧眼动脉血流方向逆向（图6-34B），提示颈内动脉闭塞位于眼动脉发出前，颅内-颅外侧支开放。

脑动脉超声：左侧颞窗显示左侧大脑中动脉主干血流显示较好，左侧大脑前动脉血流逆向（图6-34C），提示前交通支开放；左侧大脑前动脉流速明显升高，PSV为222 cm/s（图6-34D），提示狭窄可能。

压迫右侧颈总动脉，左侧大脑前动脉流速部分下降（图6-34E，箭头），左侧大脑中动脉流速下降（图6-34F），提示存在右向左供血（前交通支开放）。

结论：左侧颈内动脉近段闭塞（颅内-颅外侧支开放、前交通支开放）。

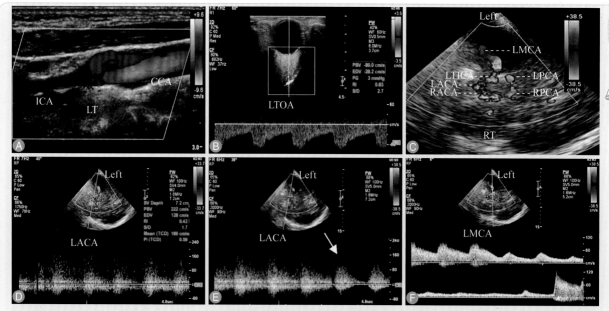

ICA：颈内动脉；CCA：颈总动脉；MCA：大脑中动脉；ACA：大脑前动脉；PCA：大脑后动脉；LTOA：左侧眼动脉。

图 6-34　左侧颈内动脉慢性闭塞

病例 7

颈动脉超声：右侧颈内动脉近段闭塞（图6-35A），病变侧眼动脉血流逆向，舒张期可见短暂正向血流（图6-35B），提示颈内动脉闭塞位于眼动脉发出前，颈内动脉远段血流通畅不佳），左侧椎动脉闭塞（图6-35C）。

脑动脉超声：右侧颞窗显示右侧大脑中动脉血流显示较好，右侧大脑前动脉血流逆向，提示前交通支开放，右侧大脑后动脉远段血流显示不佳，近段血流由左侧供血（图6-35D）；压迫左侧颈总动脉，右侧大脑中动脉血流下降（进一步证实存在左向右供血，前交通支开放，图6-35E），右侧大脑后动脉近段血流流速也下降（提示右侧大脑后动脉血流部分由左侧前循环供血，图6-35F）。

左侧颞窗显示左侧大脑中动脉血流显示较好，左侧大脑后动脉血流由前循环提供（后交通支开放，图6-35G，箭头），大脑后动脉局部血流流速升高（图6-35H）；基底动脉局部血流束变细，局部血流呈花色改变（图6-35I），流速升高，PSV为127 cm/s（图6-35J，可能狭窄较重或远段闭塞，流速升高不明显或未采集到高流速区域）。

结论：右侧颈内动脉近段闭塞，远段通畅不佳；颅内-颅外侧支开放，前交通支开放；左侧椎动脉闭塞；基底动脉重度狭窄或闭塞（左侧后交通支开放，前向后供血，右侧大脑后动脉部分血流也由左侧前循环供血）。

MRA显示右侧颈内动脉远段较细，血管显示欠佳，左侧椎动脉闭塞，基底动脉重度狭窄或闭塞（图6-35K）；颅内右侧前循环及双侧后循环主要由左侧前循环供血（前、后交通支开放图6-35L）。

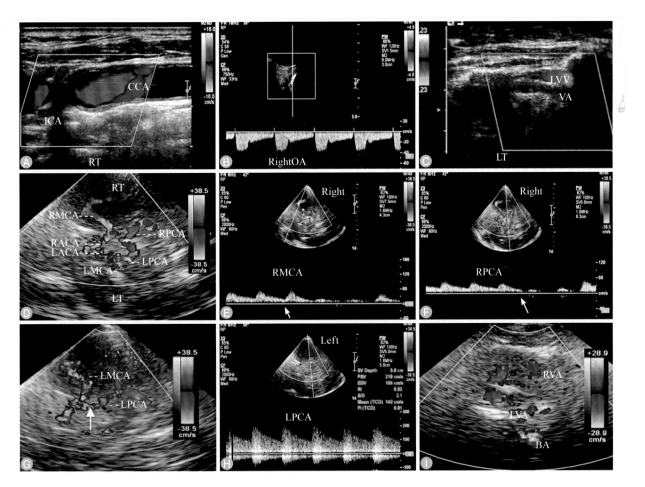

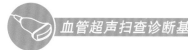

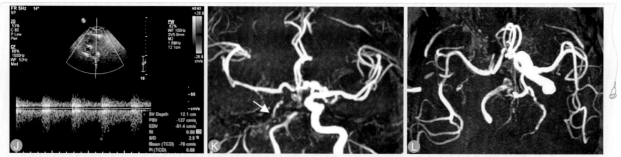

ICA：颈内动脉；CCA：颈总动脉；MCA：大脑中动脉；ACA：大脑前动脉；PCA：大脑后动脉。

图 6-35　颈动脉、脑动脉超声表现（1）

病例 8

颈动脉超声：左侧颈总动脉、颈内动脉未见血流显示，仅可见少许颈外动脉逆向血流（图6-36A），病变侧眼动脉血流方向正常，频谱峰时后延（提示颅内-颅外侧支未开放，病变可能累及眼动脉后段，图6-36B）。

甲状腺上动脉逆向供血颈外动脉，流速相对增快（图6-36C、图6-36D），双侧颈外动脉间侧支血流跨过中线（右向左供血，图6-36E）；左侧椎动脉与颈外动脉间侧支形成（图6-36F，箭头），椎动脉供血颈外动脉。

脑动脉超声：左侧颞窗显示左侧大脑后动脉通过后交通支供血左侧大脑中动脉，后交通支血流方向由后向前（图6-36G、图6-36H）；左侧大脑后动脉的P1段流速代偿性增快（图6-36I），P2段流速及频谱形态正常（图6-36J），支持后交通支开放的血流动力学改变。

结论：左侧颈总、颈内动脉闭塞（左侧后交通支开放，后向前供血）；颈外动脉血流来源于对侧颈外动脉或锁骨下动脉分支血流通过甲状腺上动脉等形成的侧支血流和同侧椎动脉侧支血流。

MRA显示：左侧颈总动脉、颈内动脉近段至终末段闭塞，左侧大脑中动脉主要由左侧大脑后动脉供血，左侧大脑前动脉的A1段显示不佳（可能存在发育不良表现，图6-36K、图6-36L）。

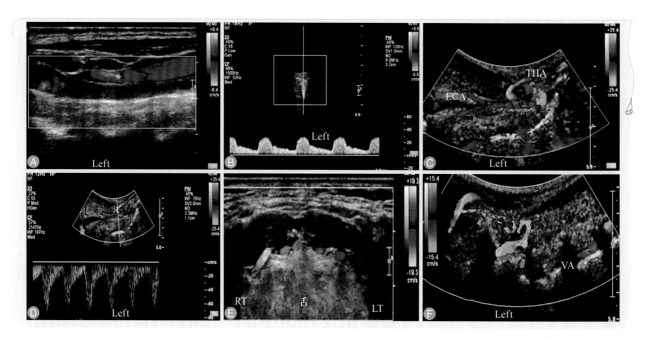

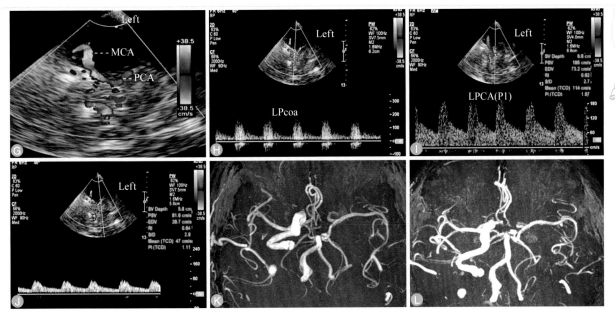

VA：椎动脉；MCA：大脑中动脉；ACA：大脑前动脉；PCA：大脑后动脉；LPcoa：后交通动脉

图6-36　颈动脉、脑动脉超声表现（2）

病例9

颈动脉超声：左侧颈总动脉，颈内动脉、颈外动脉近段未见血流显示（图6-37A～图6-37C），双侧颈外动脉间跨过中线的侧支血流形成（右向左供血，图6-37D）；病变侧（左侧）眼动脉血流方向正常，频谱峰时后延（提示颅内-颅外侧支未开放，闭塞病变可能累及眼动脉后段，图6-37E）；右侧眼动脉血流频谱正常（图6-37F）。

脑动脉超声：右侧大脑中动脉主干血流显示较好（图6-37G，左图），血流频谱显示正常（图6-37H）；左侧大脑中动脉主干近段（M1段）血流显示不连续，可见细条状微弱血流显示，远段（M2段）血流显示尚可，提示左侧大脑中动脉近段闭塞伴侧支形成（图6-37G，右图），远段血流频谱为小慢波表现（图6-37I），压迫右侧颈总动脉，左侧大脑中动脉血流流速下降，提示前交通支开放。（该次超声检查时，患者无明显异常临床症状表现）

结论：左侧颈总动脉、颈内动脉、颈外动脉近段闭塞（前交通支开放，右向左供血）；左侧大脑中动脉近段闭塞伴侧支形成。

CTA显示：左侧颈总动脉、颈内动脉近段至终末段闭塞，前交通支开放（图6-37K，箭头）；左侧大脑中动脉近段（M1段）闭塞伴侧支形成（图6-37J、图6-37K）。

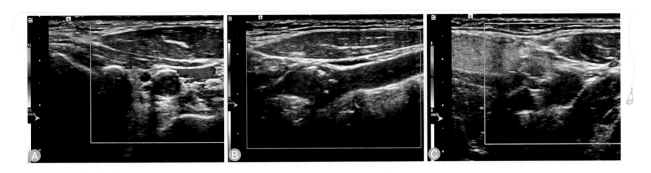

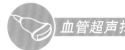

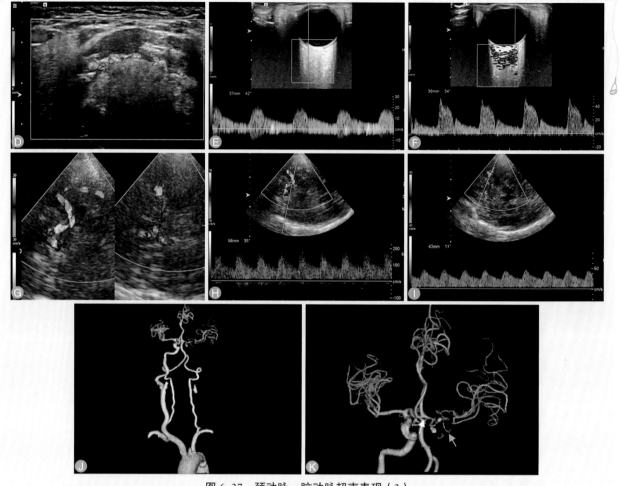

图6-37 颈动脉、脑动脉超声表现（3）

病例 10

颈动脉超声：左侧锁骨下动脉起始段重度狭窄（图6-38A），狭窄处流速明显升高（图6-38B）；左侧椎动脉颅外段和颅内段血流频谱为部分型窃血频谱（图6-38C、图6-38D）；其余颈动脉未见明显异常。

脑动脉超声：左侧大脑中动脉近段重度狭窄，狭窄处流速升高，PSV为290 cm/s（图6-38E），左侧后交通支存在，前向后供血（图6-38F）；右侧大脑中动脉近段重度狭窄，血流频谱可见涡流，流速明显升高，PSV为339 cm/s（图6-38G）。

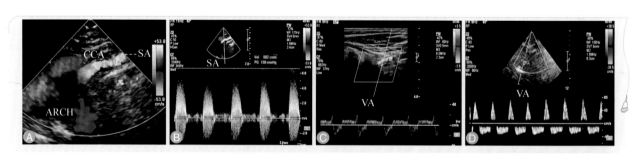

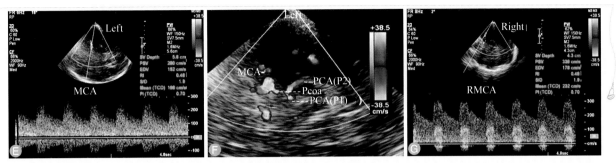

CCA：颈总动脉；SA：锁骨下动脉；ARCH：主动脉弓；VA：椎动脉；MCA：大脑中动脉；PCA：大脑后动脉。Pcoa：后交通动脉。

图6-38 颈动脉、脑动脉超声表现（4）

TCD检查脑动脉显示如下（图6-39）。

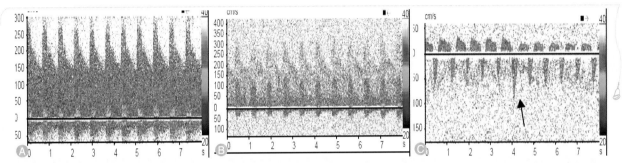

A、B.显示左侧大脑中动脉和右侧大脑中动脉局部血流流速明显升高，为重度狭窄表现，左侧椎动脉颅内段血流频谱为部分型窃血；C.束臂试验后，逆向血流增加（箭头）。

图6-39 TCD检查

结论：左侧锁骨下动脉近段狭窄（70%～99%）；左侧锁骨下动脉窃血（部分型）；双侧大脑中动脉近段重度狭窄。

病例11

颈动脉超声：右侧颈内动脉近段血流充盈良好（图6-40A），血流频谱未见明显异常（图6-40B）；右侧椎动脉血流流速降低，频谱呈高阻波形改变（图6-40C），提示远段闭塞伴有细小流出道（小脑后下动脉远段闭塞可能？）。

左侧颈内动脉内径稍细，血流流速相对降低，频谱呈相对高阻改变(图6-40D，图6-40E)，提示远段通畅不佳（眼动脉发出后段闭塞可能？）；如果不行颅内血管扫查，异常血流动力学提示只能是一种猜测。

脑动脉超声：右侧颞窗显示右侧大脑中动脉主干血流显示不连续，可见微弱杂乱血流显示，大脑前动脉、大脑后动脉血流显示尚可（图6-40F）；右侧大脑中动脉主干区域采集到低速血流，频谱呈小慢波改变（慢性闭塞，图6-40G）；右侧大脑后动脉血流频谱显示为小慢波改变（图6-40H）；右侧大脑前动脉局部血流流速升高（PSV为263 cm/s，考虑狭窄伴部分代偿）。

左侧大脑中动脉、大脑前动脉血流显示不连续，可见紊乱微弱血流显示，大脑后动脉血流显示尚可（图6-40J），采集到小慢波血流频谱（考虑慢性闭塞，图6-40K为左侧大脑前动脉，图6-40L为左侧大脑中动脉区域）。

颅内段椎动脉显示，右侧椎动脉远段血流不连续，可见点条状微弱血流，左侧椎动脉局部血流束变细，血流呈花色改变（图6-40M），左侧椎动脉局部流速明显升高，PSV为305 cm/s，重度狭窄（图6-40N）。

　　MRA显示双侧大脑中动脉、大脑后动脉闭塞，大脑前动脉近段显示不佳，远段血流充盈尚可；左侧颈内动脉颅内段较细，血流显示不佳（考虑眼动脉后段闭塞），流出道不佳，故颅外段颈内动脉血流频谱异常；右侧椎动脉颅内段闭塞（小脑后下动脉后段），左侧椎动脉局部重度狭窄（图6-40O）。

　　结论：左侧颈内动脉终末段闭塞；双侧大脑中动脉慢性闭塞伴周围侧支血流形成，双侧大脑前动脉狭窄；右侧椎动脉颅内段（小脑后下动脉后段）闭塞；左侧椎动脉颅内段局部重度狭窄。

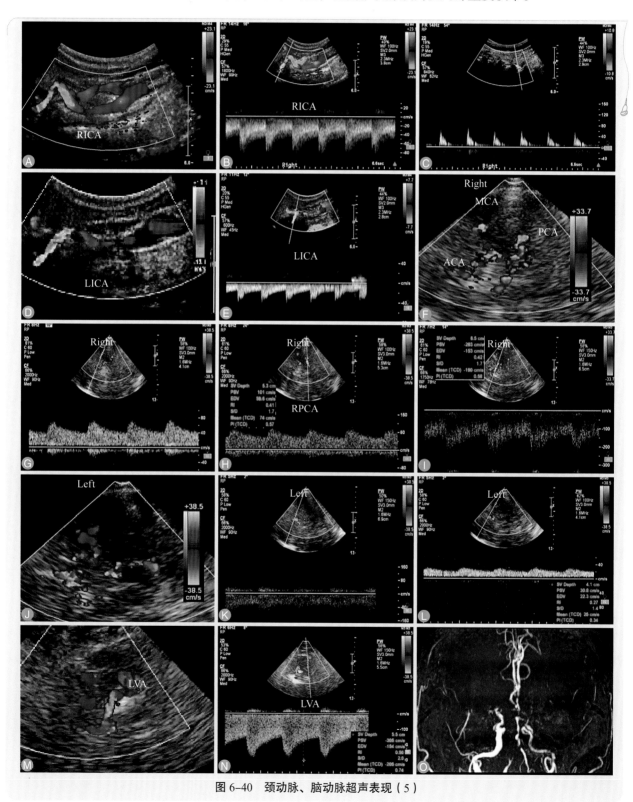

图6-40　颈动脉、脑动脉超声表现（5）

颈动脉超声：右侧颈内动脉近段血流充盈尚可（图6-41A），血流较颈外动脉（图6-41B）暗淡，血流频谱显示流速降低，频谱呈高阻波形改变（图6-41C），提示远段存在病变，颈外动脉血流频谱未见明显异常（图6-41D）。

双侧眼动脉显示，血流方向正常（图6-41E、图6-41F），提示右侧颈内动脉眼动脉发出后段病变？

脑动脉超声：经眼窗扫查，右侧颈内动脉远段（眼动脉水平）血流可显示（图6-41G），右侧颈内动脉眼动脉水平段血流频谱显示基本正常（图6-41H）；右侧颞窗显示右侧颈内动脉终末段、大脑中动脉、前动脉均未见明显血流显示，仅可见大脑后动脉血流显示（图6-41I）。

结论：左侧颈内动脉远段闭塞（眼动脉发出后段），病变累及大脑中动脉、前动脉。

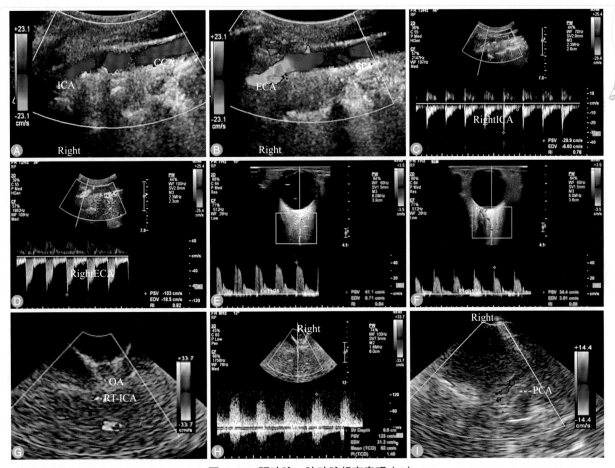

图 6-41　颈动脉、脑动脉超声表现（6）

颈部动脉超声：双侧颈总动脉、椎动脉未见明显异常；左侧颈内动脉近段部分节段管径变细（图6-42A），血流充盈尚可（图6-42B），血流频谱形态尚正常（图6-42C），流速较椎动脉（图6-42D）稍低。

低频探头显示左侧颈内动脉较长节段，局部血流束偏细（图6-42E），血流频谱形态尚正常（图6-42F）；右侧颈内动脉血流及血流频谱未见明显异常（图6-42G、图6-42H）。

双侧眼动脉血流频谱对比，未见明显异常（图6-42I、图6-42J）；左侧椎动脉起源于主动脉弓，经 $C_4 \sim C_5$ 椎间隙入第四颈椎横突孔上行，近段走行弯曲（图6-42K）。颅外段动脉血流似乎无明显异常，仅左侧颈内动脉内径偏细，双侧颈内动脉血流流速相对降低。

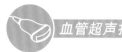

　　脑动脉超声：颞窗不佳，大脑中动脉近段显示不佳，可显示大脑中动脉远段，双侧大脑中动脉远段流速降低，频谱呈小慢波改变（图6-42L、图6-42M），提示近段血管存在病变？与颅外段动脉结果不符。

　　经眼窗扫查，可见左侧颈内动脉终末段局部血流束变细（图6-42N），流速明显升高，PSV为455 cm/s，EDV为271 cm/s（图6-42O），提示左侧颈内动脉远段病变（眼动脉血流频谱基本正常，提示狭窄位于眼动脉发出后段），可以解释左侧大脑中动脉血流动力学异常改变；超声未直接显示右侧病变部位，不能解释大脑中动脉远段血流动力学改变，但结合大脑中动脉远段血流动力学变化，颈内动脉近段及眼动脉无明显异常，缩小病变范围位于大脑中动脉近段或颈内动脉终末段，进一步行CTA检查（图6-43）。

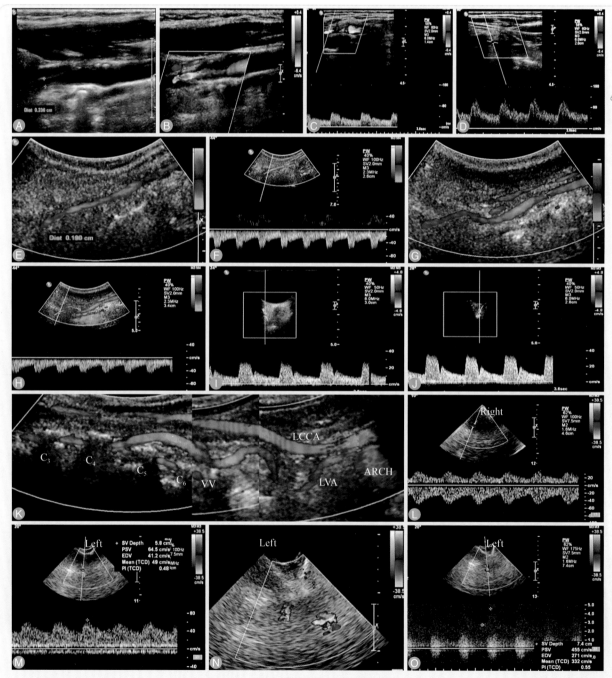

图6-42　颈动脉、脑动脉超声表现（7）

CTA检查显示颅外段颈部动脉未见明显异常，左侧椎动脉起源于主动脉弓（图6-43A、图6-43B）；颅内动脉显示左侧颈内动脉终末段局部重度狭窄，狭窄处斑块钙化影响，明显管径变细特征显示不佳（图6-43C，橙箭头）；右侧大脑中动脉近段重度狭窄（图6-43C，白箭头）。

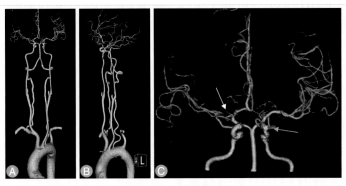

图 6-43　CTA 检查

结论：左侧椎动脉起源异常伴走行变异；左侧颈内动脉局部管径变细（低血流量导致可能），流速相对降低，提示远段狭窄或闭塞可能；左侧颈内动脉终末段局部重度狭窄；右侧大脑中动脉近段重度狭窄。

本例患者颈动脉超声扫查显示左侧颈内动脉管径及流速异常，右侧颈内动脉流速相对降低提示颈内动脉远段可能存在病变，其余颈动脉颅外段动脉无明显异常。

脑动脉扫查，双侧大脑中动脉远段血流动力学异常，提示近段病变的存在，结合双侧眼动脉血流频谱正常，缩小病变范围在颈内动脉终末段或大脑中动脉近段；左侧颈内动脉终末段高流速可以明确狭窄的存在，由于声窗受限，右侧病变只能提示性诊断。

CTA检查，明确右侧大脑中动脉近段狭窄病变存在，但钙化斑块的影响使左侧颈内动脉狭窄特征显示不满意。

通过超声进行脑、颈动脉联合扫查，虽然有时受声窗的影响，部分病变不能完全准确判断，但至少可以判断病变的大致部位及严重程度，给临床进行针对性补充检查提供部分支持信息，结合其他影像学检查，可以更加完整而准确地评估颅内、颅外动脉通畅情况。

4. 扫查注意事项

无论是颅外段还是颅内段动脉血管病变，都可能是缺血性脑卒中患者的病因，只有明确的诊断，才能给临床提供有用的参考信息。如果只检查颈部动脉，或是只检查颅内脑动脉，都会存在扫查盲区，存在遗漏病变的可能。

前、后循环血流的颅外、颅内段为一整体，临床上常常出现颅外段动脉看似正常表现，但颅内动脉可能存在病变；或是颅外段动脉存在病变，但病变远段动脉通畅及侧支情况无法通过颅外动脉血流表现明确；或是颅内、颅外动脉均存在病变等。

如果分开扫查，了解到的都只是所显示的部分动脉情况，不能完整地明确动脉血流动力学变化，也不能够准确定位病变部位等。脑、颈动脉一体联合扫查，可以较为完整地评估前、后循环血流情况，得到的诊断信息更丰富，也更接近真实情况。

颅内动脉狭窄时，注意局部血流色彩变化，在能够清晰显示血流的情况下，适当调高血流标尺，可以更容易发现局部血流变化的区域。需要注意的是，病变可位于不同节段，所以需要尽量显示观察较长动脉节段，才能减少漏诊病变的概率。

动脉闭塞时，动脉主干区域血流显示不连续，急性闭塞，闭塞段无血流显示，侧支血流不明显，可能更好判断闭塞的存在。慢性闭塞，随着侧支血流的出现，有时会有血流表现正常的假象，但血流流速降低及频谱峰时后延的改变，病变节段未见高流速区域，可能提示血管慢性闭塞的存在。当然，闭塞后再通，局部也可以存在流速升高的狭窄表现，此时按狭窄病变诊断也是可以接受的，结合病史及以往检查结果，可以让诊断结果更加准确。

颅外段动脉狭窄、闭塞时，及时地进行侧支血流的评估，可以给临床提供更多的参考信息，有助于选择更好的治疗决策。

对于能够显示动脉血流的患者，TCCS可通过对血流方向的显示，侧支循环的判断并不困难。颈总动脉压迫试验对于前、后交通支开放情况的判断，是一项非常实用的辅助手段，需要熟练掌握，可以明确诊断，以及对侧支循环开放情况进行准确判断。

无论是TCCS还是TCD检查，都会受声窗的限制，如果扫查声窗不佳，显示动脉的能力降低，诊断结果自然不能满足临床的期望。TCD检查对于颅内动脉血流频谱的获取较TCCS更好，但扫查技巧要求较高。结合其他影像学检查手段，可以让诊断更准确。

八、右心声学造影和发泡试验

（一）右心声学造影

1. 概述

右心声学造影（agitated saline contrast echocardiography，ASCE）是在超声心动图检查时，经外周静脉注入声学造影剂，使右心系统增强显影的技术。右心声学造影主要被用于明确或排除心内或肺内右向左分流相关疾病，如房间隔卵圆孔未闭（patent foramen ovale，PFO）、肺动静脉瘘（pulmonary arteriovenous fistula，PAVF）。

右向左分流，是引起反常栓塞的主要发病机制，即空气栓子或源于下肢深静脉的血栓栓子通过右向左分流口进入左心系统，流向颅内动脉，造成脑梗死，引发神经系统症状。

右心声学造影检查可在经食管超声心动图（transesophageal echocardiography，TEE）或经胸超声心动图（transthoracic echocardiography，TTE）下进行，以经食管超声心动图下操作效果更佳。但经食管超声心动图操作设备不易获取和技术要求较高，不易常规实施，而经胸超声心动图更容易在临床上开展，故下面内容主要介绍经胸超声心动图下的操作。

右心声学造影的适应证：①可疑存在左向右或右向左分流的心脏疾病，如房间隔卵圆孔未闭的筛查；②诊断先天性血管畸形，如肺动静脉瘘、永存左上腔静脉等。

右心声学造影的禁忌证：①严重发绀且心内分流量较大；②重度肺动脉高压；③有栓塞病史；④重症肺气肿、呼吸功能不全、重度贫血；⑤酸中毒及严重心、肾功能不全；⑥急性冠状动脉综合征等。

2. 操作方法

在外周静脉血管中注入直径大于红细胞的微气泡混悬液（正常情况下，这些微气泡不能通过肺循环，无法到达左心系统），超声心动图通过观察左心系统内是否出现微气泡（microbubble，MB）显影，判断是否存在右向左分流通道存在。

根据左心内微气泡显影的时间，右心声学造影可用于临床筛查是否存在右向左的心内分流或心外分流。右心房完全显影后3～5个或3～6个心动周期，左心内有微气泡显影认为存在心内分流，如房间隔卵圆孔未闭。超过5个或6个心动周期左心内才有微气泡显影，则考虑其他来源，如肺动静脉瘘等。

3. 操作步骤

（1）术前准备：常规静脉留置针操作盘一个，其内配备物品包括碘伏消毒液、消毒棉签、输液贴、0.9%生理盐水，18G套管针、三通管，10 mL注射器3支，压力计等（图6-44A）。

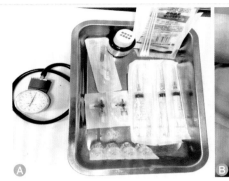
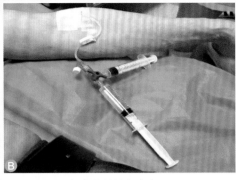

A.右心造影及发泡试验准备物品；B.微泡造影剂制备准备。

图6-44 右心造影及发泡试验物品准备

（2）操作前，确认获得患者及其家属和主管医师同意该操作，向患者详尽解释本次操作的目的和操作过程及配合注意事项，患者和（或）家属必须签署操作知情同意书。了解必要病史，如脑梗死、心脏疾病、过敏史、传染病史等。

（3）操作前常规经胸超声心动图检查心脏，确认最佳显示心腔的切面，并了解心脏结构及判断是否存在异常通道（图6-45），如房间隔卵圆孔未闭、房间隔缺损、室间隔缺损、永存左上腔静脉等。

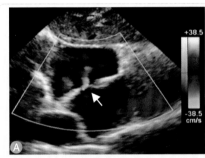
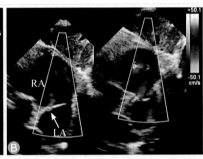
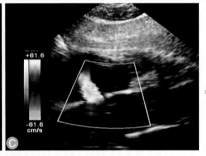

A.卵圆孔处可见左向右分流血流信号（箭头）；B.卵圆孔未闭患者，伴肺动脉高压、右心功能降低，卵圆孔处可见双向分流（箭头）；C.房间隔缺损，房间隔处可见左向右分流血流信号。

图6-45 房间隔卵圆孔未闭和房间隔缺损

（4）激发试验：一般情况下，右心房压较左心房压低3~5 mmHg（1 mmHg = 0.133 kPa），房间隔卵圆孔未闭患者在静息状态下只能观察到左向右分流，几乎不能观察到右向左分流。因此，为了更好地观察右向左分流，需要辅助激发试验增大右心房压，使右心房压高于左心房压，以提高显示右向左分流的概率。

常用的激发试验：Valsalva动作（最常用）；咳嗽；腹部加压；下腔静脉加压等。

患者Valsalva动作训练：向患者讲解如何进行Valsalva动作，并在操作时配合做Valsalva动作或者嘱患者进行气压计吹气训练（为了更好地完成深呼气，采用吹气压计完成，稳定性会更好；其过程是采用一段软管一端连接压力计，另一端连接去针头去芯的空注射器，让被检查者口含空注射器进行吹气，使压力计数值大于40 mmHg为佳）。

（5）右心声学造影剂的制备：临床常用的右心声学造影剂是无菌生理盐水微泡液。

制备方法：取10 mL注射器2支，一支抽吸生理盐水9 mL，连接三通管后，再抽吸患者自己的血液1 mL（共10 mL液体）；另一只注射器抽吸1 mL空气，连接于三通管。将生理盐水、血液混合液与空气在2支注射器间来回推注不少于20次（图6-44B），使盐水、血液及空气充分混合至完全浑浊，呈不透明状态，无肉眼可见的气泡，即制备好"微泡造影剂"。

（6）进行操作：患者取平卧位，常规肘关节处静脉穿刺留置套管针（确认套管针位于静脉管腔内，必要时在超声引导下进行静脉穿刺，以提高成功率），连接三通管并关闭阀门。制备右心声学造影剂；确认最佳四腔心切面后，弹丸式快速推注微泡造影剂（推注前，一定回抽血液，判断套管针在静脉血管内），推注后，可同时挤压患者推注侧上肢上臂，有助于造影剂快速回流入心。推注造影剂后，开始存储动态图像，观察造影剂从右心房、右心室显影过程，左心系统内是否有造影剂回声出现，出现的时间及造影剂的多少。

平静呼吸下，确认左心内出现微泡造影剂，则可不需要加做Valsalva动作下的操作，如果平静呼吸下未能明确右向左分流的存在，则加做Valsalva动作下的操作。必要时，可重复操作3~5次，每次间隔5~10分钟，一般不超过5次。

如果平静呼吸下和Valsalva动作下经胸超声心动图检查均未能明确右向左分流，可初步判断无明显右向左分流。必要时，需要经食管超声心动图检查，确认是否存在卵圆孔未闭，并在经食管超声心动图下进行右心声学造影操作，经食管超声心动图结合右心声学造影及充分的激发试验是诊断心内分流的金标准成像方式。

4. 结果判断

阴性结果为无右向左分流；阳性结果为有右向左分流。

5. 大致分级判断

通过动态图像确认左心内造影剂最多时，单帧静态图像上左心腔内出现的微泡数量将右向左分流分级（图6-46）。

0级：左心腔内没有微泡，无右向左分流。

Ⅰ级：少量右向左分流，左心腔内微泡1~10个。

Ⅱ级：中等量右向左分流，左心腔内微泡10~30个。

Ⅲ级：大量右向左分流，左心腔内微泡 >30个。

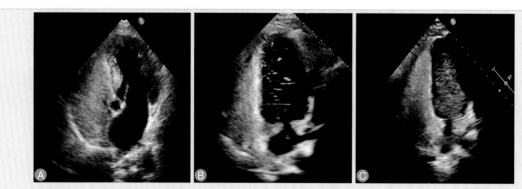

A.右心造影阴性，左心内未见明显微气泡显示；B.左心内中等量微气泡显示；C.左心内大量微气泡呈团状显示。

图6-46　经胸超声监测左心内微气泡显示

（二）发泡试验

发泡试验的目的和右心造影相似，主要通过监测颅内动脉是否出现微栓子信号判断是否存在右向左分流。可通过TCD或TCCS检查完成。操作步骤与右心造影基本相同，不同的是右心造影，超声观察的是心腔内有无右向左分流，而发泡试验，超声观察的是颅内动脉血管有无微栓子信号显示。

发泡试验监测右向左分流的病变范围较单纯右心声学造影要广，如纵隔部位的动静脉瘘，也可出现发泡试验阳性表现（即使概率较小，但理论是成立的）。

操作前确认监测动脉血管部位：扫查确认颞窗条件情况，多以监测大脑中动脉或大脑后动脉血流为主，如颞窗不佳，可选取枕窗监测椎、基底动脉。如果都不能很好地显示颅内动脉，也可以通过监测颈内动脉、椎动脉颅外段、眼动脉等进行大致判断（不推荐，但是必要时也可尝试）。

1.结果判断

阴性结果为无微栓子信号；阳性结果为有微栓子信号。

阳性标准：平静呼吸时和 Valsalva 动作后，10 秒内TCD或TCCS频谱上出现单向微栓子高信号为阳性诊断标准（图6-47）。

2.根据微栓子信号数量进行分级

动态图像显示微栓子信号最多时，单帧静态图像上的微栓子信号数量。

0级（无RLS）：无微栓子信号。

Ⅰ级（少量）：单侧 1~10 个。

Ⅱ级（中量）：单侧＞10个、非帘状。

Ⅲ级（大量）：微栓子信号呈雨帘状。

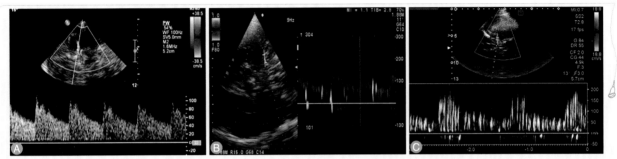

A.发泡试验阴性，未见微栓子信号；B.少量微栓子信号，小于10个；C.大量微栓子信号呈雨帘状。

图6-47 超声监测颅内动脉微栓子信号显示

3.扫查注意事项

（1）无论是右心声学造影，还是发泡试验，检测右向左分流的目的是确认心内或心外是否存在异常通道，主要在房间隔卵圆孔未闭的筛查诊断中应用较多。如果已经明确房间隔卵圆孔未闭的诊断，那么此时检查的主要目的是确认有无右向左分流及分流量的大小。

（2）通过微泡数量及微栓子信号多少进行的分流量分级只是大致判断，并非绝对准确定量，尤其是经胸超声心动图完成的检查，仪器性能、图像质量、分流口的大小、左右心房之间压力梯度大小、患者做激发试验的质量和稳定性等都可能导致结果的不稳定。因此，会存在假阴性的结果，尤其高度怀疑存在房间隔卵圆孔未闭的患者，即使右心声学造影和发泡试验阴性，还是有必要对心脏进行进一步检查，确认有无房间隔卵圆孔未闭的存在，经食管超声心动图检查仍然是诊断房间隔卵圆孔未闭的"金标准"。

（3）做激发试验时，建议吹气压计，维持压力在40 mmHg以上，坚持10秒以上，稳定性更佳，可使检查结果更具有客观性和准确性（图6-48、图6-49）。

（4）推注微泡造影剂时，一定要确认穿刺针位于静脉血管内再推注，以免因穿刺针脱出血管外导致操作失败或引起局部并发症。虽然微泡造影剂推注至组织间隙，是否会出现严重并发症尚不清楚，但是细节还是应该注意。

（5）对于操作一侧的上肢浅静脉及近心端大静脉的通畅性评估，有时也是有必要的。如果穿刺的浅静脉近心端通畅性不佳，可能会导致推注的微泡流至心脏的时间延长或流量减小导致微泡造影剂充填心腔不佳而影响结果的准确性。

（6）如果右心声学造影和发泡试验结果阳性，而经胸超声心动图未发现明显心内异常通道，可再次复查经胸超声心动图，嘱患者深吸气等激发试验，并适当调低血流标尺，对部分房间隔卵圆孔未闭的检出有帮助（图6-48）。如果经胸超声心动图始终未能发现心内异常通道，为了明确诊断，经食管超声心动图补充检查是很有必要的（图6-50A）。

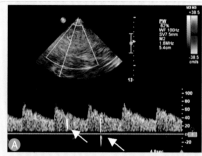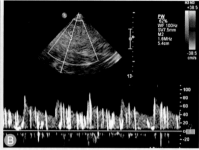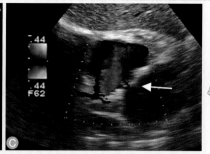

A.静息状态下，发泡试验阳性，微栓子信号较少，检测到2个微栓子信号显示（箭头）；B.valsalva动作吹气压计时，微栓子信号明显增多呈雨帘状表现；C.再次经胸超声心动图检查，配合深吸气，检测到房间隔卵圆孔未闭存在（箭头）。

图6-48　首次经胸超声心动图检查，心内未发现异常分流通道

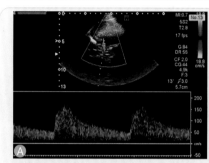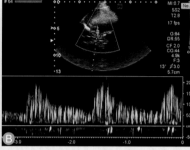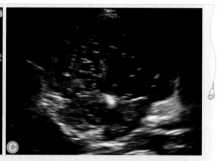

A.静息状态下，发泡试验阴性；B.valsalva动作吹气压计，发泡试验阳性，检测到大量微栓子信号；C.右心声学造影阳性。

图6-49　激发试验

（7）部分检查科室是不具有经胸超声心动图或经食管超声心动图检查的，那么在进行发泡试验时，平静呼吸下的首次操作，是需要的。因为在某些患者，可能操作前没有进行心脏检查，部分可能伴有较大的房间隔或室间隔缺损，激发试验会出现大量的右向左分流微泡，可能会增加并发症的风险。虽然在微泡造影剂注射时或注射后即刻，脑缺血事件发生率为 0 ~ 0.15%，并且观察房间隔卵圆孔未闭检测的小规模研究表明无并发症发生的证据，但从安全性角度考虑，还是值得注意的。

（8）右心声学造影也可能存在假阳性结果，尤其对于经验欠缺、仪器性能欠佳时，左心室内部分腱索运动，会误认为微泡声像（图6-50B）。另外，在做激发试验或心内局部血流速度变化较大时，局部血流加速或减速，可能会导致溶于血液中的气体释放或红细胞堆积、叠连等，使左心腔内出现气体点状强回声或血流自发显影而误认为微泡声像的"假显影"效应，其在静息状态、咳嗽动作及 Valsalva 动作后，发生率分别是 17%、23%、47%。因此，对于怀疑存在假阳性的情况，加做一次发泡试验可能更好。

总之，经胸超声心动图模式下进行右心造影和发泡试验是相对比较安全的，开展该检查项目也是相对比较容易的，其临床价值是肯定的。

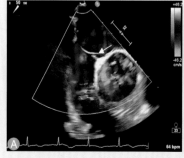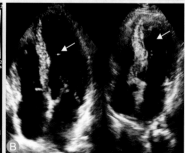

A.患者经胸常规超声检查和右心造影及发泡试验均未发现房间隔水平存在异常通道，经食管超声检查，明确房间隔未闭（箭头）诊断；B.左心室内二尖瓣前叶腱索冗长，局部回声增强（箭头），伴随瓣膜开放、关闭而摆动，有时会误认为少量微泡信号。

图6-50　经食管超声检查和微泡伪像

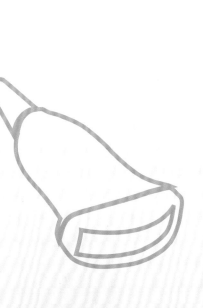

第七章

上肢动脉超声扫查

一、上肢动脉解剖

上肢动脉主干动脉包括锁骨下动脉、腋动脉、肱动脉、尺动脉、桡动脉。桡动脉走行于前臂的外侧至腕部并与掌深弓连接，尺动脉走行于前臂的内侧至腕部与掌浅弓相连。掌深弓和掌浅弓的凸缘向远侧发出分支，部分相连，最终延续为第一至第五指固有动脉，分别走行于手指的相对缘，指固有动脉为两条，分别位于指屈肌腱两侧（图7-1）。

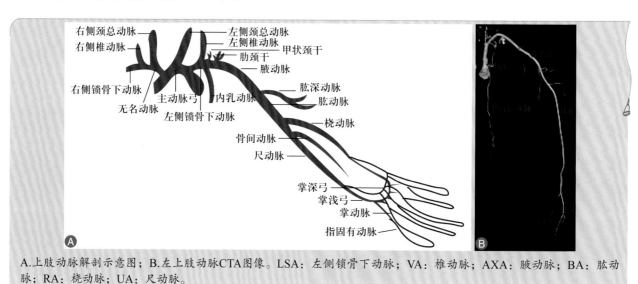

A.上肢动脉解剖示意图；B.左上肢动脉CTA图像。LSA：左侧锁骨下动脉；VA：椎动脉；AXA：腋动脉；BA：肱动脉；RA：桡动脉；UA：尺动脉。

图 7-1　上肢动脉解剖与 CTA 对照图

二、上肢动脉超声扫查及正常超声表现

1.患者准备

上肢动脉检查过程中，患者应脱去衣袖，充分暴露上肢，这样有利于从锁骨下动脉起始段一直扫查至尺、桡动脉远段，不易遗漏扫查部位。

如果患者行动不便，脱衣袖困难，可以卷起衣袖，采取节段性扫查方法（并不推荐，但对于部分特殊患者，如行动不便、昏迷者等，可以采用），但需要注意卷起的衣袖太紧，可能会压迫动脉而有远段动脉血流频谱异常表现。扫查时需要及时发现，待衣袖松解后再对比观察（图7-2），可以排除假性异常情况。

节段性扫查，利用血流动力学的改变，对近段严重病变可能并不会漏诊，但对于轻中度病变，可能没有明显血流动力学改变而无法察觉。

扫查时，被检查者上肢自然放于检查床上，掌侧向上，完全放松状态下进行扫查。因为部分被检查者会过分紧张或是动作僵硬，并将上肢紧贴于躯干，这样会导致局部动脉受紧张的肌肉压迫，引起血流动力学改变，如果不注意，可能会掉入"陷阱"，误认为存在病变。

如果在检查过程中，明显觉得患者比较紧张，体位僵硬，扫查发现异常血流频谱，那么应当嘱患者放松后再次扫查（图7-3）。

检查时避免上肢抬高，这样上肢动脉远段血流会出现舒张期完全反向频谱，影响观察。

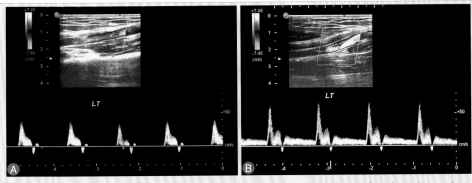

A.上肢动脉扫查时，卷起的衣袖太紧压迫动脉血管，远段血流流速降低，频谱舒张中晚期无明显血流显示；B.脱去衣袖后，再次采集频谱显示流速及频谱形态恢复。

图7-2　上肢衣袖过紧对扫查结果的影响

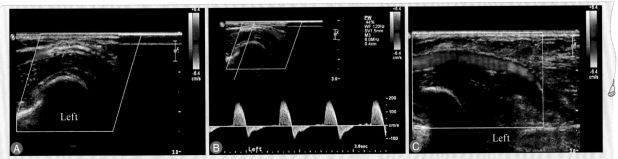

A.上肢动脉扫查过程中，患者过于紧张，上肢僵硬、紧贴躯干，导致肱动脉下段局部受压狭窄，受压处血流呈花色改变；B.受压处血流流速明显增快，PSV接近200 cm/s；C.嘱患者放松后，受压处解除，血流恢复正常。

图7-3　超声扫查过程中，患者过度紧张和体位僵硬对动脉血管的影响

2.上肢动脉扫查方法

患者一般取平卧位，充分暴露扫查部位，如果怀疑胸廓出口综合征，可坐位扫查，便于上肢体位摆放。扫查过程中，仪器调节适当，先横切后纵切。

二维灰阶超声显示动脉并观察管腔结构，明确管壁有无明显的斑块及管腔内有无血栓形成，观察动脉管腔是否正常（也可在彩色血流模式下进行观察，其对一些低回声的血栓显示有帮助）。

CDU显示管腔内血流信息，包括血流方向、血流色彩情况。在动脉变异时，也可以用彩色血流显示加以观察，血管局部伴有扭曲时，通过观察彩色血流走行方向，可明确血管扭曲形态改变。

频谱多普勒超声获取血流频谱，定量分析血流信息。当测量血流速度时，角度校正在60°以内。当分析频谱时，要测量血流速度，并观察频谱形态的改变，如果频谱形态改变明显，那么提示近段或远段可能存在病变。无论是观察频谱形态，还是测量血流速度，最好都以双侧相近部位对比观察，更容易发现异常。

上肢动脉扫查时，从锁骨下动脉开始一直向远段连续扫查至尺桡动脉及指间动脉。对于节段性扫查，首先在上臂下段（肘关节上方）前内侧横切面显示肱动脉之后，再转为长轴，进行肱动脉二维、彩色血流显示观察及血流频谱的采集（图7-4）。如果血流色彩明亮，血流频谱形态正常，则提示扫查的近段动脉无明显的狭窄及闭塞病变。之后向肱动脉近段连续扫查，显示肱动脉、腋动脉及锁骨下动脉（图7-5）。如果腋肱动脉段未发现明显血流动力学异常，可基本判断近段动脉无程度较重病变。

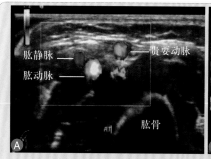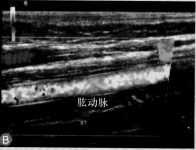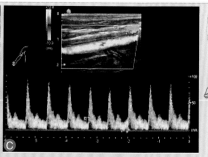

A.肘关节稍上方偏前内侧横切面显示肱动静脉及贵要静脉；B.确认动脉后，纵切面显示动脉，正常动脉血流充盈好，血流色彩亮度适中；C.血流频谱正常（此处频谱为正常10岁儿童肱动脉）。采集频谱双侧对比，主要观察流速、频谱形态（收缩期加速时间，频谱有无明显峰时后延）有无明显异常。

图7-4　肱动脉超声扫查

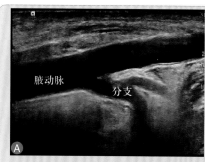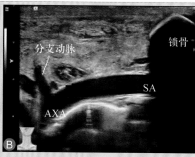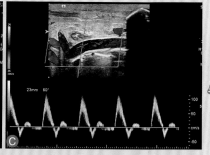

A.扫查完肱动脉，进一步向近段追查显示腋动脉；B.于锁骨处显示锁骨下动脉及腋动脉；C.采集血流频谱获取血流动力学信息（此处频谱为正常35岁被检查者右侧上肢动脉）。SA：锁骨下动脉；AXA：腋动脉。

图7-5　腋动脉、锁骨下动脉超声扫查

　　腋、肱动脉扫查完后，探头先横切，向前臂远段连续扫查，分别显示尺、桡动脉后探头纵切。观察尺、桡动脉的管腔是否正常，血流充盈是否完整，血流色彩有无明显改变，采集血流频谱观察频谱形态是否正常，流速是否正常。

　　或者从尺、桡动脉的远段逐渐向近段扫查，由于尺、桡动脉远段位置表浅，更容易寻找和显示。腕关节处先横切后纵切进行扫查，可以显示尺、桡动脉，然后逐渐向近段扫查显示上肢动脉（图7-6）。

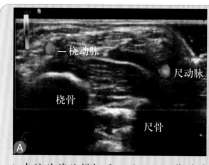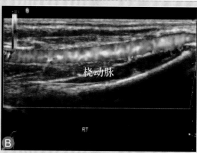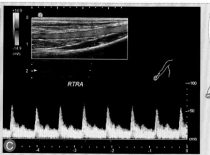

A.在腕关节处横切面，显示尺、桡动脉；B.确认目标血管后，纵切面分别显示尺、桡动脉；C.采集血流频谱观察流速及频谱形态是否正常，正常血流频谱收缩期加速时间无明显延长，收缩期波形上升支较陡直（此处频谱为正常10岁儿童桡动脉）。

图7-6　尺、桡动脉超声扫查

　　腋、肱、尺、桡动脉扫查完后，在锁骨上、下部位扫查显示双侧锁骨下动脉远段（图7-5B、图7-7），观察管腔内血流充盈情况，采集血流频谱获取血流动力学信息。如果存在明显血流动力学异常，进一步扫查显示锁骨下动脉起始段及无名动脉。完整扫查上肢动脉，才能明确病变的部位及病变的有无。

胸廓出口综合征的扫查，在锁骨下切面进行（图7-7A），在特定体位下，使用低频探头更容易显示血流情况。锁骨下动脉近段具体扫查方法见颈部动脉扫查章节。

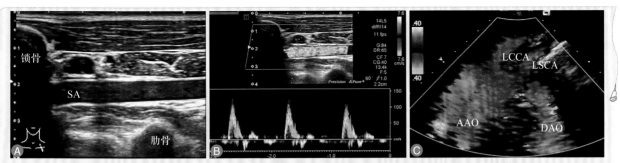

A.锁骨下动脉远段、腋动脉近段扫查，先于锁骨下，探头紧贴锁骨，适当调整探头，可显示锁骨下动脉远段；B.采集频谱观察是否存在异常，正常血流频谱多为三相波；C.如果存在明显血流频谱异常，则进一步扫查显示锁骨下动脉起始段。

图 7-7　锁骨下动脉超声扫查

手指动脉扫查时，于腕关节桡侧找到桡动脉远段，横切顺着动脉走行逐渐追查至远段，纵切面于拇指与示指间扫查，可显示桡动脉分为拇指主要动脉及掌弓分支（图7-8A），顺血管走行逐渐追查至远段。

在腕关节尺侧找到尺动脉后，横切、纵切顺血管走行逐渐追查至远段。在手掌掌骨段或手指近节指骨段（手指并拢）掌侧横切，可显示位于指屈肌腱两侧的指动脉（图7-8B），横切、纵切顺血管走行扫查至动脉远段，对比双侧血流动力学的改变，以弥补手腕、掌部动脉显示不佳的情况。手指部位的动脉扫查，横切时手指并拢，多涂耦合剂，效果更佳。

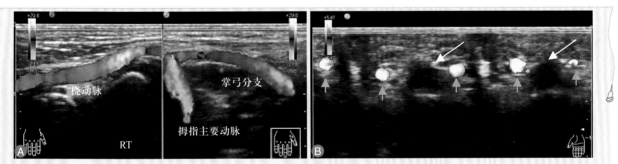

A.手背桡侧桡动脉及分支动脉显示；B.于掌指关节附近掌侧横切扫查显示指动脉（橙箭头）位于指屈肌腱（白箭头）两侧。

图 7-8　桡、指动脉超声扫查

3.上肢动脉正常超声表现

动脉管腔无明显的局部增宽或变细表现，管腔内透声佳，管壁内中膜无明显增厚及斑块；管腔内血流充盈好，血流色彩明亮适中，无明显的血流束变细。血流色彩可表现为单一颜色或是红蓝双色间歇显示改变。

典型的上肢动脉血流频谱为三相波（图7-9A），上升支陡直，频谱收缩期为较尖波峰，频谱频带较窄，频窗清晰可见，舒张早期可见短暂的反向血流，舒张中晚期血流为正向血流。部分可表现为单相波（图7-4C）、两相波（图7-9B）、四相波（图7-9C）。两相波主要表现为收缩期正向波，舒张期为完全反向波。三相波主要表现为收缩期正向血流，舒张早期短暂反向波，舒张中晚期正向血流，或舒张早期短暂正向血流，舒张晚期无明显血流波显示[这种情况，无论是三相波还是两相波，部分情况可能为流速标尺调节不当，较高的流速标尺下，相对较低的舒张期流速不能清晰显示所致（图7-9D），注意实际扫查中对频谱显示的适当调节。

在尺、桡动脉远段，如果没有刻意将取样容积减小，可能会因为血管较细，使取样容积相对过大而出现频窗不明显，但频谱收缩期加速时间及波峰变化不大。双侧对比，可较为容易发现频谱形态的差异，从而避免漏诊。正常人群多数情况是双侧上肢动脉血管内的血流充盈、血流的色彩亮度相近，血流流速及频谱形态相近。

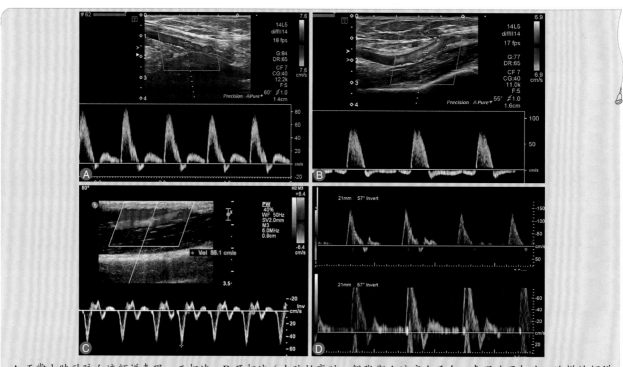

A.正常上肢动脉血流频谱表现：三相波；B.两相波（上肢抬高时，舒张期血流完全反向，表现为两相波，这样的频谱也见于本身存在远段循环阻力增大的部分患者）；C.四相波（相较三相波，出现舒张晚期的反向波，可能为舒张末期，动脉收缩后回弹扩张，血流短暂回流形成）；D.流速标尺过大，部分频谱波形显示较小时，上肢动脉显示为三相波，舒张晚期血流波形未显示，降低流速标尺，频谱放大后，显示舒张晚期血流波形存在。

图7-9　正常上肢动脉血流频谱表现

4. 血流色彩及血流频谱改变的意义

实际扫查过程中，如果发现上肢动脉明显的血流色彩呈单色暗淡血流，血流频谱出现明显小慢波时，则提示近段管腔存在病变的可能性很大，应该进一步向近段扫查寻找病变部位；如果血流频谱出现流速相对降低，收缩期加速时间正常，阻力指数明显升高，则提示远段管腔可能存在明显的病变，需要重点向远段扫查；如果扫查处的近段、远段都没有发现明显的病变存在，则需要排除患者是否存在过于紧张或体位限制或肢体水肿等情况导致的血流频谱改变。

一般上肢动脉病变主要集中在锁骨下动脉起始段，腋动脉以下段病变相对较少。大动脉炎可能会累及腋、肱动脉；血栓闭塞性脉管炎常累及上肢以尺、桡动脉为主的小动脉；雷诺现象及肢端动脉痉挛症常累及肢体远段小动脉；动脉血栓及栓塞可累及不同节段动脉。不同的病变累及的部位可能存在差异，但对于临床诊断不明确的患者，需要详细扫查上肢动脉全程，才能清楚了解整个上肢动脉情况，如果仅以部分节段代替整条血管，则可能会遗漏没有引起明显血流动力学改变的病变。

5. 胸廓内动脉（内乳动脉）超声扫查

胸廓内动脉是锁骨下动脉近段的分支，在椎动脉起点的相对侧发出，向下进入胸腔，沿胸骨旁边肋软骨后面下行。血流分布于前胸壁、心包、膈和乳房等，终末支延续为腹壁上动脉，供血部分上腹部组织。

　　胸廓内动脉可以和肋间动脉、腹壁下动脉之间形成吻合，是主动脉弓上、弓下血管之间的一条潜在侧支。临床上主要作为冠状动脉搭桥术的供血动脉，通常于术前、术后进行评估。

　　超声扫查技巧：高频探头于胸骨旁肋间隙横切，可见胸廓内动静脉位于胸骨旁胸壁，紧贴壁层胸膜（图7-10），纵切面可显示其长轴，通过血流显示及采集频谱，可判断近段管腔是否正常。胸壁组织较厚者，可使用低频探头扫查。

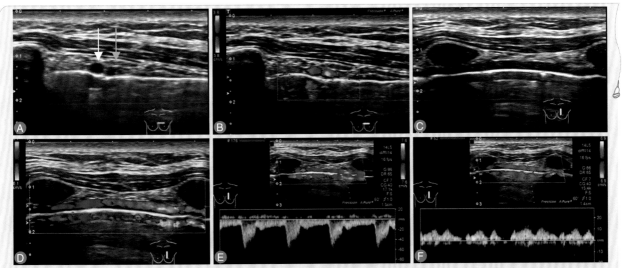

A.胸骨旁横切面显示胸廓内动静脉，静脉靠内侧（白箭头），动脉靠外侧（橙箭头）；B.管腔内血流充盈较好；C、D.纵切面显示胸廓内动静脉位于肋骨后，紧贴壁层胸膜；E、F.正常胸廓内动静脉血流频谱表现。

图7-10　胸廓内动脉超声扫查

三、上肢动脉变异

　　锁骨下动脉近段的变异参阅颈动脉变异章节。此处主要讨论腋动脉以远段变异。

1.尺、桡动脉高位分叉变异（解剖肱动脉缺如）

　　正常情况下，肱动脉在肘关节附近分为尺、桡动脉。高位分叉变异时，尺、桡动脉多从腋动脉分出，解剖肱动脉缺如（图7-11）。部分分叉处位于肱动脉上段，肱动脉较短。

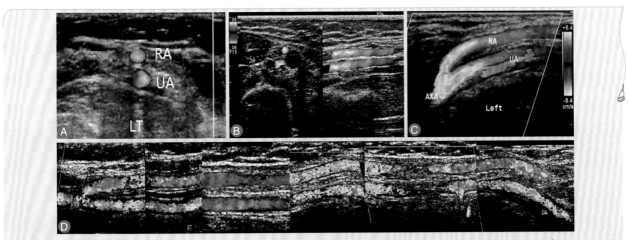

A、B.尺、桡动脉高位分叉变异：上臂中段横切、纵切面动脉管腔结构呈两条显示；C.继续向上扫查至腋窝可见尺、桡动脉汇合于腋动脉；D.拼图显示高位分叉的尺、桡动脉。RA：桡动脉；UA：尺动脉；AXA：腋动脉。

图7-11　尺、桡动脉高位分叉变异超声表现

　　临床上尺、桡动脉高位分叉变异较少见，可伴有桡动脉管径较尺动脉稍细，部分病例在肘关节处可见交通动脉连接尺、桡动脉（图7-12）。

　　尺、桡动脉高位分叉变异，管腔通畅时，血流动力学无明显异常，无明显临床症状表现。测量上肢血压时，需要引起注意，在正常一侧上肢测量血压可能更准确。

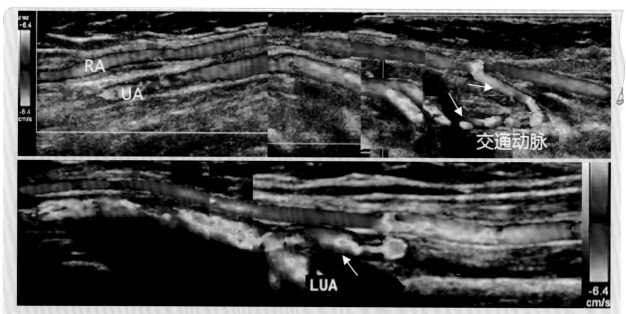

RA：桡动脉；UA：尺动脉。

图7-12　拼图显示高位分叉变异的尺、桡动脉在肘关节附近可见交通动脉连接，血流从较粗的尺动脉流向较细的桡动脉（箭头）

2. 肱动脉双干变异（肱动脉开窗变异）

　　尺、桡动脉高位分叉变异是尺、桡动脉分叉位置较高，腋动脉发出尺、桡动脉后分别延续至远段。而临床上偶尔可见肱动脉部分节段呈两支，延续一段距离后，再次汇合。汇合后段动脉解剖与正常解剖相同，相当于肱动脉局部节段开窗表现（图7-13）。正常情况下对患者健康并无任何影响。

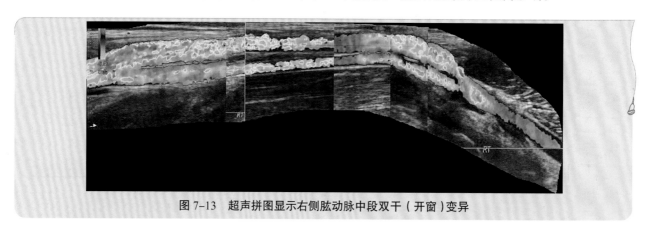

图7-13　超声拼图显示右侧肱动脉中段双干（开窗）变异

3. 桡动脉远段高位分叉变异

　　正常情况下，桡动脉多在腕关节附近分为拇指主要动脉及掌浅支，部分分叉位置可稍高，距离腕关节多大于5 cm（图7-14）。对患者健康无任何影响，但肾衰竭患者欲行动静脉内瘘吻合术时，需要提示给临床医师，以便酌情考虑吻合口向近心端上移，避开分支动脉，避免静脉吻合于较细的分支动脉而影响通路的成熟。

桡动脉虽然在近腕关节部位走行表浅，但一般情况下肉眼不可见，然而，部分桡动脉远段主干或分支动脉走行较表浅，肉眼可见，类似于浅静脉走行（图7-15）。正常情况下，无重要临床意义，对患者健康无任何影响。但在进行浅表静脉穿刺输液或静脉血采集时，如果没有动脉走行表浅变异的意识，可能会误穿损伤走行较表浅的动脉。

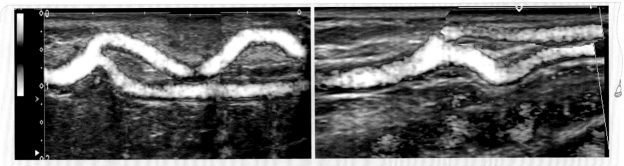

图 7-14　桡动脉分叉位置较高，在腕关节附近可显示较长范围的分支动脉

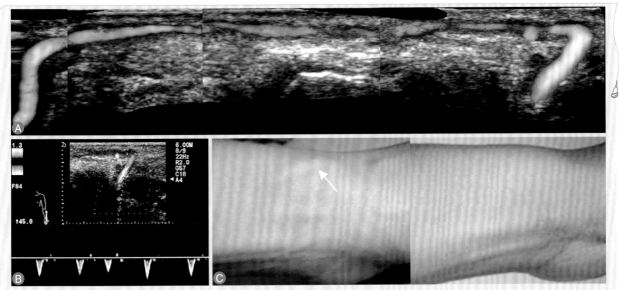

A.超声拼图显示桡动脉远段高位分叉变异，分支动脉走行较为表浅；B.血流频谱尚正常；C.与正常情况（右图）比较，走行表浅的动脉肉眼可见（左图箭头），类似于浅静脉走行，但可触及搏动。

图 7-15　走行表浅的桡动脉

4. 永存正中动脉变异

正中动脉在胚胎发育阶段与前臂正中神经伴行，供应前臂和手部血流，随着桡动脉和尺动脉的发育，正中动脉逐渐萎缩消失。部分人群中，正中动脉一直存在，称为永存正中动脉。永存正中动脉的存在，可能会伴随腕管处正中神经的变异，最常见的变异为正中神经在腕管处分为两股（图7-16A、图7-16B）。

正常情况下，永存正中动脉并无重要临床意义，但如果正中动脉腕管内段局部扩张，甚至形成动脉瘤或形成血栓等（图7-16C～图7-16F），就会成为腕管综合征的一个重要原因。在临床处理伴随永存正中动脉变异的腕管综合征时，需要注意变异动脉对手术操作的影响。

扫查注意事项：上肢动脉变异，无论是高位分叉，还是开窗变异，超声确认并不困难。横切面扫查可见动脉呈两条管腔显示，向近段及远段仔细扫查，可以清楚显示汇合处，从而明确诊断。对于引起明显临床症状的动脉变异，需要明确提示，给临床处理提供依据。

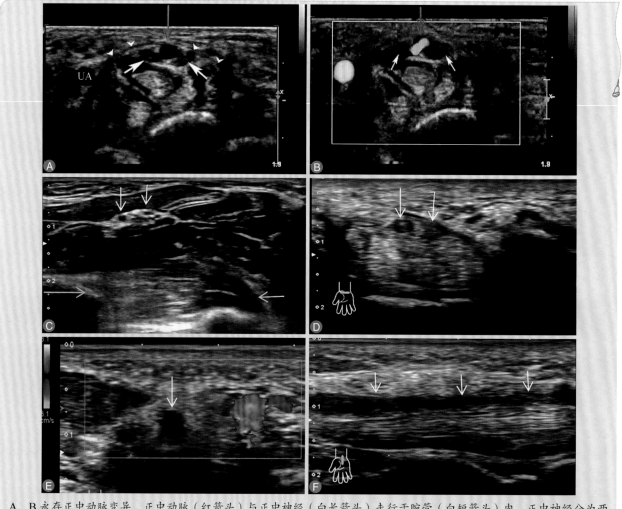

A、B.永存正中动脉变异，正中动脉（红箭头）与正中神经（白长箭头）走行于腕管（白短箭头）内，正中神经分为两股；C.永存正中动脉变异伴腕管内段及掌部血栓形成，致腕管综合征表现：前臂远段旋前方肌（橙箭头）段显示永存正中动脉与正中神经伴行（白短箭头为正中神经，白长箭头为永存正中动脉）；D～F.腕管内段至掌指关节段正中动脉血栓形成，管腔内低回声血栓充填，未见血流信号，致动脉管径增宽（箭头）。

图 7-16　永存正中动脉超声表现

（图A、图B来自微信公众号：华斌的超声世界，经张华斌教授同意后使用。）

四、上肢动脉狭窄、闭塞

1.病因

上肢动脉狭窄的病因以动脉粥样硬化最常见，闭塞原因以血栓形成最常见，大动脉炎、血管栓塞、胸廓出口异常、血栓闭塞性脉管炎、外伤等都可导致动脉狭窄、闭塞。

2.临床表现

轻度、中度狭窄，可无明显临床症状。严重狭窄或闭塞时，远段动脉缺血明显，可有上肢肢体末端麻木、疼痛、发凉等症状。远段细小动脉病变，侧支形成不充分或不明显时，可出现指端溃疡、坏死等。

3.超声表现

（1）管壁、管腔可见斑块或血栓附着致管腔残余内径不同程度变细。

（2）狭窄处血流束变细，狭窄段血流呈明亮花色改变。

（3）狭窄处血流流速不同程度升高，随着狭窄程度的增加，流速升高更加明显。接近闭塞时的狭窄，血流流速升高可不明显；长段、多节段狭窄，流速升高程度可与狭窄程度不符。

（4）重度狭窄时，狭窄近段流速降低，阻力升高，远段流速降低，血流频谱收缩期加速时间延长，收缩期峰时后延、波峰圆钝，呈小慢波改变。轻、中度狭窄时，狭窄近段、远段血流动力学改变可不明显。

（5）管腔闭塞时，管腔内可见低、混合回声充填，病程较长者，管腔变细，管腔内无血流显示。

4. 侧支循环表现

轻、中度狭窄时，侧支循环表现不明显；重度狭窄及闭塞时，如果侧支循环途径通畅，远段都有可能形成侧支循环，侧支汇入部位可见血流逆向流入管腔。但是越靠近肢体远端，侧支形成的概率越小，肢体缺血表现越明显。

5. 病例分享（图 7-17 ~ 图 7-22）

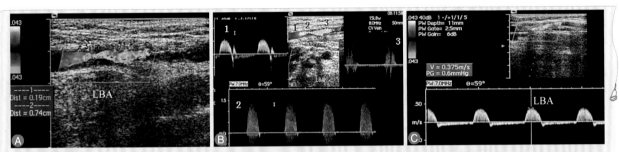

A.狭窄处斑块导致血流束变细，血流呈明亮花色改变；B.狭窄近段流速降低，阻力升高（1），狭窄段流速升高（2），狭窄即后段血流频谱呈毛刺样改变（3）；C.狭窄远段血流流速降低，频谱收缩期峰时后延，频谱呈小慢波改变。

图 7-17　左侧肱动脉重度狭窄（动脉粥样硬化斑块所致）

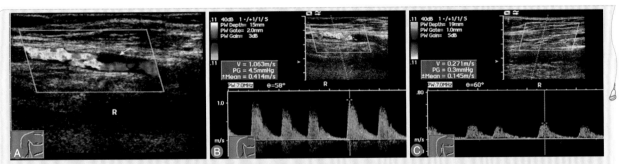

A.狭窄处管壁增厚，血流束变细，血流呈花色改变；B.狭窄段流速升高（狭窄段较长，流速升高并不明显）；C.狭窄远段流速降低，频谱呈小慢波改变。

图 7-18　右侧腋动脉重度狭窄（大动脉炎累及）

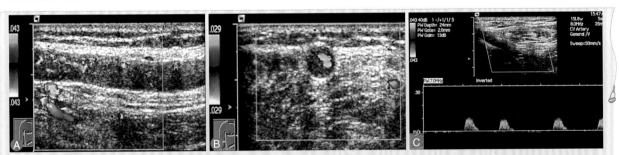

A、B.右侧肱动脉血栓形成后再通致管腔弥漫性狭窄，狭窄段血流束长段变细，走行迂曲；C.远段流速明显降低，频谱呈小慢波改变。

图 7-19　右侧肱动脉狭窄（血栓形成后再通）

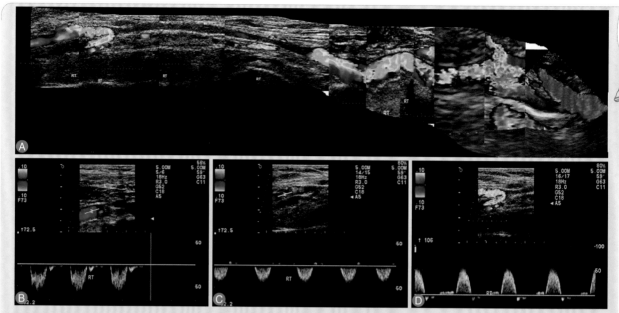

A.闭塞段管径变细，远段侧支形成；B.闭塞近段血流流速降低，舒张期流速明显降低，阻力升高，加速时间尚正常；C.闭塞远段血流流速降低，频谱呈小慢波改变；D.远段侧支血流逆向。

图 7-20　右侧肱动脉节段性慢性闭塞

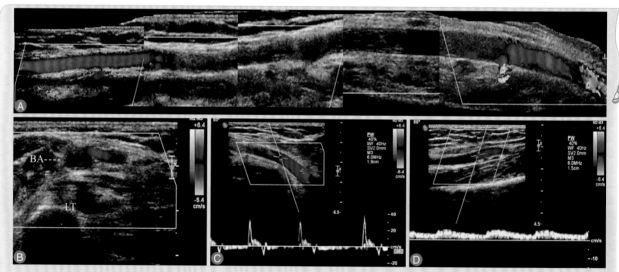

A、B.闭塞近段可见流出血流，闭塞段无血流显示，远段侧支供血；C.闭塞近段流速降低，阻力升高；D.远段血流流速降低，频谱呈小慢波改变。

图 7-21　左侧肱动脉中上段闭塞

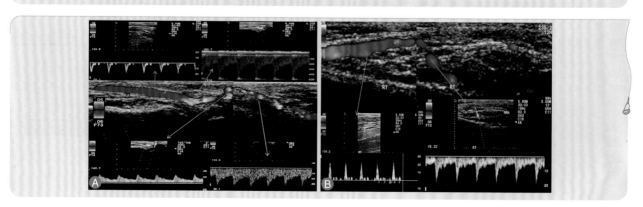

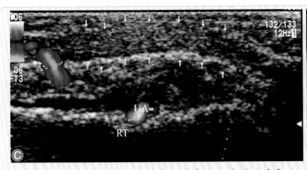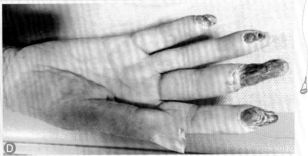

A.狭窄近段流速降低，阻力升高，狭窄段流速明显升高（PSV近500 cm/s），狭窄远段流速降低；B.右侧尺动脉远段闭塞，可见细小分支流出血流，闭塞近段流速降低，阻力明显升高；C.闭塞段未见血流显示（箭头）；D.由于尺、桡动脉远段病变，侧支形成不充足，肢体远端缺血明显，导致手指末端出现缺血坏死。

图 7-22　右侧尺、桡动脉远段重度狭窄、闭塞伴手指末端坏死

6. 扫查注意事项

（1）上肢动脉无论是狭窄还是闭塞，病变近段和远段血流动力学变化是扫查中需要注意的地方，尤其重度狭窄和闭塞，当发现低速高阻血流频谱和明显小慢波，提示扫查处远段或近段动脉存在明显病变，此时，只需要仔细扫查整条上肢动脉，就可以明确病变部位及病变程度。

（2）血流动力学的明显改变，是快速发现病变较实用的方法，尤其病变远段小慢波频谱表现是提示近段动脉存在病变的信号，因此从肢体远段开始扫查，可以更快地判断近段动脉有无严重病变存在。

（3）小慢波血流频谱识别是比较重要的。小慢波改变，主要指血流频谱收缩期加速时间延长，波峰圆钝，流速降低；舒张期血流可有可无，血流波形可正向或反向（图7-23）。

（4）双侧对比，更容易发现异常变化（图7-24），如流速的降低，频谱形态的改变。

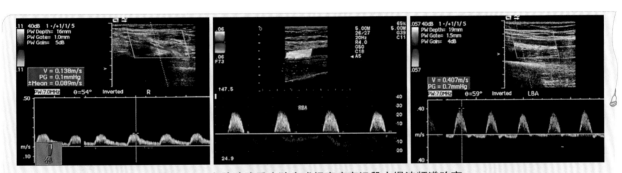

图 7-23　上肢动脉重度狭窄或闭塞病变远段小慢波频谱改变

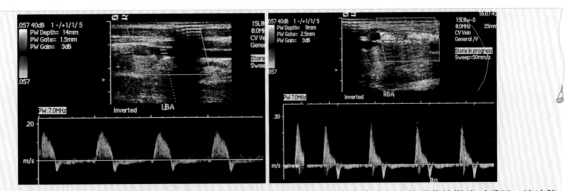

图 7-24　双侧上肢动脉相同部位采集血流频谱对比，可以快速发现左侧上肢肱动脉血流频谱收缩期峰时后延，流速降低表现

五、上肢动脉栓塞

上肢动脉栓塞，是由病变近段栓子脱落后，嵌顿于远段动脉节段，导致管腔部分或完全阻塞的一种血管疾病。

1.病因

栓子可来源于心脏或近段动脉，如房颤、心力衰竭、瓣膜病变术后、动脉瘤等。

2.临床表现

上肢动脉栓塞，常常起病较急，短时间内可导致动脉管腔闭塞而出现肢体缺血症状，尤其动脉栓塞伴有大范围的动脉血栓形成，管腔闭塞，侧支形成不充分，临床症状较明显，可出现特征性5P征，即肢体远端疼痛（pain）、麻木（parasthenia）、苍白（pallor）、无脉（pulseless）、运动障碍（paralysis）。肢体缺血严重者，肢体远端可出现缺血性坏死。如果栓塞范围较局限，管腔未闭塞，或侧支较好，临床症状可不明显。

3.超声表现

动脉管腔内可见低回声完全或部分充填，栓子与管壁贴合不紧密时，有时可见血栓嵌顿于管腔内，随心动周期局部小范围上下摆动。动脉管径一般无明显变化。病变早期，栓子可能只是小范围阻塞动脉，或仅引起动脉狭窄，随着时间延长，栓塞远段因为血流缓慢，可伴发血栓形成导致阻塞范围增加。

彩色多普勒血流显示，栓塞部位血流充盈缺损，部分栓子漂浮于管腔内，横切面可于栓子周围见血流环绕。如果管腔未闭塞，可探及细条状血流信号，色彩暗淡，如果局部明显狭窄，狭窄处血流束变细，血流呈明亮花色改变。完全闭塞者无血流显示，闭塞近段、远段血流暗淡。

管腔完全闭塞时，闭塞段不能采集到血流频谱。闭塞近段可采集到低速高阻血流频谱，靠近闭塞部位更明显。闭塞远段血流频谱多为低速小慢波改变。如果栓塞部位狭窄，则在狭窄处流速相对增高，侧支汇入部位血流流速可因出口效应呈相对增高。

4.病例分享（图7-25 ～图7-29）

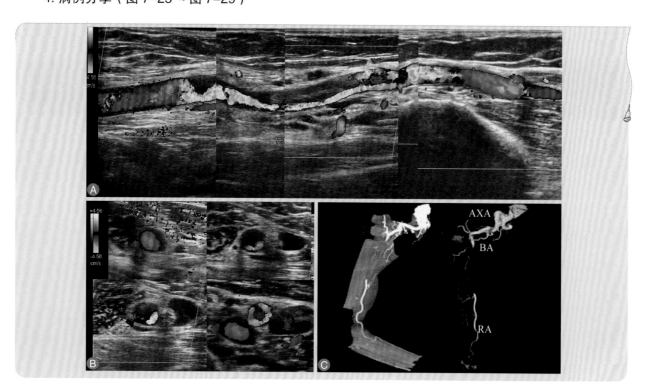

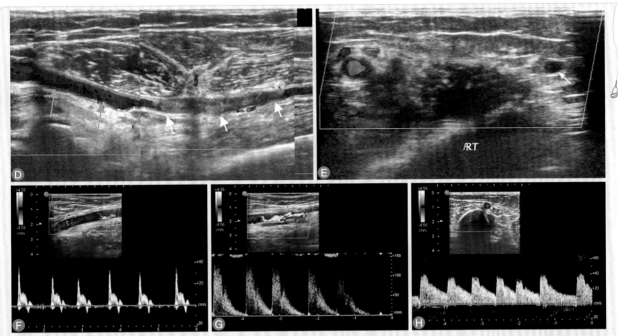

A、B.栓子导致肱动脉长段狭窄，狭窄段血流束变细，部分血流环绕栓子；C.超声检查后第2日，CTA显示肱动脉节段性闭塞伴周围侧支形成；D、E.部分栓子嵌顿于尺动脉，导致尺动脉管腔闭塞（白箭头），闭塞段未见明显血流显示；栓塞近段、远段因为血流缓慢，血流显示不佳，可能会误认为闭塞范围增大，但未栓塞段管腔内透声较好（橙箭头）；F.栓塞近段血流流速降低，阻力升高，频谱为高阻波形；G.狭窄段血流速相对升高。H.狭窄远段局部可见侧支汇入。

图7-25 右上肢动脉栓塞（本例患者有房颤病史）

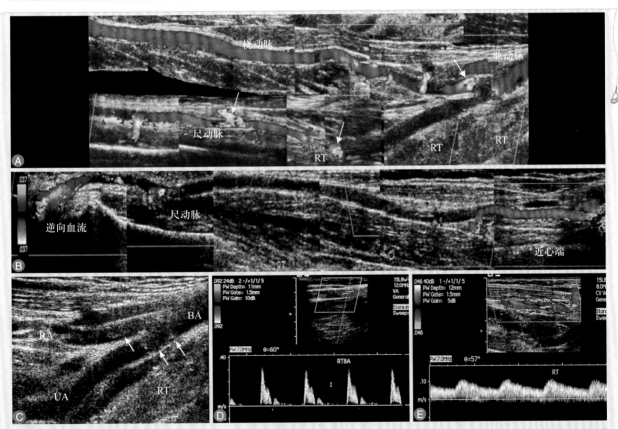

A.拼图显示栓子嵌顿于肱动脉分叉处，导致桡动脉近段狭窄闭塞（白箭头），病变下游可见侧支血流汇入（橙箭头），尺动脉近段及中远段闭塞（红箭头），可见流出血流及侧支流入血流（黄箭头）；B.尺动脉中远段闭塞，远段可见侧支逆向血流；C.二维图像可见部分栓子嵌顿于肱动脉分叉处（箭头），随血流流动而小幅度活动；D.肱动脉近段血流频谱呈低速高阻波形改变；E.桡动脉病变远段血流频谱呈小慢波改变。

图7-26 右上肢动脉栓塞（本例患者为二尖瓣置换术后）

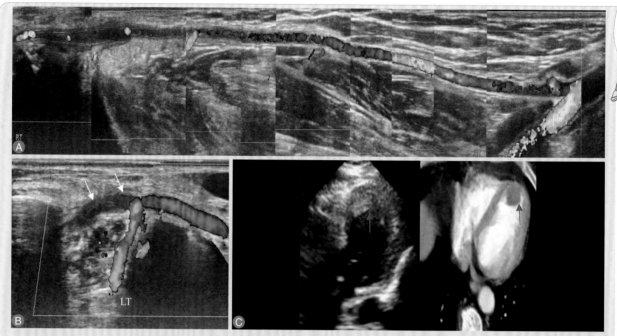

A.右侧桡动脉远段栓塞，管腔闭塞，闭塞段部分管腔稍增宽，近段可见流出血流，远段可见侧支逆向血流；B.左侧拇指主要动脉栓塞，管腔闭塞（箭头）；C.该患者为急性心肌梗死合并左心衰竭患者，经胸超声心动图和增强CT检查显示左心室壁心尖部局部可见附壁血栓附着（箭头）。

图 7-27　双侧上肢动脉栓塞

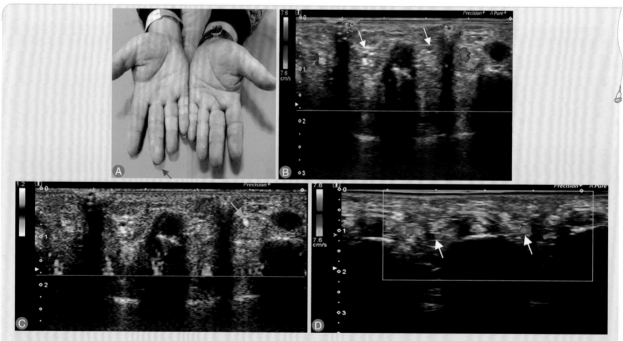

A.男性患者，53岁，房颤病史，无明显原因出现右手中指疼痛，皮温降低，指端发紫（箭头）；B.右手中指掌指关节稍远段横切面显示中指指屈肌腱两侧指动脉未见血流显示（箭头）；C.第二指尺侧（红箭头）、第四指桡侧指动脉（橙箭头）血流可显示；D.健侧中指相同部位扫查中指指动脉血流显示较好（箭头）。

图 7-28　右手手指动脉栓塞

5.扫查注意事项

　　上肢动脉栓塞，腋、肱动脉及远端动脉超声显示较容易，全程追踪扫查，一般比较容易发现异常区域，结合血流动力学改变，可明确管腔是否通畅。在扫查过程中，重要的是仔细、全程扫查，尤其是节段性病变，如果采取节段性扫查，血流动力学改变不明显的病变会有漏诊的可能。

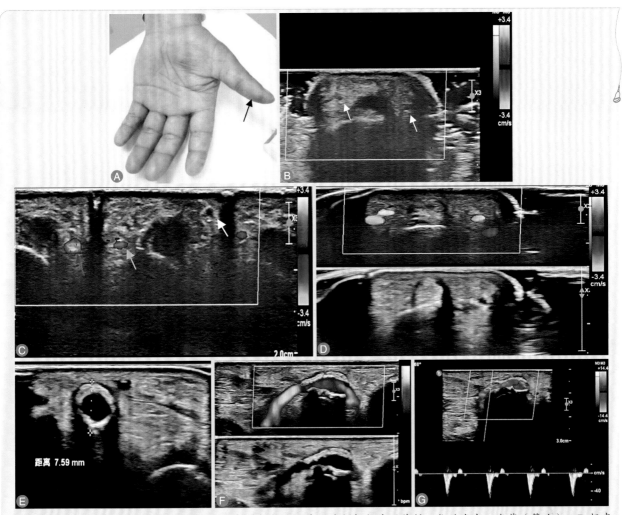

A.男性患者，56岁，左手长时间（约6小时）紧握物体后出现左侧拇指皮温降低，指端发木、变紫（箭头）；B.超声扫查于拇指指腹侧、近节指骨附近横切，可见位于指屈肌腱两侧的指动脉血流未显示（箭头）；C.掌指关节处横切面可见第二指桡侧指动脉血流未显示（白箭头），第二指尺侧指动脉（橙箭头）、中指桡侧指动脉（红箭头）血流显示较好；D.健侧拇指相同部位扫查可显示指屈肌腱两侧指动静脉血流显示较好；E.从远段向近段扫查，可见桡动脉远段（腕关节处）局部内径增宽，较宽处内径为7.59 mm，管壁可见稍强回声附着，近段桡动脉内径为2.3 mm；F.扩张段桡动脉血流充盈尚可；G.远段桡动脉血流充盈尚可，血流频谱基本正常。本例患者考虑为桡动脉远段局部真性动脉瘤合并钙化及附壁血栓形成，部分栓子脱落栓塞手指动脉。

图7-29 左手手指动脉栓塞

栓塞的近段或远段，由于血流缓慢，血流显示不佳，会导致栓塞范围高估，二维扫查时仔细观察管腔情况，非栓塞段内血流可见缓慢移动，可以帮助明确诊断。部分栓塞病变可能位于较远段细小血管，或双侧上肢动脉均可发生栓塞，需要仔细扫查才能够避免漏诊。

栓塞的早期通过观察栓子的小范围活动，可以更加明确栓塞的诊断，如果栓塞时间较长，血管节段性闭塞，可能无法明确血管闭塞的具体原因。结合病史，尤其心脏情况及近段动脉瘤病史，可以帮助明确诊断。

六、上肢动脉血栓闭塞性脉管炎

1.病因

血栓闭塞性脉管炎，也称为Buerger病，本病的病因至今未明，多认为与吸烟、内分泌紊乱、寒冷刺激、外伤、免疫、血液凝固性增高及遗传等因素有关。

本病主要侵犯四肢的中小动脉（上肢主要为尺、桡动脉，部分可侵犯肱、腋动脉）及伴行静脉，呈节段性分布。

病变早期为动脉内膜节段性增厚，病变段与正常动脉节段分界明显，伴管腔内血栓形成；病变晚期，动脉节段性闭塞，受累动静脉周围显著纤维化，闭塞近段、远段大量侧支循环形成。管腔闭塞无明显再通，而侧支循环不充分，尤其是肢体远端小动脉闭塞，常引起肢体远端明显缺血，发生溃疡及坏疽。

2. 临床表现

本病多见于青壮年男性，病程长而反复，临床表现因病变的严重程度不同而有所不同，大体可分为3期。

（1）局部缺血期：血管阻塞较轻，肢体远端缺血不严重，皮肤变白发凉、肢体麻木；远端脉搏减弱，如在寒冷刺激下，动脉进一步痉挛，症状可能会更明显。部分患者可伴有反复出现的游走性静脉炎。

（2）营养障碍期：随着动脉病变的不断加重，肢体远端缺血进一步加重，患肢麻木、发凉、怕冷及静息痛明显，患肢脉搏消失。患者出现皮肤干燥（呈潮红色、紫红色或苍白色）、指甲肥厚、肌肉萎缩等营养障碍等症状，但肢体尚未出现明显的溃疡和坏疽。

（3）坏死期：血管阻塞明显，肢体因严重缺血，疼痛加剧，指端发黑，甚至出现溃疡及坏疽，多出现在肢体远端，多为干性坏疽，如伴有感染，可变为湿性坏疽。不幸的是，因为本病早期可无明显症状，患者通常不会刻意就诊或检查，多数是肢体出现明显症状或是偶然发现。

3. 超声表现及病例分享（图7-30、图7-31）

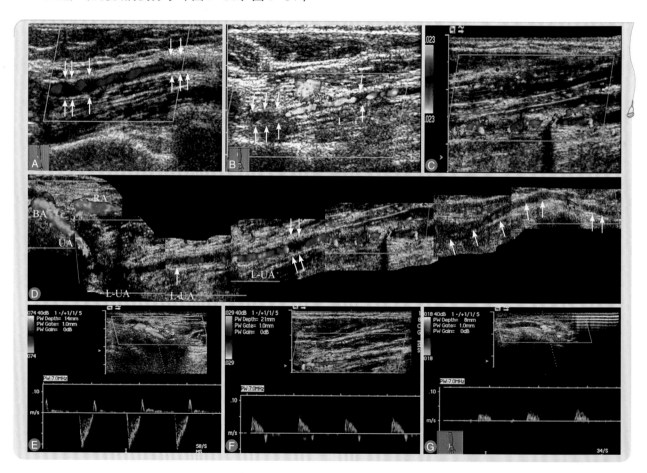

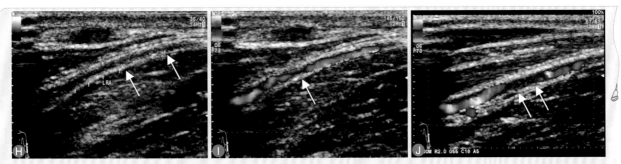

A、B.左侧尺动脉节段性管壁增厚及血栓形成致管腔狭窄、闭塞（箭头）；C.部分节段侧支血流形成；D.拼图显示尺动脉多节段闭塞，部分节段侧支血流形成；E.病变近段肱动脉流速降低，阻力升高，导致舒张期血流反向；F.病变段局部血流流速明显降低，阻力增大；G.远段侧支血流逆向；H.左侧桡动脉节段性管壁增厚，管壁与周围组织分界欠清（箭头）；I、J.动脉节段性狭窄、闭塞（箭头），正常动脉节段血流充盈尚可。

图7-30　35岁男性患者血栓闭塞性脉管炎

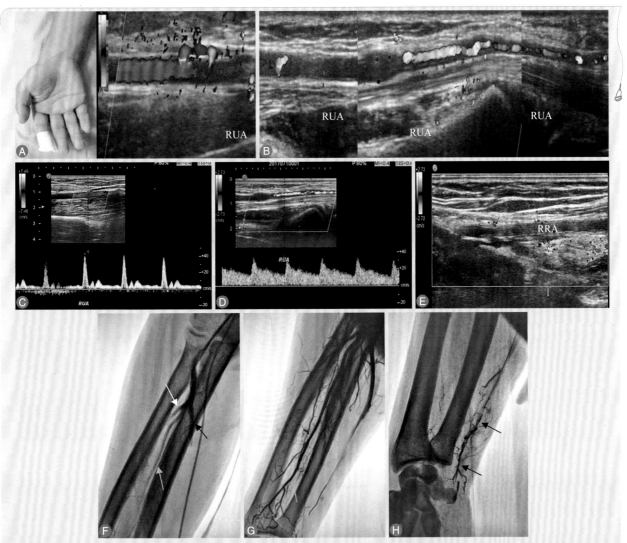

患者发现病变2年余，保守治疗效果不佳。A.右侧第二指末端出现溃疡；B.超声扫查可见尺动脉中远段节段性闭塞及狭窄；C.近段正常节段血流流速降低，阻力升高；D.远段血流流速降低，频谱收缩期加速时间未见明显延长，血流频谱为低阻波形；E.桡动脉节段性闭塞；F.DSA显示左侧尺、桡动脉近段管腔尚可见，中远段显示不佳，管腔闭塞（黑箭头为尺动脉，白箭头为桡动脉，橙色箭头为骨间动脉）；G.骨间动脉显示较好，代偿向肢体远端供血（箭头）；H.尺动脉远段多节段狭窄表现（箭头）。本例病例桡动脉长段闭塞，尺动脉节段性闭塞伴远段节段性狭窄，骨间动脉代偿供血，肢体远端已有缺血表现（手指溃疡）。

图7-31　31岁男性患者血栓闭塞性脉管炎

4.扫查注意事项

上肢动脉血栓闭塞性脉管炎，主要累及尺、桡动脉，早期以节段性病变为主要特点，逐渐累及较长节段，狭窄合并血栓形成，有时与单纯血栓形成及动脉栓塞不易鉴别。

诊断需要结合病变好发年龄及病史，综合超声图像表现进行鉴别诊断，尤其需要注意有经上肢动脉进行介入操作病史的人群，其可能会引起动脉血栓形成的并发症，血栓再通或部分再通者，超声图像与血栓闭塞性脉管炎有部分相似之处。但介入操作后伴发血栓形成者以中老年人群较多见，并且是有介入操作病史的动脉，以桡动脉多见（图7-32、图7-33）。而血栓闭塞性脉管炎多见于年轻人群，病变有渐进性发展的特点。

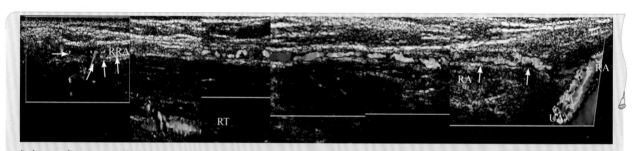

患者，67岁，经右侧桡动脉冠状动脉支架植入术后3个月；右侧桡动脉管径较细，部分管壁低回声附着或充填管腔，致管腔节段性狭窄、闭塞。结合病史考虑桡动脉介入操作后伴发血栓形成。

图7-32　冠状动脉支架植入术后伴发桡动脉血栓形成，部分再通

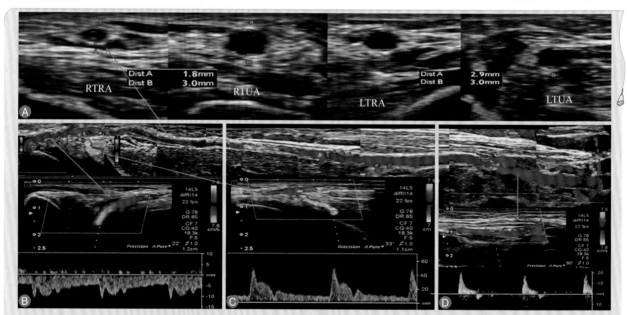

男性患者，59岁，经右侧桡动脉冠状动脉支架植入术后1个月。A.右侧桡动脉节段性管径变细，管腔内充填低回声，管腔闭塞；B、C.远段可见侧支血流汇入，侧支血流流速降低，频谱加速时间尚正常；D.闭塞近段血流流速降低，频谱呈高阻波形改变。结合病史考虑介入术后桡动脉血栓形成。RA：桡动脉；UA：尺动脉。

图7-33　经右侧桡动脉冠状动脉支架植入术后，桡动脉血栓形成

七、胸廓出口综合征现象

胸廓出口综合征（thoracic outlet syndrome，TOS），是指臂丛神经和锁骨下动、静脉在通过胸廓出口窄小间隙（前斜角肌后缘、中斜角肌前缘与第一肋骨构成的斜角肌间隙，第一肋骨与锁骨构成的肋锁间隙，胸小肌肌腱及喙突筋膜与第一肋骨构成的胸小肌间隙，图7-34）时，在特定体位下，由各种解剖异常、组织病变压迫神经、血管所引起的一系列临床综合征。主要累及臂丛神经（约90%），部分累及锁骨下动、静脉（约10%），也可动、静脉同时受累。

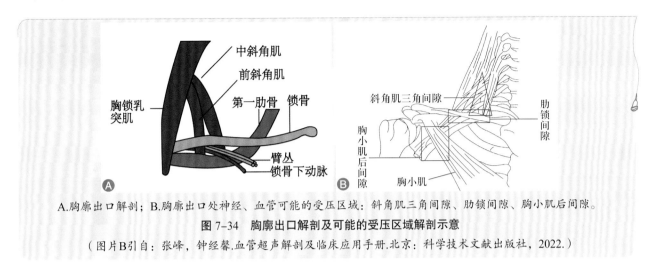

A.胸廓出口解剖；B.胸廓出口处神经、血管可能的受压区域：斜角肌三角间隙、肋锁间隙、胸小肌后间隙。

图7-34　胸廓出口解剖及可能的受压区域解剖示意

（图片B引自：张峰，钟经馨.血管超声解剖及临床应用手册.北京：科学技术文献出版社，2022.）

1. 分型

临床上根据臂丛、锁骨下动脉、静脉是否受压，分为神经型胸廓出口综合征、动脉型胸廓出口综合征、静脉型胸廓出口综合征三类。临床上对于诊断胸廓出口综合征尚无统一的标准。血管是否受压可通过上肢处于特定姿势下观察动静脉血流动力学改变而判断。

2. 临床表现

（1）神经受压，表现为患侧上肢的感觉异常（疼痛、麻木和针刺感），手部无力，神经受损后部分患者可出现上肢及手部肌肉萎缩等。

（2）锁骨下动脉或腋动脉受压，早期只是上肢在特定位置下，动脉受压出现狭窄或闭塞，出现短暂缺血症状，上肢体位恢复正常后，症状可缓解、消失。如果长期动脉受压、损伤，血管出现狭窄、闭塞，则可出现患肢持续性缺血症状，如患肢远端麻木、无力、发凉及肢端苍白发绀。如果伴发并发症，如动脉瘤、动脉血栓，远端肢体动脉可能会因为动脉栓塞而缺血更加明显，可出现患肢静息痛、溃疡、坏疽等严重缺血症状。

（3）锁骨下静脉或腋静脉受压，患肢静脉回流障碍而出现肢体肿胀。如果并发血栓形成致管腔完全闭塞，肢体远端可出现水肿、增粗、青紫等症状。

3. 超声扫查技巧

先使用高频线阵探头扫查，在显示不满意的部位，使用低频凸阵或相控阵探头扫查。

先在正常体位下扫查，然后再在特定体位下（被检查者平卧，头部转向对侧，上肢外展，肘关节弯曲，掌心朝上并置于枕后，为了便于区分不同体位，以"胸廓出口综合征扫查体位"描述该体位。如果上述体位下未见明显动静脉受压表现，可采取"行军礼位"或"宣誓位"等）扫查，以明确血管是否存在受压表现。

探头置于锁骨上下进行横切面、纵切面扫查，可于锁骨上或锁骨下，显示动脉短轴和长轴图像，通过二维、彩色血流及频谱多普勒进行观察。

神经型胸廓出口综合征的超声诊断价值可能不如血管性胸廓出口综合征确切，更多依靠临床症状及肌电图等异常表现，帮助诊断。

超声扫查在胸廓出口综合征诊断上的帮助，主要是在上肢处于不同体位下直接或间接观察锁骨下动、静脉和腋动、静脉是否存在受压表现，从而诊断血管性胸廓出口综合征。部分患者自述上肢在某一体位下，会出现症状，可以让患者自己将上肢放置于可以诱发出症状的位置，再进行血管扫查，判断是否存在血管受压表现（图7-35）。

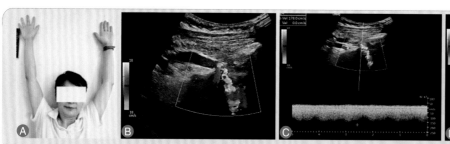
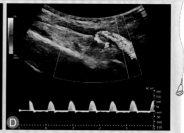

A.女性患者，63岁，肩背部疼痛，遵医嘱靠墙上肢上举体位下，维持较长时间后出现右上肢肢体苍白，恢复正常体位下，症状缓解；B.超声扫查时，在上述体位下可见锁骨下静脉胸廓出口处受压，血流束变细，血流呈花色改变；C.狭窄处流速升高，PSV为170～250 cm/s；D.腋动脉血流频谱显示，流速相对降低，频谱收缩期加速时间延长，波峰圆钝，提示近段动脉也存在受压狭窄表现。结合病史及超声表现，符合动、静脉型胸廓出口综合征表现。

图7-35 动、静脉型胸廓出口综合征

4. 超声表现

（1）动脉受压直接表现：受压处管径变细，血流束变细，血流色彩呈明亮花色改变，狭窄处流速不同程度升高。间接表现：受压近段血流色彩相对暗淡，血流流速降低，频谱阻力升高；受压后段血流色彩呈明亮花色改变，血流流速相对升高，频谱呈毛刺样改变；受压远段血流色彩暗淡，血流流速降低，收缩期波峰峰时后延，频谱呈小慢波改变。受压越明显，血流动力学改变越明显。

（2）静脉受压直接表现：受压处管径变细，血流束变细，血流色彩呈明亮花色改变，狭窄处流速呈不同程度升高；管腔受压闭塞时，管腔被压瘪，无血流显示。间接表现：受压近心端管腔无明显变化，血流色彩相对暗淡，血流流速降低，部分可见逆向血流灌注；受压远心端静脉管径明显增宽，血流色彩暗淡，或在相对较高的血流标尺下无血流显示，血流流速降低，静脉频谱随心动周期或呼吸活动出现的期相性变化消失，频谱表现为连续、低平波形改变。受压越明显，血流动力学改变越明显。

5. 病例分享（图7-36 ~ 图7-42）

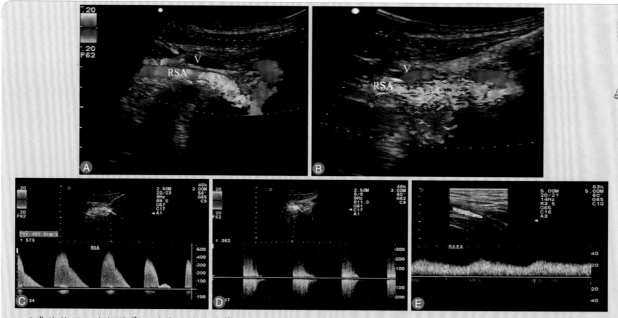

A.正常体位下，右侧锁骨下动脉、腋动脉管径及血流未见明显异常表现；B.胸廓出口综合征扫查体位时，可见锁骨下动脉肋骨与锁骨出口处明显受压狭窄，受压处管径及血流束明显变细，血流呈明亮花色改变；C.狭窄处血流流速明显升高，PSV为490 cm/s；D、E.狭窄即后段血流频谱呈毛刺样改变，可见正向和反向血流显示，远段腋动脉血流频谱呈小慢波改变。提示存在动脉型胸廓出口综合征现象。

图7-36 右侧动脉型胸廓出口综合征现象超声表现（1）

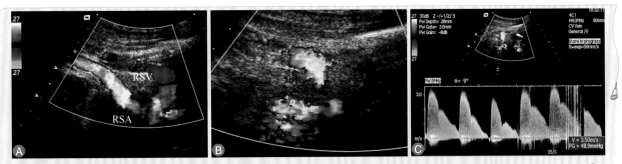

A.正常体位下，右侧锁骨下动脉、腋动脉管径及血流未见明显异常表现；B.胸廓出口综合征扫查体位时，可见锁骨下动脉肋骨与锁骨出口处明显受压狭窄，受压处管径及血流束明显变细，血流呈明亮花色改变；C.狭窄处血流流速明显升高，PSV为350 cm/s。提示存在动脉型胸廓出口综合征现象。

图 7-37　动脉型胸廓出口综合征现象超声表现

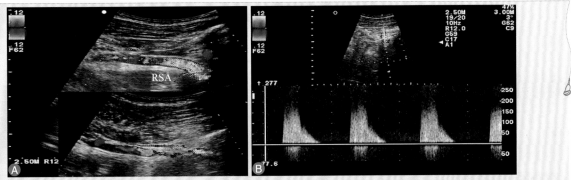

A.正常体位下，右侧锁骨下动脉、腋动脉管径及血流未见明显异常表现（上图）；胸廓出口综合征扫查体位时，可见锁骨下动脉肋骨与锁骨出口处明显受压狭窄，受压处管径及血流束明显变细，接近闭塞（下图）。B.狭窄处血流流速升高，PSV接近250 cm/s，受压较明显，血流流速升高情况与受压程度不符。提示存在动脉型胸廓出口综合征现象。

图 7-38　右侧动脉型胸廓出口综合征现象超声表现（2）

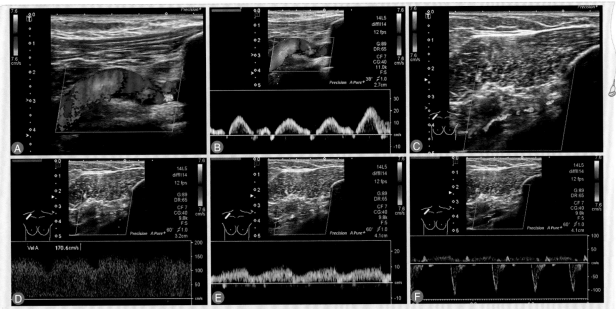

A.正常体位下，右侧锁骨下静脉、腋静脉管径及血流未见明显异常表现；B.血流频谱正常；C.胸廓出口综合征扫查体位时，可见锁骨下静脉、腋静脉于肋骨与锁骨出口处和胸小肌深方明显受压狭窄，受压处管径及血流束明显变细，血流呈花色改变；D.狭窄处血流流速升高，PSV为170 cm/s；E.受压远心端静脉血流流速相对降低，频谱期相性变化减弱；F.该体位下，腋动脉血流频谱基本正常。提示存在静脉型胸廓出口综合征现象。

图 7-39　右侧静脉型胸廓出口综合征现象超声表现（1）

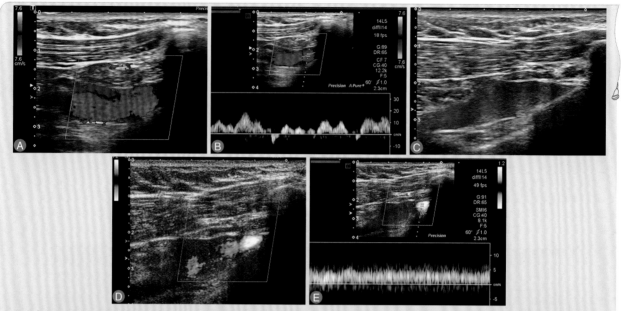

A.正常体位下，右侧锁骨下静脉、腋静脉管径及血流未见明显异常表现；B.血流频谱正常；C.胸廓出口综合征扫查体位时，可见锁骨下静脉于肋骨与锁骨出口处明显受压狭窄，受压段静脉内径变细，呈鸟嘴样改变，受压远心端静脉管腔明显扩张；D.血流色彩暗淡，充盈不佳；E.血流流速降低，频谱呈连续、低平波形改变。提示存在静脉型胸廓出口综合征现象。

图 7-40　右侧静脉型胸廓出口综合征现象超声表现（2）

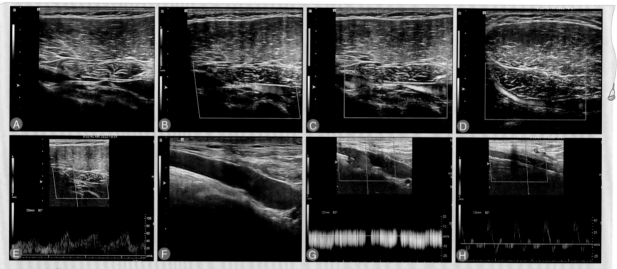

A.上肢宣誓位时，可见左侧腋静脉于胸小肌深方受压狭窄；B.局部管径及血流束变细，血流呈明亮花色改变；C.能量血流显示受压处血流束变细；D.另外一例正常者同样体位下，腋静脉未见明显受压表现；E.狭窄处流速稍升高；F.受压远心端静脉管腔扩张；G.血流流速降低，频谱呈连续、低平波形改变；H.该体位下，腋动脉远段血流频谱正常。提示存在静脉型胸廓出口综合征现象。

图 7-41　左侧静脉型胸廓出口综合征现象超声表现

6. 扫查注意事项

血管型胸廓出口综合征现象，在实际的扫查过程中，在特定体位下，血流动力学阳性者并不少见，但临床上真正引起持续缺血症状者比较少见，更多见的是患者上肢处于特定体位下出现的血管短暂阻塞症状。因此，超声扫查中发现存在血管型胸廓出口综合征现象，可以提醒患者注意，避免上肢过长时间处于阳性体位下，以减少出现血管损伤的风险，而不是积极处理解剖结构。

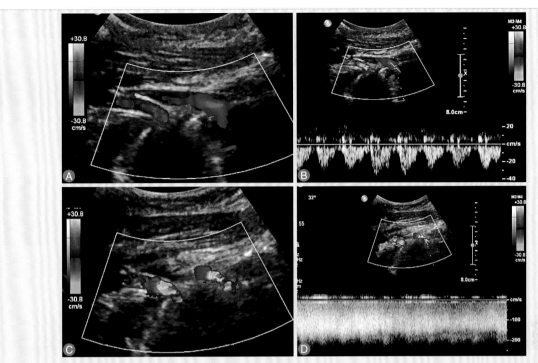

A.正常体位下，右侧锁骨下动静脉、腋动静脉管径及血流未见明显异常表现；B.静脉血流频谱正常；C.胸廓出口综合征扫查体位时，可见锁骨下动静脉于肋骨与锁骨出口处受压狭窄，狭窄处血流束变细，血流呈花色改变；D.静脉受压更明显，静脉狭窄处血流流速明显升高，PSV大于200 cm/s。提示存在动、静脉型胸廓出口综合征现象。

图 7-42 右侧动静脉型胸廓出口综合征现象超声表现（3）

其原因是血管在长期的受压损伤下，才可能会出现不可逆的狭窄、闭塞，这对于长期从事特定工作的人群可能更容易发生，如长期从事上肢上举动作的粉刷工、运动员等。因此，超声检查阳性者也并不意味着必定会出现临床症状。

临床上偶尔会出现因为各种胸部或上肢病变需要手术的患者，术中将患者上肢上抬置于头顶的姿势下进行手术操作，在手术时间相对较长时，由于术中进行麻醉后，患者上肢痛觉、知觉减退，部分患者可能因胸廓出口异常引起不可逆的神经受压损伤而出现明显临床症状。为了减少这种并发症的出现，术前可以尝试超声评估是否存在血管型胸廓出口综合征现象来预测神经型胸廓出口综合征发生的可能性。一旦存在血管受压的阳性表现，提示可能不适合处于上述体位下长时间操作，应尽量避免上肢长时间处于存在血流阳性表现的体位，这样可能会减少并发症的发生率。虽然这样的推断还缺乏研究数据方面的支持，但由于解剖的原因，上肢神经与血管都是经过胸廓出口间隙部位走行，如果血管路径上存在明显受压异常，神经受压的概率也可能会增加。

超声在常规评估神经受压方面，相对没那么容易实施，但在评估血管是否存在受压情况方面，CDU仍然具有一定的优势。因为超声可以实时动态及在不同切面进行扫查，更容易实现不同体位下的动态观察。尤其对于部分在特定体位下出现临床症状的患者，在可以引出症状的体位下重点观察，可以增加阳性结果的检出率。

扫查中，高频探头的显示效果经常并不令人满意，使用低频探头进行扫查，可以提高显示率。

位于锁骨后的血管节段，受骨质影响，超声扫查不容易直接观察。右侧扫查，在锁骨下切面扫查时，尽量多涂耦合剂，探头向左前上方翘，使声束经过锁骨与肋骨间隙；在锁骨上切面扫查时，探头向右前下方翘，可以提高锁骨后段血管的显示效果。左侧扫查方法相似。

不能直接显示受压段血管时，病变远心端的血流动力学改变是比较有价值的提示信号，如动脉狭窄即后段血流流速相对升高，频谱双向及毛刺样改变；动脉狭窄远段小慢波表现，提示近段动脉存在狭窄，其价值是值得肯定的，但需要对比正常体位和特定体位下的血流动力学改变是否有变化，如果血流动力学的改变与体位变化无明显关系，可能动脉近段原本已经存在明显病变，需要仔细扫查明确诊断。

静脉受压段管径变细，狭窄处血流色彩、流速变化等，对判断受压有明确价值。静脉靠近受压处的远心端管径扩张，血流缓慢，血流频谱期相性消失等，提示近段静脉存在受压，但仍然需要对比不同体位下的血流动力学变化。

八、上肢动脉瘤

1. 分型

上肢动脉瘤以真性动脉瘤和假性动脉瘤多见，动脉夹层（夹层动脉瘤）相对较少见。

真性动脉瘤：一条血管病变处的管径扩张为相邻正常段管径的1.5倍以上时，称为动脉瘤。

假性动脉瘤：主要病因为创伤致血管局部管壁破裂形成破口，使局部血流流出管腔外，被周围组织包裹形成瘤体。

动脉夹层（夹层动脉瘤）：一些手术操作（穿刺、造影等介入操作）或外伤，可损伤动脉管壁形成夹层。上肢动脉夹层较少见，具体声像表现参阅颈部动脉夹层章节。

2. 超声表现

真性动脉瘤主要表现为动脉节段性的内径扩张形成瘤体，无管壁破裂，可以是对称性扩张或是偏心性扩张，可单节段也可多节段发生。扩张部位呈囊袋状，部分瘤体内可伴瘤壁附壁血栓形成或瘤壁钙化。瘤体内血流紊乱，血流色彩暗淡，血流流速降低，血流频谱可出现正向血流成分和反向血流成分。部分瘤体血栓形成或血栓脱落，可导致瘤体闭塞及远段动脉栓塞。

假性动脉瘤，责任动脉局部管壁连续性中断，可见破口，破口处可见无回声或低无回声包块与动脉相连。

动脉管腔内血流收缩期通过破口（瘤口）流入瘤体内，舒张期再流回责任血管内，因此瘤口处可采集到收缩期正向和舒张期反向的双期双向血流频谱，这是假性动脉瘤瘤口处的特征性频谱表现。破口处流速的高低与破口大小关系密切，破口越小，流速越高，如果破口与瘤体间存在长隧道，流速增高可能不明显。瘤体内血流呈红蓝相间的旋转血流改变，血流流速降低。

瘤体内伴发附壁血栓时，可见低回声血栓附着瘤体壁。瘤体内完全形成血栓，则表现为低回声充填瘤体，瘤体内透声差，瘤体内血流充盈缺损或无明显血流充盈。

3. 病例分享（图7-43～图7-45）

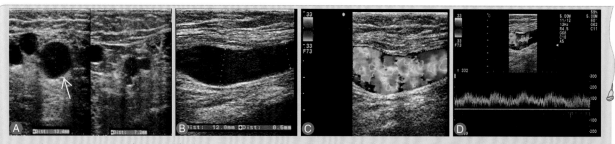

A、B.左侧肱动脉上段局部内径增宽（13.4 mm）形成真性动脉瘤（箭头），正常段管径（7.2 mm）；增宽段动脉管壁完整，瘤腔内透声较好。C.血流紊乱，呈红、蓝花色血流显示。D.血流频谱异常，流速降低。

图7-43　左侧肱动脉真性动脉瘤超声表现

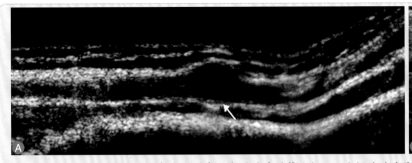
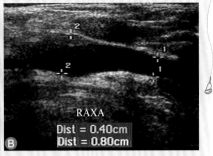

A.左侧桡动脉局部内径增宽形成动脉瘤（箭头）；B.右侧腋动脉局部内径增宽形成动脉瘤。

图 7-44 桡动脉、腋动脉局部内径增宽形成动脉瘤

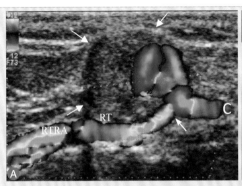
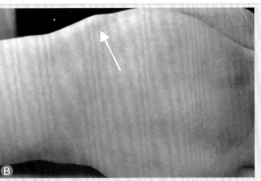

A.桡动脉局部形成破口，血流流出被周围组织包裹形成瘤体（箭头），瘤体内附壁血栓形成，瘤体内血流充盈缺损，呈红、蓝双色血流表现；B.瘤体处体表可见包块突起，触之有搏动感（箭头）。

图 7-45 右侧桡动脉远段腕关节处局部假性动脉瘤合并瘤体内附壁血栓形成

4. 扫查注意事项

超声诊断真性动脉瘤，只要能够显示病变血管段，不难发现病变的存在。但是如果没有扫查显示病变段血管，可能会漏检病变。因为动脉瘤远段动脉血流动力学多可恢复正常，无明显异常表现。如果动脉瘤内附壁血栓脱落，会造成远段动脉栓塞。如发现动脉栓塞，需要引起重视，向近段追查，排除动脉瘤的存在。

假性动脉瘤超声诊断并不困难，超声检查发现假性动脉瘤，尤其是刚形成者，协助临床处理，闭合瘤腔及瘤口，是临床需要的。责任动脉血管本身条件，破口大小及瘤径粗细、长短等与治疗效果密切相关，需要详细提示给临床，以便采取合适的处理方法。

九、上肢动静脉瘘

1. 病因

先天性动静脉畸形及外伤、医源性穿刺损伤等。

2. 临床表现

大部分患者无明显临床表现，部分可出现局部搏动性增强伴震颤，部分可触及包块或条索状管道结构等。

3. 超声表现

动静脉间存在异常通道相连，通道可以是破口直接相通，或是动静脉间隧道或分支血管相连，通道可宽可窄。动静脉瘘处部分血管走行迂曲，静脉可扩张，部分动静脉瘘本身为一种血管畸形病变，即血管瘤，表现为不均质囊实混合肿物。

动静脉瘘处血流呈明亮五彩花色改变，周边可因搏动增强出现紊乱血流伪像，适当调高彩色标尺，可减少血流外溢及伪像的影响，便于寻找瘘口位置，血流较亮处多为瘘口处，瘘口可为一处或多处。

瘘口处血流流速明显升高，舒张期更加明显，血流频谱为高速、低阻波形改变。动脉段血流频谱表现为低阻血流，流速可稍增快。静脉段血流动脉化，静脉内可检测到动脉样搏动血流频谱。

4.病例分享（图7-46）

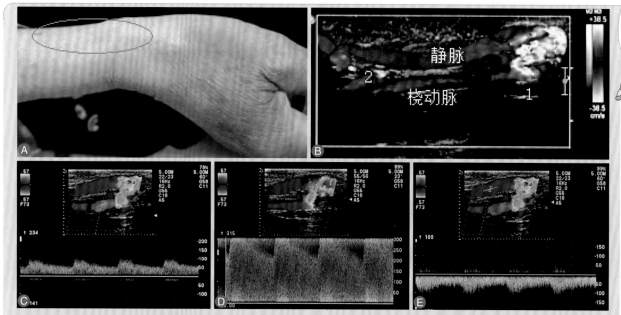

A.患者右侧桡动脉远段局部可触及震颤；B.超声扫查显示桡动脉与桡静脉之间可见两处异常交通，远心端较明显（1），瘘口处血流呈明亮花色改变（1、2）；C.瘘口动脉端血流频谱呈低阻波形改变；D.瘘口处血流频谱为高速、低阻波形改变；E.静脉端血流频谱呈搏动样动脉血流频谱改变。

图7-46 右侧腕关节处，桡动脉桡静脉之间动静脉瘘

5.扫查注意事项

动静脉瘘的诊断要点是动静脉间存在异常血流交通，静脉内血流呈动脉样搏动性改变是提示信号，瘘口处高速、低阻血流频谱是动静脉瘘的特征性频谱，应注意寻找瘘口，以明确诊断。瘘口处确认是诊断的关键，扫查时，需要注意瘘口处的花色血流改变，适当调高彩色标尺，可以减少血流伪像，有助于寻找瘘口处的花色血流区。

十、上肢桡动脉穿刺介入相关并发症

随着介入诊疗技术的不断发展成熟，临床上经桡动脉穿刺进行的介入诊疗操作逐渐增多，比如心脏冠状动脉造影及支架植入，血管病变的诊断及支架植入等。虽然穿刺为一种微创技术，对患者的损伤较小，但对血管局部仍然会有损伤而伴有部分并发症的发生。

并发症的发生和穿刺技巧、患者血管本身的条件等因素密切相关，清楚地认识并发症的存在，有助于更好地避免其发生并及时处理。

常见的桡动脉穿刺后并发症包括动脉血栓形成、穿刺点周围血肿、局部动脉夹层、假性动脉瘤等。

（一）动脉血栓

1.病因

可能因素：穿刺损伤动脉局部管壁，鞘管型号与动脉管径不匹配，鞘粗管小，更容易造成动脉损伤；加上局部加压等，更容易引起局部血流缓慢而致血栓形成。

2. 临床表现

绝大部分桡动脉血栓形成并无明显的临床表现，因为手部供血，除了桡动脉，还有尺动脉参与供血，桡动脉局部管腔血栓闭塞，尺动脉的血流完全可以代偿，不至于出现手部明显的缺血症状，更为多见的是桡动脉脉搏无法触及或搏动减弱。极少部分患者会发生手部缺血出现明显的临床症状，需要及时干预处理。

3. 超声表现（图7-47～图7-50）

急性期，动脉管腔内可见低回声充填，动脉管腔一般无明显扩张，管腔内无明显血流。闭塞近段血流暗淡，血流流速降低，频谱为高阻波形改变，可见流出血流。闭塞远段血流速度降低，频谱呈小慢波改变，部分可见侧支血流汇入。

随着时间的延长，血栓吸收，管腔再通，部分管腔可完全恢复通畅而无明显异常。部分血栓吸收不完全，管腔部分再通，管壁可见低回声血栓或斑块附着，腔内血流充盈不佳，可见细条状迂曲血流显示，多为长段病变，以桡动脉中远段较多见，部分整条桡动脉均为弥漫性狭窄表现，流速减慢，狭窄处流速可稍增快。部分声像图与血栓闭塞性脉管炎非常相似，需要结合病史考虑，如果患者动脉病变侧有穿刺介入病史，且病变为单侧，多考虑为血栓形成后部分再通改变。

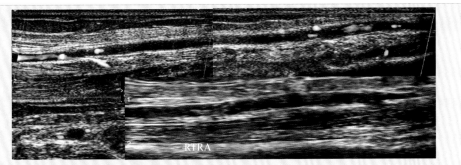

右侧桡动脉中远段管腔内低回声血栓充填，未见血流显示，闭塞近段可见血流流出，远段可见侧支血流汇入。

图7-47　经右侧桡动脉入路冠状动脉支架植入术后1天

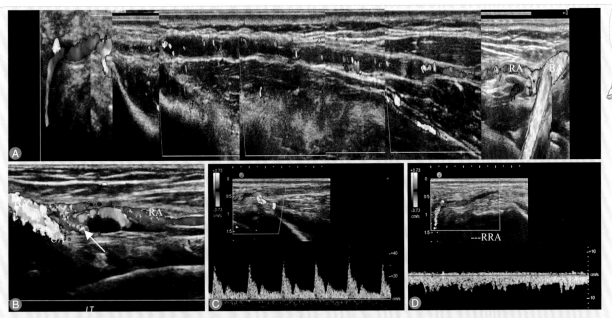

A.右侧桡动脉中远段管腔内低回声充填，管径稍增宽，管腔内血流充盈不佳，可见点条状血流，闭塞远段可见侧支血流汇入；B.桡动脉管径较细，骨间动脉由桡动脉发出（箭头）；C.远段侧支血流逆向灌注闭塞远段，血流频谱正常；D.闭塞远段血流流速降低，频谱呈小慢波改变。

图7-48　经右侧桡动脉冠状动脉支架植入术后2周（血栓后部分再通）

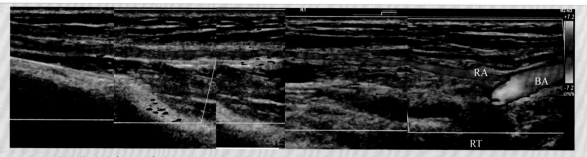

右侧桡动脉中远段管壁不均匀增厚，管腔内血流充盈缺损（血栓后再通），桡动脉管径较细。

图 7-49　经右侧桡动脉冠状动脉支架植入术后 1 个月

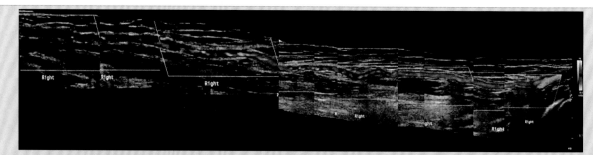

右侧桡动脉管径较细，中远段管腔内血流充盈不佳（血栓形成），管腔节段性狭窄、闭塞。

图 7-50　经右侧桡动脉冠状动脉支架植入术后 3 个月

4. 扫查注意事项

经桡动脉的介入操作合并动脉血栓形成，在临床上并不少见，尤其管径本身较细时，更容易并发血栓。因为临床症状多不明显，临床上也很少通过影像学手段复查明确动脉血栓，而显得发生率相对较低而已。急性期，管腔长段闭塞，随着病史延长，逐渐表现为节段性狭窄、闭塞，超声扫查时，结合超声图像及病史，诊断并不困难。

（二）血肿

1. 病因

动脉穿刺后血肿多出现在穿刺点周围，主要因为穿刺点压迫不当，或者患者自身血管条件较差，如动脉明显粥样硬化，管壁大量钙化斑块形成，造成血管壁弹性降低，鞘管拔出后，穿刺点动脉不容易闭合导致血流流出形成。凝血功能异常者更容易发生。

2. 临床表现

主要表现为穿刺点周围局部肿胀并触及硬块，血肿较小者可无明显临床表现，血肿较大时可以出现肢体局部肿胀、疼痛，部分出现皮下淤斑，或皮肤伴水疱等。随着血肿的不断吸收，肿块逐渐变小，肢体肿胀逐渐减轻并恢复（图7-51、图7-52）。

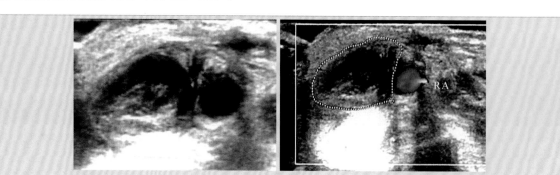

肢体局部肿胀，桡动脉旁边可见低回声，其内未见明显血流信号，动脉管腔未见明显血流流出，明确为血肿表现。

图 7-51　经桡动脉进行冠状动脉检查（DSA）后出现血肿

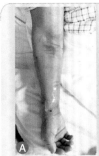
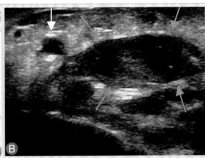
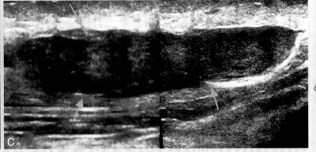

A.术后当天右侧上肢前臂段明显肿胀伴局部淤斑；B、C.横切面、纵切面显示桡动脉（白箭头）旁边可见低回声血肿（橙箭头区域），动脉穿刺点未见明显血流流出，明确为血肿表现。

图7-52　经桡动脉行冠状动脉支架植入术后出现血肿

3. 扫查注意事项

血肿表现为动脉穿刺点周围及肢体软组织内不规则低回声，边界清晰或不清晰，内部回声可不均匀，内部无明显血流信号，结合病史及超声表现一般不难诊断。超声扫查除了明确血肿的存在及大小，还要关注穿刺点是否存在活动性出血，以便临床及时处理。

（三）假性动脉瘤

1. 病因

假性动脉瘤，与血肿的发生原因相似，血流通过穿刺点流出后，未凝固形成血肿，而是被周围组织包裹形成瘤体。

2. 临床表现

穿刺点周围可触及搏动性的肿块，较小的动脉瘤无明显临床症状，瘤体较大时，可见突出于体表的肿物，部分伴较大血肿可挤压周围的组织或致肢体明显肿胀而引起相应临床症状。

3. 超声表现

包块处动脉管壁连续性中断，可见破口，周围可见囊性或低回声的瘤体包块，边界尚清楚，与责任动脉有破口相连。可见血流从破口处流入瘤体内，呈红、蓝相间血流，流速相对较低，破口处可采集到双向双期血流频谱，其为假性动脉瘤破口处典型的血流频谱改变。部分瘤体内可伴有低回声的附壁血栓，部分或完全充填瘤体，瘤体内血流充盈不佳或无血流充盈（图7-53）。

假性动脉瘤与血肿的鉴别要点：假性动脉瘤可见动脉管壁连续性中断，局部出现破口，可见血流从管腔内沿破口处流出形成瘤体。瘤体内完全形成血栓时，不能够显示血流流出表现，但超声仍然可以观察到动脉管壁连续性中断的表现（图7-54）。血肿表现为穿刺点动脉管壁已闭合，无明显破口及血流流出动脉血管外。当然，假性动脉瘤瘤体内完全充填血栓者，和血肿鉴别困难时，提示血肿也是可以的，但需要密切观察患者远端肢体血流情况，以防瘤体内血栓脱落造成肢体远段动脉栓塞，必要时复查超声，观察血栓吸收情况及远段动脉血流通畅情况。

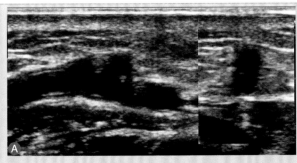
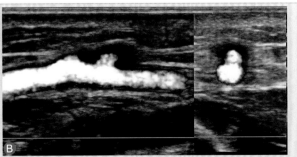

A.纵、横切面显示桡动脉局部管壁连续性中断，存在破口；B.血流显示管腔内血流沿破口处流出形成瘤体，瘤体内附壁血栓形成，明确假性动脉瘤合并瘤体内附壁血栓形成。

图7-53　经桡动脉穿刺介入操作术后假性动脉瘤合并瘤体内附壁血栓形成

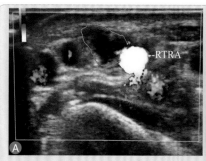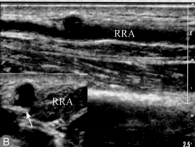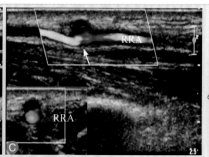

A.右侧桡动脉穿刺介入操作术后局部假性动脉瘤形成，瘤体内大部分血栓形成致瘤腔闭合，残留少许血流流出管腔外；B、C.右侧桡动脉穿刺介入操作术后局部假性动脉瘤，可见管壁连续性中断，瘤体内血栓形成致瘤体完全闭合。

图7-54 右侧桡动脉穿刺介入操作术后局部假性动脉瘤合并瘤腔内血栓形成

4.扫查注意事项

假性动脉瘤超声诊断并不困难，尤其瘤体内有明显血流灌注者，诊断一般都能明确。超声扫查的目的是在明确诊断的同时，如何协助临床采取合适的方法闭合瘤体及瘤口。上肢动脉较表浅，容易通过压迫闭合瘤体，超声可实时监测压迫效果，部分瘤颈较长、较细者，超声引导下瘤体内凝血酶注射，也有很好的效果。

（四）动静脉瘘

1.病因

主要原因为穿刺路径经过动静脉，导致动静脉间出现异常通道。

2.临床表现

一般无明显临床症状，多为穿刺点处触及震颤，部分分流量较大者，引流静脉可出现迂曲扩张，体表可见扩张的静脉迂曲走行。极少因分流较大导致肢体远端缺血而出现症状者（图7-55）。

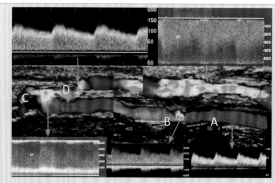

经右侧桡动脉穿刺介入操作3个月后，可见桡动脉与静脉间形成动静脉瘘（C）：桡动脉血流频谱呈低阻波形改变（A），局部狭窄，狭窄处流速相对升高（B）；瘘口处高速低阻血流频谱为瘘口处典型改变（C），静脉端血流呈动脉化改变（D），静脉端局部管腔狭窄，狭窄处流速升高（E）。本例患者拼图显示很像透析通路，但是该患者并没有行内瘘吻合术，也没有透析病史，但有介入操作病史，故考虑介入术后动静脉瘘并发症，静脉端狭窄可能为静脉动脉化后内膜增生所致。

图7-55 介入术后动静脉瘘并发症

3.总结

桡动脉穿刺，部分患者可出现神经损伤及动脉夹层，但发生率极低。穿刺术后并发血栓形成的发病率并不低，只不过临床没有常规进行术后桡动脉影像学复查明确此并发症，不过对于挽救生命的必须操作，并发症的出现，多不影响患者健康，是可以接受的，而且临床很多患者急诊就诊，相比生命的再续，上述并发症的发生也显得微不足道了。

穿刺术前行超声检查患者桡动脉，明确动脉内径大小情况，对穿刺目标血管的选取有一定的帮助，穿刺术中行超声引导下操作，使操作过程可视化，有助于减少并发症的发生率。但临床上大部分心绞痛患者病情较急，常需要行急诊穿刺操作，因此用超声来评估择期手术患者上肢动脉可能更有价值。

十一、上肢动脉迁曲

1. 病因

动脉迂曲的病因包括动脉先天性及动脉退行性变所致动脉冗长。其导致动脉血管延长、走行迂曲，表现为局部动脉呈"C""S""U""发夹""波浪"形等走行异常改变（图7-56）。

2. 临床表现

临床症状多数可不明显，部分迂曲血管，可被误认为动脉瘤。如果局部迂曲较严重，可致局部管腔狭窄。迂曲血管还可对周围组织造成压迫而产生相应临床症状等，但极少发生。

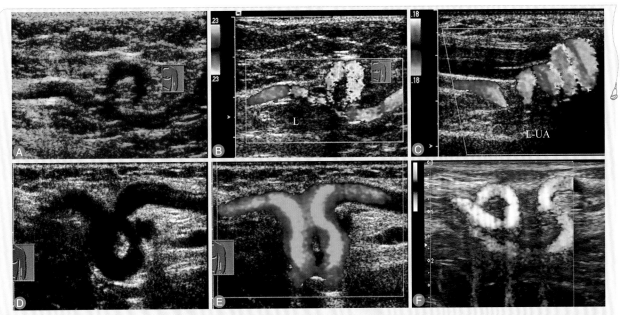

A、B.左侧肱动脉迂曲，局部呈"发夹"形改变，弯曲处血流呈花色改变；C.左侧尺动脉局部呈"波浪"形迂曲；D、E.左侧肱动脉局部呈"U"形迂曲；F.右侧肱动脉局部迂曲。

图 7-56 上肢动脉迂曲超声表现

3. 临床意义

动脉扭曲在没有明显狭窄或闭塞时，对患者健康并没有明显影响，一般不需要提示诊断。部分被误认为动脉瘤者，超声检查时可通过彩色血流显示而明确判断。对于需要经上肢动脉进行介入操作的患者，迂曲的血管可能致操作难度增大或致操作失败。对于需要行上肢动静脉内瘘吻合术的患者，事先明确血管走行情况，可避免术中操作损伤血管，并选取最适合吻合的血管段等。

4. 扫查注意事项

上肢动脉迂曲，多见于老年人群，在纵、横切面上显示迂曲的动脉呈多条血管断面，不太容易显示扭曲血管的大致形态改变，需要在斜冠状面上扫查，多涂耦合剂并适当调整探头扫查角度，多可显示扭曲动脉的大致形态改变。

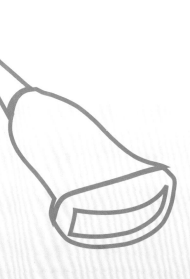

第八章

上肢静脉超声扫查

一、上肢静脉解剖

上肢静脉解剖分为深静脉系统和浅静脉系统，二者之间存在较多交通和连接，也存在很多解剖变异（图8-1）。

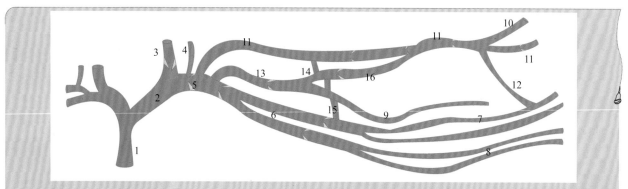

1：上腔静脉；2：头臂静脉；3：颈内静脉；4：颈外静脉；5：锁骨下静脉；6：肱静脉；7：桡静脉；8：尺静脉；9、13：贵要静脉；10：手背静脉；11：头静脉；12：头静脉与桡静脉间连接静脉；14：肘正中静脉；15：深浅静脉间交通静脉（穿静脉）；16：前臂正中静脉。

图8-1 左侧上肢静脉解剖示意（可能的一种解剖连接情况）

（一）上肢浅静脉解剖

上肢浅静脉包括头静脉、贵要静脉、肘正中静脉及其属支。头静脉和贵要静脉是上肢两大主要的浅静脉。头静脉收集手背部和前臂桡侧浅层结构静脉血后，沿前臂下部桡侧上行，在肘部进入肘前窝，继续沿着肱二头肌外侧走行，在肩部通过三角肌和胸大肌间沟，穿过深筋膜在锁骨下区域汇入腋静脉或锁骨下静脉。

贵要静脉引流手背和前臂尺侧浅层结构静脉血，沿前臂尺侧上行，于肘部转至前内侧，接受肘正中静脉后，继续沿肱二头肌内侧上行至上臂中部穿过筋膜与肱静脉汇合，有时直接汇入远段腋静脉。

前臂正中静脉收集手掌和前臂前侧浅层结构静脉血，沿前臂前侧上行，在肘部汇入贵要静脉或肘正中静脉。前臂正中静脉远段多与头静脉汇合。

肘正中静脉，变异较多，一般在肘窝处连接头静脉与贵要静脉。肘关节处深、浅静脉间通过交通静脉（穿静脉）连接。上肢浅静脉间连接变异较多，在检查过程中需要仔细辨认。

（二）上肢深静脉解剖

深静脉一般伴随动脉走行，桡动脉和尺动脉旁伴有成对的静脉，它们通常在肘部汇合成肱静脉，也可各自走行在上臂更高处汇合成肱静脉。肱静脉常成对存在，与肱动脉伴行。在上臂的顶部，肱静脉延续为腋静脉，腋静脉向近心端延续，穿过第一肋骨，成为锁骨下静脉。锁骨下静脉进入胸廓出口，与锁骨下动脉分开，从前斜角肌的前方通过。

颈内静脉与锁骨下静脉近心端汇合为头臂静脉，双侧头臂静脉汇合为上腔静脉。左侧头臂静脉较右侧头臂静脉稍长，跨过中线与右侧头臂静脉汇合。

二、上肢静脉超声扫查技巧

（一）上肢浅静脉超声扫查

体位：平卧位，充分暴露扫查一侧的上肢。上肢适当远离躯干，完全放松。扫查过程中，诊室内温度不宜过低，以免导致浅静脉受低室温的影响而收缩变细，尤其是上肢透析通路患者的术前评估，更应该注意。

探头要求尽量使用较高频率的探头进行扫查。尤其是上肢浅静脉的扫查，更高频率的探头，对清晰显示管腔及管壁的情况更有帮助。上肢深静脉扫查，常规的高频探头足够满足需求。头臂静脉及上腔静脉的扫查，需要使用低频探头才能实现。上腔静脉、锁骨下静脉、头臂静脉的超声扫查具体见颈静脉章节。

以横切面扫查为主，纵切面补充。边扫查边探头加压观察静脉管腔是否可以被压瘪，或使用彩色血流显示模式，探头加压放松过程中，观察血流的充盈情况，来判断管腔的通畅情况，也可以让患者握拳或挤压扫查远端肢体，观察血流充盈情况。

由于上肢浅静脉自发血流显示较弱，故而观察静脉管腔内血流显示时，需要使用上述几种常用的辅助方法或降低血流标尺或使用低血流显示模式（能量血流、SMI、Eflow等血流显示模式），来帮助观察血流的充盈情况。

1. 头静脉扫查

横切面上，于上臂下段和前臂中段前外侧寻找到头静脉的管腔结构（图8-2），探头向上滑行可以一直追查至汇入深静脉入口处，探头向肢体远端滑行，扫查至前臂远端，可以全程观察头静脉。必要时纵切面进行补充及采集血流频谱进行观察。头静脉在三角肌内侧部位，因为肌肉的挤压，静脉管腔较细，可能不容易显示，可以挤压肢体远端，通过血流显示判断管腔的通畅情况。也可以在前臂远端近腕关节处，靠桡侧横切面显示桡动静脉，在桡动静脉的桡侧浅表部位，可以显示头静脉的管腔结构（图8-3）。确定目标血管后，探头逐渐向近端横切扫查，可以完整地显示头静脉。

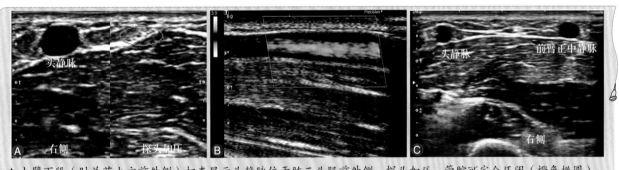

A.上臂下段（肘关节上方前外侧）扫查显示头静脉位于肱二头肌前外侧，探头加压，管腔可完全压闭（橙色椭圆）；B.纵切面显示头静脉血流，由于血流缓慢，管腔周边区域血流充盈不佳；C.前臂中段靠前外侧扫查，可同时显示头静脉与前臂正中静脉。

图8-2 头静脉超声扫查（1）

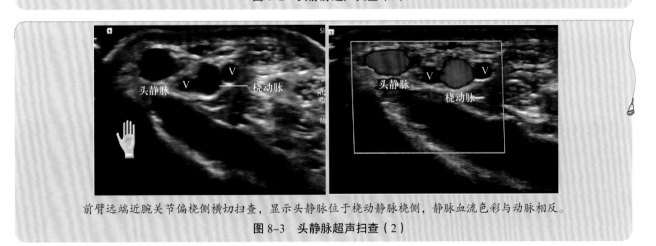

前臂远端近腕关节偏桡侧横切扫查，显示头静脉位于桡动静脉桡侧，静脉血流色彩与动脉相反。

图8-3 头静脉超声扫查（2）

2. 贵要静脉扫查

在上臂下段前内侧横切，可以显示肱动静脉旁，较表浅位置的管状结构即为贵要静脉。确定目标血管后，探头向上、向下追查，可以全程扫查显示贵要静脉。横切面扫查完后，可以纵切面扫查进行补充（图8-4）。

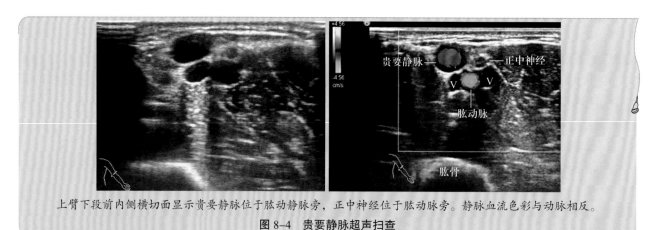

上臂下段前内侧横切面显示贵要静脉位于肱动静脉旁，正中神经位于肱动脉旁。静脉血流色彩与动脉相反。

图 8-4　贵要静脉超声扫查

3. 前臂正中静脉扫查

前臂正中静脉位于前臂近中间，部分前臂正中静脉与头静脉前臂远段汇合。在前臂中段偏桡侧横切时，可以同时显示头静脉及前臂正中静脉的管腔结构（图8-2C），头静脉位于桡侧，前臂正中静脉靠尺侧。确认目标血管后，探头上下滑动扫查可以全程观察前臂正中静脉，在肘关节处，可以分别显示肘正中静脉和深浅静脉间穿静脉结构。

（二）上肢深静脉超声扫查

深静脉与动脉伴行，扫查深静脉时，在动脉旁可以显示静脉管腔结构。但是由于静脉管腔比较容易被压瘪，因此扫查静脉的探头加压力度不宜过重。另外管腔内血流流速较低，自发血流显示较弱，通过彩色血流显示判断管腔是否通畅并不可靠。需要边扫查边加压观察管腔是否可以被完全压闭，以协助判断管腔是否通畅。

1. 尺、桡静脉扫查

尺、桡静脉多为两条，与相应动脉伴行，可以在前臂远端近腕关节处横切寻找到尺、桡动脉后，在动脉旁寻找到静脉结构，确认目标血管后，向近端逐渐扫查至肘关节（图8-5）。

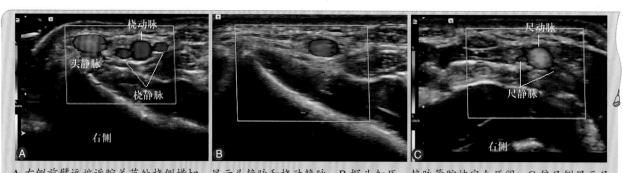

A.右侧前臂远端近腕关节处桡侧横切，显示头静脉和桡动静脉；B.探头加压，静脉管腔被完全压闭；C.偏尺侧显示尺动静脉。

图 8-5　尺、桡静脉超声扫查

2. 腋、肱静脉扫查

可以在肘关节稍上方前内侧横切扫查（图8-6A），寻找到肱动脉后，在动脉旁寻找到肱静脉结构，肱静脉可以显示一条或两条，确认目标血管后，向近端逐渐扫查至腋窝处显示腋动静脉伴行（图8-6B）。肱动脉旁除了肱静脉，浅表位置还可显示贵要静脉伴行，于上臂上段可以显示贵要静脉汇入肱静脉或腋静脉。扫查时，边扫查边使用探头加压，纵、横切面交替使用。

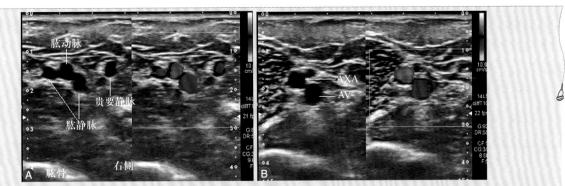

A.右侧上臂下段前内侧扫查，显示肱动脉旁肱静脉两个管腔结构，同时可以显示贵要静脉；B.向上扫查于腋窝处可显示腋静脉和腋动脉伴行。

图8-6 腋、肱静脉超声扫查

三、上肢静脉超声表现

静脉管腔呈无回声管状结构，管腔内透声好，管壁薄而光滑，探头加压可以完全压闭静脉管腔（图8-7A）。

管腔内血流充盈良好。无自发血流显示时，管腔内血流显示不佳，适当降低血流标尺可能有助于管腔内血流显示，通过探头加压放松，或者挤压肢体远端，可以观察到静脉管腔内血流充盈。

正常情况下，上肢静脉近心端血流频谱表现为与呼吸相关的期相性改变（图8-7B、图8-7C）。

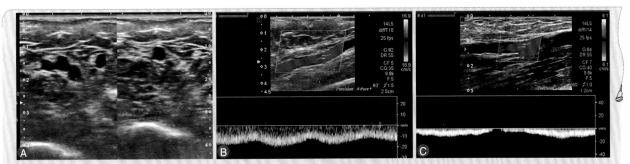

A.右侧上臂下段内侧扫查，显示肱动脉旁的肱静脉两个管腔结构，同时可以显示贵要静脉，探头加压后，静脉管腔被完全压闭，仅显示动脉管腔结构；B、C.静脉管腔内血流充盈较好，血流频谱呈期相性改变。

图8-7 正常上肢静脉超声表现

四、上肢静脉血栓

由于上肢没有像下肢那样粗大的肌肉内静脉，并且上肢的活动远较下肢频繁，故上肢静脉自发性血栓远较下肢静脉血栓发生率低。上肢静脉血栓以浅静脉血栓多见。

（一）病因

静脉损伤、静脉内血流缓慢瘀滞、血液高凝状态是血栓形成的三大因素。围绕这三个因素，在临床上可有多种原因。

与静脉相关的有创操作是最常见的原因，如静脉穿刺、导管置入、介入治疗等医源性操作，部分外伤也可致静脉损伤形成血栓。

部分肿瘤患者，肿瘤对静脉的挤压及血液高凝状态的存在和部分药物的使用等，也是上肢静脉血栓形成的原因。

胸廓出口综合征累及静脉也可以导致上肢静脉血栓。Paget-Schroetter综合征，与上肢长时间大量运动有关，主要发生于年轻患者，其根本原因也是静脉长时间受压致静脉损伤及局部血流缓慢所致，伴有胸廓出口异常者，更容易发生。

（二）临床表现

主要表现为肢体肿胀、疼痛。浅静脉血栓者，血栓部位可触及硬质条索物，伴有浅静脉炎时，局部皮肤可有红、肿、热、痛等表现。

部分型血栓一般可无明显临床症状。完全型血栓，尤其深静脉或大范围及多支静脉血栓，肢体肿胀较明显。

（三）血栓形成与结局

1. 血栓形成

血栓多在静脉血流瘀滞处形成，由于血流容易在瓣膜根部停滞，受压处的远心端血流缓慢，加上血栓形成的风险因素增加，所以容易形成血栓。一旦局部血栓形成没有及时处理，范围可逐渐扩大，并进一步沿静脉管腔向近心端或远心端延伸，血栓局部附着管壁或完全充填静脉管腔致管腔闭塞。

2. 血栓形成的结局

（1）血栓形成后，机体可启动溶栓机制，加上溶栓药物的使用，部分患者的血栓可以在几天到几周内完全溶解吸收，使管腔再通，也无明显后遗症表现。

（2）部分血栓吸收不完全，残存机化血栓，表现为静脉壁增厚或管腔内条状稍强回声。

（3）部分血栓吸收不佳致管腔闭塞，随着血栓机化、部分吸收后，静脉管径缩小，残留血栓回声增强。部分残留血栓局部可伴钙化。

（4）部分浅静脉血栓可演变为纤维条索而在皮下可触及。上肢静脉血栓脱落也是肺栓塞的原因之一。

（四）血栓分期

急性期血栓（2周内），血栓回声较低，管壁结构较清晰，静脉管腔可增宽或无明显变化；亚急性期血栓（2周~6个月），血栓回声逐渐增强，回声不均匀，管壁结构尚清晰，扩张的静脉管腔可逐渐回缩；慢性期血栓（6个月以上），静脉管腔可有不同程度回缩，部分管腔边界模糊不清，血栓回声增强，内部回声杂乱，部分可伴有强回声钙化等。

注意：超声很难通过血栓回声改变判断血栓的具体时间，尤其是仪器性能较差者，更是难以准确判断，更多的是通过病史及首诊血栓时间来大致判断血栓时间。

（五）上肢静脉血栓超声扫查

1. 上肢深静脉血栓

（1）超声表现（图8-8~图8-13）：静脉管壁和管腔内可见低、中等、稍高回声血栓附着或充填，管腔内径正常或增宽，管腔不可被完全压瘪。管腔内无血流充盈或充盈缺损，管腔边缘残余迂曲血流，血流暗淡，流速可稍增快或减慢。

部分型血栓，远段血流频谱正常或呈连续单向波形改变，病变近段血流暗淡，挤压肢体远端，血流流速稍增快或无明显改变。完全型血栓，远段血流缓慢，频谱呈连续性单向血流波形，挤压肢体远端，近段管腔内血流流速无明显改变，如果侧支血流明显，近段流速可稍增快。血栓致管腔闭塞时，部分远段可见侧支流出，近段可见侧支汇入。

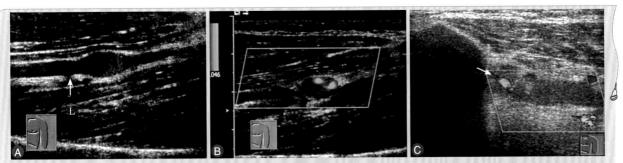

男性患者，32岁，粉刷工，连续5天超负荷工作后出现左侧上肢肿胀不适。A.超声扫查可见左侧肱静脉局部内径增宽，其内可见低回声血栓充填；B.彩色多普勒血流显示管腔内血流充盈不佳；C.锁骨下静脉及腋静脉内血栓形成，血流充盈不佳。结合病史，考虑Paget-Schroetter综合征诊断。

图8-8 上肢静脉血栓超声表现

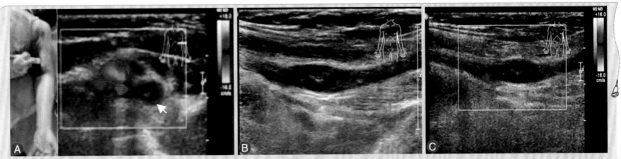

左侧肱骨上段骨折后2天。A.左侧肱静脉其中一支管腔内可见低回声血栓形成（箭头）；B、C.局部管腔稍增宽，管腔内未见明显血流显示。

图8-9 左侧肱静脉血栓形成

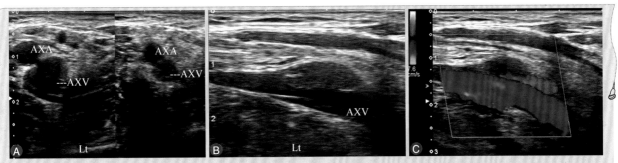

A.横切面显示左侧腋静脉局部管径增宽，探头加压，管腔不能被完全压闭；B.纵切面显示局部静脉窦处低回声血栓附着；C.血流充盈缺损。AXA：腋动脉；AXV：腋静脉。

图8-10 腋静脉部分型血栓形成

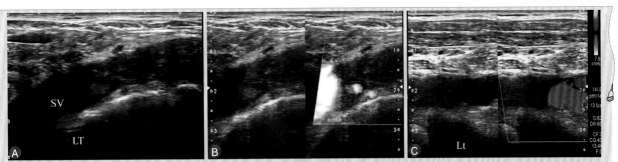

A.锁骨下静脉、腋静脉管腔内低回声血栓充填，血栓段管腔内未见血流显示；B.血栓近段管腔内血流充盈尚可；C.血栓远段管腔内血流充盈尚可，可见侧支血流流出。

图8-11 左侧锁骨下静脉-腋静脉完全型血栓形成

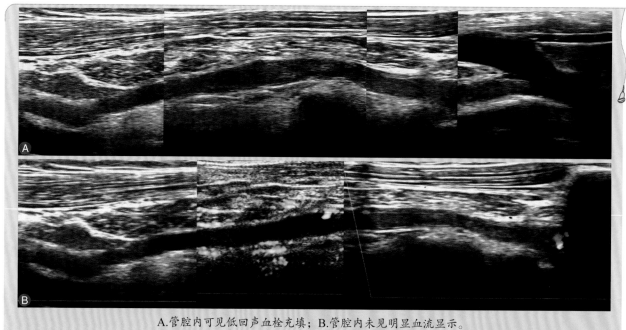

A.管腔内可见低回声血栓充填；B.管腔内未见明显血流显示。

图 8-12　右侧肱静脉中段至锁骨下静脉血栓形成

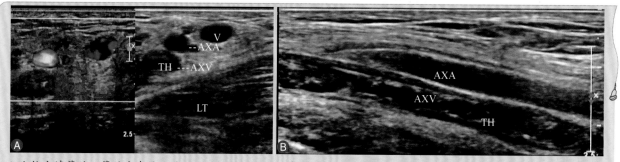

A.血栓充填管腔，管腔内未见血流显示；B.纵切面显示管腔内可见血栓回声增强，血栓回声不均匀。AXA：腋动脉；
AXV：腋静脉；TH：血栓。

图 8-13　左侧腋静脉 – 肱静脉陈旧性血栓形成

（2）扫查注意事项

超声对于上肢深静脉血栓的诊断，具有无创、方便、准确的优势，常常作为临床首选扫查诊断方法。

对于完全型大范围静脉血栓，超声诊断比较容易。但是上肢静脉血栓多为节段性，且腋静脉以远静脉多为双支与动脉伴行，如果仅部分节段或一支病变，临床表现可不明显，需要全程扫查才能确认血栓的有无。尤其血栓才形成阶段，血栓范围较小（图8-14），如果不仔细扫查静脉全程，很容易漏诊。因此，对于临床怀疑上肢静脉血栓者，需要仔细扫查静脉全程，才能明确血栓的有无。

上肢深静脉血栓范围较大时，可引起上肢肢体肿胀、疼痛表现。临床上绝大部分患者是因为上肢的水肿而行上肢静脉超声扫查明确是否存在血栓。但是引起上肢肢体水肿的原因较多（图8-15），需要注意鉴别。准确诊断能够给临床提供相对可靠的诊疗参考信息。

仔细、完整地扫查上肢深静脉是排除血栓所必需的，高频探头扫查显示静脉不满意时，使用低频探头扫查，可改善静脉显示效果。

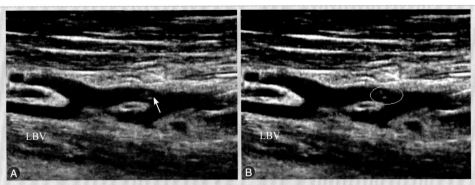

A.于左侧肱静脉（LBV）局部可见较小范围血栓附着管壁；B.可见血栓头部随血流小范围摆动（橙色椭圆区），其余静脉未见明显血栓。这样较小的血栓，如果不仔细扫查，很容易漏诊。

图8-14 患者左侧肱骨骨折1天，肱静脉局部血栓形成

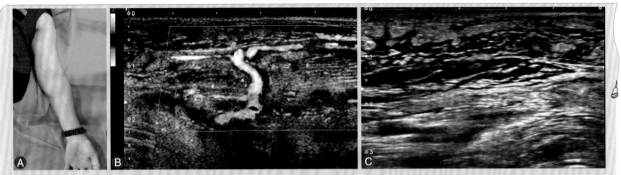

A.患者经左侧上肢浅静脉进行增强CT检查，发生造影剂外漏，引起左侧上肢明显肿胀，以上臂段较明显；B.超声扫查可见上肢深、浅静脉血流通畅，管径被肿胀组织挤压变细；C.上臂段组织间隙明显水肿，回声减低不均匀。

图8-15 造影剂外漏致左侧上肢肢体水肿

2. 上肢浅静脉血栓

（1）病因

上肢浅静脉血栓形成的原因较多，医源性原因最常见，与经浅静脉的医源性操作关系密切，其中经浅静脉穿刺置入输液装置是主要原因，静脉血的采集也可能引起浅静脉血栓，肢体外伤、浅静脉受压等也是引起上肢浅静脉血栓的原因，甚至极少数患者局部的针灸治疗也会引起浅静脉血栓等。

（2）超声表现（图8-16、图8-17）

完全型静脉血栓，静脉内可见低回声充填管腔，探头加压管腔不能压瘪，彩色多普勒血流显示可见管腔内无血流信号显示，脉冲多普勒不能采集到血流频谱。

部分型静脉血栓，管壁可见低回声血栓附着，没有完全充填管腔，探头加压，血管管腔可部分压瘪，彩色多普勒血流显示管腔内可见细条状血流信号，脉冲多普勒可采集到血流频谱。

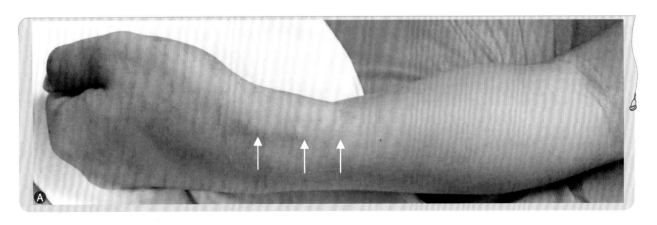

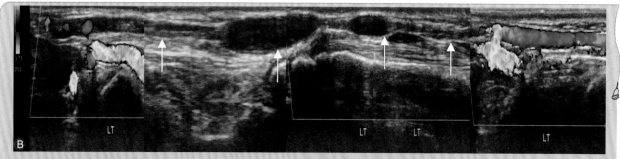

A.患者诉2天前上肢做针灸治疗（院外）后，逐渐出现皮下可触及硬条索物（箭头）；B.超声拼图显示上肢前臂段浅静脉内低回声血栓充填管腔，部分节段静脉管径明显增宽，血栓段未见明显血流信号显示（箭头）。

图 8-16　左侧上肢腕背侧浅静脉血栓形成

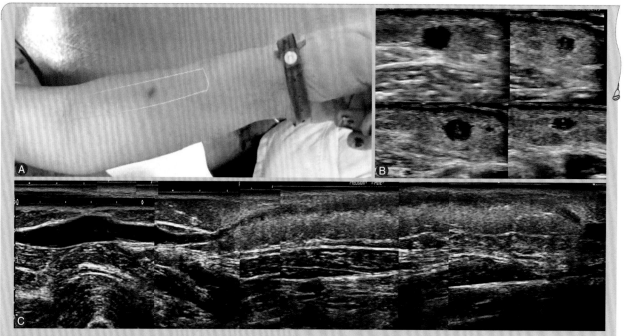

A.血栓段体表可见皮肤发红，可触及硬条索，穿刺点皮肤发黑；B.横切面显示正常近段静脉内透声较好，血栓段管腔内可见低回声充填；C.拼图显示血栓段管腔内可见低回声充填，管腔内径稍增宽，管壁周围组织水肿增厚、回声增强，管壁与周围组织界线模糊。

图 8-17　上肢浅静脉留置针穿刺后 7 天，浅静脉血栓形成伴血栓性浅静脉炎

　　对于完全型血栓，超声扫查明确诊断比较容易，尤其大范围血栓形成，诊断没有任何挑战。但对于节段性血栓或部分型血栓，需要逐段仔细扫查静脉才能发现。

　　（3）扫查注意事项

　　由于上肢静脉管道较长，深浅静脉为多条，因此扫查时需要每条都仔细评估。在扫查时，可以一条一条进行，完整扫查完每一条目标血管。在比较容易确定的部位横切，找到目标血管后，从近端至远端或从远端至近端，"电梯式"横切面连续扫查，边扫查边加压，观察管腔压闭情况，有助于静脉血栓段的检出。

　　由于静脉容易被压瘪，故扫查时不要用力加压，以免静脉被压瘪，无法找到静脉管腔。部分患者静脉回流缓慢，血流呈有回声的伪像，尤其瓣膜下更容易出现，容易误诊为血栓，可以加压并抖动探头，使血流流动加快，消除此伪像。

五、输液装置相关静脉血栓形成

临床上使用的输液装置较多，主要有不同类型的输液导管和针具。

输液导管包括中心静脉通路装置（central venous access device，CVAD）和外周静脉通路装置（peripheral venous catheter，PVC）。中心静脉通路装置包括中心静脉导管（central venous catheter，CVC）、经外周入中心静脉导管（peripherally inserted central catheter，PICC）和输液港（implantable venous access port，IVAP）。外周静脉通路装置指经外周静脉置入的不同长度的导管装置。

除了以上常用的较长的导管装置，临床上使用较多的是长度相对较短的静脉留置针，又称为套管针，目前已经在临床住院患者中，作为建立静脉通路的方式之一而频繁使用。静脉留置针还可以用于采集血液标本，影像学检查中增强剂的推注等。部分科室还使用套管针穿刺上肢动脉作为输液通路使用。

临床上使用的输液装置，具有输液通路保留时间相对较长、减少多次静脉穿刺、方便药液输注等优点。但也带来相应的并发症，如输液装置相关静脉血栓形成，随着针和导管留置时间延长，存在血栓形成的概率增加、血栓范围增大的趋势，好在导管相关静脉血栓形成多数并无明显临床症状，只有1%~5%的患者有明显症状和体征。因此，即使输液装置合并不同程度的血栓形成，指南和专家共识也不推荐常规拔出导管，而是需要评估治疗对导管的依赖程度，以及重新建立静脉通路的可行性。

如果患者治疗仍然需要输液导管通路，可在抗凝治疗下继续保留并正常用于临床治疗。目前公认的拔管指征为治疗已不需要该导管；导管功能已丧失；导管位置异常；合并导管相关性血流感染。当合并抗凝禁忌证或在规范抗凝治疗下症状仍持续进展，则需要考虑拔管。而静脉留置针的使用，临床上多数情况下是输液通路不畅才会选择拔出。

临床怀疑发生输液导管相关静脉血栓形成时，首选多普勒超声检查，可明确血栓的位置和范围，并根据血栓回声强弱推测血栓新鲜程度，为后续处理提供依据。但在有临床证据证实其价值前，不建议使用超声无差别地对所有患者进行导管相关血栓的筛查。因此，对于输液导管装置的影像学评估，临床上多数是在出现症状的情况下，才会选择行影像学检查明确原因。静脉留置针相关血栓形成，临床上几乎很少选择影像学检查手段明确输液装置失功的原因及评估并发症。

（一）超声表现

超声表现见图8-18~图8-25。

（1）输液导管相关静脉血栓形成，血栓初期多在导管尖端周围及导管表面形成，随着导管留置时间的延长，血栓范围及体积逐渐增大，最终导致静脉管腔阻塞及导管堵塞。

（2）浅静脉留置针相关静脉血栓形成，早期可能仅在置入针管表面及针尖周围可见少许附壁血栓附着，随着留置针留置时间延长，血栓范围逐渐蔓延增大，最终导致节段性静脉管腔狭窄或闭塞。彩色多普勒血流可见管腔内血流充盈缺损或无血流显示，部分可见分支或侧支血流绕过闭塞段。

（3）合并血栓性浅静脉炎者，静脉血管周围组织增厚，回声增强，静脉管壁与周围组织分界模糊。

（4）留置针拔出后，静脉内血栓绝大部分可完全吸收消失，管腔恢复通畅；部分血栓段瓣膜受损后，出现瓣膜增厚，活动僵硬；部分血栓段管腔无法再通，血栓部分吸收，静脉管径回缩变细。

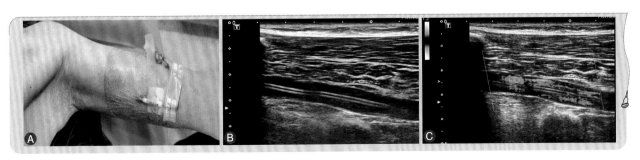

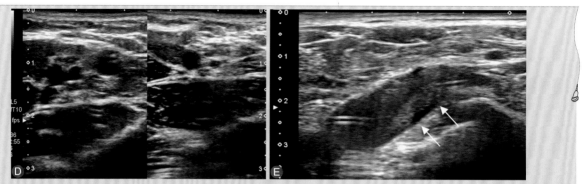

A.经贵要静脉穿刺置管；B、C.贵要静脉管腔内可见导管回声呈双条平行高回声结构，导管周围血流通畅；D.横切面加压可见贵要静脉管腔被完全压瘪；E.锁骨下静脉近段（锁骨上窝处）可见局部附壁血栓形成，未引起管腔阻塞（箭头）。

图 8-18　左上肢输液导管置管术后 1 周超声扫查显示局部静脉血栓形成

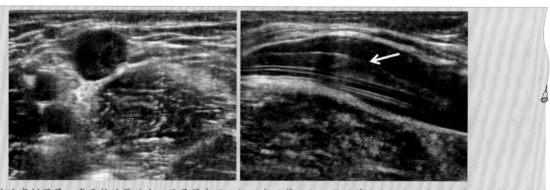

经贵要静脉穿刺置管，贵要静脉管腔内可见导管表面血栓形成（箭头），静脉管腔尚通畅，未引起管腔阻塞。

图 8-19　左上肢输液导管置管术后 1 个月超声扫查显示导管表面血栓形成

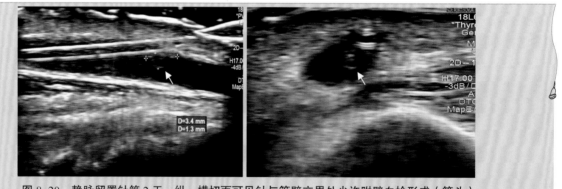

图 8-20　静脉留置针第 2 天，纵、横切面可见针与管壁交界处少许附壁血栓形成（箭头）

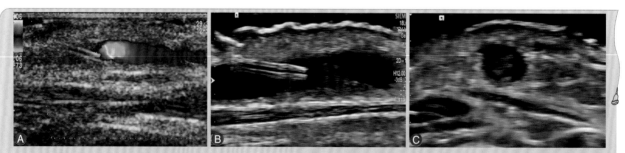

A.普通高频探头（7.5 MHz）可显示静脉管腔内针尖，血栓显示模糊，血流显示静脉管腔通畅；B、C.较高频率探头（17 MHz）扫查，可清晰显示针尖及周围血栓。

图 8-21　静脉留置针穿刺后 2 天超声扫查显示针尖周围血栓形成

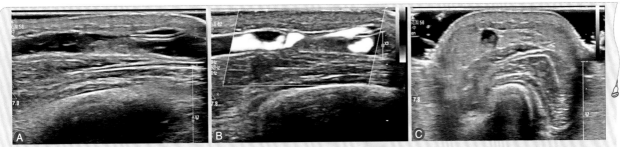

A.高频探头显示针尖周围较大范围血栓；B.管腔内血流尚通畅，可见血流充盈缺损；C.横切面显示血栓更清晰。

图 8-22　静脉留置针穿刺后 3 天超声扫查显示血栓形成

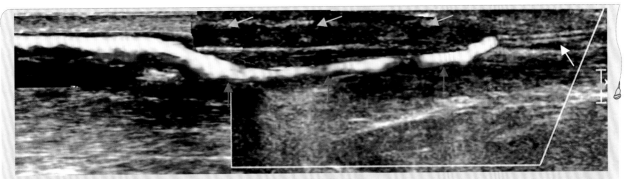

上肢前臂浅静脉留置针穿刺后 5 天，针尖（白箭头）近心端静脉管腔内栓形成致管腔闭塞（橙箭头），但留置针通路仍然通畅，液体滴注过程中，可见分支静脉从闭塞远段流至近段，绕过闭塞段，相当于侧支血流通畅（红箭头）

图 8-23　静脉留置针后，静脉节段性闭塞（血栓形成）伴侧支形成

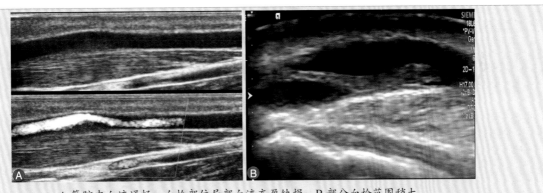

A.管腔内血流通畅，血栓部位局部血流充盈缺损；B.部分血栓范围稍大。

图 8-24　上肢前臂浅静脉留置针拔出后，可见局部管壁少许附壁血栓

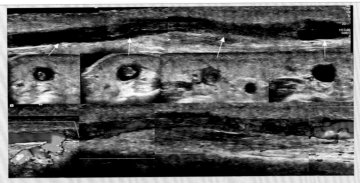

上肢前臂浅静脉留置针堵管拔出后，较长节段静脉血栓形成，致管腔闭塞，部分节段合并血栓性浅静脉炎表现（静脉管壁结构模糊，管壁周围组织增厚、回声增强），血栓段血流充盈不佳。箭头：静脉长轴切面上相应部位横切显示

图 8-25　静脉留置针后血栓形成伴静脉炎表现

（二）上肢动脉留置针穿刺留置后伴发血栓、假性动脉瘤形成

留置针穿刺上肢动脉建立输液通路，在部分单位的部分科室已经成为常规操作，尤其部分重症患者，浅静脉可能会收缩、塌陷，不易建立输液通路，那么选择动脉作为穿刺目标血管，可能更容易实现输液通路的建立。

动脉留置针留置后，也会存在一些并发症，如动脉血栓形成、假性动脉瘤的发生等。CDU可以在判断并发症及协助临床处理并发症中发挥重要的作用，如溶栓效果的评估，假性动脉瘤瘤腔的闭合等（图8-26～图8-28）。

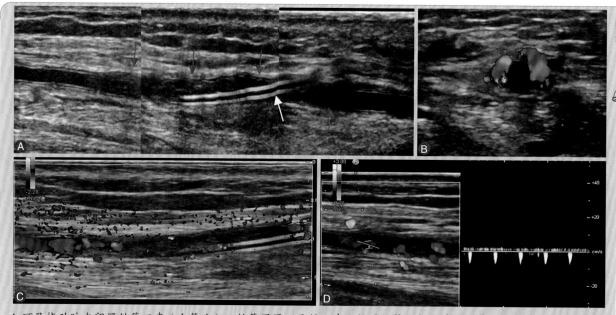

A.可见桡动脉内留置针管回声（白箭头），针管周围可见低回声血栓（红箭头）充填动脉管腔，透声差，管径稍增宽；B、C.横、纵切面显示血栓段动脉未见血流，管腔闭塞；D.闭塞近段血流流速降低，频谱呈高阻波形改变。

图8-26　右上肢桡动脉留置针穿刺后5天，输液通路不畅

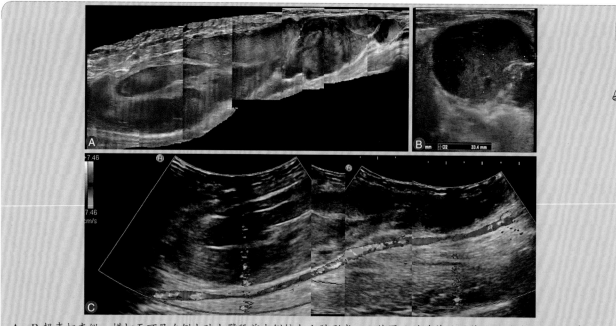

A、B.超声扫查纵、横切面可见左侧上肢上臂段前内侧较大血肿形成；C.范围从肘关节处延伸至肱动脉上段近腋窝，肱动脉血流通畅。图8-27、图8-28为同一病例。

图8-27　左上肢肱动脉留置针拔出后第2天，左上肢逐渐出现肿胀、增粗伴疼痛（1）

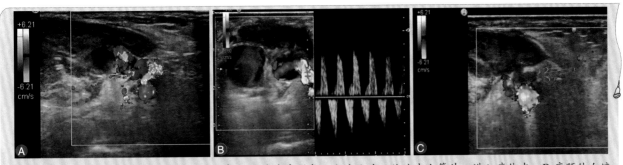

A.穿刺点处扫查，可见左侧肱动脉下段局部假性动脉瘤形成，血流从破口处流出血管外，进入瘤体内；B.瘤颈处血流频谱呈双向血流；C.临床欲采取加压包扎方式闭合瘤腔及瘤口，留置针拔出后第3日超声复查，假性动脉瘤瘤腔及瘤口仍未闭合，左上肢肿胀较前加重，临床采取局部直接加压的方式进行处理，超声定位瘤口处，直接指压瘤口处，1小时后超声复查，瘤腔未闭合，2小时后超声复查，瘤腔及瘤口完全闭合（箭头）。

图8-28 左上肢肱动脉留置针拔出后第2天，左上肢逐渐出现肿胀、增粗伴疼痛（2）

（三）扫查注意事项

静脉输液装置相关静脉血栓形成，是临床上上肢浅静脉血栓形成的最常见原因，主要与穿刺针穿刺损伤静脉管壁、留置针和导管周围血流缓慢、药物对局部静脉管壁的刺激和损伤，以及留置针和导管头端可能损伤静脉管壁等原因有关。血栓的形成从较小范围开始，逐渐增大，最终导致静脉管腔阻塞。CDU扫查，可以清晰显示静脉内血栓的有无，尤其较高频率的高频探头，可以非常清晰地显示较浅表静脉内血栓的范围；但是对于上腔静脉内的血栓显示效果并不满意，需要其他影像学检查（DSA、MRA、CTA）补充。

临床上大部分患者无明显临床症状表现，即使出现部分血栓性静脉炎等相对比较明显的并发症，患者对其接受程度还是比较高的，所以临床上几乎不会采取影像学手段筛查血栓形成。因此，超声对于输液装置相关并发症的扫查，更多的是在帮助临床寻找输液通路失功的原因及溶栓治疗后的效果评估方面发挥重要作用。

对于动脉穿刺后形成假性动脉瘤者，超声可以在协助临床闭合瘤腔及瘤口方面发挥重要作用，如超声引导下瘤腔内凝血酶注射，加压闭合瘤腔、瘤口中实时监测按压效果等。对于部分进展性假性动脉瘤，采用局部加压包扎的方法可能效果并不满意，尤其较深部位的动脉，加压包扎的力度不够或加压敷料的偏移，不能够很好地闭合瘤腔及瘤口，直接人力加压并实时监测加压效果，可能更有价值。如果血管本身条件较差，如管壁钙化，影响闭合效果者，覆膜支架的植入可能是闭合瘤口更好的选择。

六、静脉穿刺后感染

1.病因

静脉穿刺过程中，消毒不严格，或者穿刺后压迫止血不佳，静脉管腔周围血肿形成伴感染。临床上相对比较少见。需要与静脉周围血肿形成所致类似血栓性静脉炎表现相鉴别。

2.临床表现

穿刺部位感染，则会有局部红、肿、热、痛表现，部分皮肤可伴水疱。炎性病灶挤压局部静脉管腔，可导致静脉血栓形成。

3.超声表现

肢体红肿部位，静脉周围组织肿胀增厚，静脉管腔周围被低回声炎性病灶包绕，血流信号增多。静脉受压，管腔变细，腔内可见低回声血栓形成，管腔内无血流信号显示，血流频谱不能采集到。静脉管腔通畅时，表现为静脉受压，血流束变细，局部狭窄时，流速可稍升高（图8-29）。

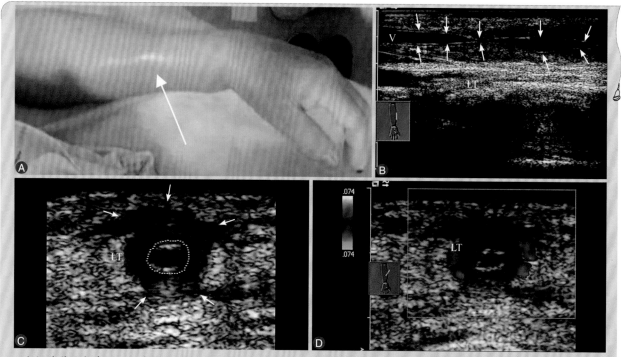

A.左侧前臂局部穿刺后伴感染，局部皮肤伴红、肿、热、痛表现（箭头），上肢远段稍肿胀；B.病变处超声扫查可见静脉管腔节段性受压变细，局部节段管腔内低回声血栓形成，静脉管壁回声清晰可见（箭头）；C.静脉（虚线）周围低回声包绕（箭头）；D.局部血流稍增多，静脉管腔内无血流显示。结合病史及超声表现考虑静脉穿刺后感染。临床按感染处理后好转。

图 8-29 静脉穿刺后感染

七、静脉穿刺后神经损伤

1. 病因

静脉穿刺过程中，损伤神经，临床上非常少见，与穿刺部位有关。

2. 临床表现

穿刺过程中，损伤神经时，患者伴有远段神经支配区域触电样麻木、疼痛感，逐渐出现神经支配区域感觉、运动异常等。

3. 超声表现

穿刺点区域重点扫查，可见损伤神经局部肿胀、增粗，回声减低、不均匀，正常神经"蜂窝状"结构分辨不清，对比近段或远段正常部位神经，更容易发现异常。

静脉穿刺过程中，伴发神经损伤的概率相对较小，通过病例分享，旨在提醒静脉穿刺操作中，对于静脉周围伴有明显神经走行的区域，操作需要谨慎，尽量选择其他常规穿刺点，以减少并发症的发生。超声引导下穿刺，可视化下操作可以较大程度避免并发症的发生，但是对于临床上大量常规静脉血的采集和留置针穿刺，不太可能实现都在超声引导下进行操作（图8-30）。

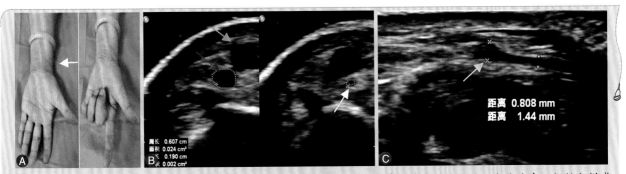

女性患者，68岁，A.患者自述左上肢静脉（腕关节背侧偏桡侧，箭头）穿刺采集静脉血时，突然伴有示指触电样感觉，之后出现左侧示指不能弯曲1小时；B.穿刺点处超声扫查，横切面可见头静脉（蓝箭头）深方桡神经（红箭头）局部增粗，回声减低，近段神经（白箭头）正常；C.纵切面显示神经局部增粗，回声减低（橙箭头）。

图8-30 左上肢静脉穿刺后桡神经损伤

八、上肢静脉假性静脉瘤

1.病因

上肢浅静脉常作为穿刺通道，有时在穿刺后，穿刺点血管壁不能及时闭合，形成破口而形成假性静脉瘤，这种情况极为少见，更多见的是穿刺部位压迫止血不佳而形成血肿，表现为穿刺部位出现"包块"。部分患者在看到一些保健节目后，盲目学习，如局部拍打手臂，导致静脉损伤而出现局部破口，形成假性静脉瘤（图8-31、图8-32）。

2.临床表现

患者多无明显临床症状，部分患者诉局部皮下出现"包块"，局部加压形态可变。

3.超声表现

静脉壁局部形成破口，血流流出管腔外，被周围组织包裹，形成瘤体。瘤体内血流缓慢而自发显影，部分红细胞层层堆积，可见呈典型的"洋葱皮"样改变，探头加压，可将血流挤出瘤体，放松后，血流流入瘤体。如果瘤体内血栓形成，可见低回声血栓附着或充填，血流充盈缺损。

瘤口较大者，瘤口处血流流速增快不明显；瘤口较小，瘤口处血流可稍增快。

由于假性静脉瘤瘤体内血流比较缓慢，直接显示血流有时效果不佳，探头加压放松观察血流的流入及流出变化，对于寻找破口及明确假性静脉瘤比较有帮助。

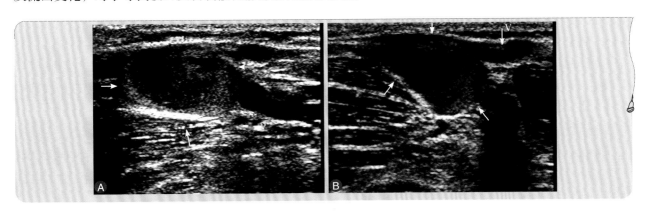

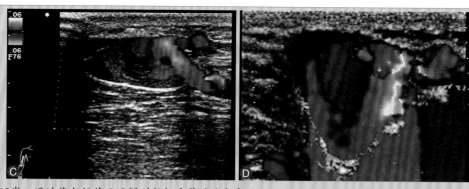

女性患者，65岁，通过某电视节目了解到拍打手臂对健康有益，因此不停拍打上肢后出现右侧肘窝处包块就诊。A、B.纵切面、横切面超声扫查可见肘关节处肘正中静脉局部管壁破损，血流流出被周围组织包裹形成瘤体（箭头），瘤体内血流缓慢而自发显影；C.探头加压放松后，可见血流从破口处流入瘤体内，瘤体边缘区域缓慢血流不断堆积形成"洋葱皮"样改变；D.降低血流标尺，探头加压放松后，可见血流从破口处流入瘤体内，血流呈红蓝双色，破口处流速稍高，血流呈花色改变。

图8-31　拍打上肢后肘正中静脉局部假性静脉瘤形成

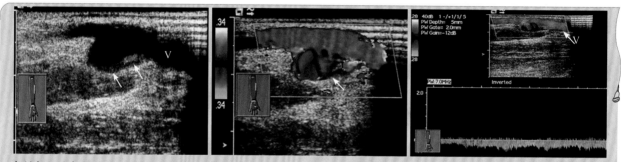

穿刺部位局部静脉明显突起，可见静脉管壁局部不连续，向外突出形成瘤体，瘤体内局部附壁血栓形成（箭头）；瘤体内血流呈红蓝双色，由于瘤口较大，瘤口处血流主要为低平静脉频谱，流速未见增快。

图8-32　左侧头静脉前臂中段穿刺输液后局部假性静脉瘤形成

九、上肢头静脉内马松瘤

马松瘤（Masson,s tumor）也称为血管内乳头状内皮细胞增生（intravascular papillary endothelial hyperplasia，IPEH）、马松血管瘤、血管内血管瘤等，1923年，Masson报道了关于痔静脉的病例，1976年，Clearkin和Enzinger提出了血管内乳头状内皮细胞增生的名称，它更准确地描述了其组织学特征。

1. 病因

血管内乳头状内皮细胞增生是一种少见的良性非肿瘤性血管病变，多认为其是血栓机化的特殊形式，而不是一种原发性血管肿瘤，其病理学特征是内皮细胞乳头状反应性增生。占皮肤与皮下组织肿瘤的2%~4%，多见于头颈、四肢部位。

2. 分型

Hashimoto等将血管内乳头状内皮细胞增生分为3型：①单纯型，病变局限于扩张的血管腔内；②继发型或混合型，病变继发于原有的血管病变，如动静脉畸形、血管瘤、淋巴管瘤、化脓性肉芽肿、静脉曲张等；③血管外型，源于创伤后形成的血肿。

3. 临床表现

临床表现因病变发生部位不同而不同，浅静脉内及浅表部位的病变，绝大部分患者是以局部发现可触及的"肿物"就诊，部分可伴疼痛或压痛等。

4. 超声表现

单纯型病变，于病变部位扩张的血管内可见低回声，边界多较清楚，形态尚规整，内部回声均匀或不均匀，彩色多普勒血流显示部分内部可见丰富血流信号，可采集到动静脉血流频谱（图8-33）。

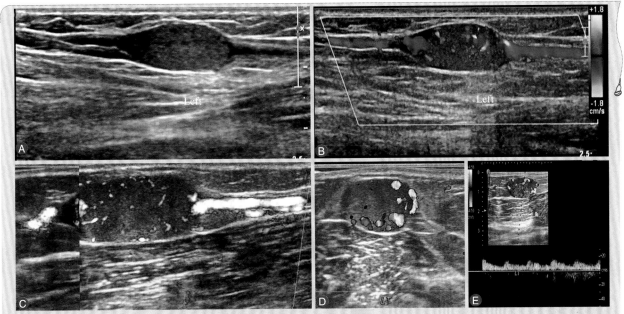

A.患者自诉左侧上臂中段无意间触及一肿物，无明显疼痛不适，超声扫查可见头静脉局部节段扩张，其内可见低回声；B.边界清楚，内部回声均匀，内部可见丰富血流信号显示；C.1年后复查，病变有增大趋势；D、E.病灶内血流丰富，可采集到动、静脉血流频谱。结合血流显示，排除血栓，随访病理提示血管内乳头状内皮细胞增生。

图8-33 左侧上臂中段头静脉内马松瘤超声表现

5. 扫查注意事项

血管内乳头状内皮细胞增生在临床上相对少见，单纯型病变，依据扩张静脉内病灶边界清楚、内部可见血流信号，可以比较容易与血栓相鉴别。继发型或血管外型，超声不易通过病变声像图表现确诊，病理学检查是确诊的可靠依据。

十、上肢透析通路超声评估

（一）概述

血液透析作为肾功能衰竭患者的替代疗法之一，在临床上广泛使用。它是将患者血液从身体内引出，经过体外半透膜的透析装置，过滤掉大部分代谢废物及多余水分，将血液再回输入人体的过程。

动静脉内瘘血管通路是完成血液透析过程的必需条件，动静脉内瘘一般有自体动静脉内瘘（autogenous arteriovenous fistula，AVF）及人工血管移植物动静脉内瘘（arteriovenous graft，AVG），少见的还有外瘘管及自体血管移植动静脉内瘘。从可操作性、方便适用、成本、远期通畅性及使用时间等方面考虑，自体动静脉内瘘是最常用的透析通路。

1. 自体动静脉内瘘吻合血管选择

原则：先上肢后下肢；先远心端后近心端；先非惯用侧后惯用侧。

自体动静脉内瘘可在上下肢远心端进行，可选择行吻合的血管较多，各个医院及不同的术者有不同的选择，以上肢桡动脉-头静脉的吻合为首选。

2. 吻合方式

临床上可采取端端吻合、侧侧吻合、端侧吻合的方式（图8-34），以端侧吻合方式最常用。

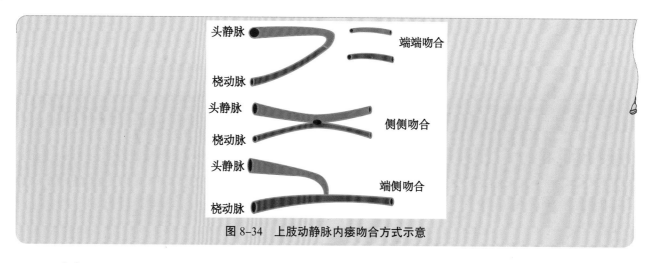

图 8-34　上肢动静脉内瘘吻合方式示意

3.定义

自体动静脉内瘘成熟的定义：内瘘透析时易于穿刺，穿刺时渗血风险最小，在整个透析过程中均能提供充足的血流，能满足每周3次以上的血液透析治疗。

从定义可以看出，内瘘需要通畅并保证流量充足且易于穿刺，因此术前超声主要评估动静脉直径与通畅性、动脉硬化程度、静脉可扩张性、静脉距皮的距离等。

2019年中国血液透析用血管通路专家共识建议：自体动静脉内瘘成形术的最小动脉内径≥1.5 mm、静脉内径≥2.0 mm（束臂后），但最小动脉内径≥2.0 mm、静脉内径≥2.0 mm（未束臂），通畅率会更好。

（二）动脉评估

1.动脉通畅情况

欲行内瘘吻合侧上肢动脉必须通畅，无明显狭窄、闭塞。管腔通畅时，动脉血流色彩明亮，充盈较好，流速及频谱正常。

2.反应性充血试验

应用反应性充血试验评价动脉预扩张能力，方法：受检测上肢握拳1~2分钟，然后松开，在握拳放松过程中，持续采集桡动脉频谱，可见动脉血流频谱由握拳时的高阻波形变为两相低阻波形，反向血流消失，舒张期持续正向血流（图8-35A）。阻力指数<0.7可能有临床意义。

扫查时，随着患者手背的活动，取样框可能会偏移目标血管，可以将取样框适当调大，完全覆盖动脉血管，甚至略超过动脉宽度，这样更容易采集到血流频谱。

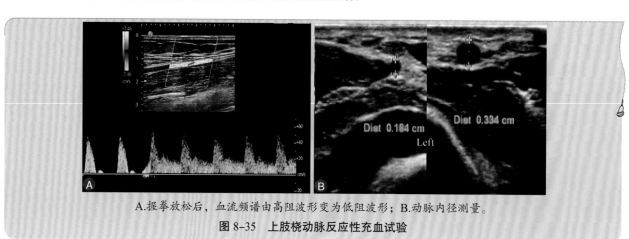

A.握拳放松后，血流频谱由高阻波形变为低阻波形；B.动脉内径测量。

图 8-35　上肢桡动脉反应性充血试验

3. 内径测量

管腔内缘至内缘距离（图8-35B），内径为2.0 mm以上较为理想，内径为1.5～2.0 mm，在无其他更好血管选择时，可以尝试，术前应和患者进行充分沟通。年轻患者扩张效果可能会更好，可以适当放宽要求。动脉较细者，通路成熟率及远期通畅率会降低（图8-36）。

部分患者桡动脉位置较深，术前要给予提示，以便术者对可能存在的吻合困难有所准备。

扫查时，整条动脉均需要观察，以排除节段性狭窄或内径细（图8-37），吻合段动脉需要重点评估。

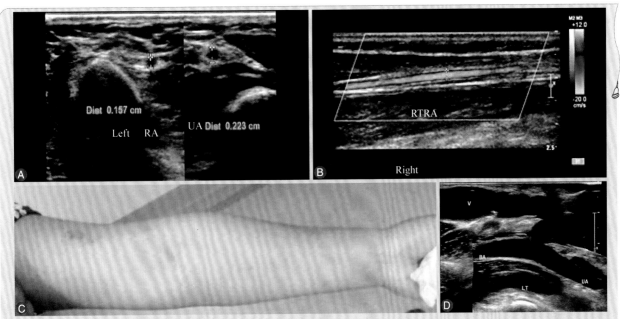

A.左侧桡动脉内径为1.6 mm，尺动脉内径为2.2 mm；B.右侧桡动脉内径为1.7 mm；C.左侧前臂经过3次内瘘吻合尝试，通路均失败；D.最后只能行高位吻合（肱动脉下段与头静脉吻合）。

图 8-36　桡动脉内径较细患者

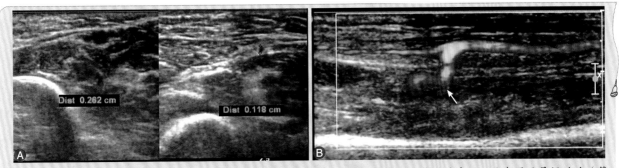

A.桡动脉前臂远段内径尚可（2.6 mm），前臂中上段内径较细（1.2 mm）；B.桡动脉中段可见来源于骨间动脉（箭头）的侧支流入桡动脉远段。

图 8-37　左侧桡动脉节段性内径变细

4. 内中膜观察

重点观察内中膜有无增厚，有无斑块。严重的动脉管壁钙化及斑块可能导致吻合难度增加或手术失败或术后通路成熟不佳，并且球囊扩张效果也不理想（图8-38）。

随着经桡动脉的介入操作增加，介入术带来的动脉损伤在临床上并不少见（见上肢桡动脉穿刺介入相关并发症章节），因此有经上肢桡动脉介入病史的患者，需要仔细扫查评估操作路径上的动脉全程，以排除狭窄病变的存在。

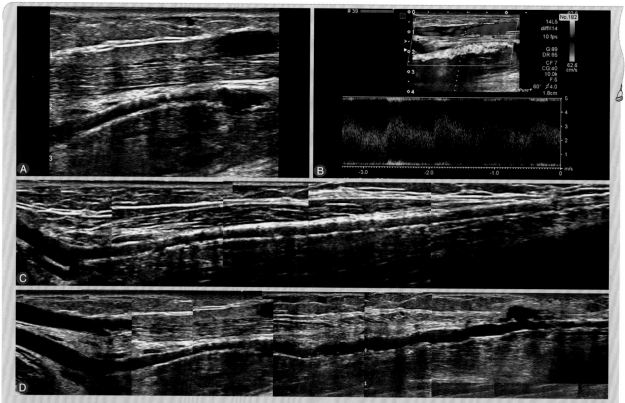

A.左侧桡动脉术前评估，动脉内径较细（1.8~2.1 mm），管壁明显钙化及部分斑块形成；B.术后，桡动脉近段明显狭窄，狭窄处流速升高；C.动脉流入道扩张不佳，通路流量较低；D.球囊扩张术后，桡动脉中远段管腔稍扩张，近段扩张效果不佳，流量改善不明显。

图8-38　动脉管壁弥漫性钙化对通路成熟的影响

5.动脉走行、变异情况

以桡动脉为重点，观察有无桡动脉或尺动脉缺如、多支或高位分叉等解剖变异；观察有无走行迂曲、走行变异及位置异常等。尺、桡动脉高位分叉变异在临床上并不少见，高位分叉的桡动脉内径较细。桡动脉远段高位分叉偶尔可见（具体见上肢动脉变异），这会导致动脉远段内径较细，术前要明确标明分叉部位，以便临床选择分支以上部位进行操作。

（三）静脉评估

1.上肢浅静脉解剖

上肢浅静脉的分支较多，有解剖命名的主要有头静脉、贵要静脉、肘正中静脉、前臂正中静脉、手背静脉等，深浅静脉间通过穿静脉（交通静脉）连接（图8-1、图8-39）。为了便于描述，将前臂段静脉大致分成上、中、下段，上臂段也分为上、中、下段。

上肢浅静脉的超声评估，以前臂段头静脉为主，贵要静脉也可作为备选静脉，多次手术者，需超声协助寻找适用的浅静脉。

术前评估，上肢头静脉、贵要静脉、穿静脉、正中静脉、腋静脉、肱静脉、锁骨下静脉、头臂静脉及上腔静脉都需要全程观察，了解血流通畅情况。

2.通畅情况

主要采取横切面，探头加压观察静脉管腔是否可以被完全压瘪，排除局部静脉血栓。管腔通畅时，管腔内透声较好，血管走行自然，无明显节段性变细、僵硬，探头加压，管腔可被完全压闭。彩色多普勒及能量血流显示管腔内血流充盈较好，加压远端肢体，血流明显增快，可帮助判断静脉通畅性。

扫查时，不可用力加压，探头轻触皮肤即可，以免用力过大压扁或压闭静脉管腔。在静脉横切面上边扫查、边加压观察静脉管腔变化，比较适用。

锁骨下静脉和头臂静脉及上腔静脉通畅性评估，通过彩色血流显示寻找到静脉，正常时，管腔内血流充盈较好，走行自然，血流色彩明亮适中。上腔静脉血流频谱具有明显的静脉血流期相性变化，挤压肢体远端，上腔静脉内血流流速短暂增快，可间接判断管腔通畅性（浅静脉扫查具体内容参阅上肢静脉超声扫查章节）。

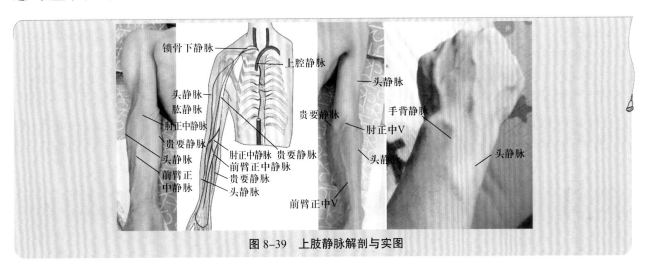

图 8-39 上肢静脉解剖与实图

3. 内径

头静脉内径≥2.0 mm较为理想，而移植血管静脉多选用大于4.0 mm的静脉。

在评估过程中，检查室内温度不宜太低，温度过低会导致部分患者浅静脉收缩致管径变细。在临床上偶尔遇到在术前评估静脉内径适合吻合，但在术中静脉内径很细的情况，推测可能的原因为术中手术室温度过低导致血管收缩或术中操作导致血管痉挛。

4. 扩张能力

静脉扩张能力，主要采取上臂或前臂上段止血带结扎，短暂阻断静脉血流，观察前臂段浅静脉结扎前后的管腔变化，尤其是备选静脉的判断。

如果止血带束臂使远段静脉扩张后，头静脉存在节段性僵硬、扩张不佳，彩色多普勒血流充盈不佳，则高度提示静脉可能存在管腔狭窄或闭塞，可能需要寻找条件更好的静脉节段。实在没有更好的选择时，局部病变者也可尝试吻合，之后视通畅情况再行球囊扩张改善。

5. 走行及属支（前臂、肘部以远）

通路需要有一段备选静脉，走行应相对较平直，有利于透析穿刺。静脉走行迂曲或与备选动脉距离较远，需要提示。

术前超声检查时要注意静脉属支情况，标出属支汇入位置，以便手术切口位置选择及是否行属支结扎。使用止血带辅助检查有利于静脉属支的观察，尤其是充盈不佳的属支。

6. 深度

备选静脉应尽量表浅，静脉距皮肤不宜超过5 mm。随着超声引导下穿刺的应用，对较深的血管，也可以轻易完成穿刺，因此静脉至皮肤的距离可以适当放宽。

7. 心脏功能评估

左心室射血分数小于30%的患者暂不建议进行内瘘成形术，尤其是高位瘘。过低的射血分数，在高位瘘或高流量瘘时，加重心脏的负荷，并且患者低血流量、低血压状态，在内瘘术后容易形成血栓导致通路失败。

（四）术后评估

1.定位描述

通路术后，主要针对瘘口、动脉流入道及静脉流出道进行超声评估，需要将通路的解剖定位描述清楚并呈现给临床，以便对通路并发症的准确定位。以上肢头静脉–桡动脉端侧吻合为例（图8-40）。

桡动脉吻合口近心端为：动脉流入道；吻合口远心端为：动脉流出道。动脉流入道内径主要测量近吻合口段。

吻合口为：动静脉吻合处，内径测量主要在吻合口纵切面、横切面上测量两个值。

静脉端为：静脉流出道，主要指吻合口至肘关节段静脉，为了更加准确定位，将该段静脉大致分为3段：①静脉流出道前臂下段（近吻合口段）；②静脉流出道前臂中段；③静脉流出道前臂上段。

头静脉上臂段、贵要静脉、肘正中静脉及穿静脉按正常解剖描述，如有必要，上臂段静脉仍然可分上、中、下段描述定位。

上述描述内容仅为笔者单位使用的大致定位描述，不同医院采用的描述可能存在不一致的情况，最终的目的是准确定位，可根据自己科室的习惯进行描述，只要能清楚说明病变部位并且临床可接受，都是可行的。

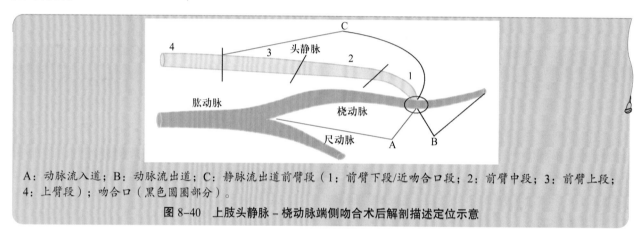

A：动脉流入道；B：动脉流出道；C：静脉流出道前臂段（1：前臂下段/近吻合口段；2：前臂中段；3：前臂上段；4：上臂段）；吻合口（黑色圈圈部分）。

图8-40　上肢头静脉 – 桡动脉端侧吻合术后解剖描述定位示意

2.主要血流通道识别

动静脉通路术后，主要评估通路是否通畅、是否成熟、是否存在并发症等。

通路任何节段的血管均可能存在狭窄、闭塞，不能仅扫查一段通路血管代替全程。重点在于针对主要血流通道进行评估。

头静脉远段与桡动脉吻合后，桡动脉血流主要经过吻合口流向前臂下段头静脉，向上可流向头静脉和前臂正中静脉及贵要静脉，最终回到锁骨下静脉、头臂静脉、上腔静脉。肘窝处，血流可通过穿静脉流向深静脉（图8-41）。

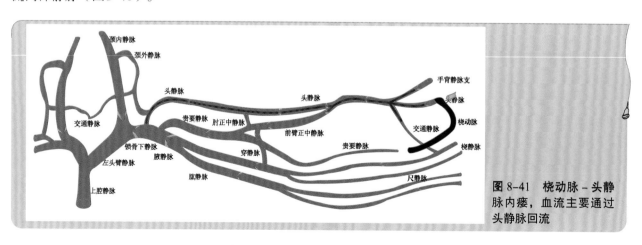

图8-41　桡动脉 – 头静脉内瘘，血流主要通过头静脉回流

如果前臂正中静脉狭窄或闭塞，血流主要经头静脉回流；头静脉前臂上段及上臂段不通畅，血流主要通过前臂正中静脉流向贵要静脉；如果头静脉上臂段及前臂正中静脉不通畅，血流可流向头静脉前臂段，并通过肘正中静脉流向贵要静脉；如果上臂段头静脉和贵要静脉不通畅，血流可通过前臂段头静脉或前臂正中静脉经过穿静脉流向深静脉等。如果血流主干通道狭窄或闭塞，分支静脉可作为引流通道。

3. 流量估测

通路血流量的估测，可以帮助判断通路是否成熟、通路流量降低或增高等。

测量部位的选择，目前并没有统一的估测血管段。

以桡动脉-头静脉通路为例，可以在肱动脉下段、桡动脉近吻合口处（动脉流入道）、适合穿刺段静脉流出道估测流量，以便临床参考。流量估测不太可能做到准确定量，都可能存在高估或低估情况，透析时使用通路静脉段作为穿刺点，因此在静脉段测流量似乎更接近实际透析情况。

寻找一段相对平直的主干静脉，管腔较均匀且没有明显狭窄的血管段作为测量点，远离吻合口3～5 cm，尽量避开吻合口后的高速血流段。通路存在狭窄时，远离狭窄后的高流速区域测量。

流量（mL/min）＝管腔横截面积（πr^2，cm^2）× 时间平均流速（TAMV，cm/s）× 60

测量时，取样容积覆盖整个管腔，不要超出管腔，采集3个心动周期以上波形干净的血流频谱，角度校正在60°内，启动流量测量，自动测量得到平均流速，管腔内径的测量为管腔内缘至内缘的距离，仪器自动计算流量（图8-42）。

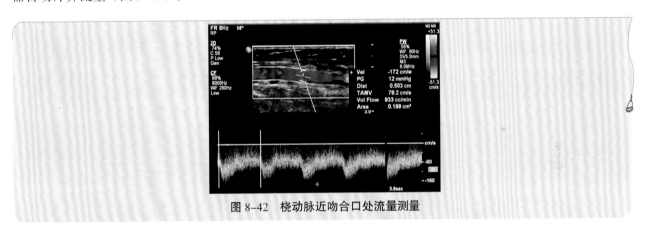

图8-42 桡动脉近吻合口处流量测量

血流量＞500 mL/min，穿刺段静脉内径≥5 mm，距皮深度＜6 mm，判断内瘘成熟是较为理想的。人工血管移植物动静脉内瘘自然血流量＞600 mL/min较为理想。当人工血管移植物动静脉内瘘自然血流量＜600 mL/min、自体动静脉内瘘自然血流量＜500 mL/min时需要进行早期干预。

瘘血流量不足定义：透析时泵控血流量达不到200 mL/min。

高流量内瘘的定义：内瘘自然血流量≥1500 mL/min时称为高流量内瘘。

内瘘无论是低流量还是高流量，均属于异常，需要进行适当干预，临床上大多数属于低流量情况。

（五）自体动静脉内瘘并发症

透析通路，吻合后及使用后，会发生不同的并发症，导致通路成熟及功能不良和失功等，需要及时寻找病因，及时处理，以延长通路的使用寿命。常见的并发症如下。

1. 血肿

血肿多在内瘘术后吻合口周围出现，通路使用过程中，穿刺部位也可发生。

（1）临床表现：吻合口及穿刺点附近肿胀、变硬，可触及肿物，动静脉瘘搏动正常或减弱、消失，部分合并感染者，吻合口及周围皮肤可出现红肿、疼痛、溃烂等。较小的血肿一般无明显不适，可自行吸收或治疗后逐渐吸收、消失。吻合口附近的血肿如果较大，可压迫血管，导致血管狭窄或闭塞（图8-43）。

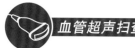

（2）超声表现：吻合口周围可见低回声、低无回声混合包块，部分可紧贴、包绕血管，边界清楚或不清。新鲜的血肿多呈不均质回声，有形成分可沉积于深部，血清部分位于浅部，形成液面分层征表现，时间进一步延长，血肿逐渐表现为低回声或囊实混合回声（图8-44、图8-45）。

血肿内部无明显血流信号，不能采集到血流频谱。血肿压迫局部血管，可导致血管狭窄，狭窄处血流束变细，呈五彩花色血流改变，流速升高。部分需要与假性动脉瘤及血管内血栓鉴别。

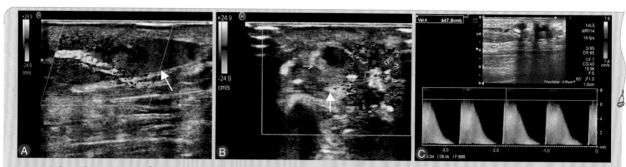

A、B.吻合口周围可见低回声（箭头），局部紧贴、挤压瘘血管；C.压迫静脉流出道致狭窄，狭窄处流速升高，阻力增高。

图8-43　内瘘术后2天，吻合口旁血肿形成

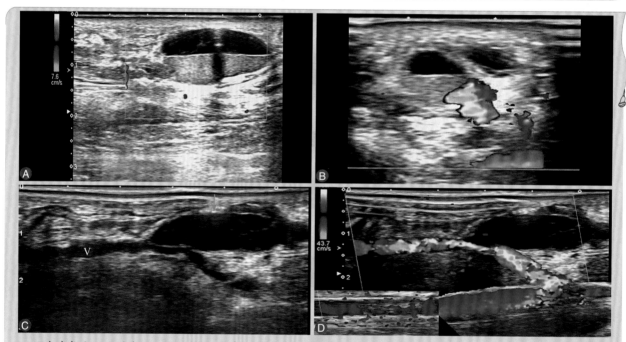

A、B.内瘘术后1天，吻合口处触及肿物，超声纵、横切面可见吻合口处血肿，血肿较早期，呈液面分层表现，上层为血清层，下层为红细胞层；C.随着时间延长，血肿分层现象不明显，表现为低回声（箭头）；D.血肿对静脉流出道局部轻度挤压。

图8-44　内瘘术后1天，吻合口旁血肿形成

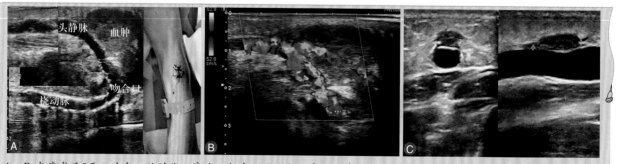

A、B.内瘘术后5天，吻合口处肿胀、渗液，超声可见吻合口旁低回声血肿，血管未见明显挤压；C.穿刺点处的血肿表现为管壁旁低回声。

图8-45　内瘘术后5天，吻合口旁血肿形成和静脉流出道穿刺点血肿形成

2. 假性动脉瘤

可在吻合术后出现或穿刺后发生。因吻合口缝合不佳，出现吻合口瘘；或者穿刺后压迫不当，以及患者自身血管条件差，凝血功能异常等，都可能导致穿刺点闭合不佳出现血液流出血管外，被周围组织包裹形成瘤体。

（1）临床表现：通路吻合口或穿刺点处出现包块，部分可伴有搏动性，瘤体较大者，可于体表见到突起的肿块。部分可挤压通路血管，造成狭窄而致吻合口震颤减弱或消失。

（2）超声表现：二维可见血管旁低回声、囊实混合回声、无回声，与血管相连，边界尚清，彩色多普勒血流可见瘤体内有血流显示，呈红蓝旋转血流，流速降低，瘤体内血流与通路血管相连。瘤颈处可采集到双期、双向血流频谱。如果瘤体内伴有血栓形成，则可见低回声血栓充填瘤体，血栓部分无血流显示（图8-46）。

如果确定吻合口瘘形成的假性动脉瘤，需要及时地提示临床，确定是否需要再次手术修补吻合口。超声扫查明确诊断后，对于有血流灌注的瘤体，也可根据瘤颈长度及宽度，选择合适的病例进行超声引导下瘤腔内凝血酶注射或瘤口处直接加压等闭合瘤腔及瘤口。

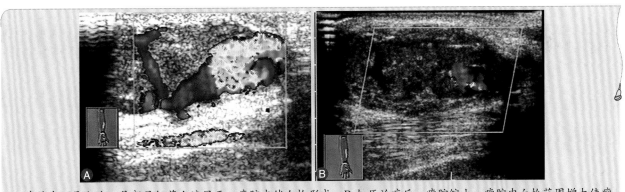

A.瘤腔内可见血流，局部呈红蓝血流显示，瘤腔内伴血栓形成；B.加压治疗后，瘤腔缩小，瘤腔内血栓范围增大使瘤腔已大部分闭合。

图8-46　内瘘术后2天，吻合口处假性动脉瘤形成

3. 动脉端血栓形成

动脉端血栓形成在内瘘通路中相对少见，静脉端狭窄、闭塞，或吻合口动脉端狭窄等，引起通路流出道阻塞，可导致动脉流入道血流缓慢，这可能是血栓形成的主要原因，或者静脉端血栓通过吻合口延伸至动脉端。

（1）临床表现：血栓形成后，内瘘失功，静脉管腔回缩变细，吻合口震颤减弱或消失，合并静脉端血栓时，可于体表触及条索状硬物。如果仅有动脉流入道血栓形成，而动脉流出道、吻合口、静脉流出道均通畅，动脉流出道血流可逆向供血静脉流出道，流量充足的情况下，内瘘仍然可用。

（2）超声表现：动脉管腔内可见低回声充填，部分管腔边缘可见细条状微弱血流，血流流速降低（图8-47）。血栓致管腔闭塞者，管腔内无血流显示。闭塞近段血流流速降低，阻力升高（图8-48）。

超声主要帮助判断是否存在血栓，血栓范围、部位，是否导致管腔狭窄或闭塞；并可在超声引导下进行球囊扩张碎栓及拉栓处理等。

4. 动静脉瘘

内瘘使用过程中，有时穿刺过深或路径不准，穿透流出道静脉及其周围的动脉或静脉，导致周边动脉血流流向静脉流出道内或静脉流出道血流流向周边静脉内，形成动静脉瘘。

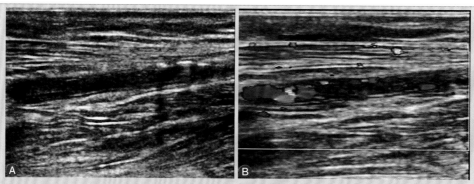

A.管腔内可见低回声充填; B.管腔边缘可见细条状微弱血流。

图 8-47　内瘘术后桡动脉血栓形成

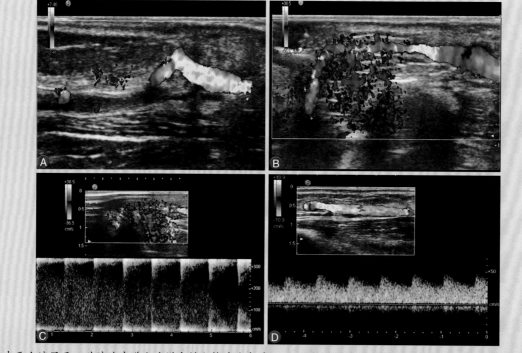

A.管腔内无血流显示, 动脉流出道血流逆向供血静脉流出道; B、C.静脉流出道局部重度狭窄, 狭窄处血流束变细, 流速明显升高; D.动脉流出道内血流反向, 流速相对升高, 频谱呈低阻波形改变。

图 8-48　内瘘动脉流入道血栓形成

　　如果分流量不大, 没有明显临床症状, 可不必处理。作为本身就需要动静脉瘘血流的情况下, 如果有稳定的动脉血流流入静脉流出道内增加流量, 也是有益的。如果是静脉流出道血流过多流入周边静脉内, 导致远段流量降低不能满足透析时, 需要处理动静脉瘘, 减少分流量。

　　(1) 临床表现: 一般无明显临床表现, 部分可于瘘口处触及震颤。分流量大时, 可增加静脉端压力, 致静脉迂曲扩张等。

　　(2) 超声表现: 在通路吻合口以外的区域动脉与通路静脉或通路静脉与其周围深、浅静脉间出现异常通道, 血流可以是周围小动脉流向通路静脉, 也可以从通路静脉流向周围静脉或通路动脉与非瘘静脉间 (图8-49)。

　　瘘口处血流呈明亮花色血流改变, 流速明显增快, 血流频谱表现为高速低阻的动静脉瘘频谱 (图8-50)。由于通路血管位置表浅, 超声扫查也比较容易诊断。

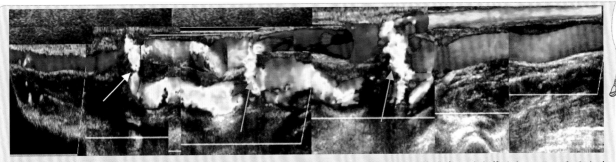

内瘘使用后，多部位出现震颤，超声扫查可见头静脉与桡动脉间除了吻合口处动静脉瘘口（白箭头），还可见两处动静脉瘘口（橙箭头），血流从桡动脉流向通路静脉。

图 8-49　上肢动静脉内瘘术后，局部动静脉瘘形成

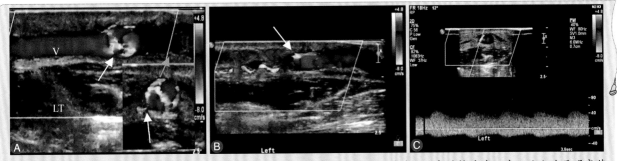

A、B.静脉流出道内血栓形成（橙箭头），通畅部分头静脉局部与周围细小动脉间形成动静脉瘘，瘘口处血流呈明亮花色改变（白箭头）；C.血流频谱呈相对高速低阻波形改变。

图 8-50　失功内瘘伴局部动静脉瘘形成

5. 通路狭窄

内瘘术后，通路狭窄在临床上非常常见。按狭窄部位，狭窄可发生于动脉端、吻合口、静脉端，以静脉端狭窄多见。

关于狭窄程度，目前尚无统一的判断标准。结合流量变化、狭窄处内径、狭窄处管壁、瓣膜情况、狭窄处流速及测量狭窄处和狭窄上游或下游正常节段峰值流速（PSV）比值，综合判断。

临床表现：狭窄处可触及明显震颤，狭窄下游血流搏动减弱，静脉管腔塌陷，透析中血流量不足。狭窄上游静脉流出道管径迂曲增宽，部分血流量可满足透析使用（伴有部分侧支流出道者），但会因为静脉压的增加，出现穿刺后不易压迫止血、肢体肿胀等。

6. 动脉端狭窄

多出现于动脉流入道靠近吻合口处。狭窄处管壁增厚、不光滑，部分可伴钙化，管径变细。部分狭窄处二维可见细条状血流束显影。

彩色多普勒血流显示狭窄处血流束变细，血流呈明亮五彩花色改变，流速明显升高。

如果静脉端通畅较好，动脉流出道血流逆向灌注，血流流向静脉端，血流流速代偿性增快，血流频谱呈高速低阻波形，静脉流出道内血流量可减小不明显。如果狭窄导致血流量明显减小，静脉端管腔部分塌陷，血流暗淡，流速减慢，血流缓慢很容易伴发血栓形成（图8-51）。

内瘘术后动脉端狭窄，结合狭窄处管壁增厚、狭窄处流速升高及静脉端血流量降低情况综合判断，如果伴有静脉流出道狭窄、闭塞，或狭窄程度较重，动脉端狭窄处流速升高可不明显。

7. 吻合口狭窄

主要见于端端吻合术后；端侧吻合者，吻合口狭窄相对较少见。

吻合口管壁增厚、不光滑，管径细；彩色多普勒血流显示狭窄处血流束变细，血流呈明亮五彩花色

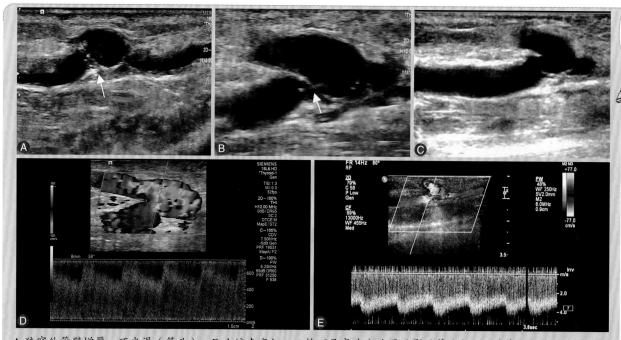

A.狭窄处管壁增厚、不光滑（箭头）；B.血流束变细，二维可见高速血流区显影（箭头）；C.球囊扩张术后复查，狭窄处管径部分恢复；D.狭窄处术前流速明显升高，PSV>600 cm/s；E.术后流速部分下降，PSV为430 cm/s。

图8-51 内瘘术后，动脉流入道近吻合口处狭窄

改变，流速明显升高；静脉端血流暗淡，流速降低，血流量减小。动脉流入道血流流速减小，阻力增大（图8-52）。

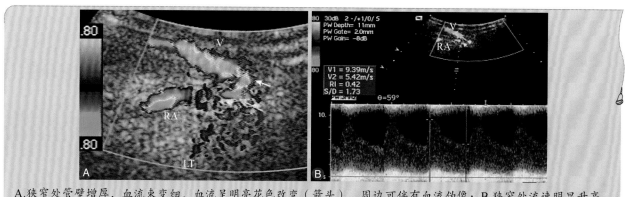

A.狭窄处管壁增厚，血流束变细，血流呈明亮花色改变（箭头），周边可伴有血流伪像；B.狭窄处流速明显升高，PSV为939 cm/s。

图8-52 桡动脉–头静脉端端吻合术后吻合口狭窄

8.静脉端狭窄

静脉端狭窄是内瘘术后狭窄最常见的部位，可有内膜增生性、瓣膜性、血栓性、静脉受压性及静脉折叠性狭窄等，以内膜增生性及瓣膜性狭窄多见。

9.内膜增生性狭窄

靠近吻合口附近的静脉流出道，狭窄的发生率较高。可能因为吻合时，血管钳夹及硬性扩张等损伤内膜，以及吻合口高速血流的冲击导致静脉内膜损伤等，从而出现内膜增生，造成管壁增厚或损伤内膜修复后瘢痕形成等导致管腔回缩，出现狭窄。

穿刺点处也是狭窄常发生的部位，穿刺损伤内膜，导致内膜修复增生及瘢痕形成或合并附壁血栓形成造成狭窄。多见于静脉流出道前臂段，上臂段静脉较少出现。

超声表现如下（图8-53~图8-56）。

狭窄段管径变细或尚正常，血管壁僵硬，管壁增厚，残余管径变细，有时二维显示管壁似乎并没有明显增厚，可能是探头频率较低，分辨率不足以清晰显示增生内膜。

彩色多普勒血流显示狭窄处血流束变细，可以是局部短段病变，也可呈长段病变或多段病变。狭窄处血流呈明亮花色改变，较低血流标尺及较高血流增益下，血流混叠和血流外溢对狭窄的判断有影响，可以适当调高血流标尺及降低血流增益，以便清晰地显示狭窄段血流信息。狭窄下游血流暗淡，流速明显降低，部分管腔塌陷变扁或变细。

狭窄段血流流速明显升高，狭窄段流速与狭窄下游流速比值大于4，判断重度狭窄的可能性较大。狭窄上游可因为侧支血流的引流，血流流速较高导致流速比值降低而低估狭窄程度。多段狭窄、长段狭窄时，狭窄处流速升高情况与狭窄程度可能不符，导致通过流速估测狭窄程度不准确。因此，在实际扫查中，应结合二维、血流显示、流速及狭窄下游血流量综合判断。

狭窄上游血流流速降低，血流频谱阻力升高。动脉流出道血流可逆向，但是血流流速降低，阻力升高，也可以血流方向正常，血流频谱恢复高阻力波形改变。

轻中度狭窄，一般不影响血流量，只要能维持透析流量所需，可以暂时观察；重度狭窄或多节段中度狭窄，导致透析血流量不足时，需要及时进行处理，复通狭窄处管腔。

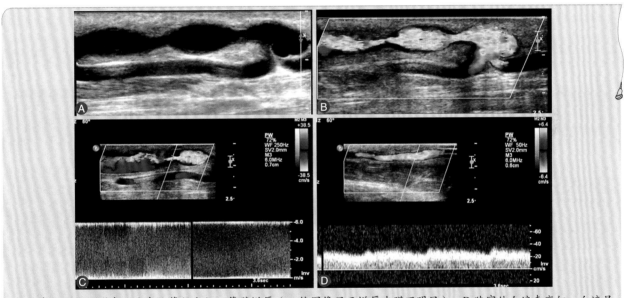

A.超声显示两处狭窄，狭窄处管径变细，管壁增厚（二维图像显示增厚内膜不明显）；B.狭窄处血流束变细，血流呈明亮花色改变；C.狭窄段血流流速明显升高，PSV＞600 cm/s；D.狭窄下游血流流速明显降低。

图8-53 内瘘静脉流出道近吻合口段重度狭窄（内膜增生）

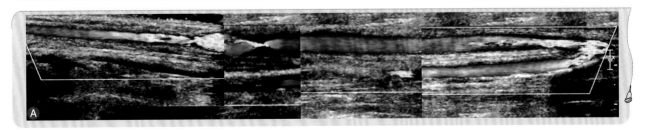

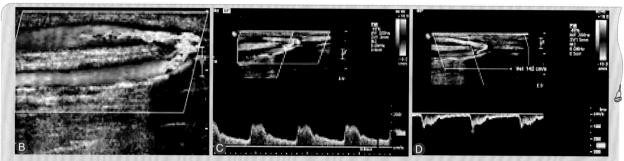

A.超声显示两处狭窄，狭窄处管径变细，管壁增厚，狭窄处血流束变细，血流呈明亮花色改变，血流流速明显升高；B.吻合口血流未见明显异常；C、D.动脉流入道、狭窄上游静脉流出道血流流速降低，频谱呈高阻波形改变。

图 8-54　内瘘术后静脉流出道前臂中段重度狭窄（穿刺点附近内膜增生）

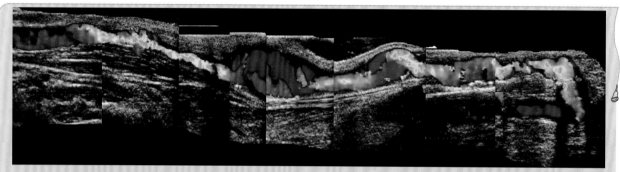

近吻合口段轻度至中度、前臂上段长段重度狭窄（内膜增生），狭窄处血流束变细，血流呈明亮花色改变，狭窄上游局部静脉瘤样扩张。通过二维及血流显示信息，结合狭窄下游血流量减小，已经可以明确判断狭窄程度。

图 8-55　内瘘静脉流出道多节段狭窄

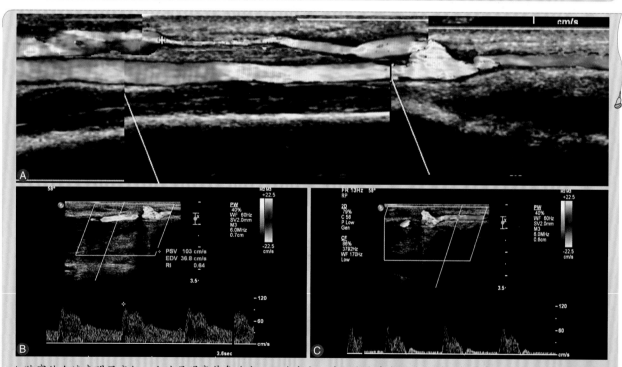

A.狭窄处血流束明显变细，血流呈明亮花色改变；B.动脉流入道血流流速尚可，频谱呈相对高阻改变；C.动脉流出道血流方向正常，血流频谱为高阻波形，提示静脉流出道因为狭窄的存在而致阻力增大，动脉流出道血流没有出现逆向而恢复正常血流方向。

图 8-56　内瘘静脉流出道前臂下段长段重度狭窄

10. 瓣膜性狭窄

瓣膜性狭窄可为一处或多处病变，通路上所有的静脉瓣膜都有可能导致狭窄，多见于前臂段静脉，上臂段、锁骨下静脉段瓣膜性狭窄相对比较少见。

可能因为静脉血流动脉化，高速血流冲击，导致瓣膜受损、纤维化；或瓣膜周围血栓形成阻挡瓣膜及血栓机化致瓣膜活动受限等。其最终导致瓣膜增厚、僵硬，活动受限。

超声表现如下（图8-57~图8-60）。

狭窄处静脉管腔内径无明显变细，可见瓣膜增厚、僵硬，回声增强，活动受限。部分病例瓣膜显示不清，但血流有狭窄表现；极少数情况表现为瓣膜清晰可见，无明显增厚，瓣膜位于管腔中央，活动不佳（可能因为瓣膜两侧的血流压差相近导致瓣膜不能贴壁，从而使瓣膜位于管腔中央阻挡血流致管腔狭窄）。

狭窄处血流束变细，狭窄即后段主血流束多呈偏心性走行，血流呈明亮花色改变，流速明显升高；狭窄下游血流流速降低，流量减小；狭窄上游流速降低，阻力升高。轻度狭窄时，表现可不明显。

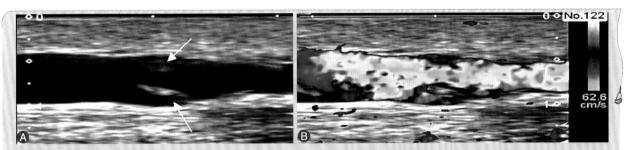

A.局部瓣膜增厚、僵硬，活动受限（箭头）；B.狭窄处血流束变细，血流呈明亮花色改变，血流束呈偏心性改变。

图8-57 前臂段静脉流出道局部瓣膜性狭窄（1）

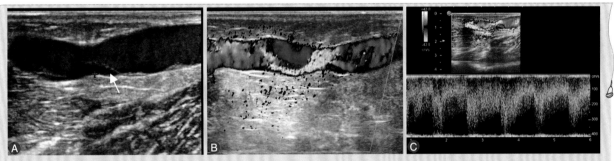

A.局部瓣膜增厚不明显，但存在明显僵硬、活动受限（箭头）；B.狭窄处血流束变细，血流呈明亮花色改变，血流束呈偏心性走行；C.狭窄处流速明显升高，PSV>400 cm/s。

图8-58 前臂段静脉流出道局部瓣膜性狭窄（2）

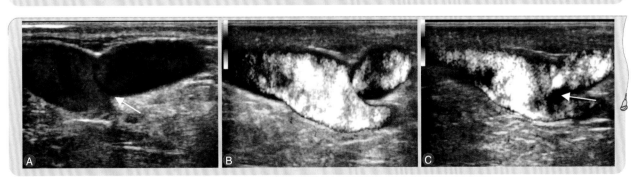

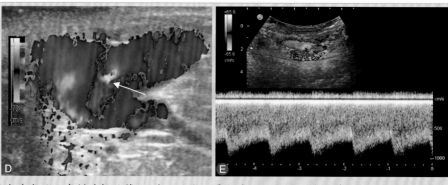

头静脉-桡动脉内瘘术后，穿刺透析后第2日出现吻合口震颤减弱，静脉流出道管腔塌陷，非吻合口处触及震颤，临床怀疑内瘘血栓形成可能。超声检查动脉流入道、吻合口及静脉流出道未见血栓形成。A.头静脉前臂中段局部可见瓣膜横置于管腔内，未见明显瓣膜增厚、回声增强表现（箭头）；B.血流通过受阻；C.适当调整扫查切面，可见瓣膜中央细条状血流通过（箭头）；D.低频探头扫查，适当调高血流标尺，显示狭窄处可见细条状明亮花色血流（箭头）；E.血流流速明显升高，PSV接近1000 cm/s。

图8-59　前臂段静脉流出道局部瓣膜性狭窄（3）

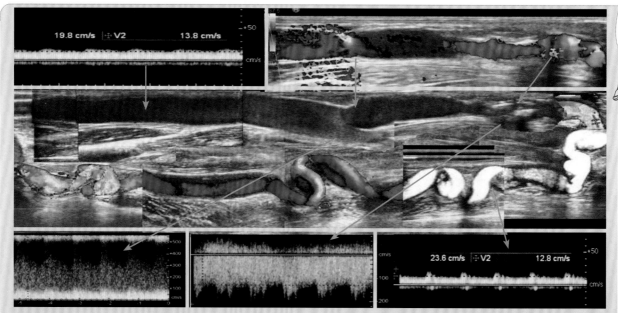

拼图显示内瘘动脉流入道部分节段走行弯曲，流速降低；吻合口通畅，静脉流出道近吻合口段管壁钙化，管腔轻度狭窄；静脉流出道前臂中段瓣膜致重度狭窄，狭窄下游流速、流量明显降低。箭头为内瘘拼图中，局部血流显示及血流频谱采集点。图8-59和图8-60为同一病例。

图8-60　前臂段静脉流出道局部瓣膜性狭窄（4）

11. 血栓性狭窄

血栓性狭窄，局部血栓多出现于静脉瓣膜附近、血管分叉部位、穿刺点处等。

超声表现：局部管壁可见低回声血栓附着，管腔可稍扩张或无明显变化，血栓致残余管径变细，狭窄处血流束变细，血流呈明亮五彩花色改变，流速明显升高；狭窄下游血流流速降低，流量减小，静脉管腔塌陷变细、变扁；狭窄上游血流暗淡，流速降低，狭窄严重者，血流频谱阻力逐渐升高，甚至恢复高阻血流频谱改变。部分分叉处狭窄，两支血管均可累及出现狭窄（图8-61）。

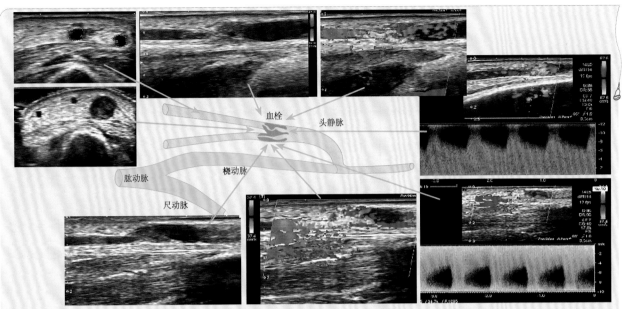

狭窄处管腔低回声血栓附着，血流束变细，血流呈明亮花色改变，流速明显升高；狭窄下游静脉管径变细，血流流速降低，血流量减小。箭头为内瘘示意图中相应部位超声表现。

图 8-61　前臂正中静脉与头静脉汇合处血栓形成，致两条静脉局部重度狭窄（示意）

12. 挤压性狭窄

周围组织挤压性狭窄，多发生于高位瘘，主要原因为浅静脉牵拉吻合于深部的肱动脉或桡动脉近段，吻合术后恢复期内，术区组织水肿及渗血、渗液，或肌肉收缩的挤压等，导致静脉流出道被挤压发生狭窄。小部分低位瘘，也可因为周围血肿、假性动脉瘤挤压而出现狭窄等。

超声表现如下。

通路静脉端吻合口附近静脉血管管腔内无明显血栓形成，管壁无明显增厚，可见周围组织向静脉靠近、挤压血管，导致静脉内径变细；彩色多普勒血流显示静脉管腔内血流束变细，血流呈明亮五彩花色改变，流速明显升高；狭窄下游血流流速降低，流量减小，静脉管腔塌陷变细、变扁（图8-62、图8-63）。

狭窄上游血管血流暗淡，流速降低，严重者，动脉流入道血流频谱阻力逐渐升高，甚至恢复正常高阻血流频谱改变。动脉流出道逆向灌注趋势减弱，狭窄严重者，动脉流出道血流方向及血流频谱恢复正常上肢动脉表现。

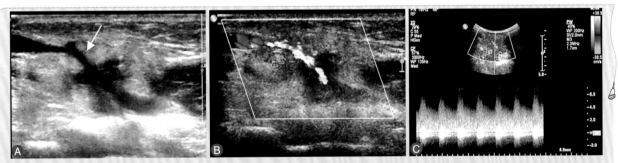

A.静脉流出道近吻合口节段性内径变细（箭头），周围组织回声减低；B.狭窄段血流束变细，血流呈明亮花色改变；C.流速明显升高（PSV接近600 cm/s）。狭窄段管腔内膜无明显增厚，考虑静脉受周围组织挤压致狭窄。

图 8-62　高位头静脉 – 桡动脉近段内瘘术后 1 周静脉流出道狭窄

鉴于解剖的原因，部分左侧头臂静脉于中线跨过动脉（左侧颈总动脉或无名动脉）处受压致狭窄、闭塞，狭窄处可因位置深在显示不满意。病变处血流充盈显示不佳，无连续性血流通过时，结合上肢肿胀及病变远心端侧支血流形成等，应高度怀疑头臂静脉狭窄、闭塞的可能，可提示诊断。有疑惑不能确定时，DSA、CTA、MRA检查可能是明确诊断的更好选择。

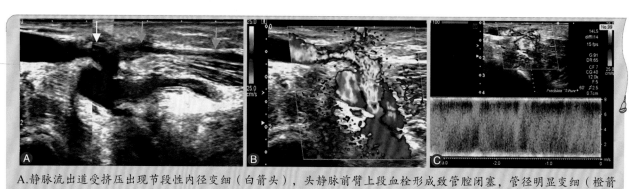

A.静脉流出道受挤压出现节段性内径变细（白箭头），头静脉前臂上段血栓形成致管腔闭塞，管径明显变细（橙箭头）；B.狭窄段血流束变细，血流呈明亮蓝色改变；C.流速明显升高（PSV＞800 cm/s）。

图8-63　高位穿静脉-桡动脉近段内瘘术后4天，静脉流出道狭窄

13.静脉折叠性狭窄

静脉折叠性狭窄相对比较少见，主要原因可能为吻合动静脉间距较大，静脉牵拉吻合于动脉上，或者术中静脉段游离距离较短，导致静脉走行路径上顺应性较小，局部静脉折叠弯曲，导致管腔狭窄。

超声表现：静脉流出道局部走行弯曲，局部折叠成角，折叠处静脉管径变细。彩色多普勒血流显示狭窄处静脉管腔内血流束变细，血流呈明亮五彩花色改变，流速明显升高，狭窄下游血流流速降低，流量减小，静脉管腔塌陷变细、变扁。狭窄上游血流暗淡，流速降低，血流频谱阻力升高。动脉流出道逆向血流流速降低，阻力升高，或不出现逆向血流（图8-64）。

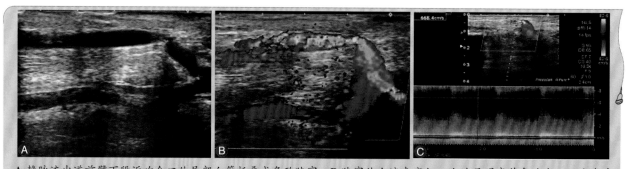

A.静脉流出道前臂下段近吻合口处局部血管折叠成角致狭窄；B.狭窄处血流束变细，血流呈明亮花色改变；C.流速升高，PSV＞600 cm/s，狭窄下游静脉管径变细。

图8-64　头静脉-桡动脉内瘘术后1周，静脉流出道狭窄

14.静脉端血栓形成

通路闭塞多发生于静脉端，多因为血栓形成。部分在狭窄基础上伴发血栓形成，狭窄上、下游血流缓慢，容易形成血栓，故在闭塞段内可能存在原本狭窄病变，在球囊扩张时，可能增加导丝通过难度；部分病例在穿刺过程中损伤静脉管壁，以及加压力度过大，静脉被压闭等也可导致血栓形成；部分静脉瘤样扩张，扩张段静脉管壁侧血流缓慢，也是血栓好发部位；血压较低、心功能降低等也是血栓形成的风险因素。

（1）临床表现：管腔闭塞者，主要表现为吻合口震颤减弱或消失，静脉走行区域可触及硬条索物；管腔未闭塞伴有狭窄者，狭窄处震颤明显；闭塞下游静脉塌陷、变细。部分患者会伴有肢体远端肿胀表现。

（2）超声表现（图8-65～图8-70）：①部分型血栓，可见低回声附着管壁，部分血栓就位于穿刺点处，偶尔可见血栓局部附着管壁，游离部分可随血流小范围摆动。彩色多普勒血流显示血栓处血流充盈缺损，导致管腔狭窄者，则伴有相应狭窄表现。②完全型血栓：急性期血栓，管腔内可见低回声充填，管腔内径不同程度增宽，管腔内无血流显示。闭塞上游血流流速降低，血流频谱阻力升高，如果没有明显的流出道，血流动力学恢复正常上肢动脉的高阻波形改变。动脉流出道血流方向正常。

慢性期血栓，急性期后，随着血栓的吸收，残留部分多为节段性表现，可因血栓吸收机化等致静脉管腔变细，呈细条状改变。闭塞段管腔内无明显血流显示，闭塞上游可有分流血管扩张、迂曲走行。无明显流出道时，血流量可减小；如果伴有较粗大的侧支分流静脉，血流量也可保持在正常范围内。血流引流至手背静脉时，出现手背静脉迂曲、扩张等。

闭塞下游血流流速降低，流量减小，静脉管腔塌陷、变细、变扁；闭塞下游通路主干血管内血流缓慢，部分可无自发血流显影而导致血栓范围增大的假象，可适当加压管腔，让非血栓段静脉血流流动，便于准确判断血栓的具体病变范围。

扫查时，内径较宽的闭塞段，超声比较容易判断，内径较细的慢性节段性闭塞，需要耐心扫查，横切面上沿通路血流主线仔细扫查，闭塞段上游可见侧支血管转弯或偏离主线部位可能就是病变部位所在，尤其血流主线突然中断时，中断处可能就是闭塞段所在位置。

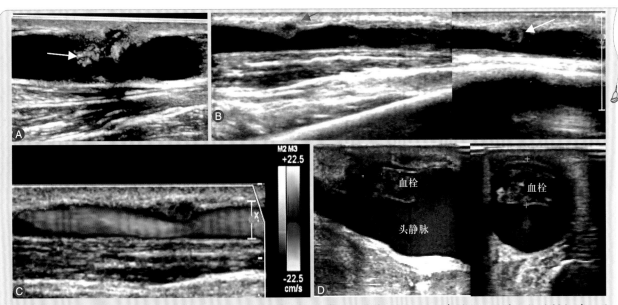

A.超声扫查穿刺点处，可见局部管壁低回声血栓附着，突向管腔内（箭头），结合穿刺点，附壁血栓的判断并不困难，但是需要和穿刺点处的血肿相鉴别；B.血肿位于管腔外侧（红箭头），而血栓位于管壁内侧，突向管腔内（白箭头）；C.血栓处局部血流充盈缺损；D.静脉流出道瘤样扩张段的附壁血栓位于管壁一侧。

图 8-65　静脉流出道附壁血栓形成

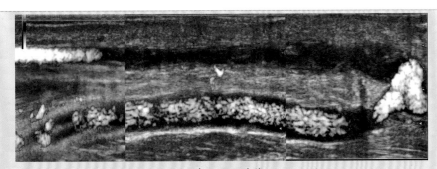

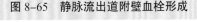
静脉流出道可见低回声血栓充填管腔，无血流显示。

图 8-66　静脉流出道血栓形成（急性期）(1)

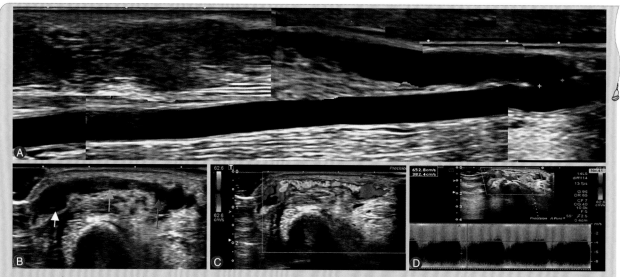

A.血栓段管径增宽，低回声血栓充填管腔，近吻合口处部分静脉流出道尚通畅，管腔内透声较好；B.残留通畅的静脉流出道（白箭头）与桡静脉（红箭头）间存在交通静脉（橙箭头）连接；C.血流从静脉流出道流向桡静脉；D.血流频谱呈高速、低阻波形表现。

图8-67　静脉流出道血栓形成（急性期）（2）

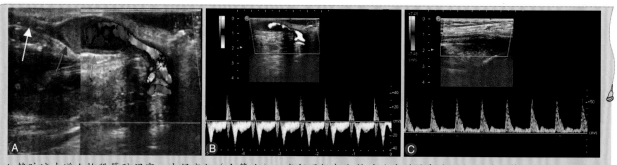

A.静脉流出道血栓段管腔闭塞，内径变细（白箭头），残留通畅部分静脉流出道局部内径扩张（橙箭头），近闭塞段扩张静脉内血流缓慢而自发显影（红箭头），血流显示不佳（实际情况是扩张段内均存在血流，血流在扩张段静脉内旋转流动），由于没有分流静脉，此时残留通畅静脉段相当于瘤颈较长的"假性动脉瘤"样改变；B.近瘘口处呈双期、双向血流频谱；C.动脉流入道血流恢复正常上肢动脉血流频谱改变。

图8-68　静脉流出道慢性血栓形成

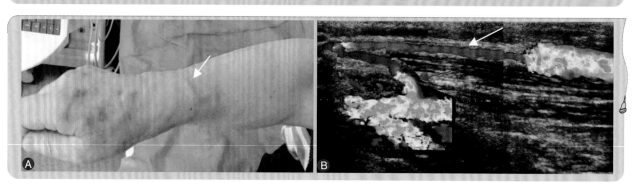

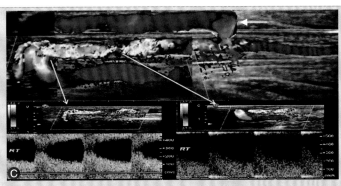

A.静脉流出道主干静脉前臂上段扩张不佳，手背静脉迂曲扩张（箭头）；B.超声扫查可见静脉流出道前臂上段管径变细，管腔尚通畅（白箭头），血流通过穿静脉流向深静脉（红箭头），上臂段头静脉节段性慢性闭塞。C.吻合口血流通畅，静脉流出道前臂下段局部管腔狭窄（红箭头），狭窄处流速升高（PSV接近500 cm/s）；静脉流出道血流主要通过手背分支静脉引流（白箭头），故出现手背静脉迂曲扩张。

图8-69　右上肢头静脉-桡动脉内瘘术后，手背静脉迂曲扩张

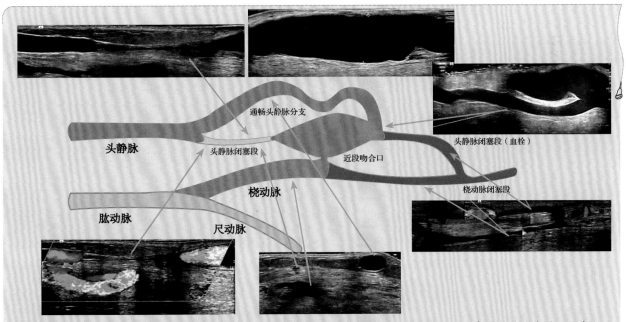

示意图显示，上肢头静脉-桡动脉二次内瘘术后，首次内瘘后，部分动脉流入道、流出道及部分静脉流出道已闭塞，无血流显示；二次内瘘后，静脉流出道主干节段性慢性血栓形成致管腔闭塞，闭塞段管径明显变细，无血流显示，闭塞上游静脉流出道瘤样扩张，此时静脉流出道血流主要为侧支静脉引流，绕过闭塞段汇入头静脉闭塞下游段。由于侧支静脉扩张不佳，流量不佳，走行迂曲，穿刺困难。箭头为内瘘示意图中，相应部位超声表现。

图8-70　静脉流出道局部慢性血栓致管腔闭塞

15. 盗血

目前，自体动静脉内瘘大部分采用的是头静脉与桡动脉端侧吻合术，术后动脉流出道血流逆向流入头静脉的现象，称为盗血。端侧吻合术后几乎都会出现，绝大部分病例并无明显临床症状。极少数情况下，可能会发展为透析通路相关性肢端缺血综合征（hemodialysis access induced distal ischemia，HAIDI），指动静脉内瘘建立后，动脉血大量流入静脉端，造成远端肢体供血减少，出现缺血性改变的一组临床综合征。

（1）临床表现：肢体发凉、苍白、麻木、疼痛等症状，严重者可出现肢体远端缺血坏死，但临床上极少发生。

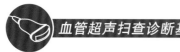

临床根据缺血程度将透析通路相关性肢端缺血综合征分为4级。Ⅰ级：手部苍白、发绀和（或）发凉，但无疼痛感觉；Ⅱ级：运动和（或）透析时上述症状加重伴疼痛；Ⅲ级：静息痛；Ⅳ级：肢体有溃疡、坏死、坏疽等组织缺血表现。

（2）超声表现（图8-71~图8-74）：动脉流出道血流逆向流入静脉端，血流色彩反转，血流频谱变化多样，主要与内瘘通路的通畅情况有关。通路通畅、盗血路径通畅时，动脉流出道血流逆向、流速增快，主要表现为相对高速、低阻血流频谱；通路动脉流入道狭窄、闭塞时，盗血血流明显代偿性增加，流速增快；通路静脉流出道存在明显狭窄、闭塞或盗血路径通畅不佳时，动脉流出道血流流速相对降低，主要表现为舒张期流速明显降低，频谱呈高阻波形改变。

动脉流出道血流动力学信息变化，可以间接帮助判断通路的通畅性，尤其通路病变位于上臂段、锁骨下静脉及上腔静脉等高位静脉处，如果仅扫查前臂段，可能不能够找到通路存在问题的原因。而此时，如果前臂段通路通畅，盗血路径也通畅，却出现盗血段动脉内血流流速降低、阻力升高，那么近段通路存在问题的可能性增加，需要进一步顺着通路血流主干扫查近段血管，寻找问题所在。

实际超声扫查过程中，操作者可能并不重视盗血路径上血流动力学的变化，以至于没有发挥动脉流出道血流动力学信息变化的提示价值。

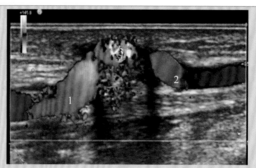

动脉流入道（1）和流出道（2）血流均流向静脉流出道（3）内。

图8-71　头静脉-桡动脉内瘘术后盗血

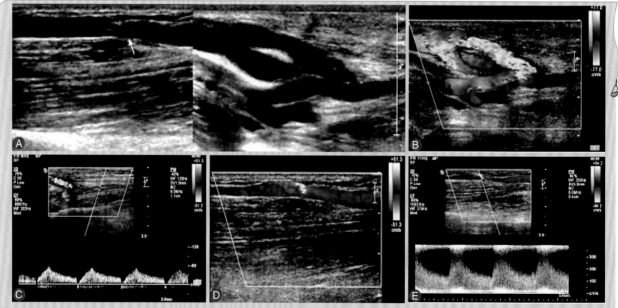

A.头静脉上臂下段局部瓣膜增厚，回声增强（箭头）；B.吻合口处血流通畅；C.动脉流出道血流逆向，流速降低，收缩期峰时后延，阻力相对增大，舒张末期可见短暂正向血流（提示通路不畅）；D、E.头静脉上臂下段瓣膜增厚处狭窄，狭窄处血流呈明亮花色改变，血流流速升高（PSV接近300 cm/s）。由于静脉流出道狭窄和动脉流出道近吻合口处血流通畅不佳，导致流出道血流受阻，盗血血流频谱表现异常。

图8-72　头静脉-桡动脉上段高位内瘘术后盗血

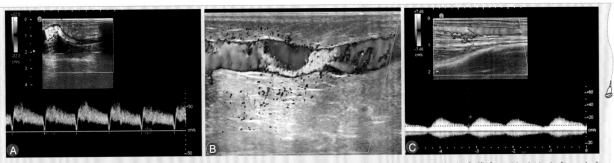

A.动脉流出道血流逆向，流速相对降低，舒张末期可见切迹（提示通路不畅）；B.头静脉前臂中段瓣膜性狭窄，狭窄处血流呈明亮花色改变；C.狭窄下游血流流速明显降低。

图8-73　头静脉-桡动脉内瘘术后盗血

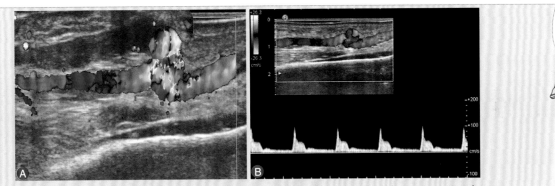

A.静脉流出道血栓形成致管腔闭塞；B.动脉流出道血流方向及频谱形态恢复正常上肢动脉血流表现。

图8-74　头静脉-桡动脉内瘘术后无盗血

提示：动脉流出道血流流速及频谱形态改变，可以提供一定的参考信息，帮助判断通路的通畅情况，实际扫查过程中，可以先采集动脉流出道血流频谱观察，有时候可以让内瘘评估更加快速进行。

16.穿刺部位假性静脉瘤

穿刺部位假性静脉瘤相对少见，主要因为透析穿刺时，穿刺针拔出后按压止血不及时，或者患者血管条件差，穿刺点不易闭合导致局部静脉血流从破口处流出血管外，被周围组织包裹形成瘤体。较小的静脉瘤一般无明显临床症状，可以密切观察瘤体的大小变化。如果瘤体较大，视情况采取适当的干预措施。

超声表现：静脉局部管壁连续性中断，静脉旁可见低无回声瘤体与静脉相连，部分瘤体内合并附壁血栓时，可见低回声血栓附着瘤壁。血流从管腔内流入瘤体内，流速较低，瘤口处可见往返血流，流速可稍增快。瘤口可大可小，瘤颈可长可短（图8-75）。

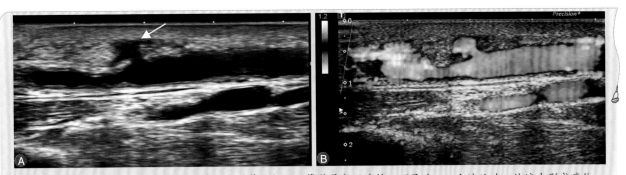

A.静脉流出道穿刺部位局部假性静脉瘤形成（箭头）；B.管壁局部不连续，可见破口，血流从破口处流出形成瘤体。

图8-75　静脉流出道穿刺部位局部假性静脉瘤形成

17. 静脉瘤样扩张

通路静脉瘤样扩张在临床上比较常见，原因可能为静脉血流动脉化，高速血流的冲击，在长期作用下，导致管壁损伤、退变、变薄，从而出现扩张。或静脉流出道受阻或高流量瘘，静脉压增加，导致静脉壁局部薄弱区扩张，造成静脉瘤样扩张。

（1）临床表现：扩张段静脉多无明显临床症状，可于体表见迂曲扩张的静脉突起。部分扩张静脉内可因血流缓慢而伴发血栓形成。部分静脉瘤样扩张病例，伴有静脉压升高表现，可出现穿刺后不易止血或止血时间延长等。如果于静脉瘤样扩张段穿刺，还可出现流量不足，尤其穿刺针顺血流方向时更明显，原因是瘤样扩张段静脉血流流速相对降低致血流量相对减小。

（2）超声表现：静脉流出道局部内径明显扩张，呈梭形、囊袋样等。可对称性扩张，也可呈偏心性扩张，扩张段内血流紊乱，可见血流旋转，血流色彩不均匀，管壁血流暗淡，充盈不佳，血流流速降低，频谱可见毛刺改变等。合并附壁血栓形成时，血流可见充盈缺损，血栓完全充填管腔者，无血流显示（图8-76）。

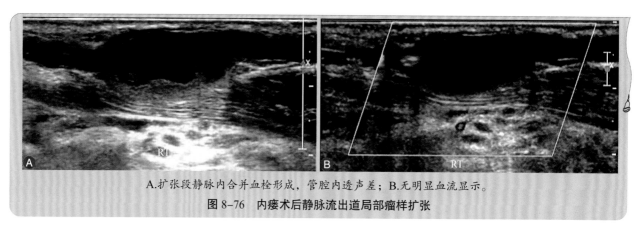

A.扩张段静脉内合并血栓形成，管腔内透声差；B.无明显血流显示。

图8-76　内瘘术后静脉流出道局部瘤样扩张

18. 扫查注意事项

内瘘术后上述并发症都可能出现，以狭窄和血栓较为多见，主要的临床表现是内瘘吻合口处震颤减弱、消失，静脉流出道血管塌陷，透析时流量不足；部分肢体远端肿胀，穿刺点不易止血等。

超声评估内瘘术后的主要目的是筛查影响内瘘通畅及流量降低的原因，以便及时处理，延长内瘘使用时间。虽然超声扫查前臂段内瘘通路，可以筛查出绝大部分的并发症，但是需要注意多支血管、多节段血管病变的情况，以及近心端静脉病变存在等，如果仅扫查部分节段，有时可能不能确定病变部位。

坚持由下往上逐段追查的原则，全面完整地扫查整条通路，才可能做到完整的评估。头臂静脉近段和上腔静脉的病变，超声扫查不易显示，需要耐心扫查，结合侧支循环表现及临床表现确定重点扫查部位。上腔静脉阻塞性病变，多见于双侧上肢静脉血流异常，而单侧的肢体静脉血流异常可能病变并不在上腔静脉，而在头臂静脉以远的静脉。超声扫查无法明确诊断时，需要DSA、MRA、CTA进一步检查明确。

大致扫查原则如下。

触诊：在评估术后内瘘时，超声扫查前，先触诊通路前臂段，判断吻合口的震颤变化，如果震颤减弱或消失，则初步判断内瘘存在病变的可能性很大；如发现吻合口以外的明显震颤，震颤处多为狭窄处。

顺静脉流出道向近心端触诊，正常情况下，吻合口处震颤明显，静脉压较高，管腔不易被压瘪，并且有一定的搏动感。狭窄下游静脉压降低，管腔塌陷变细，触感不明显。

血栓致管腔闭塞时，血栓段触诊有硬条索感，吻合口震颤减弱或消失。

低流量内瘘，病变多位于吻合口附近，小部分远离吻合口病变伴有流出道不畅；静脉压增高的内瘘，多为流出道远离吻合口段病变，伴有流出道不畅。小部分为高流量内瘘，吻合口下游静脉流出道迂曲扩张，搏动增强，通路远离吻合口段病变所致静脉压增高，可在迂曲扩张静脉的下游附近重点扫查寻找病变部位。

内瘘静脉流出道可能为一条主干血管，也可能为两条，还有可能存在多条分支血管，仔细确认主干血流通道，即使是侧支主干血流通道，明确目标血管后，才能针对性评估。

扫查时，以横切面扫查为主，从远心端向近心端连续扫查，先观察动脉流入道、流出道，再确认静脉流出道。确认静脉流出道后，横切面向近心端连续扫查，可以大致判断流出道主干血流的走行及通畅情况，有无分支及明显闭塞段的存在。二维模式更好寻找静脉结构，彩色血流模式，通过血流色彩的亮度变化，更容易确认静脉流出道主干血流通道及狭窄段。

彩色血流模式下，适当调高血流标尺或降低彩色多普勒增益，可以降低血流外溢、彩色混叠及血流伪像的影响，相对更容易发现狭窄部位的高速血流区。

扫查时二维模式与彩色血流模式交替使用。因为多节段病变时，靠近下游的病变，可能血流异常表现不明显，二维观察管腔情况可能更有优势；长段狭窄时，血流显示较窄处明亮花色血流更明显，血流频谱的采集可以获取相对准确的血流动力学信息；但是多节段狭窄、长段狭窄病变时，流速的升高可能不能反映真实的狭窄程度，需要结合二维图像及血流显示和流速、流量变化综合判断，节段性流速升高是狭窄存在的可靠证据。狭窄处流速/狭窄下游非狭窄段流速大于4以上，判断管腔重度狭窄的可能性较大。

19.复杂病例分享（图 8-77 ~ 图 8-82）

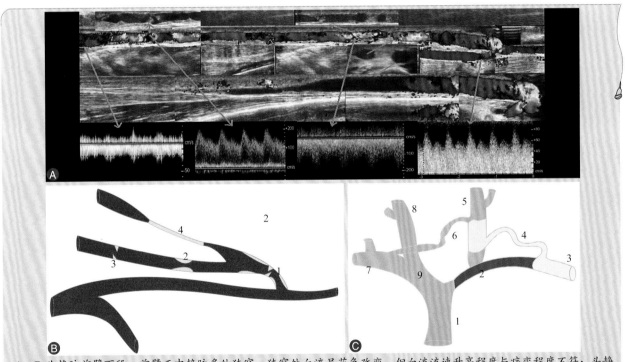

A、B.头静脉前臂下段、前臂正中静脉多处狭窄，狭窄处血流呈花色改变，但血流流速升高程度与病变程度不符；头静脉前臂上段节段性闭塞，闭塞段管径明显变细，箭头为内瘘拼图中，相应部位超声二维图像及血流频谱采集点，示意图B显示病变具体部位（1、3：增厚瓣膜导致管腔狭窄；2：静脉局部管壁增厚导致管腔狭窄；4：头静脉节段性血栓形成致管腔闭塞，内径较细）；C.示意图显示左侧头臂静脉及锁骨下静脉近段血栓形成致管腔闭塞，闭塞远心端血流通过侧支引流至左侧颈内静脉，再通过侧支血流引流至右侧锁骨下静脉（1：上腔静脉；2：闭塞的左侧头臂静脉和锁骨下静脉近段；3：锁骨下静脉远段；4：侧支血流；5：左侧颈内静脉；6：侧支血流；7：右侧锁骨下静脉；8：右侧颈内静脉；9：右侧头臂静脉）。

图 8-77　头静脉－桡动脉内瘘术后，静脉流出道多处病变

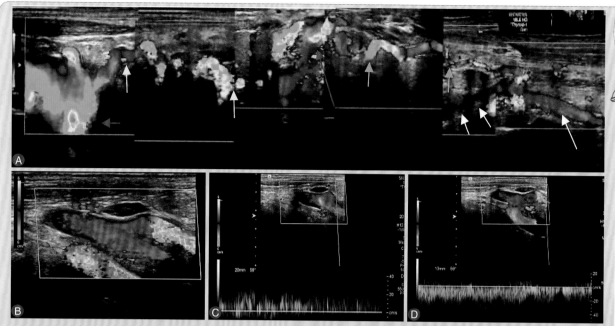

A.超声扫查前臂段动脉流入道、吻合口、静脉流出道未见明显异常，顺血流主干通道向近心端扫查，左侧锁骨下静脉近段及头臂静脉血栓形成致管腔闭塞（白短箭头），锁骨下静脉远段血流（白长箭头）通过侧支（橙箭头）流向左侧颈内静脉（红长箭头），再通过侧支（黄箭头）汇入右侧锁骨下静脉（红短箭头）；B、C.左侧颈内静脉中上段血流反向；D.可见侧支流出。示意图显示病变节段及大致侧支路径（图8-77 C）。

图8-78　左侧头静脉-桡动脉内瘘术后，静脉压增高表现（1）

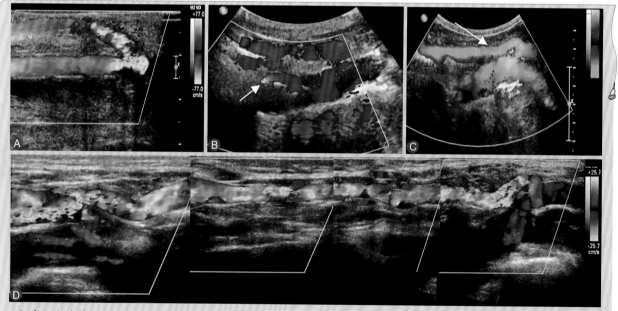

A.超声扫查前臂段通路未见明显异常；B.向近心端扫查，发现左侧头臂静脉跨越无名动脉处受压狭窄，血流显示不佳（箭头）；C.锁骨上窝处可见锁骨下静脉部分血流通过侧支引流（箭头）；D.拼图显示左侧部分锁骨下静脉血流通过颈静脉弓侧支引流至右侧锁骨下静脉。

图8-79　左侧头静脉-桡动脉内瘘术后，静脉压增高表现（2）

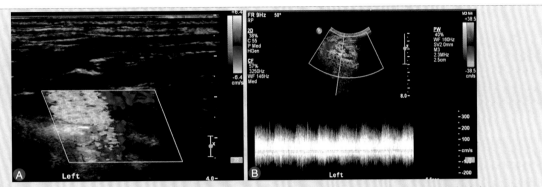

A.超声扫查前臂段通路未见明显异常，向近心端扫查，发现锁骨下静脉局部狭窄，狭窄处血流呈明亮花色改变；B.血流流速升高。

图 8-80 左侧头静脉 – 桡动脉内瘘术后，静脉压增高表现（3）

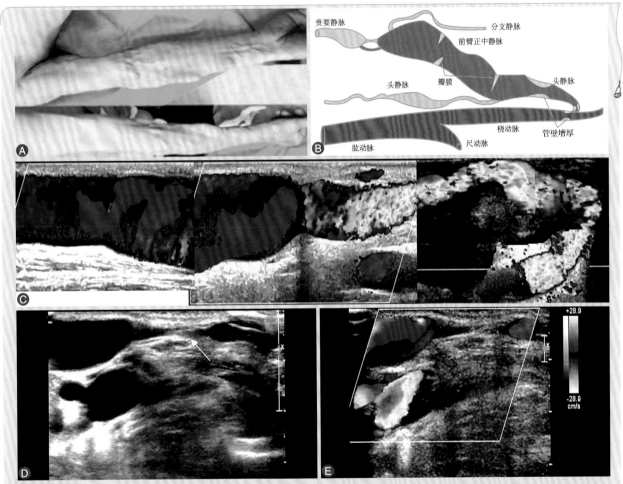

A.前臂段静脉迂曲扩张；B.示意图显示吻合口通畅，血流主要流向前臂正中静脉，静脉明显迂曲扩张，可见静脉瓣膜，但未引起明显管腔狭窄，前臂正中静脉与贵要静脉连接段静脉慢性闭塞，可见细小侧支及分支静脉流出，头静脉前臂段管径较细，上臂段节段性闭塞，因为流出道受阻，导致静脉压增高；C.超声评估显示，吻合口、静脉流出道前臂段管腔通畅，管径增宽，瓣膜处血流不连续，但无明显狭窄；D、E.前臂正中静脉与贵要静脉连接处闭塞段管径变细（箭头），无血流显示。

图 8-81 头静脉 – 桡动脉内瘘术后，静脉压增高表现（4）

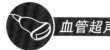

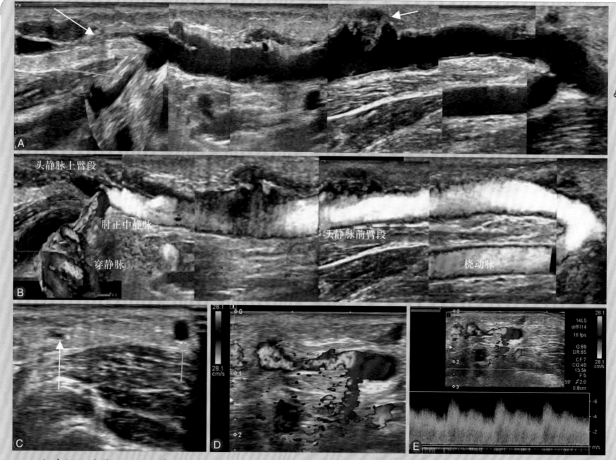

A、B.超声评估前臂段通路血管通畅，拼图显示静脉流出道前臂段穿刺点可见附壁血栓（白短箭头）及血肿（橙短箭头）；头静脉上臂下段节段性闭塞，管径细（慢性闭塞，白长箭头）；肘正中静脉与贵要静脉连接段重度狭窄，狭窄累及穿静脉（橙长箭头）。C.横切面显示头静脉闭塞段管径变细（白箭头），狭窄段肘正中静脉管径变细（橙箭头）。D、E.狭窄处血流束变细，流速升高。静脉流出道不通畅导致静脉压增高表现。

图8-82 右侧头静脉－桡动脉内瘘术后，静脉压增高，穿刺点止血时间延长

（六）人工血管通路

1.人工血管通路评估

人工血管动静脉内瘘，适用于没有合适的浅静脉和动脉进行自体动静脉内瘘吻合的患者，用人工血管（临床上使用的人工血管材料多为聚四氟乙烯）吻合于合适的动脉和静脉形成内瘘通路，人工血管置于浅表组织内，便于穿刺使用。

人工血管移植物动静脉内瘘术前评估和自体内瘘术前相似，但是对于静脉要求内径大于4 mm。

人工血管移植物动静脉内瘘术后，人工血管内血流充盈好，动脉、静脉端吻合口处由于入口效应和出口效应，血流流速稍增高。人工血管吻合口的不平整也会导致血流流速增高，只要血流量可以满足透析使用，定期观察即可。血流量的测量选取相对平直段人工血管，测量方法和自体内瘘相似。

超声扫查人工血管，主要针对人工血管段及动脉流入道和静脉流出道进行，相对自体动静脉内瘘更为容易确定主干血流，目标血管扫查更加明确（图8-83）。

2.人工血管内瘘术后并发症

并发症主要为人工动脉狭窄和血栓形成，部分可伴发局部感染、穿刺点处血肿形成等。

人工血管动静脉内瘘术后，内膜逐渐移行于人工血管表面增生，可导致管腔狭窄，多位于动、静脉吻合口处，狭窄处管腔内径变细，流速明显升高。

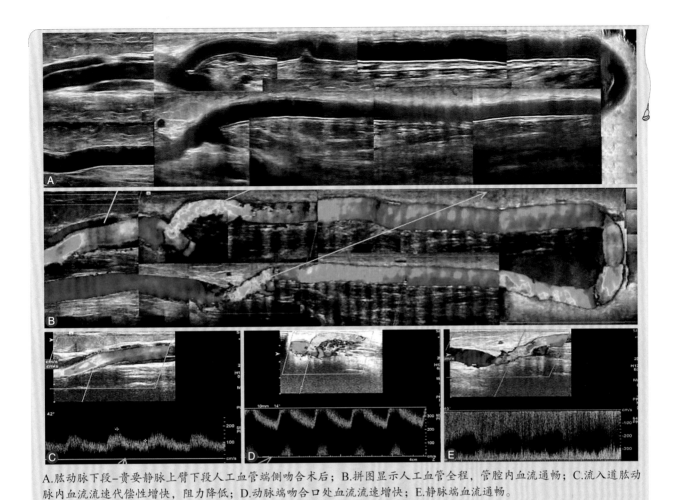

A.肱动脉下段–贵要静脉上臂下段人工血管端侧吻合术后；B.拼图显示人工血管全程，管腔内血流通畅；C.流入道肱动脉内血流流速代偿性增快，阻力降低；D.动脉端吻合口处血流流速增快；E.静脉端血流通畅。

图 8-83 人工血管内瘘吻合术后超声表现

部分多段狭窄时，尽管各段狭窄程度不是重度，但仍可能导致流量减小而出现透析效果不佳，应该给予干预处理。

由于人工血管没有自体血管的顺应性，管壁血流缓慢容易导致附壁血栓形成，穿刺点闭合不及时可并发血肿或血栓或假性动脉瘤形成。血栓形成时管腔内低回声血栓充填，无血流充盈。部分人工血管周围可出现感染等并发症，CDU定期评估有助于监测通路的通畅情况。

3. 病例分享（图 8-84 ~ 图 8-86）

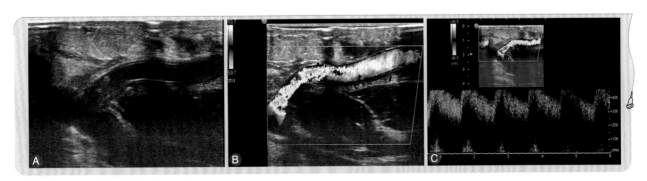

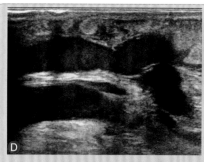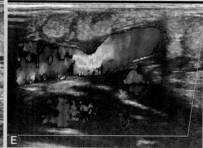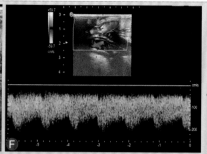

A.人工血管移植物动静脉内瘘术后，动脉端吻合口处局部内膜增生及附壁血栓形成致管腔中度狭窄；B.狭窄处血流束稍变细，血流呈明亮花色改变；C.狭窄处血流流速升高，PSV＞500 cm/s；D~F.静脉端内膜增生致管腔中度狭窄，狭窄处管径变细，流速升高。

图 8-84　人工血管内瘘术后狭窄

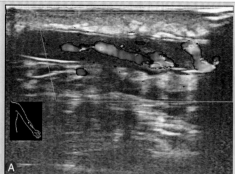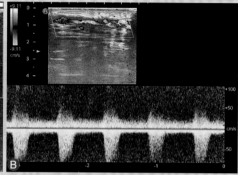

A.人工血管移植物动静脉内瘘术后，人工血管内血栓形成致管腔弥漫性重度狭窄，血流束变细；B.血流流速升高不明显，血流频谱呈高阻波形改变。

图 8-85　人工血管内瘘术后血栓形成致管腔狭窄

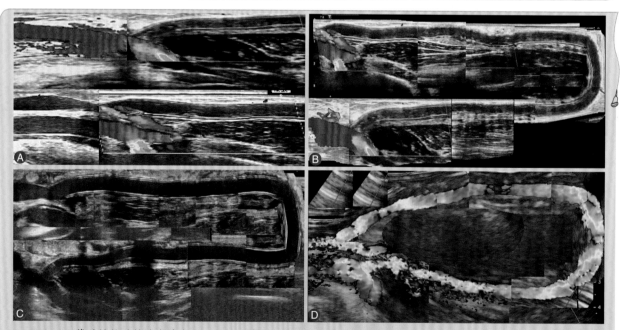

A、B.人工血管移植物动静脉内瘘术后，人工血管内血栓形成致管腔闭塞，管腔内无血流显示；C.球囊扩张碎栓术后，人工血管内透声较好；D.血流恢复通畅。

图 8-86　人工血管内瘘术后血栓形成致管腔闭塞

（七）透析通路狭窄、闭塞再通干预

1.经皮腔内血管成形术

动静脉内瘘术后管腔狭窄、闭塞影响流量时，临床主要采取经皮腔内血管成形术（percutaneous transluminal angioplasty，PTA）和外科手术进行干预治疗，恢复管腔通畅。经皮腔内血管成形术由于效果及时、随治随用的优点，越来越多地被临床采用，经皮腔内血管成形术可在X线引导下或超声引导下进行操作。超声引导下进行经皮腔内血管成形术，具有便捷、实时监测，避免术者、患者放射暴露及不需要使用造影剂，安全性更高等优势，越来越多地被应用于动静脉内瘘术后狭窄、闭塞病变的经皮腔内血管成形术中。

2.经皮腔内血管成形术（球囊扩张术）大致操作流程

（1）临床评估通路流量减小患者，超声检查或其他影像学检查确认通路存在明显狭窄或闭塞，经临床评估需要进行经皮腔内血管成形术处理。

（2）术前准备。

（3）患者进入手术室，进行术前麻醉。正常消毒、铺巾。

（4）进行经皮腔内血管成形术操作，手术大致操作流程见图8-87。

（5）术后复查评估。

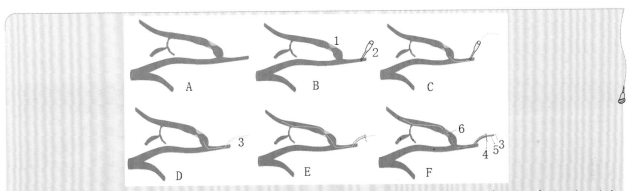

A.术前确认病变部位及原因，确认操作穿刺路径；B.选取动脉流出道作为穿刺操作部位，超声引导下穿刺针进入动脉流出道；C.拔出穿刺针芯，引入导丝；D.撤出穿刺针，留置导丝；E.沿导丝置入操作鞘管并送入导丝通过操作目标区域；F.沿导丝送入球囊至目标区域，进行扩张操作，球囊扩张时，可见狭窄处管腔被扩张。1：狭窄病变处（球囊扩张目标区域）；2：穿刺针；3：导丝；4：鞘管；5：球囊导管；6：球囊。

图8-87 经皮腔内血管成形术大致操作流程示意

从上述简单的操作流程来看，超声在术前评估和术中监测、指导经皮腔内血管成形术操作中扮演着重要角色。

3.经皮腔内血管成形术术前超声评估

术前的准确评估很重要，可以预先确认需要扩张的部位及操作穿刺点。评估时主要从以下几方面进行评估。以上肢头静脉-桡动脉端侧吻合内瘘为例进行阐述。

（1）明确内瘘术后主要血流通道。在横切面上进行扫查，从瘘口处横切电梯式滑行向上至肘关节，观察血管的走行情况，有无分支血管及局部血管增粗、变细情况，有无瓣膜的增厚及血栓的形成。管径突然变细处多为狭窄所在的位置。如果管腔特别细，旁边有分支发出，可能是主干闭塞后侧支血管扩张。

内瘘存在狭窄、闭塞时，首先需要结合术前评估确认主干血流通道，进行通畅性评估，因为有时候，部分静脉吻合术前就已经狭窄或闭塞，吻合后血流通道是否存在需要干预的问题，就需要辨认主要血流通道，避免处理不必要的血管或处理后主干通道仍然效果不佳。

（2）术前需要明确病变部位及病变程度。明确病变是狭窄还是闭塞，因为狭窄病变，可能只需要经皮腔内血管成形术进行处理，如果闭塞病变，多为血栓形成，可以先尝试经皮腔内血管成形术，如果导丝不能通过，病变段复通效果不佳，可以行开放性手术。

闭塞段血管需要明确是急性期闭塞还是慢性期闭塞。慢性期闭塞，血管管腔回缩，管径变细，甚至闭塞段管腔内合并狭窄，可能导致术中导丝通过困难，使手术失败或复通效果不佳。

明确是动脉端还是静脉端狭窄，或是吻合口狭窄，或是混合狭窄。多处狭窄时，明确需要处理的狭窄节段，以便在操作处理时，快速定位病变节段，缩短操作时间。

多条血管病变时，需要评估病变下游通畅情况，以确定处理哪条血管为最佳选择。如有多条静脉间存在交通静脉，需在术前明确，以便术中操作。

（3）测量狭窄、闭塞段上下2~5 cm范围的管腔内径大小，以便球囊型号的选择及术后效果估计。因为血管的管径与球囊型号大小不匹配，通路复通效果有时会不理想。如血管管径小，球囊内径大，可能增加血管破裂的风险；血管管径大，球囊内径小，扩张效果不佳，血栓的处理可能不彻底，残留附壁血栓的概率增加等。

（4）主干慢性闭塞时，明确侧支通畅情况，结合实际透析效果，判断侧支血管流量是否可以替代使用，以决定处理主干还是侧支血管。

（5）结合通路及病变情况，预先设计穿刺点，预定穿刺部位，便于术中快速进行操作。评估穿刺点与操作目标路径走行过程中角度情况，有无明显分支，预估操作难度，以便术中操作等。

（6）病例分享（图8-88~图8-106）。

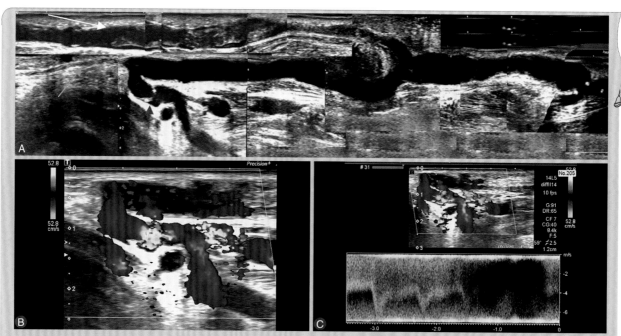

A.超声评估，吻合口通畅，静脉流出道血流主要通过头静脉前臂下段、前臂正中静脉、穿静脉回流，穿静脉内局部瓣膜增厚导致重度狭窄（红箭头），贵要静脉上臂下段慢性血栓致管腔闭塞（橙箭头），头静脉前臂中上段急性血栓形成致管腔闭塞（白箭头）；B、C.狭窄处血流呈明亮花色改变，流速明显升高，PSV>600 cm/s。超声评估后明确目前需要处理的部位是穿静脉狭窄处和头静脉血栓段。

图8-88 上肢头静脉–桡动脉内瘘术后，透析流量减小

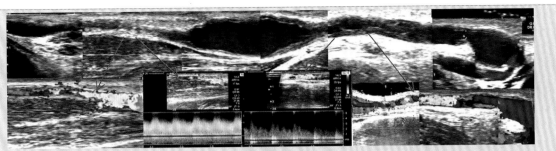

静脉流出道多节段狭窄，狭窄处血流束变细，血流呈明亮花色改变，狭窄处流速升高。前臂下段及上段存在长段重度狭窄（箭头），均需要处理。

图 8-89 头静脉 – 桡动脉内瘘术后

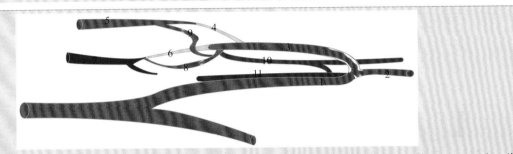

示意图显示，吻合口通畅，静脉流出道近吻合口段通畅，头静脉前臂上段慢性闭塞，前臂正中静脉前臂上段血栓形成致管腔闭塞，闭塞上游血流通过分支静脉将血流引流至贵要静脉、头静脉上臂段、肢体远端深、浅静脉，分支引流静脉均存在局部瓣膜增厚致管腔狭窄。1：动脉流入道；2：动脉流出道；3：头静脉前臂段；4：头静脉前臂上段闭塞；5：头静脉上臂段；6：前臂正中静脉部分节段血栓形成致管腔闭塞；7：贵要静脉；8~10：分支静脉；11：桡静脉。

图 8-90 左侧头静脉 – 桡动脉端侧吻合术后，透析中穿刺点止血时间延长示意

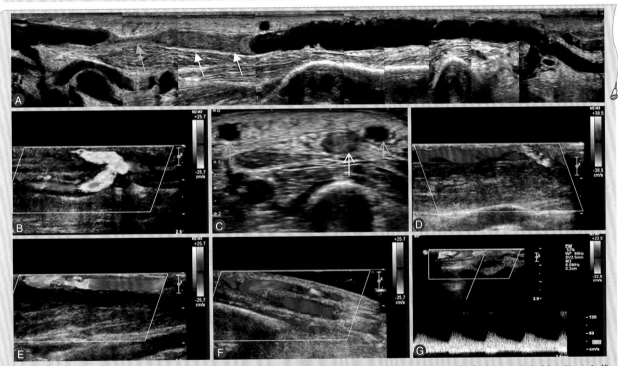

A.拼图显示，吻合口及头静脉前臂下段通畅，前臂正中静脉节段性血栓形成，管腔较宽节段血栓为新鲜血栓（白箭头），管腔较细节段可能为慢性闭塞（橙箭头）；B.吻合口附近管腔通畅；C.前臂上段横切面显示血栓段前臂正中静脉（白箭头）及两条分支静脉（橙箭头）；D~F.分支静脉局部瓣膜性狭窄，狭窄处血流呈明亮花色改变（图D，图8-90中9；图E，图8-90中8；图F，图8-90中10）；G.分支静脉（图8-90中10）血流方向逆向。本例病例，由于前臂正中静脉、头静脉节段性闭塞，分支静脉伴有狭窄，故流出道受阻，出现静脉压增高，处理前臂正中静脉闭塞段效果可能更好。临床实际操作时，并未处理闭塞段，而是处理分支静脉，术后流量改善效果不理想。

图 8-91 左侧头静脉 – 桡动脉端侧吻合术后，透析中穿刺点止血时间延长（超声表现，结合图8-90）

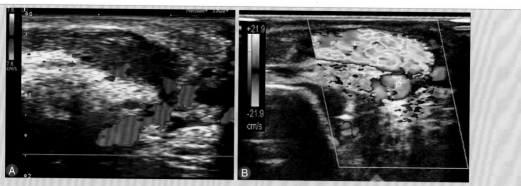

A.头静脉-桡动脉内瘘术后，静脉流出道节段性急性血栓形成；B.立即行超声引导下球囊扩张碎栓处理，术后静脉流出道血流恢复通畅。

图 8-92　静脉流出道急性血栓形成

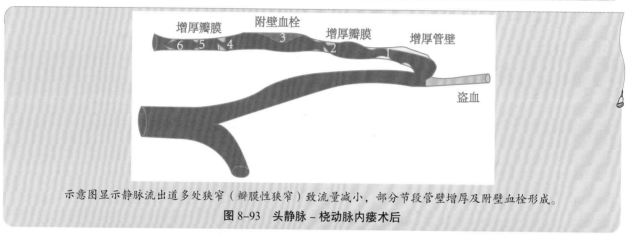

示意图显示静脉流出道多处狭窄（瓣膜性狭窄）致流量减小，部分节段管壁增厚及附壁血栓形成。

图 8-93　头静脉 - 桡动脉内瘘术后

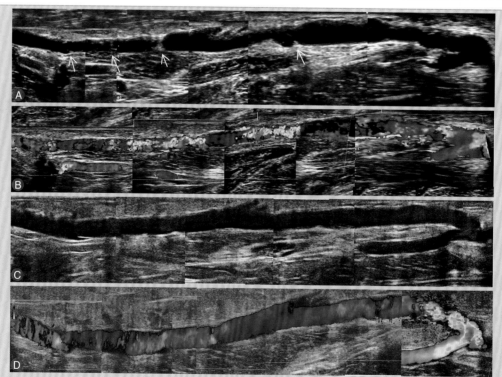

A.狭窄处瓣膜增厚，活动受限（箭头）；B.狭窄处血流呈明亮花色改变，流速升高；C.行超声引导下经皮腔内血管成形术，术后第2日复查，原狭窄处改善，管腔透声较好；D.管腔内血流通畅，血流量恢复正常。

图 8-94　头静脉 - 桡动脉内瘘术后，静脉流出道多处瓣膜增厚致管腔狭窄，结合图 8-93

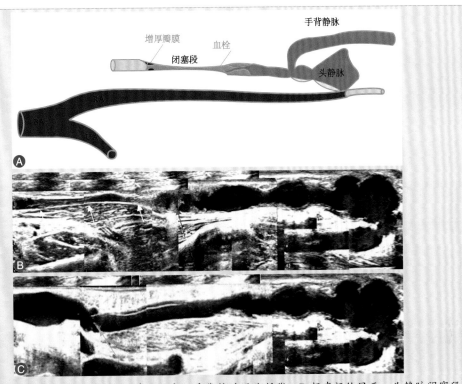

A.示意图显示头静脉前臂中上段血栓形成致管腔闭塞，手背静脉迂曲扩张；B.超声评估显示，头静脉闭塞段管径变细（考虑慢性闭塞，白箭头），闭塞上游部分血栓为新鲜血栓（红箭头），近吻合口段静脉瘤样扩张；C.行超声引导下经皮腔内血管成形术，术后闭塞段成功复通，但是管腔扩张效果不佳，原闭塞段内有一对瓣膜存在（橙箭头），推测血栓形成可能由瓣膜性狭窄造成血流缓慢所致，术中瓣膜处导丝通过较困难。

图 8-95　头静脉 – 桡动脉内瘘术后，透析中流量减小

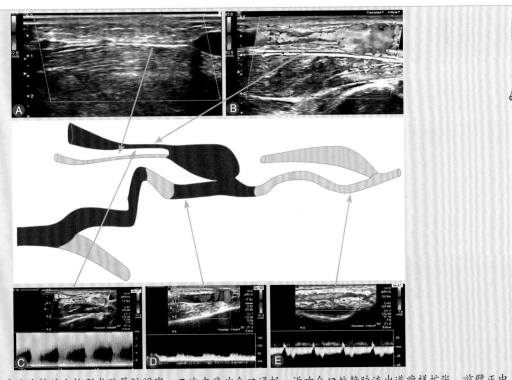

示意图显示首次内瘘处头静脉血栓形成致管腔闭塞，二次内瘘吻合口通畅，近吻合口处静脉流出道瘤样扩张，前臂正中静脉节段性慢性闭塞，管径变细；头静脉节段性重度狭窄。A.超声评估显示前臂正中静脉闭塞段管径明显变细，无血流显示；B.头静脉狭窄段管腔变细，血流束变细；C.血流流速明显升高；D.动脉流入道血流流速降低；E.流出道血流流速降低，舒张末期可见短暂正向血流，提示通路不畅。本例病例由于流出道不畅，需要处理头静脉狭窄段。

图 8-96　头静脉 – 桡动脉二次内瘘术后流量减小

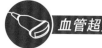

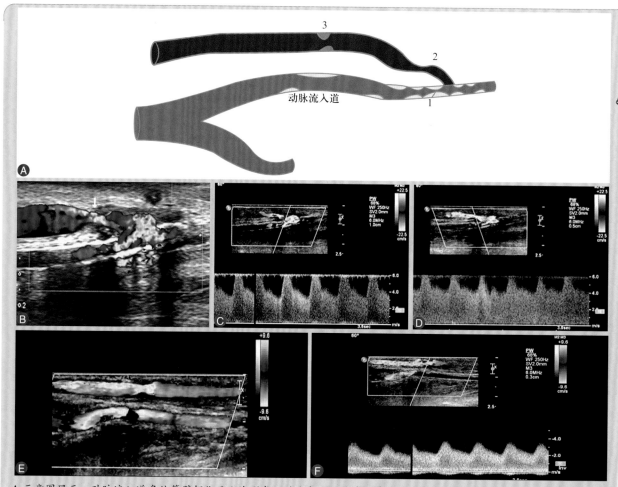

A.示意图显示，动脉流入道多处管壁钙化及斑块形成，近吻合口处重度狭窄（1，内膜增生并钙化）；静脉流出道近吻合口处（2，内膜增生性）及前臂中段（3，辮膜性）重度狭窄，三处狭窄较明显，需要处理；B~D.超声评估：动脉流入道及静脉流出道近吻合口（箭头）狭窄处血流束变细，血流呈明亮花色改变，狭窄处流速升高；E、F.静脉流出道前臂中段狭窄处血流束变细，血流呈明亮花色改变，狭窄处流速升高。本例病例由于动脉流入道、静脉流出道多节段狭窄，都需要处理，故为了操作方便，术前确认穿刺点选取动脉流出道。

图8-97　头静脉－桡动脉内瘘术后流量减小

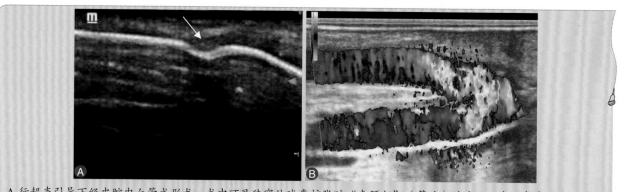

A.行超声引导下经皮腔内血管成形术，术中可见狭窄处球囊扩张时"束腰征"（箭头）改变；B.术后复查吻合口附近狭窄处管腔复通。

图8-98　经皮腔内血管成形术后，流量明显改善

　　下面一个病例（图8-99）的意义在于提醒，病变段附近的分支静脉，可能会对操作有所影响，术前穿刺点的选取需要结合术前病变评估情况而定，合适的选择才能使操作更加顺利。

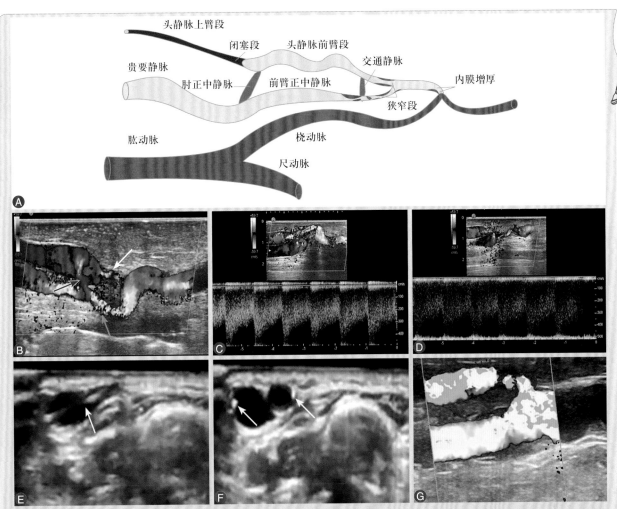

A.示意图显示动脉流入道、吻合口通畅，头静脉与前臂正中静脉分叉处重度狭窄，狭窄处下游有交通静脉连接，头静脉上臂段血栓形成致管腔慢性闭塞，管径变细；B.超声评估头静脉（白箭头）与前臂正中静脉（橙箭头）分叉处狭窄，狭窄段管径变细，血流束变细，呈五彩花色改变，狭窄段靠下游有交通静脉（红箭头）连接，血流从前臂正中静脉流向头静脉；C、D.狭窄处流速明显升高；术前明确需要处理前臂正中静脉狭窄段，头静脉近心端不通畅，复通的意义不大；E、F.超声引导下经皮腔内血管成形术中，从动脉流出道穿刺入路，导丝（黄箭头）通过前臂正中静脉狭窄段近吻合口段后，再通过交通静脉进入头静脉内，不易通过前臂正中静脉交通静脉后段狭窄处，尝试多次未成功。最后通过进入部分狭窄段的导丝，将球囊送至交通口处，球囊未打开，使用球囊导管"封闭"交通口后，球囊导管引导导丝通过狭窄段，成功复通前臂正中静脉狭窄段；G.术中前臂正中静脉狭窄段血流恢复通畅。

图 8-99 头静脉 - 桡动脉内瘘术后，流量减小

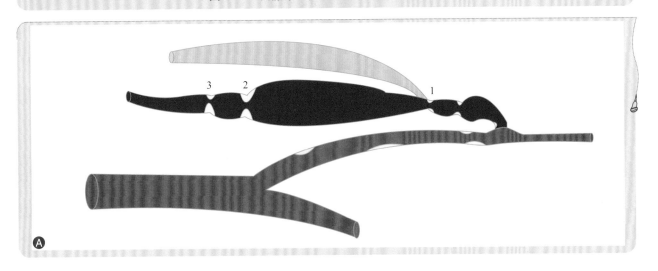

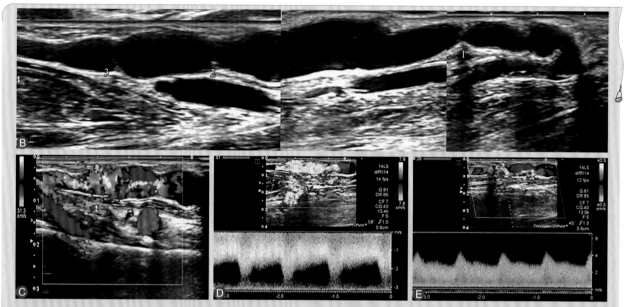

A.头静脉-桡动脉内瘘术后，示意图显示吻合口通畅，通路静脉流出道近吻合口段局部瘤样扩张，伴节段性狭窄（1），头静脉前臂中上段血栓形成致管腔闭塞，前臂正中静脉前臂中段瘤样扩张，上段两处重度狭窄（2、3）；B.超声评估拼图显示头静脉近吻合口处（1）和前臂正中静脉前臂上段两处重度狭窄（2、3）；C～E.前臂正中静脉前臂上段狭窄段血流束变细，流速升高。

图8-100　静脉流出道多节段狭窄超声评估

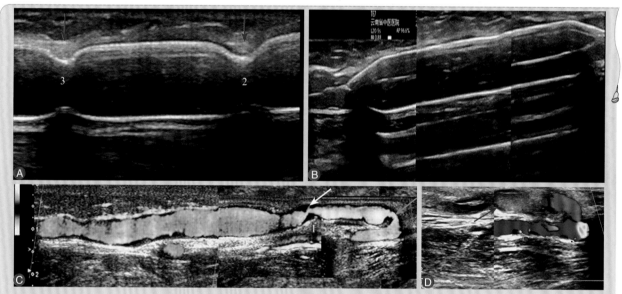

A、B.超声引导下行PTA，术中前臂正中静脉两处狭窄（2、3）一次球囊扩张解决，术中可见两处"束腰征"改变（红箭头），球囊扩张后，狭窄处管径恢复，但并未处理通路近吻合口段狭窄［1，因为流出道受阻（2、3处狭窄），上游静脉压增高致静脉代偿性扩张，使1部位及靠近吻合口处狭窄段，流速升高不明显，术前超声评估后，1部位狭窄程度判断为中度，故未处理］；C.PTA术后第2日复查，2、3狭窄处管腔复通，狭窄1处应为重度狭窄（白箭头，流出道梗阻解除，静脉压下降，管腔部分回缩变细，导致原本狭窄较轻处，狭窄程度加重），吻合口处静脉流出道也存在狭窄（橙箭头），建议患者再次行PTA处理（和患者沟通，如不处理，很可能会血栓形成），患者及其家属不同意，出院后第3天，内瘘失功再次入院；D.超声评估后，静脉流出道血栓形成（红箭头）。图8-100和图8-101为同一病例。

图8-101　内瘘多节段狭窄患者经皮腔内血管成形术后残留狭窄段

　　通过本例病例经验，如果术前内瘘存在多节段狭窄，行PTA时，病变节段最好都给予处理，尤其引起血流动力学改变的狭窄，即使狭窄程度判断为轻度、中度，也应一并处理，通路复通效果可能会更好。虽然PTA术后，扩张的管腔仍会回缩或发生管壁内膜增生的风险，但遗留低估狭窄程度的病变节段，可能面临流量改善不佳或需要再次PTA的概率增加。

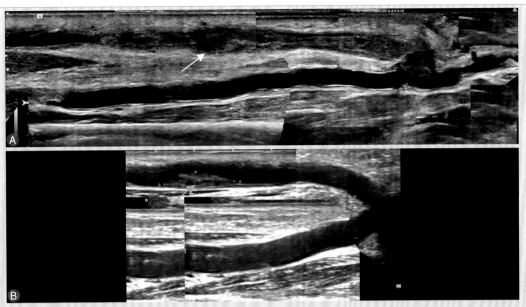

A.头静脉-桡动脉内瘘术后,静脉流出道血栓形成,局部管径稍增宽(白箭头);B.通过术前准确评估,选择合适球囊型号,经皮腔内血管成形术后,管腔成功复通,管径扩张段残留少许附壁血栓(橙箭头)。

图 8-102　静脉流出道血栓形成,超声引导下经皮腔内血管成形术碎栓(1)

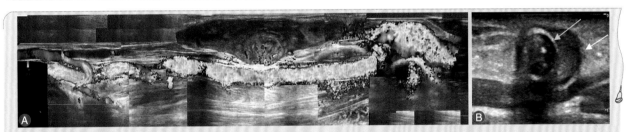

A.头静脉-桡动脉内瘘术后,静脉流出道血栓形成,局部管径明显扩张;B.经皮腔内血管成形术中,管径扩张段球囊完全扩张后,贴壁不佳(橙箭头为扩张的球囊,白箭头与球囊之间血栓始终未能达到很好的碎栓效果),部分血栓残留致局部碎栓效果不佳。

图 8-103　静脉流出道血栓形成,超声引导下经皮腔内血管成形术碎栓(2)

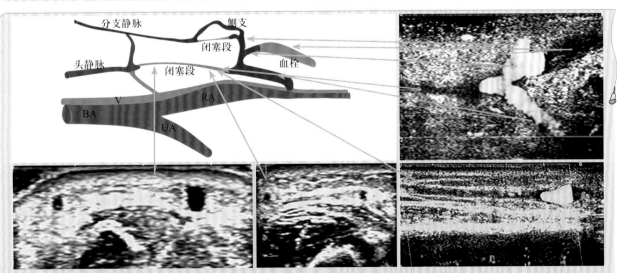

头静脉-桡动脉内瘘术后,示意图显示头静脉前臂下段管腔通畅,前臂中上段血栓形成致慢性闭塞,血流通过手背静脉引流,手背静脉远心端血栓形成致管腔闭塞,血流通过静脉分支引流,分支静脉管径扩张不佳,内径偏细,分支静脉部分节段闭塞,闭塞段管径明显变细,侧支血管绕过闭塞段,侧支及分支血管较细,像这样的内瘘,无明显的主干血流通道,处理的价值不大。

图 8-104　失功内瘘无明显主干静脉流出道

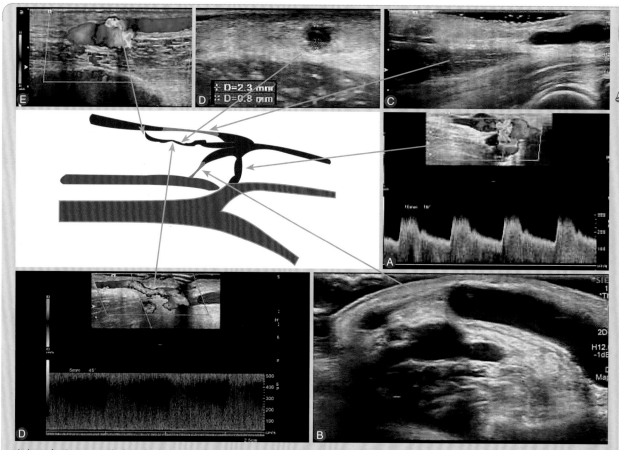

结合示意图显示，静脉流出道受阻，导致静脉压增高表现。A.吻合口通畅；B.肘正中静脉与贵要静脉连接处节段性闭塞，管径明显变细，边界模糊（箭头）；C.头静脉上臂下段节段性闭塞，闭塞段管径细（箭头），无血流显示；D、E.静脉流出道是靠一分支静脉引流至头静脉上臂中段，分支静脉节段性狭窄，狭窄段管壁增厚，狭窄处血流束变细，呈花色血流，流速升高。明确病变后，临床欲行PTA处理分支静脉狭窄处，术后复查，效果不理想，临床只处理了分支静脉D部位病变，处理段管腔扩张不佳，汇入口处狭窄（图E）未处理。

图8-105 肘关节处穿静脉与桡动脉近段内瘘术后，透析时止血时间延长

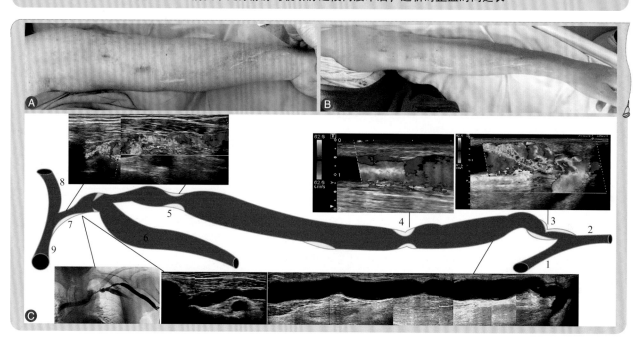

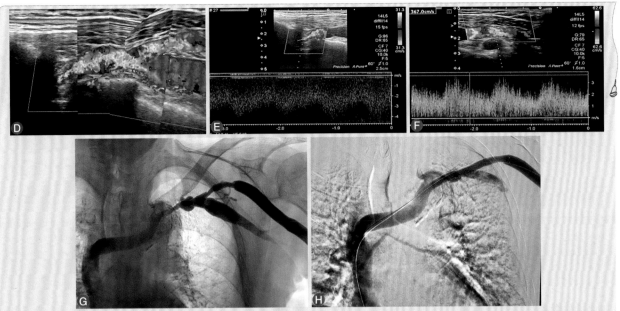

A.内瘘术后，左上肢肿胀，透析中流量尚可；B.超声评估后头静脉近段-锁骨下静脉支架置入术后5天，上肢肿胀程度明显减轻；C.示意图显示内瘘静脉流出道前臂段、上臂中下段管腔尚通畅，锁骨下静脉近段明显狭窄（1：动脉流入道；2：动脉流出道；3：静脉流出道近吻合口处局部管壁增厚致管腔轻度狭窄；4：静脉流出道前臂中断局部管壁增厚致管腔中度狭窄；5：头静脉上臂上段局部管壁增厚致管腔中度狭窄；6：腋静脉；7：锁骨下静脉重度狭窄；8：颈内静脉；9：左侧头臂静脉）；D.临床医师自己评估后欲处理示意图中4处的狭窄，超声评估后，认为4处狭窄程度为中度，并不是问题所在，沿通路主干追踪，发现头静脉上臂上段、锁骨下静脉局部存在明显狭窄需要处理；E、F.狭窄处血流流速升高；G.DSA检查明确头静脉上臂上段、锁骨下静脉狭窄；H.狭窄处支架置入，狭窄段管腔复通。

图 8-106　左侧头静脉 – 桡动脉内瘘术后，上肢肿胀

4. 超声引导下经皮腔内血管成形术术中注意事项

经皮腔内血管成形术中，实时监测操作过程，超声引导下能够安全、精准、快速地进行成功穿刺及鞘管送入，避免反复盲穿血管，导致出血使血管周围出现血肿，挤压血管，使管腔变扁。或多次穿刺，使血管痉挛而致管腔塌陷，增加再次穿刺的难度。同时避免鞘管刺穿血管而致出血，使手术区域组织肿胀（图8-107），导致操作时间延长或操作失败。超声引导下进行操作，可使操作成功率增加。

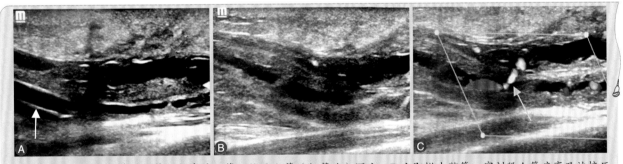

A.超声监测，发现鞘管（白箭头）穿透血管，位于血管（红箭头）深方；B.立即撤出鞘管，穿刺段血管痉挛及被挤压致管腔变细；C.局部血管管壁破裂，血流流出管腔外（箭头）。立即给予局部加压处理后，出血停止。

图 8-107　经皮腔内血管成形术中，选取静脉端作为穿刺点，盲穿完成鞘管送入后，穿刺点附近肢体立即出现肿胀

鞘管送入成功后，实时监测、指导导丝行进路径，及时发现导丝进入分支静脉（图8-99）或导丝打折情况（图8-108A）。导丝送入成功后，送入球囊到达病变处，实时监测球囊扩张状态，以免球囊移动导致扩张效果不佳。球囊位于狭窄处，扩张时可见明显的"束腰征"逐渐扩张（图8-108B），维持扩张状态1分钟，放松球囊，间隔半分钟至1分钟重复扩张一次，一般扩张2～3次即可。

术中球囊扩张维持时间不宜过长，避免长时间的扩张或操作，导致血流阻断后，血流缓慢而形成新的血栓（图8-108C），如果因为操作时间延长形成新的血栓，可行球囊即刻挤压碎栓处理。

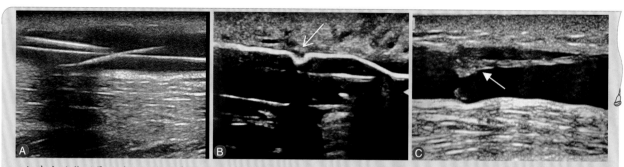

A.超声实时监测导丝进入，发现导丝打折；B.球囊扩张时，实时监测球囊扩张状态，狭窄处"束腰征"证实球囊位置准确（箭头）；C.经皮腔内血管成形术中，因为操作时间延长，静脉流出道内新鲜附壁血栓形成，局部附着管壁，游离端可见随血流漂动（箭头）。

图8-108　超声引导下经皮腔内血管成形术（PTA），术中实时监测操作过程

对于狭窄段距离鞘管比较近的狭窄，术前应该预定穿刺点，预留足够的距离，有利于术中扩张时球囊顺利打开而不损伤鞘管。操作区域距穿刺点较近时，可以在操作中实时监测鞘管的位置（图8-109A），适当向外退出部分鞘管，但不要脱出血管外（图8-109B），增加操作距离。

因为球囊部分位于鞘管内而没有发现，鞘管头端会被球囊撑裂而出现鞘管头端不光滑或管径增大，鞘管拔出时，穿刺路径增宽（图8-110），不易闭合穿刺点及穿刺路径而出现血肿或假性动脉瘤。如果确实出现鞘管裂开导致拔出时穿刺路径增宽的情况，那么也不要过于慌张，可以术中尽量延长加压时间，一般不会出现并发症。

因此，穿刺点可选择动脉流出道，术后即使加压时间延长也可不用过于担心加压导致管腔血栓形成的问题，因为内瘘术后该段血管的作用有限。不仅如此，更加有利的是，通过该穿刺点，术中导丝可以比较顺利地进入动脉端或静脉端，使操作更加容易。当然，选择该穿刺点，要有足够长度的动脉流出道可供选择，吻合术前预留一定长度的动脉流出道是很有必要的。当然，穿刺点也可选择静脉流出道，病变下游或静脉分支，只要操作者有足够的信心送入导丝，穿刺点的选择是较多的。

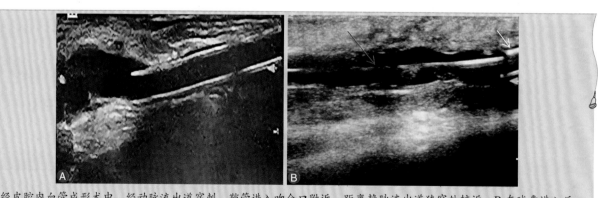

A.经皮腔内血管成形术中，经动脉流出道穿刺，鞘管进入吻合口附近，距离静脉流出道狭窄处较近；B.在球囊进入后，超声监测下，撤出部分鞘管（白箭头为鞘管，红箭头为球囊导管），以便球囊完全位于鞘管外，并顺利扩张。

图8-109　超声实时监测鞘管位置

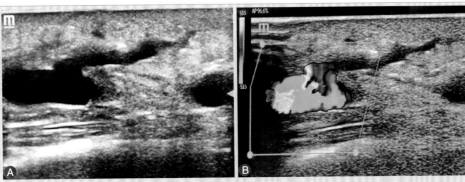

A、B.经皮腔内血管成形术中，因为球囊位于鞘管内，扩张后导致鞘管头端破裂，鞘管头端不光滑，鞘管退出后，穿刺路径明显增宽，血流顺穿刺路径流出。局部加压后，未出现明显并发症。

图 8-110　鞘管头端破裂，鞘管撤出后，穿刺路径增宽

术毕，可以先撤出导丝，但不要急于撤除鞘管，即刻评估管腔通畅情况，如果仍然存在不满意的地方，可以再次进行操作。确定操作结束后，撤出导丝、球囊，拔出鞘管，检查鞘管头端是否完整，术后第2日再次超声复查评估管腔复通情况。如有必要，可以增加超声复查次数。

术中部分血管可发生局部痉挛或壁间血肿，多出现在扩张段与非扩张段交界处，可导致局部管壁增厚，出现局部血流紊乱、流速增快，不要误认为狭窄病变存在。

超声表现为术中即刻出现静脉或动脉局部管壁增厚，回声减低，可观察1~5分钟，部分血管痉挛一般可很快恢复（图8-111）。如果短时间不恢复，还未撤出导丝及鞘管，局部球囊扩张管壁增厚处血管，也可以恢复。当然，确定是血管痉挛或壁间血肿，也可术后复查观察，不必处理，一般术后1~3天多可恢复（图8-112）。

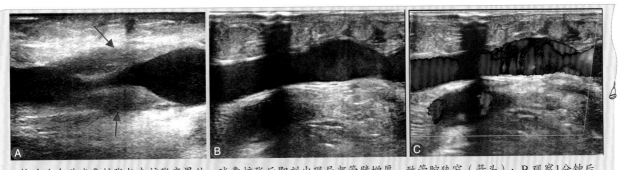

A.静脉流出道球囊扩张与未扩张交界处，球囊扩张后即刻出现局部管壁增厚，致管腔狭窄（箭头）；B.观察1分钟后，增厚的管壁恢复正常；C.血流恢复正常。考虑静脉局部痉挛导致管壁增厚。

图 8-111　超声引导下 PTA 操作中血管痉挛

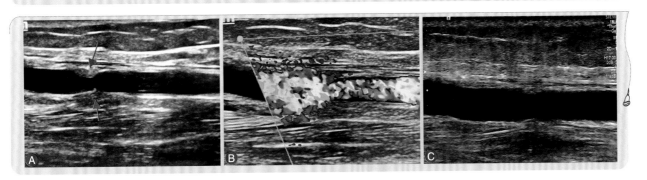

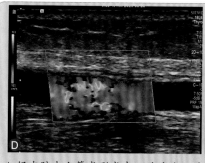
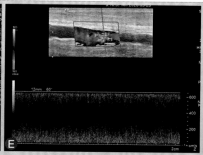
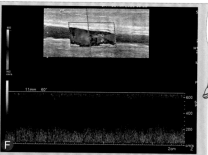

A.经皮腔内血管成形术中，动脉流入道球囊扩张后，扩张段与未扩张段动脉局部管壁增厚；B.增厚处血流紊乱呈花色改变；C.第2日复查，增厚的管壁基本恢复，残留部分管壁不规整；D.局部血流紊乱呈花色改变；E.血流频谱呈毛刺样改变；F.即后段血流频谱基本正常。考虑动脉损伤致壁间血肿形成可能。

图 8-112 超声引导下 PTA 操作中血管损伤

血栓性闭塞，球囊扩张碎栓处理，效果也很好，但术前内径测量很重要。如果静脉内径增宽明显，扩张球囊尺寸相对较小，扩张时，部分血栓不能完全被挤压而存留于管腔扩张处，影响碎栓效果，结合开放手术可能是较好选择。慢性闭塞，由于长期的血栓形成，血栓与管壁附着较紧密，管腔回缩，管壁僵硬，再通效果可能不佳或术中导丝不能通过而导致操作失败，需谨慎选择。因为在闭塞段管腔内可能存在僵硬的瓣膜及机化血栓，其可能使导丝无法通过。

人工血管经皮腔内血管成形术，一般不建议直接穿刺人工血管，因为人工血管顺应性相对较低，穿刺点可能不易被压迫闭合止血，导致血液从穿刺点流向组织间隙及管周（图8-113），造成肢体肿胀而延长操作时间，或增加感染的概率。如果没有更佳的穿刺部位可选择，人工血管穿刺后，压迫止血时间适当延长，如果加压止血效果不佳，可直接使用球囊扩张止血。

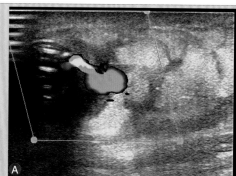
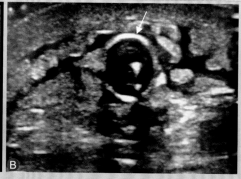

A.人工血管经皮腔内血管成形术中，穿刺点选择人工血管，穿刺点鞘管拔出后，出现穿刺点附近肢体肿胀，超声检查发现穿刺点处血流流出管腔外；B.血流进入组织间隙导致肿胀，立即行局部加压处理，效果不佳，行球囊扩张止血，效果较好（箭头为扩张的球囊）。

图 8-113 人工血管内瘘超声引导下 PTA 操作中，人工血管穿刺点闭合不佳

术后复查，主要与术前对比，观察处理节段管腔复通情况及管壁是否残留附壁血栓。狭窄处管腔扩张，血流明显恢复，血流流速明显下降，流量明显改善。

当然，也需要注意残留狭窄段情况，因为术前多节段狭窄病变的存在，可能导致部分节段血流流速升高不明显而低估狭窄程度，血流恢复后，此时可能才能真实反应狭窄的具体情况。

如果确实存在残留狭窄未处理，还需要积极监测，以免残留狭窄的存在，导致处理段血管血流缓慢，血栓再次形成。笔者认为，对于多节段狭窄病变，宁可多处理狭窄段，不要残留可疑病变节段，以免术前低估的狭窄节段残留，影响术后的通畅。尤其混合型狭窄，动静脉端均存在狭窄，如果术前没有准确的评估，只处理静脉端，可能会因为动脉端狭窄的存在，导致术后血流量恢复不理想。因此，术前的准确评估很重要，它是取得满意复通效果的保障。

　　总结：动静脉内瘘术后狭窄、闭塞在临床上发病率很高，经皮腔内血管成形术可以很好地复通管腔，超声引导下的经皮腔内血管成形术操作是一种比较安全、有效的方法，但是术前需要准确评估，术中指导操作，可以缩短操作时间，同时达到最大限度地解决临床实际存在的问题。

　　针对动静脉内瘘，CDU有非常准确的评估价值，常常作为内瘘术前、术后评估的首选方法。DSA、CTA、MRA也是非常重要的评估手段。DSA对于明确锁骨下静脉、头臂静脉、上腔静脉通畅性更有优势。其不但可以明确诊断，还可同时进行介入操作。

参考文献

[1] 中国医师协会超声医师分会. 血管和浅表器官超声检查指南 [M]. 北京：人民军医出版社，2011.

[2] THRUSH A, HARTSHORNE T. 血管超声必读 [M].3 版. 王金瑞，刘吉斌，译. 北京：人民军医出版社，2012.

[3] 唐杰，温朝阳. 腹部和外周血管彩色多普勒诊断学 [M].3 版. 北京：人民卫生出版社，2014.

[4] PELLERITO J S, POLAK J F. 血管超声经典教程 [M].6 版. 温朝阳，童一砂，译. 北京：科学出版社，2017.

[5] 罗伯特·尤金·齐勒，大卫·李·道森. 斯特兰德尼斯血管疾病超声诊断学 [M].5 版. 刘勇，译. 北京：科学技术文献出版社，2021.

[6] 华扬. 脑卒中血管超声 [M]. 北京：人民卫生出版社，2022.

[7] 张峰，钟经馨. 血管超声解剖及临床应用手册 [M]. 北京：科学技术文献出版社，2022.

[8] 丁云川，王庆慧，陈剑. 心脏超声解剖及临床应用手册 [M]. 北京：科学技术文献出版社，2022.

[9] 国家卫生健康委员会脑卒中防治专家委员会血管超声专业委员会，中国超声医学工程学会浅表器官及外周血管超声专业委员会，中国超声医学工程学会颅脑及颈部血管超声专业委员会. 头颈部血管超声若干问题的专家共识（颈动脉部分）[J]. 中国脑血管病杂志，2020，17（6）：346-353.

[10] 国家卫生计生委脑卒中防治工程委员会. 中国脑卒中血管超声检查指导规范 [J]. 中华医学超声杂志（电子版），2015，12（8）：599-610.

[11] 邹品飞，李云，阮燕，等. 椎动脉内频谱反向血流与病变部位的关系及血流动力学分析 [J]. 中国医学影像技术，2014，30（1）：58-62.

[12] 邹品飞，李云，阮燕，等. 锁骨下动脉与椎动脉病变所致椎动脉反流超声鉴别诊断分析 [J]. 重庆医学，2016，45（24）：3351-3357.

[13] 阮燕，邹品飞，李俊，等. 椎动脉闭塞与管径的关系分析 [J]. 脑与神经疾病杂志，2016，24（6）：354-358.

[14] THANVI B, MUNSHI S K, DAWSON S L, et al. Carotid and vertebral artery dissection syndromes[J]. Postgrad Med J, 2005, 81（956）：383-388.

[15] 刘月秋，苏凡凡，刘辉. 颈内动脉夹层动脉病的病因、病理生理、临床诊治及预后研究进展 [J]. 中国临床神经科学，2016，24（6）：693-697.

[16] GUILLON B, BERTHET K, BENSLAMIA L, et al. Infection and the risk of spontaneous cervical artery dissection: a case-control study[J]. Stroke, 2003, 34（7）：79-81.

[17] GRAU A J, BRANDT T, BUGGLE F, et al. Association of cervical artery dissection with recent infection[J]. Arch Neurol, 1999, 56（1）：851-856.

[18] ENGELTER S T, GROND-GINSBACH C, METSO T M, et al. Cervical artery dissection: trauma and other potential mechanical trigger events[J]. Neurology, 2013, 80（21）：1950-1957.

[19] VÖLKER W, DITTRICH R, GREWE S, et al. The outer arterial wall layers are primarily affected in spontaneous cervical artery dissection[J]. Neurology, 2011, 76（17）：1463-1471.

[20] PACIARONI M, GEORGIADIS D, ARNOLD M, et al. Seasonal variability in spontaneous cervical artery dissection[J]. J Neurol Neurosurg Psychiatry, 2006, 77（5）：677-679.

[21] BRANDT T, HAUSSER I, ORBERK E, et al. Ultrastructural connective tissue abnormalities in patients with spontaneous cervicocerebral artery dissections[J]. Ann Neurol, 1998, 44（2）：281-285.

[22] Schievink W I. Spontaneous dissection of the carotid and vertebral arteries[J]. N Engl J Med, 2001, 344（12）：898-906.

[23] SCHWARTZ N E, VERTINSKY A T, HIRSCH K G, et al. Clinical and radiographic natural history of cervical artery dissections[J]. J Stroke Cerebrovasc Dis, 2009, 18（6）：416-423.

[24] 刘玉梅，华扬，贾凌云，等. 血管超声对椎动脉夹层的血管结构和血流动力学变化分析 [J]. 中华医学超声杂志（电子版），2012，9（10）：867-871.

[25] FAY T. Atypical neuralgia [J]. Arch Neurol Psychiatry, 1927, 18：309-315.

[26] LECLER A，OBADIA M，SAVATOVSKY J，et al. TIPIC syndrome：beyond the myth of carotidynia，a new distinct unclassified entity[J]. AJNR，2017，38（7）：1391-1398.

[27] COULIER B，VAN DEN BROECK S，COLIN G C. Carotidynia alias transient perivascular inflammation of the carotid artery（TIPIC syndrome）[J]. J Belg Soc Radiol，2018，102（1）：50.

[28] PERREN F，POLIGA D，LANDIS T，et al. Vertebral artery hypoplasia：a predisposing factor for posterior circulation stroke[J].Neurology，2007，68（1）：65-67.

[29] ACAR M，DEGIRMENCI B，YUCEL A，et al. An evaluation of internal carotid artery and cerebral blood flow volume using color duplex sonogaphy in patients with vertebral artery hypopasia[J].Eur J Radiol，2005，53（3）：450-453.

[30] CHEN Y Y，CHAO A C，HSU H Y，et al. Vertebral artery hypoplasia is associated with a decrease in net vertebral flow volume[J].Ultrasound in Medicine & Biology，2010，36（1）：38-43.

[31] LOCHNER P，GOLASZEWSKI S，CALERI F，et al.Posterior circulation ischemia in patients with fetal-type circle of Willis and hypoplastic vertebrobasilar system[J].Neurological Sciences，2011，32（6）：1143-1146.

[32] HU X Y，LI Z X，LIU H Q，et al.Relationship between vertebral artery hypoplasia and posterior circulation stroke in Chinese patients[J].Neuroradiology，2013，55（3）：291-295.

[33] PLOUIN P F，PERDU J，LA BATIDE-ALANORE AGNÈS，et al.Fibromuscular dysplasia[J].Orphanet Journal of Rare Diseases，2007，2：28.

[34] BRINZA E K，GORNIK H L.Fibromuscular dysplasia：advances in understanding and management[J]. Cleve Clin J Med，2016，83（11 Suppl 2）：S45-S51.

[35] GORNIK H L，PERSU A，ADLAM D，et al. First international consensus on the diagnosis and management of fibromuscular dysplasia[J].Vasc Med，2019，24（2）：164-189.

[36] HARRISON E J JR，MCCORMACK L J. Pathologic classification of renal arterial disease in renovascular hypertension[J].Mayo Clin Proc，1971，46（3）：161-167.

[37] KHOURY M H，GORNIK H L.Fibromuscular dysplasia（FMD）[J].Vasc Med，2017，22（3）：248-252.

[38] KADIAN-DODOV D，GORNIK H L，GU X，et al. Dissection and aneurysm in patients with fibromuscular dysplasia：findings from the U.S. registry for FMD[J].J Am Coll Cardiol，2016，68：176-185.

[39] TOUZE E，OPPENHEIM C，TRYSTRAM D，et al. Fibromuscular dysplasia of cervical and intracranial arteries[J].Int J Stroke，2010，5：296-305.

[40] JOHNSTON S L，LOCK R J，GOMPELS M M. Takayasu arteritisa review[J].J Clin Pathol，2002，55（7）：481-486.

[41] NORIS M. Pathogenesis of Takayasu's arteritis[J].J Nephrol，2001，14（6）：506-513.

[42] WEYAND C M，GORONZY J J.Medium- and large-vessel vasculitis[J].N Engl J Med，2003，349（2）：160-169.

[43] RIZZI R，BRUNO S，STELLACCI C，et al. Takayasu's arteritis：a cell-mediated large-vessel vasculitis[J]. Int J Clin Lab Res，1999，29（1）：8-13.

[44] SCHIRMER M，DUFTNER C，SEILER R，et al. Abdominal aortic aneurysms：an underestimated type of immune-mediated large vessel arteritis?[J].CurrOpin Rheumatol，2006，18（1）：48-53.

[45] HUNDER G G，BLOCH D A，MICHEL B A，et al. The American College of Rheumatology 1990 criteria for the classification of giant cell arteritis[J]. Arthritis Rheum，1990，33（8）：1122-1128.

[46] 张先东，李春敏，武乐斌，等. 彩色多普勒超声与64层CT血管造影在巨细胞颞动脉炎诊断中的应用价值［J］. 中华临床医师杂志（电子版），2009，3（3）：392-401.

[47] 武中弼，扬立华. 中华外科病理学[M]. 北京：人民卫生出版社，2002：1597.

[48] MOMOSE K J，NEW P F. Non-atheromatous stenosis and occlusion of the internal carotid artery and its

main branches[J]. Am J Roentgenol Radium Ther Nucl Med, 1973, 118（3）: 550–566.

[49] 宁彬，张东，王立淑，等. 颈动脉蹼的超声表现多样性与病理对照研究 [J]. 首都医科大学学报，2019，40（6）: 824–828.

[50] 杨洁，华扬，周福波，等. 血管超声评价颈动脉蹼的结构特征 [J]. 中华医学超声杂志（电子版），2020，17（7）: 679–683.

[51] WIRTH F P, MILLER W A, RUSSELL A P. Atypical fibromuscular hyperplasia. Report of two cases[J]. J Neurosurg, 1981, 54（5）: 685–689.

[52] JOUX J, CHAUSSON N, JEANNIN S, et al. Carotid-bulb atypical fibromuscular dysplasia in young afro-caribbean patients with stroke[J].Stroke, 2014, 45（12）: 3711–3713.

[53] SAJEDI P I, GONZALEZ J N, CRONIN C A, et al. Carotid bulb webs as a cause of "cryptogenic" ischemic stroke[J]. AJNR Am J Neuroradiol, 2017, 38（7）: 1399–1404.

[54] CHOI P M, SINGH D, TRIVEDI A, et al. Carotid webs and recurrent ischemic strokes in the era of CT angiography[J].AJNR Am J Neuroradiol, 2015, 36（11）: 2134–2139.

[55] WOOLEN S, GEMMETE J J. Paragangliomas of the head and neck[J]. Neuroimaging Clin N Am, 2016, 26（2）: 259–278.

[56] DAHIA P L. Pheochromocytoma and paraganglioma pathogenesis: learning from genetie heterogeneity[J]. Nat Rev Caneer, 2014, 14（2）: 108–119.

[57] CAWSON R A, LANGDON J D, EVESON J W. 口腔颌面外科病理学 [M].孙善珍，魏奉才，译. 济南: 山东科学技术出版社，2002: 253.

[58] BADENHOP R F, CHERIAN S, LORD R S, et al. Novel mutations in the SDHD gene in prodigrees with familial carotid body paraganglioma and sensorineural hearing loss [J]. Genes Chromosomes Cancer, 2001, 31（3）: 255– 263.

[59] ASTROM K, COHEN J E, WILLETT-BROZICK J E, et al.Altitude is a phenotypic modifier in hereditary paraganglioma type1 : evidence for an oxygen-sensing defect[J].Human Genetics, 2003, 113（3）: 228–237.

[60] SHAMBLIN W R, REMINE W H, SHEPS S G, et al.Carotid body tumor（chemodectoma）Clinicopathologic analysis of ninety cases[J].American journal of surgery, 1971, 122（6）: 732–739.

[61] 漆剑频，陈劲草，张苏明. 外伤性颈内动脉海绵窦瘘及介入治疗 [J]. 中国临床神经外科杂志，2001，6（1）: 7–8.

[62] MEYERS P M, HALBACH V V, DOWD C F, et al. Dural carotid cavernous fistula : definitive endovascular management and long-term follow-up[J]. Am J Ophthalmol, 2002, 134（1）: 85–92.

[63] 唐景峰. 颈动脉海绵窦瘘的血管内治疗的进展 [J]. 国际神经病学神经外科学杂志，2011，38（6）: 5.

[64] MATULA C, TRATTNIG S, TSCHABITSCHER M, et al. The course of the prevertebral segment of the vertebral artery: anatomy and clinical significance[J]. Surg Neurol, 1997, 48（2）: 125–131.

[65] NAGATA T, MASUMOTO K, HAYASHI Y, et al. Three-dimensional computed tomographic analysis of variations of the carotid artery[J]. J Craniomaxillofac Surg, 2016, 44（6）: 734–742.

[66] CVETKO E.Concurrence of bilateral kinking of the extracranial part of the internal carotid artery with coiling and tortuosity of the external carotid artery-a case report[J]. Rom J Morphol Embryol, 2014, 55（2）: 433–435.

[67] ILLUMINATI G, R ICCO J B, CALIO F G, et al. R esults in a consecutive series of 83 surgical corrections of symptomatic stenotic kinking of the internal carotid artery[J]. Surgery, 2008, 143（1）: 134–139.

[68] 中华医学会外科学分会血管外科学组. 颈动脉狭窄诊治指南 [J]. 中华血管外科杂志，2017，2（2）: 78–84.

[69] WRITING G M, MOZAFFARIAN D, BENJAMIN E J, et al. Executive summary: heart disease and stroke statistics-2016 update: a report from the American heart association [J]. Circulation, 2016, 133（4）: 447–454.

[70] CHAER R A, DERUBERTIS B, PATEL S, et al. Current management of extracranial carotid disease [J]. Rev Recent Clin Trials, 2006, 1（3）: 293–301.

[71] KERNAN W N, OVBIAGELE B, BLACK H R, et al. Guidelines for the prevention of stroke in patients with stroke and transient ischemic attack: a guideline for healthcare professionals from the American Heart Association/American Stroke Association [J]. Stroke, 2014, 45（7）: 2160–2236.

[72] MENEGATTI E, ZAMBONI P.Doppler haemodynamics of cerebral venous return[J].Curr Neurovasc Res, 2008, 5（4）: 260–265.

[73] HIND D, CALVERT N, MCWILLAMS R, et al.Ultrasonic locating devices for cetral venous cannulation metaanalysis[J].BMJ, 2003, 327（7411）: 361.

[74] GISOLF J, LIESHOUT J J V, HEUSDEN K V, et al.Human cerebral venous outflow pathway depends on posture and central venous pressure[J].The Journal of Physiology, 2004, 560（1）: 317–327.

[75] NIGGEMANN P, KUCHTA J, GROSSKURTH D, et al. Position dependent changes of the cerebral venous drainage—implications for the imaging of the cervical spine[J]. Cent Eur Neurosurg, 2011, 72（1）: 32–37.

[76] MCHEDLISHVILI G I. Vascular mechanisms pertaining to the intrinsic regulation of the cerebral circulation[J]. Circulation, 1964, 30: 597–610.

[77] 付雄洁, 曾翰海, 芦晓阳, 等. 烟雾病和烟雾综合征 [J]. 浙江医学, 2017, 39（23）: 2175–2178.

[78] DERDEYN C P.Moyamoya disease and moyamoya syndrome[J].New England Journal of Medicine, 2009, 360（1）: 1226–1237.

[79] KURODA S, IWASAKI Y. Current review of familial moyamoya disease[J]. Nippon Rinsho, 2006, 64（Suppl 8）: 750–754.

[80] 任斌, 段炼. 2012 年烟雾病（Willis 环自发性闭塞）诊断治疗指南（日本）的解读 [J]. 中国脑血管病杂志, 2014, 11（1）: 6–9.

[81] SUZUKI J, TAKAKU A.Cerebrovascular "moyamoya" disease.Disease showing abnormal net–like vessels inbase of brain[J].Arch Neurol, 1969, 20（3）: 288–299.

[82] 中华医学会心血管内科分会, 中国医师协会心血管内科分会. 卵圆孔未闭预防性封堵术中国专家共识 [J]. 中国循环杂志, 2017, 32（3）: 209–214.

[83] 刘浩浩, 刘永宏, 马文洁. 卵圆孔未闭与反常栓塞的相关性及其研究进展 [J]. 华西医学, 2016, 31（4）: 780–783.

[84] 经食管超声心动图临床应用的中国专家共识专家组. 卵圆孔未闭右心声学造影中国专家共识 [J]. 中国循环杂志, 2022, 37（5）: 449–458.

[85] 中国医师协会超声医学分会. 超声心动图检查指南 [M]. 北京: 人民军医出版社, 2016: 79–82.

[86] SILVESTRY F E, COHEN M S, ARMSBY L B, et al. Guidelines for the echocardiographic assessment of atrial septal defect and patent foramen ovale: from the American Society of Echocardiography and Society for Cardiac Angiography and Interventions[J]. J Am Soc Echocardiogr, 2015, 28（8）: 910–958.

[87] BERNARD S, CHURCHILL T W, NAMASIVAYAM M, et al. Agitated saline contrast echocardiography in the identification of intra– and extracardiac shunts: connecting the dots[J]. J Am Soc Echocardiogr, 2021, 34（1）: 1–12.

[88] MARRIOTT K, MANINS V, FORSHAW A, et al. Detection of right–to–left atrial communication using agitated saline contrast imaging: experience with 1162 patients and recommendations for echocardiography[J]. J Am Soc Echocardiogr, 2013, 26（1）: 96–102.

[89] ROMERO J R, FREY J L, SCHWAMM L H, et al. Cerebral ischemic events associated with 'bubble study' for identification of right to left shunts[J]. Stroke, 2009, 40（7）: 2343–2348.

[90] HUBAIL Z, LEMLER M, RAMACIOTTI C, et al. Diagnosing a patent foramen ovale in children: is transesophageal echocardiography necessary?[J]. Stroke, 2011, 42（1）: 98–101.

[91] MUSKULA P R, MAIN M L. Safety with echocardiographic contrast agents[J]. Circ Cardiovasc Imaging, 2017, 10（4）: e005459.

[92] VAN CAMP G, COSYNS B, VANDENBOSSCHE J L. Non-smoke spontaneous contrast in left atrium intensified by respiratory manoeuvres-a new transoesophageal echocardiographic observation[J]. Br Heart J, 1994, 72（5）: 446-451.

[93] DEMPKE W, BEHRMANN C, SCHÖBER C, et al.[Diagnostic and therapeutic management of the superior vena cava syndrome][J].Medizinische Klinik, 1999, 94（12）: 681-684.

[94] 徐克, 邹英华, 欧阳墉, 等.管腔内支架治疗学[M].北京: 科学出版社, 2004.

[95] 罗俊丽, 张国华, 高兰, 等.白塞综合征并发上腔静脉阻塞综合征的临床特征[J].中华临床免疫和变态反应杂志, 2020, 14（4）: 314-319.

[96] 国际血管联盟中国分会, 中国老年医学学会周围血管疾病管理分会.输液导管相关静脉血栓形成防治中国专家共识（2020版）[J].中国实用外科杂志, 2020, 40（4）: 377-383.

[97] GORSKI L A, HADAWAY L, HAGLE M, et al. Infusion therapy standards of practice[M]. 5 edition. Massachusetts: Infusion Nurses Society, 2016 : S64-S86.

[98] 赵晓宁, 王玉堂.老年患者PICC导管相关性上肢深静脉血栓治疗的影响因素[J].中国应用生理学杂志, 2016（2）: 124-127.

[99] 卢孟密, 张丽凤, 廖海涛, 等.静脉留置针致血栓形成与vWF、DD浓度关系的动物实验研究[J].中国实用护理杂志, 2014, 30（31）: 18-21.

[100] CONSTANS J, SALMI L R, SEVESTRE-PIETRI M A, et al. A clinical prediction score for upper extremity deep venous thrombosis[J]. Thromb Haemost, 2008, 99（1）: 202-207.

[101] RAJASEKHAR A, STREIFF M B. How I treat central venous access device-related upper extremity deep vein thrombosis[J]. Blood, 2017, 129（20）: 2727-2736.

[102] GORSKI L A. The 2016 infusion therapy standards of practice[J]. Home Healthc Now, 2017, 35（1）: 10-18.

[103] KEARON C. Antithrombotic therapy for VTE disease[J]. Chest, 2012, 141（suppl2）: 419.

[104] LYMAN G H, BOHLKE K, KHORANA A A, et al. Venous thromboembolism prophylaxis and treatment in patients with cancer: American Society of Clinical Oncology Clinical Practice Guideline Update 2014[J]. J Clin Oncol, 2015, 33（6）: 654-656.

[105] CRAWFORD J D, LIEM T K, MONETA G L. Management of catheterassociated upper extremity deep venous thrombosis[J]. J Vasc Surg Venous Lymphat Disord, 2016, 4（3）: 375-379.

[106] KUCHER N. Deep-vein thrombosis of the upper extremities[J]. N Engl J Med, 2011, 364（9）: 861-869.

[107] BATES S M, JAESCHKE R, STEVENS S M, et al. Diagnosis of DVT[J]. Chest, 2012, 141（2）: e351S-e418S.

[108] 冯文浩, 傅麒宁, 赵渝.无症状病人中心静脉置管拔管前彩超筛查静脉血栓的临床意义[J].实用医学杂志, 2017, 33（10）: 133-135.

[109] KIM O H, KIM Y M, CHOO H J, et al.Subcutaneous intravascular papillary endothelial hyperplasia: ultrasound features and pathological correlation[J].Skeletal Radiol, 2016, 45（2）: 227-233.

[110] MASSON P.Hémangioendothéliome végétant intravasculaire[J].Bull Soc Anat, 1923, 93 : 517-523.

[111] CLEARKIN K P, ENZINGER F M.Intravascular papillary endothelial hyperplasia[J].Arch Pathol Lab Med, 1976, 100（8）: 441-444.

[112] HASHIMOTO H, DAIMARU Y, ENJOJI M. Intravascular papillary endothelial hyperplasia. A clinicopathologic study of 91 cases[J].Am J Dematopathol, 1983, 5（6）: 539-546.

[113] GONG Y X, XIE Y, CHEN L, et al.Intravascular papillary endothelial hyperplasia mimicking vaginal malignant tumor in a postradiotherapy patient: a case report and literature review[J].Onco Targets Ther, 2021, 14 : 3945-3948.